常见病护理技术与操作规范

CHANGJIANBING HULI JISHU
YU CAOZUO GUIFAN

■ 主编 王菊萍 陈 静 罗佩佩 等

吉林出版集团
吉林科学技术出版社

图书在版编目（ＣＩＰ）数据

常见病护理技术与操作规范 / 王菊萍等主编. -- 长春 : 吉林科学技术出版社, 2018.6
ISBN 978-7-5578-4450-9

Ⅰ.①常… Ⅱ.①王… Ⅲ.①常见病—护理—技术操作规程 Ⅳ.①R472-65

中国版本图书馆CIP数据核字(2018)第103320号

常见病护理技术与操作规范

主　　编	王菊萍　陈　静　罗佩佩　王俊梅　魏晓芬　龚丽娜
副 主 编	刘　娜　白银兰　徐　航　胡光瑞　方　娟
	叶如燕　龚翠红　司玉珍　李卫月
出 版 人	李　梁
责任编辑	赵　兵　张　卓
装帧设计	雅卓图书
开　　本	880mm×1230mm　1/16
字　　数	477千字
印　　张	15
版　　次	2018年6月第1版
印　　次	2018年6月第1次印刷
出　　版	吉林出版集团
	吉林科学技术出版社
地　　址	长春市人民大街4646号
邮　　编	130021
编辑部电话	0431-85635185
网　　址	www.jlstp.net
印　　刷	济南大地图文快印有限公司
书　　号	ISBN 978-7-5578-4450-9
定　　价	88.00元

前　言

随着社会经济、文化提高，人民生活水平改善，人们对护理质量的要求越来越高。为更好地为患者提供高质量护理，缓解医患关系，减轻患者经济负担，提高患者生活质量，本书作者参考大量国内外文献资料，结合国内临床实际情况，编写了本书。

本书首先简要介绍了常规护理新技术和急危重症的护理；然后详细介绍了临床各系统常见疾病的护理，包括呼吸系统疾病、循环系统疾病、消化系统疾病、泌尿系统疾病、血液系统疾病等护理内容；本书编者，均从事护理多年，具有丰富的临床经验和深厚的理论功底，希望本书能为护理医务工作者处理相关问题提供参考，也可作为医学院校学生和基层医生学习之用。

在编写过程中，由于作者较多，写作方式和文笔风格不一，再加上时间和篇幅有限，难免存在疏漏和不足之处，望广大读者提出宝贵的意见和建议，谢谢。

编　者

2018 年 6 月

目　录

第一章　常规护理新技术 ……………………………………………………… 1
　　第一节　新型采血法 …………………………………………………… 1
　　第二节　注射新方法 …………………………………………………… 4
　　第三节　输血新技术 …………………………………………………… 9
　　第四节　吸引法 ………………………………………………………… 10
　　第五节　吸痰术 ………………………………………………………… 12
　　第六节　鼻胃管技术 …………………………………………………… 13
　　第七节　洗胃术 ………………………………………………………… 14
　　第八节　清洁肠道新方法 ……………………………………………… 17
　　第九节　导尿术 ………………………………………………………… 18
第二章　急危重症护理 ……………………………………………………… 22
　　第一节　危重患者的护理技术 ………………………………………… 22
　　第二节　机械呼吸的护理及人工气道的管理 ………………………… 29
　　第三节　危重患者的护理要求 ………………………………………… 34
　　第四节　危重患者的心理护理 ………………………………………… 38
　　第五节　休克 …………………………………………………………… 44
　　第六节　脑疝 …………………………………………………………… 51
　　第七节　急性重症哮喘 ………………………………………………… 53
　　第八节　急性呼吸衰竭 ………………………………………………… 56
　　第九节　急性肝功能衰竭 ……………………………………………… 59
第三章　呼吸系统疾病护理 ………………………………………………… 66
　　第一节　肺炎链球菌肺炎 ……………………………………………… 66
　　第二节　葡萄球菌肺炎 ………………………………………………… 68
　　第三节　成人支气管哮喘 ……………………………………………… 69
　　第四节　儿童支气管哮喘 ……………………………………………… 78
　　第五节　慢性阻塞性肺疾病 …………………………………………… 83
　　第六节　肺源性心脏病 ………………………………………………… 89
　　第七节　肺血栓栓塞症 ………………………………………………… 95
　　第八节　睡眠呼吸暂停综合征 ………………………………………… 103
　　第九节　急性呼吸窘迫综合征 ………………………………………… 106
第四章　循环系统疾病的护理 ……………………………………………… 112
　　第一节　循环系统专科诊疗技术与护理 ……………………………… 112
　　第二节　循环系统常见症状的护理 …………………………………… 116
　　第三节　心力衰竭 ……………………………………………………… 121
　　第四节　高血压 ………………………………………………………… 129

　　第五节　心绞痛…………………………………………………………………… 138
　　第六节　心肌梗死………………………………………………………………… 143
第五章　消化系统疾病护理………………………………………………………… 150
　　第一节　消化系统专科诊疗技术与护理………………………………………… 150
　　第二节　消化系统常见症状的护理……………………………………………… 159
　　第三节　急性胃炎………………………………………………………………… 164
　　第四节　慢性胃炎………………………………………………………………… 166
　　第五节　上消化道大出血………………………………………………………… 169
第六章　泌尿系统疾病护理………………………………………………………… 177
　　第一节　经皮穿刺肾活组织检查术……………………………………………… 177
　　第二节　血液透析技术及护理…………………………………………………… 178
　　第三节　泌尿系常见症状的护理………………………………………………… 191
　　第四节　泌尿系尿石症…………………………………………………………… 199
　　第五节　泌尿系统损伤…………………………………………………………… 206
　　第六节　良性前列腺增生………………………………………………………… 214
　　第七节　泌尿系统常见肿瘤……………………………………………………… 220
　　第八节　肾病综合征……………………………………………………………… 229
　　第九节　IgA 肾病………………………………………………………………… 232
第七章　血液系统疾病护理………………………………………………………… 233
　　第一节　多发性骨髓瘤…………………………………………………………… 233
　　第二节　再生障碍性贫血………………………………………………………… 236
　　第三节　急性白血病……………………………………………………………… 237
　　第四节　恶性组织细胞病………………………………………………………… 238
参考文献……………………………………………………………………………… 241

第一章

常规护理新技术

第一节　新型采血法

一、一次性定量自动静脉采血器采血法

一次性定量自动静脉采血器，用于护理和医疗检测工作，与注射器采血相比较，可预防交叉感染，特别是有各种已配好试剂的采血管，这不仅减少了化验和护理人员配剂加药工作量，而且可避免差错发生。

（一）特点

1. 专用性　专供采集静脉血样标本用。血液可直接通过胶管吸入负压贮血管内。血液完全与外界隔离，避免了溶血和交叉感染，提高了检测的准确度。

2. 多功能　已配备各种抗凝剂、促凝剂，分别适用于各种检验工作。改变了长期以来存在的由于检验、护理人员相关知识不协调，导致试剂成分与剂量不规范，影响检测效果的现状。

3. 高效率　一次性定量自动静脉采血器不需人力拉引，不需另配试管、试剂和注射器，可一针多管采取血样标本，还可一针多用，采完血不必拔出针头又可输液，是注射器采血时间的三分之二。从而大大减轻了护理、检验人员的劳动强度和患者的痛苦，也不会因反复抽注造成溶血。

（二）系列采血管

1. 普通采血管　方法与应用如下。

（1）适应检测项目：①血清电解质钾、钠、氯、钙、磷、镁、铁、铜离子测定。②肝功能、肾功能、总蛋白、A/G 比值、蛋白电泳、尿素氮、肌酐、尿酸、血脂、葡萄糖、心肌酶、风湿系列等生化测定。③各种血清学、免疫学等项目测定。如：抗"O"、RF、ALP、AFP、HCG、ANA、CEA、Ig、T_3、T_4、补体 C3、肥达试验、外斐试验及狼疮细胞检查等。

（2）采集方法：在接通双针头后至采血完毕，将贮血管平置、送检。

2. 3.8% 枸橼酸钠抗凝采血管　方法与应用如下。

（1）适用检测项目：魏氏法血细胞沉降率测定专用。

（2）在接通双针头后至采血完毕，将贮血管轻轻倒摇动 4~5 次，使抗凝剂充分与血液混匀，达到抗凝的目的后送检。

3. 肝素抗凝采血管　方法与应用如下。

（1）适用检测项目：血流变学测定（采血量不少于 5ml），红细胞比，微量元素检测。

（2）采集方法：接通双针头后至采血完毕，将采血管轻轻抖动 4~5 次，使抗凝剂充分与血液混匀，达到抗凝的目的后送检。

注意：本采血管不适用作酶类测定。

4. EDTA（乙二胺四乙酸）抗凝采血管　方法与应用如下。

（1）适用检测项目：温氏法血沉及血细胞比容检查，全血或血浆生化分析，纤维蛋白原测定，各种血细胞计数、分类及形态观察，贫血及溶血，红细胞病理、血红蛋白检查分析。

（2）采集方法：同肝素抗凝采血管。

5. 草酸钠抗凝采血管　方法与应用如下。

（1）适应检测项目：主要用于凝血现象的检查测定。

（2）采集方法：同肝素抗凝采血管。

（三）使用方法

（1）检查真空试管是否密封，观察试管密封胶塞的顶部是否凹平，如果凸出则说明密封不合格，需更换试管。

（2）按常规扎上止血带，局部皮肤消毒。

（3）取出小包装内双针头，持有柄针头，取下针头保护套，刺入静脉。

（4）见到小胶管内有回血时，立即将另端针头（不需取下针头套）刺入贮血管上橡胶塞中心进针处，即自动采血。

（5）待达到采血量时，先拔出静脉上针头，再拔掉橡皮塞上的针头，即采血完毕（如果需多管采血时，不需拔掉静脉上针头，只需将橡胶塞上针头拔出并刺入另一贮血管即可）。

（6）如需抗凝血，需将每支贮血管轻轻倒摇动4～5次，使血液与抗凝剂完全混匀后，平置送检。如不需抗凝的血，则不必倒摇动，平置送检即可。

（四）注意事项

（1）包装破损严禁使用。

（2）一次性使用后销毁。

（3）环氧乙烷灭菌，有效期两年。

二、小静脉逆行穿刺采血法

常规静脉取血，进针的方向与血流方向一致，在静脉管腔较大的情况下，取血针的刺入对血流影响不明显。如果穿刺的是小静脉，血流就会被取血穿刺针阻滞，针头部位就没有血流或血流不畅，不容易取出血来。小静脉逆行穿刺采血法的关键是逆行穿刺，也就是针头指向远心端，针头迎着血流穿刺，针体阻止血液回流，恰好使针头部位血流充盈，更有利于取血。

1. 操作方法　如下所述。

（1）选择手腕、手背、足腕、足背或身体其他部位充盈好的小静脉。

（2）常规消毒，可以不扎止血带。

（3）根据取血量选用适宜的一次性注射器和针头。

（4）针头指向远心端，逆行穿刺，针头刺入小静脉管腔3～5mm，固定针管，轻拉针栓即有血液进入针管。

（5）采足需要血量后，拔出针头，消毒棉球按压穿刺部位。

2. 注意事项　如下所述。

（1）尽可能选择充盈好的小静脉。

（2）可通过按压小静脉两端仔细鉴别血液流向。

（3）注射器不能漏气。

（4）固定针管要牢，拉动针栓要轻，动作不可过大。

（5）本方法特别适用于肥胖者及婴幼儿静脉取血。

三、细小静脉直接滴入采血法

在临床护理中，对一些慢性病患者特别是消耗性疾病的患者进行常规静脉抽血采集血标本时，常因针管漏气、小静脉管腔等原因导致标本溶血，抽血不成功。给护理工作带来很大麻烦。而细小静脉直接滴入采血法，不仅能减轻患者的痛苦，而且还能为临床提供准确的检验数据。

1. 操作方法 如下所述。

（1）选择手指背静脉、足趾背浅静脉、掌侧指间小静脉。

（2）常规消毒：在所选用的细小静脉旁或上方缓慢进针，见回血后立即用胶布将针栓固定，暂不松开止血带。

（3）去掉与针栓相接的注射器，将试管接于针栓下方约1cm处，利用止血带的阻力和静脉本身的压力使血液自行缓缓沿试管壁滴入至所需量为止。

（4）为防凝血，可边接边轻轻旋转试管，使抗凝剂和血液充分混匀。

（5）操作完毕，松止血带，迅速拔出针头，用棉签压住穿刺点。

2. 注意事项 如下所述。

（1）选血管时，不要过分拍挤静脉或扎止血带过久，以免造成局部淤血和缺氧，致使血液成分遭破坏而致溶血。

（2）进针深浅度适宜，见回血后不要再进针。

（3）固定头皮针时，动作要轻柔，嘱患者不要活动，以达到滴血通畅。

（4）此方法适用于急慢性白血病、肾病综合征和消化道癌症等患者。

四、新生儿后囟采血法

在临床护理中，给新生儿特别是早产儿抽血采集血标本时，常因血管细小，管腔内血液含量相对较少而造成操作失败，以致延误诊断和抢救时机，后囟采血法是将新生儿或2～3个月以内未闭合的后囟作为采集血标本的部位，这种方法操作简便，成功率高，安全可靠。

1. 操作方法 如下所述。

（1）穿刺部位在后囟中央点，此处为窦汇，是头颈部较大的静脉腔隙。

（2）患儿右侧卧位，面向操作者，右耳下方稍垫高，助手固定患儿头及肩部。

（3）将后囟毛发剃净，面积为5～8cm^2，用2.5%碘酒消毒皮肤，75%酒精脱碘。用同样的方法消毒操作者左手示指，并在后囟中央点固定皮肤。

（4）右手持注射器，中指固定针栓，针头斜面向上，手及腕部紧靠患儿头（作为固定支点），针头向患儿口鼻方向由后囟中央点垂直刺入进针约0.5cm，略有落空感后松开左手，试抽注射器活塞见回血，抽取所需血量后拔针，用消毒干棉签按压3～5分钟，不出血即可。

2. 注意事项 如下所述。

（1）严格无菌操作，消毒皮肤范围应广泛，避免细菌进入血液循环及颅内引起感染。

（2）对严重呼吸衰竭，有出血倾向，特别是颅内出血的患儿禁用此方法。

（3）进针时右手及胸部应紧靠患儿头部以固定针头，避免用力过度进针太深而刺伤脑组织。

（4）进针后抽不到回血时，可将针头稍进或稍退，也可将针头退至皮下稍移位后再刺入，切忌针头反复穿刺，以防感染或损伤脑组织。

（5）操作过程中，严密观察患儿的面色、呼吸，如有变化立即停止操作。

五、脐带血采集方法

人类脐带血含有丰富的造血细胞，具有不同于骨髓及外周血的许多特点，这种通常被废弃的血源，可提供相当数量的造血细胞，用于造血细胞移植。脐带血还可提供免疫球蛋白，提高机体免疫力，因而近年来，人脐带血已开始应用于临床并显示出广泛的应用前景。

1. 操作方法 如下所述。

（1）在胎儿着冠前，按无菌操作规程的要求准备好血袋和回输器，同时做好采血的消毒准备。

（2）选择最佳采集时间，在避免胎儿窘迫的前提下，缩短第二产程时间，胎盘剥离之前是理想的采集时机。

（3）胎儿娩出后立即用碘酒、酒精消毒脐轮端以上脐带约 10cm，然后用两把止血钳夹住脐带，其中一把止血钳用钳带圈套好，距脐轮 1cm 处夹住脐带，另一把钳与此相距 2cm，并立即用脐带剪断脐。

（4）迅速选择母体端脐带血管暴起处作为穿刺部位，采血，收集脐带血适量后，再用常规消毒方法严格消毒回输器与血袋连接处，立即封口形成无菌血袋。

（5）采集后留取血交叉标本，立即送检、储存，冷藏温度为 -4℃，保存期 10 天。

2. 注意事项　如下所述。

（1）采集的对象应是各项检验和检查指标均在正常范围的产妇。

（2）凡甲肝、乙肝、丙肝患者，不得采集：羊水Ⅲ°污染及羊水中有胎粪者，脐带被胎粪污染者不采集。早产、胎盘早剥、前置胎盘、孕妇贫血或娩出呼吸窘迫新生儿的产妇不采集。

（3）脐带血的采集，应选择素质好、责任心强、操作技术熟练的护士专人负责，未经培训者不得上岗。

（4）严格把好使用检查关，脐带血收集后，须由检验科鉴定脐带血型。使用时须与受血者做交叉配血试验，血型相同者方可使用。

（王菊萍）

第二节　注射新方法

各种药物进行肌内注射时，都可采用乙型注射法。此法简便易行，可减少患者注射时疼痛，特别是可显著减轻其注射后疼痛，尤其适用于需长时间接受肌内注射者。

一、常规操作

1. 操作方法　如下所述。

（1）常规吸药后更换一无菌针头。

（2）选取注射部位，常规消毒皮肤，用左手将注射部位皮肤、皮下组织向一侧牵拉或向下牵拉，用左手拇指和食指拔掉针头帽，其余各指继续牵拉皮肤。

（3）右手将注射器内空气排尽后，刺入注射部位，抽吸无回血后注入药液，注射完毕立即拔针，放松皮肤，使得药液封闭在肌肉组织内。

2. 注意事项　如下所述。

（1）如注射右旋糖酐铁时，注药完毕后需停留 10 秒后拔出针头，放松皮肤及皮下组织。

（2）禁止按摩注射部位，以避免药物进入皮下组织产生刺激而引起疼痛。

二、水肿患者的静脉穿刺方法

临床工作中，水肿患者由于明显的水肿，肢体肿胀，看不到也触及不到静脉血管，患者需要静脉注射或滴注治疗时，就会遇到困难，现介绍一种简便方法。

用两条止血带，上下相距约 15cm，捆扎患者的肢体，肢体远端一条最好选用较宽的止血带，捆在患者的腕部、肘部或踝部。捆扎 1 分钟后，松开下面一条止血带，便在此部位看到靛蓝色的静脉，行静脉穿刺。

该方法亦适用于因肥胖而难以进行静脉穿刺的患者。

三、小静脉穿刺新法

患者因长期输液或输入各种抗癌药物，血管壁弹性越来越差，血管充盈不良，给静脉穿刺带来很大困难。此时如能有效利用小静脉，既可减轻患者痛苦，又能使较大血管壁弹性逐渐恢复。

其方法是：用棉签蘸 1% 硝酸甘油均匀涂在患者手背上，然后用湿热小毛巾置于拟输液部位 3 分钟左右，表浅小静脉迅速充盈，此时可进行静脉穿刺。因湿热毛巾外敷促使血管扩张，并可增加硝酸甘油的渗透作用，而硝酸甘油具有扩张局部静脉作用。

此方法适用于慢性衰竭及末梢循环不良者，静脉不清晰的小儿患者，长期静脉输液或输入刺激性药物后血管硬化者，休克患者，术前需紧急输入液体但静脉穿刺困难而局部热敷按摩无效者。

四、氦氖激光静脉穿刺新方法

氦氖激光治疗仪是采用特定波长的激光束，通过光导纤维置入人体血管内对血液进行净化照射的仪器。氦氖激光在治疗时是通过静脉穿刺来完成的。如采用激光套管针进行静脉穿刺，易造成穿刺失败，如改用9号头皮针进行静脉穿刺，取代套管针，不仅节省原材料，还能减轻患者痛苦。

1. 操作方法　如下所述。

（1）首先接通电源，打开机器开关，根据需要调节功率，一般在 1.5～2.2mV，每次照射 60～90分钟。

（2）将激光针用2%戊二醛溶液浸泡30分钟后取出，用0.1%肝素盐水冲洗，以免戊二醛溶液损伤组织细胞。

（3）将9号头皮针末端硅胶管部分拔掉，留下带有约1cm长塑料部分的针头。将激光针插入头皮针腔内，安置于纤维管前端的针柄上拧紧螺帽。

（4）选择较粗直的肘正中静脉、头静脉或手背静脉、大隐静脉，将脉枕放在穿刺部位下于穿刺点上方约6cm处，扎紧止血带。

（5）常规消毒，针尖斜面向上使穿刺针与皮肤成15°角，刺入皮下再沿静脉走向潜行刺入静脉将激光针稍向外拉，见头皮针末端的塑料腔内有回血后，再轻轻送回原处。

（6）松止血带，胶布固定，将复位键打开使定时键为0并计时。

2. 注意事项　如下所述。

（1）每次治疗应随时观察病情变化，如患者出现兴奋、烦躁不安，心慌等可适当调节输出功率，缩短照射时间。

（2）为防止突然断电不能准确计时，应采用定时键与其他计时器同时计时。

（3）治疗结束后关闭电源，将头皮针和激光针一起拔出。将激光针用清水清洗干净后浸泡于2%戊二醛溶液中待用。

五、冷光乳腺检查仪用于小儿静脉穿刺

小儿静脉穿刺一直沿用着凭肉眼及手感来寻找静脉的方法。由于小儿皮下脂肪厚，皮下静脉细小，尤其伴有肥胖、水肿、脱水时常给静脉穿刺带来困难。冷光乳腺检查仪不仅能把乳腺肿物的大小、透光度显示出来，还能清晰地显示出皮下静脉的分布走行。应用乳腺检查仪，可大大加快寻找静脉的速度，尤其能将肉眼看不到、手摸不清的静脉清晰地显示出来，提高了穿刺成功率。特别是为危重病儿赢得了抢救时间，提高了护士的工作效率，可减轻患儿不必要的痛苦，取得家长的信任和支持，密切护患关系。

1. 操作方法　如下所述。

（1）四肢静脉的选择：按常规选择好穿刺部位，以手背静脉为例，操作者左手固定患儿手部，右手将冷光乳腺检查仪探头垂直置于患儿掌心，让光束透射手掌，推动探头手柄上的滑动开关，调节光的强度，便可把手背部静脉清晰地显示出来，选择较大的静脉行常规消毒穿刺。

（2）头皮静脉的选择：按常用穿刺部位，以颞静脉为例，首先在颞部备皮，操作者以左手固定患儿头部，右手将探头垂直抵于颞部皮肤，移动探头并调节光的强度，可在探头周围形成的透射区内寻找较粗大的静脉，常规消毒穿刺。

2. 注意事项　如下所述。

（1）调节光的强度应由弱到强，直到显示清晰。

（2）四肢静脉以手背静脉、足背静脉效果最佳。

六、普通头皮针直接锁骨下静脉穿刺法

在临床危重患者的抢救中，静脉给药是抢救成功的最可靠的保证，特别是危重婴幼儿患者，静脉通道能否尽快建立成为抢救成功与否的关键。对于浅表静脉穿刺特别困难者，以往大多采用传统的静脉切开法或较为先进的锁骨下静脉穿刺法，但这两种方法难度较高，且又多用于成年患者，用普通头皮针直接锁骨下静脉穿刺，便可以解决这一难题。

1. 操作方法　如下所述。

（1）定位：①体位：患者取仰卧位，枕垫于肩下，使颈部充分暴露。②定点：取锁骨的肩峰端与胸锁关节连线的内 1/3 作为进针点。③定向：取胸骨上端与喉结连线的 1/2 处与进针点连线，此线为进针方向。

（2）进针：将穿刺部位做常规消毒，在定点上沿锁骨下缘进针，针尖朝进针方向，进针深度视患儿年龄的大小、体质的胖瘦而定，一般为 2.0～2.5cm 左右，见回血后再继续进针 2～3mm 即可。

（3）固定：针进入血管后保持 45°角左右的斜度立于皮肤上，所以固定前应先在针柄下方支垫少许棉球，再将胶布交叉贴于针柄及皮肤上以防针头左右摆动，将部分输液管固定在皮肤上，以防牵拉输液管时引起针头移位或脱落。

2. 注意事项　如下所述。

（1）输液期间尽量减少活动，若行检查、治疗及护理时应注意保护穿刺部位。

（2）经常检查穿刺部位是否漏液，特别是穿刺初期，按压穿刺部位周围有无皮下气肿及血肿。

（3）在排除原发性疾病引起的呼吸改变后，应注意观察患儿的呼吸频率、节律是否有改变，口唇是否有发绀现象。因锁骨下静脉的后壁与胸膜之间的距离仅为 5～7mm，以防针尖透过血管，穿破胸膜，造成血胸、气胸。

（4）拔针时，用无菌棉球用力按压局部 3～5 分钟以上，以免因局部渗血而形成皮下血肿，影响患儿的呼吸及再次注射。若需保留针头，其方法与常规浅表静脉穿刺保留法相同。

七、高压氧舱内静脉输液法

高压氧舱内静脉输液，必须保持输液瓶内外压力一致，如果产生压差，则会出现气、液体均流向低压区，而发生气泡、液体外溢等严重后果。若将密闭式输液原通气方向改变，能较好地解决高压氧舱内静脉输液的排气，保持气体通畅，使输液瓶内与舱内压力一致，从而避免压差现象。

1. 操作方法　如下所述。

（1）患者静脉输液时，全部使用塑料瓶装，容量为 500ml 的静脉用液体。

（2）取一次输液器，按常规操作为患者静脉输液，操作完毕，将输液瓶倒挂于输液架。

（3）用碘酒消毒该输液瓶底部或侧面（距液面 5cm 以上）。

（4）将密闭式输液瓶的通气针头从下面的瓶口处拔出，迅速插入输液瓶底部或侧面已消毒好的部位，使通气针头从瓶口移至瓶底，改变原来的通气方向。

（5）调节墨菲滴管内液面至 1/2 高度，全部操作完成，此时患者方可进入高压氧舱接受治疗。

2. 注意事项　如下所述。

（1）舱内禁止使用玻璃装密闭式静脉输液。

（2）使用三通式静脉输液器时，需关闭通气孔，按上述操作方法，在瓶底或瓶侧插入一个 18 号粗针头即可。

（3）使用软塑料袋装静脉输液时，需夹闭原通气孔，按上述操作方法，在塑料袋顶端刺入一个 18 号粗针头，即可接受高压氧治疗。

八、静脉穿刺后新型拔针法

在临床中静脉穿刺拔针时，通常采用左凤林、王艳兰、韩斗玲主编的《基础护理学》（第 2 版）教材中所介绍的"用干棉签按压穿刺点，迅速拔出针头"的方法（下称旧法），运用此法操作，患者血管损伤和疼痛明显。如果将操作顺序调换为"迅速拔出针头，立即用干棉签按压穿刺点"（下称新法），可使患者的血管损伤和疼痛大为减轻。

经病理学研究和临床实验观察，由于旧法拔针是先用干棉签按压穿刺点，后迅速拔出针头，锋利的针刃是在压力作用下退出血管，这样针刃势必会对血管造成机械性的切割损伤，致血管壁受损甚至破裂。在这种伤害性刺激作用下，可释放某些致痛物质并作用于血管壁上的神经末梢而产生痛觉冲动。由于血管受损，红细胞及其他血浆成分漏出管周，故出现管周淤血。由于血管内皮损伤，胶原暴露，继发血栓形成和血栓机化而阻塞管腔。由于血管壁损伤液体及细胞漏出，引起管周大量结缔组织增生，致使管壁增厚变硬，管腔缩小或闭塞，引起较重的病理变化。

新法拔针是先拔出针头，再立即用干棉签按压穿刺点。针头在没有压力的情况下退出管腔，因而减轻甚至去除了针刃对血管造成的机械性切割损伤，各种病理变化均较旧法拔针轻微。

九、动脉穿刺点压迫止血新方法

目前，介入性检查及治疗已广泛地应用于临床，术后并发皮下血肿者时有发生，尤以动脉穿刺后多见。其原因主要是压迫止血方法不当，又无直观的效果判断指标。如果采用压迫止血新方法，可有效地预防该并发症的发生。

其方法是，当动脉导管及其鞘拔出后，立即以左手食、中二指并拢重压皮肤穿刺口靠近心端2cm左右处即动脉穿刺口处，保持皮肤穿刺口的开放，使皮下积血能及时排出，用无菌纱布及时擦拭皮肤穿刺口的出血（以防凝血块形成而过早被堵住）。同时调整指压力量直至皮肤穿刺口无持续性出血则证明指压有效，继续压迫15~20分钟，先抬起两指少许，观察皮肤穿刺口无出血可终止压迫，再以弹性绷带加压包扎。

十、动、静脉留置针输液法

动、静脉留置针输液是近几年兴起的一种新的输液方法。它选择血管广泛，不易引起刺破血管形成血肿，能多次使用同一血管，维持输液时间长，短时间内可输入大量液体，是烧伤休克期、烧伤手术期及术后维持输液的理想方法。

1. 操作方法 如下所述。

（1）血管及留置针的选择：应选择较粗且较直的血管。血管的直径在1cm左右，前端有一定弯曲者也可。一般选择股静脉、颈外静脉、头静脉、肘正中静脉、前臂浅表静脉、大隐静脉，也可选择颞浅静脉、额正中静脉、手背静脉等。留置针选择按血管粗细、长度而定。股静脉选择16G留置针，颈外静脉、头静脉、肘正中静脉、前臂浅表静脉、大隐静脉可选用14~20G留置针，其他部位宜选用18~24G留置针。

（2）穿刺方法：进针部位用1%普鲁卡因或利多卡因0.2ml行局部浸润麻醉约30秒后进针，进针方法同一般静脉穿刺，回血后将留置针外管沿血管方向推进，外留0.5~2.0cm。左手按压留置针管尖部上方血管，以免出血或空气进入，退出针芯、接通输液。股静脉穿刺在腹股沟韧带股动脉内侧采用45°角斜刺进针，见回血后同上述穿刺方法输液，但股静脉穿刺因其选择针体较长，操作时应戴无菌手套。

（3）固定方法：①用3M系列透明粘胶纸5cm×10cm规格贴于穿刺部位，以固定针体及保护针眼，此法固定牢固、简便，且粘胶纸有一定的伸缩性，用于正常皮肤关节部位的输液，效果较好。②缝合固定：将留置针缝合于局部皮肤上，针眼处用棉球加以保护，此方法多用于通过创面穿刺的针体固定或躁动不安的患者。③采用普通医用胶布同一般静脉输液，多用于前臂、手背等处小静脉。

2. 注意事项 如下所述。

（1）行股静脉穿刺输液时应注意以下几点：①因股静脉所处部位较隐蔽，输液过程中要注意观察局部有无肿胀，防止留置针管脱出致液体输入皮下。②因血管粗大，输液速度很快，应防止输液过快或液体走空发生肺水肿或空气栓塞。③若回血凝固，管道内所形成的血凝块较大，应用 5~10ml 无菌注射器接于留置针局部将血凝块抽出，回血通畅后接通输液，若抽吸不出，应拔除留置针，避免加压冲洗管道，防止血凝块脱落导致血栓栓塞。④连续输液期间每日应更换输液器 1 次，针眼周围皮肤每日用碘酒、酒精消毒后针眼处再盖以酒精棉球和无菌纱布予以保护。

（2）通过创面穿刺者，针眼局部每日用 0.2% 氯己定液清洗 2 次，用油纱布及无菌纱布覆盖保护，若局部为焦痂每日可用 2% 碘酒涂擦 3 次~4 次，针眼处用碘酒棉球及无菌纱布保护。

（3）对前端血管发红或局部液体外渗肿胀者应立即予以拔除。

（4）留置针管同硅胶导管，其尖端易形成血栓，为侵入的细菌提供繁殖条件，故一般保留 3~7 天。若行痂下静脉穿刺输液，保留时间不超过 3 天。

十一、骨髓内输注技术

骨髓内输注是目前欧美一些国家小儿急救的一项常规技术。小儿急救时，常因中央静脉插管困难及静脉切开浪费时间，休克导致外周血管塌陷等原因而无法建立静脉通道，采用骨髓内输注法进行急救，安全、省时、高效。因长骨有丰富的血管网，髓内静脉系统较为完善，髓腔由海绵状的静脉窦隙网组成，髓窦的血液经中央静脉管回流入全身循环。若将髓腔视为坚硬的静脉通道，即使在严重休克时或心脏停搏时亦不塌陷。当然，骨髓内输注技术并不能完全取代血管内输注，只不过为血管内输注技术一项有效的补充替代方法，仅局限于急救治疗中静脉通路建立失败而且适时建立通路可以明显改善预后的患者。

1. 适应证和禁忌证　心脏停搏、休克、广泛性烧伤、严重创伤以及危及生命的癫痫持续状态的患者，可选择骨髓内输注技术。患有骨硬化症、骨发育不良症、同侧肢体骨折的患者，不宜采用此技术，若穿刺部位出现蜂窝织炎，烧伤感染或皮肤严重撕脱则应另选它处。

2. 操作方法　如下所述。

（1）骨髓穿刺针的选择：骨髓内输注穿刺针采用骨髓穿刺针、15~18 号伊利诺斯骨髓穿刺针或 Sur–Fast（美国产）骨髓穿刺针。18~20 号骨髓穿刺针适用于 18 个月以下婴幼儿、稍大一些小儿可采用 13~16 号针。

（2）穿刺部位的选择：最常用的穿刺部位是股骨远端和胫骨远、近端，多数首选胫骨近端，因其有较宽的平面，软组织少，骨性标志明显，但 6 岁以上小儿或成人常因该部位厚硬，穿刺难而选择胫骨远端（内踝）。胫骨近端为胫骨粗隆至胫骨内侧中点下方 1~3cm，胫骨远端为胫骨内侧内踝与胫骨干交界处，股骨远端为外髁上方 2~3cm。

（3）穿刺部位常规消毒，固定皮肤，将穿刺针旋转钻入骨内，穿过皮质后，有落空感，即进入了髓腔。确定针入髓腔的方法为，接注射器抽吸有骨髓或缓慢注入 2~3ml 无菌盐水，若有明显阻力则表示针未穿过皮质或进入对侧皮质。

（4）针入髓腔后，先以肝素盐水冲洗针，以免堵塞，然后接输液装置。

（5）输注速度：液体从髓腔给药的速度应少于静脉给药。内踝部常压下 13 号针头输注速度为 10ml/min，加压 40kPa 为 41ml/min。胫骨近端输注速度 1 130ml/h，加压情况下可达常压下 2~3 倍。

（6）待建立血管通路后，及时中断骨髓内输注，拔针后穿刺部位以无菌纱布及绷带加压压迫 5 分钟。

3. 注意事项　如下所述。

（1）操作过程应严格无菌，且骨髓输注留置时间不宜超过 24 小时，尽快建立血管通路后应及时中断骨髓内输注，以防骨髓炎发生。

（2）为预防穿刺部位渗漏，应选择好穿刺部位，避开骨折骨，减少穿刺次数。确定好针头位于髓腔内，必要时可摄片。为防止针移位，应固定肢体，减少搬动。定时观察远端血供及软组织情况。

（3）婴幼儿穿刺时，若采用大号穿刺针，穿刺点偏向胫骨干，易引起医源性胫骨骨折。因此，应选择合适穿刺针，胫骨近端以选在胫骨粗隆水平或略远一点为宜。

（王菊萍）

第三节 输血新技术

一、成功输血 12 步骤

（1）获取患者输血史。

（2）选择大口径针头的输血器，同时选择大静脉，保证输血速度，防止溶血。输血、输液可在不同部位同时进行。

（3）选择合适的过滤网，170μm 网眼口径的过滤网即可去除血液中肉眼可见的碎屑和小凝块。20~40μm 网眼口径的过滤网可过滤出更小的杂质和血凝块，此过滤网仅用于心肺分流术患者，而不用于常规输血。

（4）输血时最好使用 T 型管，特别是在输入大量血液时，更应采用 T 型管。可以既容易又安全地输入血制品，减少微生物进入管道的机会。

（5）做好输血准备后再到血库取血。

（6）做好核对工作，认真核对献血者和受血者的姓名、血型和交叉配血试验结果。

（7）观察生命体征，在输血后的 15 分钟内应多注意观察患者有无异常症状，有无输血反应。

（8）输血前后输少量 0.9% NaCl。

（9）缓慢输血，第一个 5 分钟速度不超过 2ml/min，如果此期间出现输血反应，应立即停止输血。

（10）保持输血速度，如果输血速度减慢，可提高压力，最简单的方法是将血袋轻轻用手翻转数次或将压力袖带系在血袋上（勿使用血压计袖带）。若采用中心静脉导管输血，需将血液加温 37℃ 以下，防止输入大量冷血引起心律失常。

（11）密切监测整个输血过程。

（12）完成必要的护理记录。

二、成分输血

成分输血是通过血细胞分离和将血液中各有效成分进行分离，加工成高浓度、高纯度的各种血液制品，然后根据患者病情需要有针对性输注，以达到治疗目的。它具有疗效高，输血反应少，一血多用和节约血源等优点。

1. 浓集细胞　新鲜全血经离心或沉淀后移去血浆所得。红细胞浓度高，血浆蛋白少，可减少血浆内抗体引起的发热、过敏反应。适用于携氧功能缺陷和血容量正常或接近正常的慢性贫血。

2. 洗涤红细胞　浓集红细胞经 0.9% NaCl 洗涤数次，加 0.9% NaCl 或羟乙基淀粉制成。去除血浆中及红细胞表面吸附的抗体和补体、白细胞及红细胞代谢产物等。适用于免疫性溶血性贫血、阵发性血红蛋白尿等以及发生过原因不明的过敏反应或发热者。

3. 红细胞悬液　提取血浆后的红细胞加入等量红细胞保养液制成的悬液，可以保持红细胞的生理功能，适用于中、小手术，战地急救等。

4. 冰冻红细胞　对 IgA 缺陷而血浆中存有抗 IgA 抗体患者，输注冰冻红细胞反应率较低。

5. 白细胞悬液　新鲜全血经离心后取其白膜层的白细胞，或用尼龙滤过吸附器而取得，适用于各种原因引起的粒细胞缺乏（小于 $0.5 \times 10^9/L$）伴严重感染者（抗生素治疗在 48 小时内无反应的患者）。

6. 血小板悬液　从已采集的全血中离心所得，或用连续和间断血液细胞分离机从供血者获取。适用于血小板减少或功能障碍所致的严重自发性出血者。

7. 新鲜或冰冻血浆　含有正常血浆中所有凝血因子，适用于血浆蛋白及凝血因子减少的患者。

三、自体输血法

自体输血法是指采集患者体内血或回收自体失血，再回输给同一患者的方法。开展自体输血将有利于开拓血源，减少贮存血量，并且有效地预防输血感染和并发症（如肝炎、艾滋病）的发生。自体输血分为预存和术中自体输血两种方法。

1. 预存自体输血　即在输血前数周分期采血，逐次增加采血量，将前次采血输回患者体内，最后采集的血贮备后于术中或术后使用。预存自体血的采集与一般供血采集法相同。

2. 术中自体输血　对手术过程中出血量较多者，如宫外孕、脾切除等手术，应事先做好准备，进行自体血采集和输入。

（1）操作方法：①将经高压灭菌后的电动吸引器装置一套（按医嘱在负压吸引瓶内加入抗凝剂和抗生素），乳胶管（硅胶管）两根，玻璃或金属吸引头一根，闭式引流装置一套以及剪有侧孔的14号导尿管，无菌注射器，针头和试管备好。②连接全套吸引装置，在负压瓶内加入抗凝剂，一般每100ml血液加入10~20ml抗凝剂。③术中切开患者腹腔后立即用吸引头吸引，将血液引流至负压瓶内，边吸边摇瓶，使血液与抗凝剂充分混匀。如收集胸血时，将插入胸腔的导管连接无菌闭式引流装置，在水封瓶内加入抗凝剂。④收集的自体血经4~6层无菌纱布过滤以及肉眼观察无凝血块后，即可回输给患者。

（2）注意事项：①用电动吸引器收集自体血时，负压吸引力不宜超过13.3kPa，以免红细胞破裂。②收集脾血时，脾蒂血管内的血液可自然流入引流瓶内，切忌挤压脾脏而引起溶血。③回输自体血中的凝血因子和血小板已被耗损，可引起患者凝血功能的改变，故输血以后需要密切观察有无鼻出血，伤口渗血和血性引流液等出血症状，并做好应急准备。④如果收集的自体血量多，可用500ml 0.9% NaCl输液空瓶收集保存。

四、血压计袖带加压输血法

危重或急诊患者手术时，常常需要大量快速输血，由于库血温度低，血管受到刺激容易发生痉挛，影响输血速度。其次，一次性输血器管径小，弹性差，应用手摇式和电动式加压输血器效果也不理想。如采用血压计袖带加压输血，既方便经济，效果又好。

其方法是：输血时，应用一次性输血器，固定好穿刺部位，针头处衔接严密，防止加压输血时脱落。输血前将血压计袖带稍用力横向全部缠绕于血袋上，末端用胶布固定，再用一长胶布将血压计袖带与血袋纵向缠绕一圈粘贴妥当。袖带连接血压计的胶管用止血钳夹紧，然后将血袋连接一次性输血器，悬挂在输液架上，经输气球注气入袖带，即可产生压力，挤压血袋，加快输血速度。注入袖带内的气体量和压力根据输血滴速要求而定，袖带内注入300ml气体，压力可达12kPa，此时血液直线注入血管，一般输入350ml血液，中途须充气2~3次，8分钟内即可输完，若需改变滴速可随时调节注入袖带内的气体量。

此方法为一般输血速度的3~3.5倍，红细胞不易被破坏，从而减少输血反应机会，还可随意调节滴速。

（王菊萍）

第四节　吸引法

一、安全吸引法

吸引法是通过负压装置将管腔器官内的分泌物、浸出物或内容物吸出的一种治疗方法。如吸痰、胃肠减压以及术中腹腔、胸腔出血的吸引等。在负压吸引时，无论操作时怎样小心，都可能对患者造成损害，如吸痰时将一定量的氧气带走，胃肠吸引时可能损伤胃黏膜等。因此，为了减少吸引给患者造成的损伤，应采用安全吸引法。

1. 控制流量　根据吸引的目的决定流量的大小。在吸引时，如果增加负压，可能损伤组织，因此在不增加负压的前提下可采取增加流量的有效方法，一是使用大口径吸引导管，二是缩短吸引管道的长度。如术中动脉出血，使术野不清时，则应选用较大流量的大口径导管，以减少吸引阻力。当进行气管内吸引时，大口径导管不能插入气管内，则可在导管和引流装置之间连接大口径管道，同样可以减少吸引阻力。吸引管道的长度是影响流量的因素之一，过长的管道可以增加不必要的阻力，因此长短要适度，不宜过长。引流物的黏稠度也对流量有影响，如果掌握上述基本原理，可以为患者做各种负压吸引。

2. 使用二腔管间断吸引　在进行鼻胃管负压吸引时，采用二腔管间断吸引并将贮液瓶放在高于患者处，可预防黏膜损伤及管腔阻塞。其原理是，二腔管中一管腔用于吸引，另一管腔与外界相通，使空气进入胃内，流动的气体保证了管端与胃黏膜分离，减少了由于吸引管末端与胃黏膜接触而导致的胃黏膜损伤及管道堵塞现象。间断吸引时，管内压力恢复到大气压水平，也有助于使胃黏膜或胃内容物与管端分离。将贮液瓶放在高于患者水平处，可防止吸引并发症的发生。其机制是，如传统的贮液瓶低于患者水平处，当吸引停止时，则导管与黏膜很可能紧密接触。而将贮液瓶移高于患者，吸引中断时，管内液体可反流入胃，有助于分离胃黏膜与导管，一般反流量不足 7ml（标准鼻管容积为 7ml），进入胃内无害，同时也防止了侧管反流现象发生。

3. 气道吸引法　进行气道吸引时，负压调节在 6～9kPa，切忌增加吸引压力，从而损伤气道黏膜。如痰液黏稠时，应多湿化多饮水，以促进其稀释。由于气道吸引的同时，常因吸走部分氧气而引起低氧血症，所以吸引前后应加大给氧量或嘱患者深呼吸。另外，还应选择合适吸痰管，一般吸痰管外径以不超过气道内径的 1/2 为宜，以防引起肺不张。

二、气管内吸引法

临床护理中，对于各种原因引起的肌无力致使无力咳痰者或咳嗽反射消失以及昏迷患者不能将痰液自行排出者，常常采取气管内吸引，以解除呼吸道阻塞。在气管内吸引中，使用正确的操作方法，不仅可以缓解呼吸困难，而且还可以减少吸引不良反应。

1. 操作方法　如下所述。

（1）吸引压力：吸引的负压不宜过高，一般选择在 10.64～15.96kPa，因较高负压可加重肺不张、低氧血症及气道黏膜损伤。早产儿和婴儿吸引时，负压应控制在 7.98～10.64kPa。

（2）吸引时间：应限于 10 秒或更少，每次操作插管最多不超过 2 次，尤其对头部闭合伤伴颅内压增高的患者更应如此。因吸引导管插入次数越多，对黏膜损伤越大，必须加以限制。当给予高充气时，吸引导管如多次通过气管插管，可增高平均动脉压，加重颅内压增高。

（3）吸引管的选择及插入深度：吸引管外径不能超过气管内插管内径的 1/2，使吸引时被吸出氧气的同时，空气可进入两肺，以防肺不张。吸引管的长度应以吸引管插至气管插管末端超出 1cm 为宜，对隆突处吸引比深吸引效果好，可以减少损伤。

（4）吸引前后吸入高浓度氧或高充气：吸引前后给予高浓度氧气吸入，可以预防因气管内吸引所致的低氧血症。高充气是将潮气量增至正常的 1.5 倍，易引起平均动脉压升高，增加肺损伤的危险，一般不宜作为常规使用。当高浓度氧气吸入后，患者血氧饱和度能保持稳定，可不必高充气。

2. 注意事项　如下所述。

（1）气管内吸引不能作为常规，只能在必需时进行：因吸痰可引起气道损伤，刺激气道产生分泌物，只有当患者咳嗽或呼吸抑制，听诊有啰音，通气机压力升高，血氧饱和度或氧分压突然下降时进行吸引。还应根据患者的症状和体征将吸引频率减少到最低限度，以避免气道不必要的损伤。

（2）盐水不能稀释气道分泌物：以往认为气管插管内滴入盐水可稀释分泌物，使其易于吸出，一些医院以此作为吸引前常规。但实验研究证明，盐水与呼吸道分泌物在试管内没能混合，也未必能在气道内混合而被吸出。另外，盐水还影响氧合作用，并因灌洗将细菌转入下呼吸道而增加感染机会，因此，盐水对分泌物的移动和变稀是无效的。

（3）注意监测心律、心率、血氧饱和度、氧分压等指标，吸引时患者出现心动过缓、期前收缩、血压下降，意识减退应停止吸引。

（王菊萍）

第五节　吸痰术

一、适应证

吸除气道内沉积的分泌物；获取痰标本，以利培养或涂片确定肺炎或其他肺部感染，或送痰液做细胞病理学检查；维持人工气道通畅；对不能有效咳嗽导致精神变化的患者，通过吸痰刺激患者咳嗽，或吸除痰液，缓解痰液刺激诱导的咳嗽；因气道分泌物潴积导致肺不张或实变者，吸痰可促进肺复张。

二、禁忌证

气管内吸痰术对人工气道患者是必要的常规操作，无绝对禁忌证。

三、主要器械

1. 必要器械　负压源、集痰器、连接管、无菌手套、无菌水和杯、无菌生理盐水、护目镜、面罩和其他保护装置、氧源、带活瓣和氧源的人工气囊、听诊器、心电监护仪、脉氧监测仪、无菌痰标本收集装置等。

2. 吸痰管　吸痰管直径不超过气管插管内径的1/2。

四、吸痰操作

1. 患者准备　如条件允许，吸痰前应先予100% O_2 >30s（最好吸纯氧2min）；可适当增加呼吸频率和（或）潮气量，使患者稍微过度通气，吸痰前可调节呼吸机"叹息（sigh）"呼吸1~2次，或用呼吸球囊通气数次（3~5次）；机械通气患者最好在不中断通气的情况下吸痰或密闭式吸痰；吸痰前后最好有脉搏氧饱和度监测，以观察患者有无缺氧；吸痰时可向气道内注入少许生理盐水以稀释痰液或促使气内道的痰液移动，以利吸除。

2. 吸引负压　吸引管负压一般按新生儿60~80mmHg，婴儿80~100mmHg，儿童100~120mmHg，成人100~150mmHg。吸引负压不超过150mmHg，否则可能因吸引导致气道损伤、低氧血症和肺膨胀不全等。

3. 吸痰目的至少达到下列之一　①呼吸音改善。②机械通气患者的吸气峰压（PIP）与平台压间距缩小，气道阻力下降或顺应性增加，压力控制型通气患者的潮气量增加。③PaO_2或经皮氧饱和度（SPO_2）改善。④吸除了肺内分泌物。⑤患者症状改善，如咳嗽减少或消失等。

4. 吸痰前、中、后应做好以下监测　呼吸音变化，血氧饱和度或经皮氧饱和度，肤色变化，呼吸频率和模式，血流动力学参数如脉搏、血压、心电，痰液特征如颜色、量、黏稠度、气味，咳嗽有无及强度，颅内压（必要时），通气机参数如PIP、平台压、潮气量、FiO_2，动脉血气，以及吸痰前后气管导管位置有无移动等。

5. 吸痰　吸痰时遵守无菌操作原则，术者戴无菌手套，如有需要可戴防护眼镜、隔离衣等。吸痰管经人工气道插入气管/支气管时应关闭负压源，待吸痰管插入到气管/支气管深部后，再开放负压吸引，边吸引边退出吸痰管，吸痰管宜旋转式返出，而非反复抽插式吸痰。每次吸痰的吸引时间约10~15s，如痰液较多，可在一次吸引后通气/吸氧至少10s（最好能吸氧1min左右）再吸引，避免连续吸引，以防产生低氧血症和肺膨胀不全等。吸痰完成后，应继续给予纯氧约2min，待血氧饱和度恢复正常或超过94%后，再将吸氧浓度调至吸痰前水平。目前不少多功能呼吸机有专用的吸纯氧键，按压该键后，会自动提供纯氧约2min（具体时间因厂品不同而异）。吸除气道内的痰后，再吸除患者口鼻中的分泌物（特别是经口气管插管或吞咽功能受影响者）。

五、并发症

气管内吸引主要并发症包括低氧血症或缺氧、气管/支气管黏膜组织损伤、心搏骤停、呼吸骤停、心律失常、肺膨胀不全、支气管收缩/痉挛、感染、支气管/肺出血、引起颅内压增高、影响机械通气疗效、高血压、低血压。这些并发症大多是吸引不当所致，规范的操作，可大大降低有关并发症的风险。

（王菊萍）

第六节 鼻胃管技术

一、昏迷患者的鼻饲新法

昏迷患者意识丧失，吞咽反射迟钝或消失，不能主动配合插胃管行鼻饲治疗，因此改进昏迷患者的胃管插入法，对保证患者的营养，维持其生命活动，预防鼻饲并发症至关重要。

1. 导尿管代替胃管法 适用于无躁动的昏迷患者。

操作方法：将消毒导尿管插入患者食管上 1/3 ~ 1/2 处，使之与食管平行，用注射器抽吸 1ml 温开水缓慢注入管内，然后给患者翻身 1 次，观察有无恶心、呕吐、呛咳等症状。若无，可缓注 100ml 鼻饲液，再仔细观察，无异常者方可固定行鼻饲。

2. 气管导管引导插胃管法 适用于气管切开后或插管困难的昏迷患者。

操作方法：先向鼻孔内滴入数滴 1% 普鲁卡因及呋麻滴鼻液，然后插入 16 号消毒导尿管并从口腔引出，再将柔软的 28 ~ 30 号鼻腔气管涂以润滑油插入导尿管中慢慢插入鼻腔，让患者头后仰，提起导尿管两端后，缓慢送管，然后拔导尿管将鼻腔气管导管缓慢向食管方向推进，同时使患者头前屈，当气管导管进入 15cm 左右（成人）时，即已达食管口，可将气管导管继续推入鼻腔 5cm，接着将适宜的胃管涂以润滑油插入气管导管内，通过导管将胃管插入约 45cm 时，抽吸胃液，有胃液后可将气管导管退出，保留胃管并加以固定。

3. 表面麻醉下插胃管法 适用于小儿和不合作的昏迷患者。

操作方法：插入胃管前行表面喷雾麻醉，患者取平卧位，头后仰 25° ~ 35°，于患者深吸气末，将盛有 1% 丁卡因或 1% 利多卡因的喷雾器，喷射患者喉部，每次 0.5 ~ 0.8ml。约喷 3 ~ 5 分钟，共 2 ~ 3 次，然后插入胃管。

二、冷冻插胃管法

临床上为昏迷患者和不合作的患者插胃管有一定的困难，利用冷冻麻醉的原理，用冰块先将口腔黏膜进行冷冻，然后再行插管，效果较满意。

具体做法是：在正常插管的用物中加开口器 1 个，备 2cm×3cm×2cm 大小的冰块 2 ~ 3 块（用水冲融棱角），大棉球数个。患者取仰卧位，用开口器帮助患者开口，将冰块放入口腔黏膜处。待冰块融化时，用大棉球或吸引器将水及时吸出，以免呛入气管引起窒息。5 ~ 6 分钟后，由于黏膜遇冷血管收缩，且感觉消失，即可行插管术。

三、食管癌术后吻合瘘患者的鼻饲插管法

吻合口瘘是食管癌术后极严重的并发症之一，病死率较高，而营养的及时供给则是配合治疗，促进康复的关键。为吻合口瘘的患者采用此种鼻饲插管法，不仅避免了空肠造瘘术给患者机体造成的损伤，而且能保证营养的及时补充。

操作方法：取得患者合作后，护士将患者推至造影室。嘱患者吞服钡剂 20ml，在 X 线下显示吻合口瘘的部位。将导丝插入鼻饲管内，用胶布将两者固定牢固，以防导丝突出鼻饲管外，患者平卧位，由造影室医生操纵 X 线机，同时护士在 X 线下将鼻饲管缓缓插入患者食管，接近瘘口时，动作应缓慢轻柔，慢慢通过瘘口。再将鼻饲管继续插入约 15cm，缓慢将导丝退出，此时用注射器抽取 20ml 钡剂注入鼻饲管内，在 X 线下证实鼻饲管确在十二指肠内，便可将鼻饲管固定在鼻翼上，同时在鼻饲管上做一个标记，以便日后验证鼻饲管有无脱出。

此方法的优点为患者愿意接受，且活动自如，可免除造瘘的痛苦，并及时补充营养。带管期间不得更换导管，置管时间最长达 31 天鼻饲管无变质。由此管灌食，患者有饱腹感，无须额外补液，可灌注多种流质食物，达到营养需要，从而减少费用。

四、胃管舒适剂的配制与应用

放置胃管是腹部手术前及腹部外科常用的一项护理操作。在插管过程中胃管对咽喉部刺激较大，出现恶心呕吐等反应，甚至插管不成功，使用胃管舒适剂可以解除上述烦恼，起到了快速麻醉和良好的润滑作用。

1. 处方配制 达克罗宁 10g，西黄芪胶 18g，甘油 120ml，单糖浆 100ml，5% 对羟基苯甲酸乙酯醇溶液 10ml，食用香精适量，蒸馏水加至 1 000ml。

取西黄芪胶置乳钵内，加入甘油和 5% 对羟基苯甲酸乙酯醇溶液研磨均匀，使其充分湿润，然后少量分次加入溶有达克罗宁的蒸馏水约 600ml，摇匀加入单糖浆及食用香精，充分研磨均匀，最后加蒸馏水至 1 000ml，移于玻璃瓶中，强振摇均匀即可。

2. 用法与用量 每次 4~5ml，儿童酌减，于插管前嘱患者徐徐咽下，1~2 分钟后患者感口舌麻木时即可插管。

3. 作用与优点 如下所述。

（1）本品处方中的达克罗宁为一种较理想的表面麻醉药，不但具有毒性低、穿透力强、麻醉显效快及作用时间长的特点，还兼有止痛、止痒及杀菌作用。西黄芪胶和甘油则可使本品保持适宜的流动性和黏稠度，使之具有良好的润滑性能，起到保护上消化道黏膜，防止插管损伤的作用。加入单糖浆既可配合西黄芪胶和甘油调节黏稠度，又可起到矫味和增强口感的作用。食用香精则可使本品气味芳香，对羟基苯甲酸乙酯为防腐剂。

（2）本品具有麻醉作用快，黏度适中，能较好地黏附于咽喉壁，服用后即可产生表面黏膜麻醉作用，并能抑制唾液分泌，有利操作。

（3）润滑性能好，服用后能附着于咽喉及食管壁，使胃管与食管保持良好的润滑性，故阻力小，缩短了插管时间，消除了患者的不适感。

（4）用量小，使用方便，只需嘱患者自行服用即可。

（5）无不良反应，且气味香甜，口感好，患者乐于接受。

五、小儿胃管留置长度新论

小儿胃管留置长度，长期以来常规的测量方法是以耳垂 - 鼻尖 - 剑突体表标志来计算的。但是在临床实践中发现按此测量方法留置的胃管，仅达贲门附近而起不到胃管的胃肠减压作用。

近年来有人研究了小儿胃管留置长度的测量方法，提出了不能将成人胃管留置长度的测量方法用于小儿，在插管技术上也不能将成人操作方法按比例缩小应用于小儿的观点。进一步的研究表明，小儿胃管留置长度的测量应以发际 - 脐的体表标志测量，但随着小儿年龄的增长，实际胃管留置长度又接近常规体表测量长度。

临床实践表明，应用新的测量方法，胃管可到达胃体部，胃肠减压效果令人满意，值得推广。

（陈　静）

第七节　洗胃术

洗胃（gastric lavage）是一种清除胃内物方法，主要是消除胃内摄入过多的药物或毒物。

一、适应证

洗胃主要是在摄入过量药物或毒物后 1~2 小时内、在无禁忌的情况下清除胃内容物，已知或疑有胃排空延迟如摄入抗胆碱能药或鸦片类摄入时或毒物为片剂尚未完全溶解或排空时，超过2小时仍可考虑洗胃。

具体来说，洗胃主要适于以下情况：

（1）农药中毒：有机磷酸酯类、有机氯类或氨基甲酸酯类农药等，这仍是我国最常见的毒物中毒。

（2）明显或高危病死率的药物：β阻滞剂、钙通道阻滞剂、氯喹、秋水仙碱、氰化物、重金属、杂环类抗抑郁药、铁、百草枯、水杨酸盐、亚硒酸。

（3）活性炭难吸收的物质：重金属、铁、锂、有毒醇类。

（4）形成凝结块：肠溶制剂、铁、酚噻嗪类、水杨酸盐。

（5）无抗毒剂或治疗无效者：钙通道阻滞剂、秋水仙碱、百草枯、亚硒酸。

（6）其他不明原因摄入中毒又无洗胃禁忌者。

二、禁忌证

意识进行性恶化且无气道保护性反射者是绝对禁忌证，如必须洗胃者，应在洗胃前先作气管插管做好气道保护和通气，而后再考虑洗胃。腐蚀性物质摄入者禁忌洗胃；局部黏膜损害可能引起插管穿孔，应权衡利弊后进行；较大片剂、大块异物、有锐利边缘的异物禁忌洗胃；烃类如苯、N己烷、杀虫剂等摄入是洗胃的相对禁忌；少数情况下有严重上气道或上胃肠道异常如狭窄、畸形或新近完成移植等限制进行插胃管。呕吐可排出胃内毒物，反复呕吐已排出大量毒物者，洗胃应权衡利弊；其他相对禁忌包括凝血功能障碍者、摄入无毒或低毒物质者等。

三、洗胃器械

洗胃器械包括：脉氧仪、心电监护仪、无创血压监测仪、防毒服装、开口器或牙垫、经口气道、呕吐盆、吸引源、吸引管、大注射器（50～100ml）、清水或生理盐水、球形吸引装置或自动洗胃机、水溶性润滑剂、经口洗胃管、必要的复苏装置和药物。

1. 胃管插入深度估算方法　如下所述。

（1）根据不同身高估算经鼻或经口胃管插入的长度（cm）方法见图1-1。

（2）根据体表标志估算胃管插管深度：①传统的也是临床上最常用的估算方法采用图1-2中A的方法，即经鼻插入胃管的深度为"耳垂经鼻翼至剑突的距离"。②或按照图1-2中B的方法，即经鼻插入胃管的深度为"左口角或鼻翼经耳郭至肋缘的距离"。③按照耳垂经剑突至脐的距离来估算。

通常经口插入胃管的深度比经鼻胃管插入更短些，插入深度具体估算方法可参照上述四种方法，并根据不同患者的实际情况和临床医生个人经验综合确定，不宜完全教条。

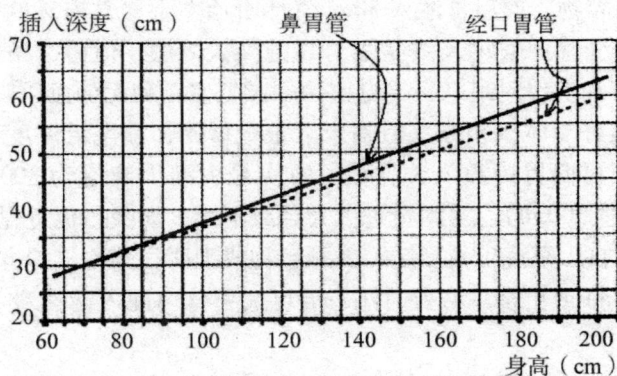

图1-1　身高-胃管插入深度估算图

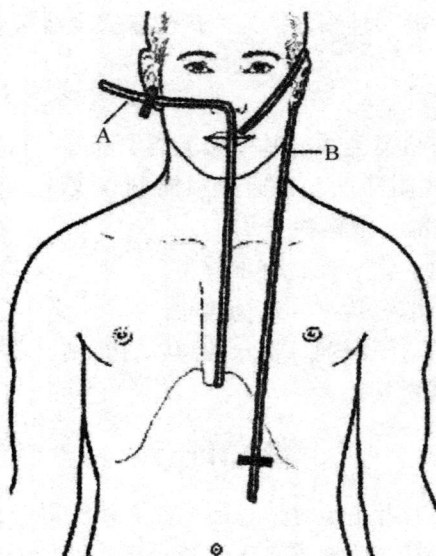

A.耳垂经鼻翼至剑突的距离；B.左口角或鼻翼经耳郭至肋缘的距离

图 1-2　体表标志估算胃管插入深度

2. 胃管选择　成人一般选择法氏 30~50 号胃管，青少年选择法氏 30~34 号胃管，儿童可选择法氏 24 号胃管，新生儿和婴儿一般禁忌洗胃或充分权衡利弊后请儿科专家指导处理。值得注意的是，如拟洗出胃内容物，应经口插入大口径胃管，经鼻插入胃管仅适于向胃内灌溶液或吸出稀薄胃内容物，很难吸出胃内残渣类物质，更不可能吸出未溶解的药片或药丸等。

3. 洗胃液　通常用清水或生理盐水洗胃，但儿童避免使用清水洗胃，否则易导致电解质紊乱。某些特殊物质可能需要特定的洗胃液，如氟化物摄入宜用 15~30mg/L 的葡萄糖酸钙溶液（可产生不溶性的氟化钙而起解毒作用）；甲醛摄入宜用 10mg/L 的醋酸铵水溶液；铁剂摄入宜用 2% 的碳酸氢钠生理盐水溶液（可产生碳酸亚铁）；草酸摄入宜用 5~30g/L 的葡萄糖酸钙溶液（可产生不溶性的草酸钙）；碘摄入宜用 75g/L 的淀粉溶液等。但无特殊洗胃液时，仍考虑使用清水或生理盐水进行洗胃。

四、洗胃操作

1. 胃管插入　患者取 Trendelenburg 位（垂头仰卧位），头低 15°~20°，这种体位有利于最大限度地排出胃内容物，仰卧位或侧卧位增加误吸风险。胃管插入和确认方法参见"经鼻胃管插入"。插入胃管后应常规地抽吸有无胃内容物，而后再注入 50ml 气体听诊左上腹部有无吹气音或气过水声，只有完全确认胃管在位后才可开始洗胃。虽然 X 线是最可靠的确认方法，但由于条件限制，有时无法在洗胃时拍摄 X 线片。另外，插管和洗胃时最好行心电监护、脉氧监测和无创血压监测。

2. 洗胃　灌洗液温度最好与体温相当，但临床上很难做到，灌洗液温度与室温一样是合适的。洗胃前应尽量抽空胃内容物，再向胃内灌入洗胃液。每次最大灌入液量为 300ml 左右（儿童可按 10~15ml/kg 计算，最大也不超过 300ml）。灌入量过大会导致呕吐、误吸，促进胃内容物向下进入十二指肠或空肠，加快毒物进一步吸收。至洗出液澄清、无颗粒物或无明显药物气味方可停止洗胃，洗胃液总量一般需数升，有时需 10 000ml 或更多。必要时洗胃后可向胃管内灌入活性炭（30g + 240ml 生理盐水或清水）。

五、并　发　症

从插胃管开始直至洗胃后 6~8 小时均应监测有无并发症。一般很少发生严重并发症，但如未经认真确认或插管者操作不熟练，并发症的发生风险大大增加。

洗胃相关性并发症包括：心律失常、电解质异常、脓胸、食管撕裂或穿孔、胃穿孔、低体温、喉痉挛、鼻或口或咽喉损伤、气胸、误吸、梨状隐窝穿孔、误插入气管内、胃管阻塞等。

　　为防误吸，洗胃液量不宜过大，通常每次不超过 300ml；由于经口胃管较粗且弹性差，插管时不应过大用力插入或粗暴插管。一旦发现严重并发症如气管内插管、穿孔等应立即拔管并给予机械通气或请外科专家会诊处理。

（陈　静）

第八节　清洁肠道新方法

　　传统的肠道准备效果虽满意，但需限制饮食，进流质饮食，口服泻药及清洁灌肠等。一般从术前1~2天即开始准备，且影响患者休息。全肠道灌洗法不仅可以减少饮食的限制，缩短肠道准备时间，而且还避免了灌肠的不适，清洁肠道效果更为满意。

一、常规操作

　　1. 操作方法　如下所述。

　　（1）术前1天午餐后禁食。

　　（2）给患者留置胃管后，嘱其坐在靠椅上，椅座有一个直径为 22cm 的圆孔，下置便桶。

　　（3）灌肠液准备，每升灌肠液含 NaCl 6.3g、$NaHCO_3$ 2.5、KCl 0.75g，pH 在 8.4 左右，渗透压为 294mOsm/L，温度为 39~41℃。

　　（4）将灌洗液流入胃管，速度为 3 000~4 000ml/h，倘若用输入泵可调节在 70~75 滴/分钟。

　　（5）当灌洗至 40~60 分钟时，患者出现强烈的排便感，可自行排便。90 分钟后排出液已近乎无色，此后再持续1小时，总共需 2~3 小时，总灌入量为 8~12L。

　　2. 注意事项　如下所述。

　　（1）灌洗过程中如出现恶心、呕吐，可用甲氧氯普胺肌内注射，以促使胃排空，同时应稍减慢灌洗速度。

　　（2）灌肠后可发生水、钠潴留，表现为体重增加，血容量增加和血细胞比容下降。水分大多在 32 小时内全部排出。灌洗前后测体重，血电解质，以了解水钠潴留情况。灌洗液内不应加入葡萄糖，因其可增加水分及钠的吸收。必要时可给予呋塞米以排出潴留的水与钠。

　　（3）全肠道灌洗准备的肠道，清洁度高，利于手术操作，术后无腹胀和排便时间延迟，并可减少创面感染机会。如果在灌洗至最后 7 000~8 000ml 液体中，每 1 000ml 加入新霉素 1g 和甲硝唑 0.5g，可明显减少肠腔内细菌数目。

　　（4）灌洗也可口服进行，但速度难以控制。

　　（5）全肠灌洗适用于年龄小于 65 岁，无充血性心力衰竭，无水、钠潴留表现，无高血压病史，无消化道梗阻，无肾功能衰竭者。精神障碍与体质过度衰弱者不宜采用。

二、甘露醇溶液清洁肠道法

　　口服甘露醇溶液代替清洁灌肠法，是利用甘露醇溶液在肠道内不被吸收，形成高渗的特点，从而使肠腔内水分增加，有利于软化粪便，增大肠内容物的容积，刺激肠壁，促进蠕动，从而加速排便，起到清洁肠道的作用。口服甘露醇清洁肠道法，简单方便，患者痛苦小，临床效果理想。但由于其清洁肠道的效果与使用方法及患者胃肠道情况有密切关系，在选用时要慎重。

　　1. 方法　如下所述。

　　（1）一般患者宜用 7% 甘露醇溶液 1 000ml，温度为 10~20℃，10 分钟内服完，服后 15~30 分钟，即可自行排便。1~3 小时内排便 2~5 次，可达到肠道的清洁。

　　（2）对药物作用或对寒冷较敏感的患者，宜用 5% 甘露醇溶液 600ml，温度 30℃。

　　（3）对大便干燥或使用过解痉药物的患者，宜用 10% 甘露醇溶液 850ml，温度 10~20℃。

2. 注意事项　如下所述。

（1）以上患者在服药时均需注意控制饮食，服药前 2 小时禁食。

（2）服药速度不宜过快，避免引起呕吐。

（3）服药后应散步，活动（卧床者应多翻身）。

（4）排便前尽量少讲话，以避免吞咽气体。

三、几种特殊患者灌肠法

1. 直肠癌、肠管下端狭窄患者灌肠法　护士应首先了解癌肿部位及大小方能插管。插管动作要轻柔，避免穿破肿瘤。患者取侧卧位，护士戴手套后用右手示指轻轻插入患者肛门找到狭窄处的空隙，左手取肛管顺右手示指方向慢慢插入 10～15cm，然后慢慢退出右手指。从肛管注入液状石蜡，边灌注边向肠腔内探索性送管至肿瘤上方。灌肠毕拔出肛管，擦净肛门，患者平卧 5～10 分钟后排便。

2. 会阴陈旧性Ⅲ度撕裂修补术前灌肠法　会阴Ⅲ度撕裂患者，其肛门括约肌也受到损伤，所以当灌入液体后即自行流出，为保障术前清洗肠道顺利，故对此种患者取平卧位，臀部适度抬高，操作者用戴上手套的左手食、中指同时插入阴道，并紧贴直肠后壁，然后右手将肛管插入直肠内，其深度比一般灌肠深 3～5cm，左手食、中指压紧肛管，起到肛门括约肌作用，采用低压力灌注，灌肠袋距离肛门约 30cm，采用此方法可取得较满意的效果。

3. 先天性巨结肠症的灌肠法　先天性巨结肠症大多由于腰骶部副交感神经在发育过程中停止，造成直肠与乙状结肠交界处或降结肠以上肠壁肌间神经丛的神经节细胞缺如或减少，致使该段肠管失去正常蠕动，只能收缩，经常处于痉挛状态形成机械性狭窄，以致粪便通过困难淤积而成。

操作方法：患者取左侧卧位，用戴手套的手持肛管，涂油后插入肛门，向左上后方缓慢插入，经直肠达乙状结肠上段，距肛门约 30cm，如有气体与粪便溢出，表明插管已越过痉挛段。用冲洗器注入 50ml 液体，待 1～2 分钟后抽出，依次反复地缓慢冲洗。注意冲洗时压力勿高，以免引起肠腔过度扩张，导致肠穿孔。同时用左手按摩腹部，使结肠内残存粪便及气体尽量排出，直到腹部柔软后，再拔出肛管。

4. 腹部人造肛门灌肠法　腹部人造肛门的灌肠不同于普通患者经肛门的灌肠方法。

操作方法：患者取平卧位，身体偏向人工肛门侧 35°，铺橡胶单，置便盆于人造肛门下方，若腹及会阴部刀口未愈，用敷料加以保护隔离，防止肠内容物污染创口。戴口罩、手套，配制灌肠液 0.1% 肥皂水，选 18 号肛管外涂液状石蜡，排出灌肠器内气体后用止血钳夹紧肛管。左小手指或示指涂液状石蜡后，轻轻插入人造肛门口内待肠痉挛波过后，将肛管慢慢插入肠管内，插入时如遇阻力可先灌入少量流体，予以润滑，然后边旋转边轻轻插入。当插入 10cm 后打开止血钳进行灌洗，一次量为 600～1 000ml。灌洗完毕后不可将肛管立即取出，相对固定肛管于肠内，同时反复上下移动肛管，刺激肠蠕动，使肠内容物不流出。在灌肠过程中，若流动中的肠内容物突然中断，说明肛管被粪便阻塞，应挤压肛管或用 50ml 注射器抽吸灌肠液进行加压通肛管，如果仍不通畅，应重新更换肛管或用小手指插入人造肛门口进行扩张，诱导肠内容物排出。

（陈　静）

第九节　导尿术

一、适应证

导尿是临床上最常用的泌尿外科和非泌尿道疾病的诊断和治疗措施之一。其适应证包括：外科手术、急诊和危重患者，常需导尿观察尿量变化；急慢性阻塞性尿潴留或神经性膀胱，需导尿缓解症状；膀胱功能不全者，导尿用作排尿后残余尿量评估；导尿留取非污染尿标本检查作为泌尿系感染的重要诊断手段（多为女性患者）；其他如利用导尿作为逆行性膀胱造影和尿动力学检查的方法。

二、禁忌证

导尿唯一的绝对禁忌证是确定性或疑似下尿道损伤或断裂者，主要见于骨盆骨折或盆腔创伤者，多表现为会阴部血肿、尿道口出血或前列腺高位骑跨（high-riding）。只有尿道连续性得到确认后，方可进行导尿术，非创伤者镜下或肉眼血尿并非导尿的禁忌证。相对禁忌证如尿道狭窄、近期尿道或膀胱手术、狂躁或不合作者等。

三、主要器械

消毒剂如聚维酮碘，水溶性润滑剂如甘油，无菌巾，无菌棉球及纱布，无菌手套，连接管，无菌盐水，10ml 注射器，尿量计，接尿器（或接尿袋），固定胶带等。

四、导尿管选择

成人常用 Foley-16 或 18 号导尿管，儿童多用 5~8 号导尿管。尿道狭窄者宜选择较小导尿管如 Foley-12 或 14 号，而有血尿者应选择相对较大的导尿管如 Foley-20 至 24 号，以免导尿管被血块阻塞。多数导尿管为乳胶管，如条件允许，对乳胶过高敏或过敏者可选用硅胶管，有高危感染风险者，可选用银合金涂层的抗菌导尿管。

五、操作前准备

操作前先向患者作适当解释，消除顾虑，取得其充分合作。患者多取仰卧位或半卧位，双大腿可略外展。男性包茎者应翻开包皮暴露尿道口，清除包皮垢。然后用浸有消毒液的棉球或海绵块消毒，注意，在消毒时，应以尿道口为中心向外消毒。消毒后常规铺无菌巾或洞巾，导尿管外涂润滑剂备用。

六、导尿操作

（一）男性患者导尿术

术者戴无菌手套，消毒铺巾后，一手握阴茎，使之垂直向上，另一手持带有滑润剂的导尿管，自尿道口插入，导尿管至少插入大部分或见尿液流出，见有尿液自导尿管流出后仍应继续推入导尿管数厘米，而后将导尿管外端接上接尿袋，用 10ml 注射器抽取无菌生理盐水注入球囊管，再将向外牵拉导尿管，直到遇到阻力，固定导尿管于一侧大腿上，完成导尿（图1-3）。

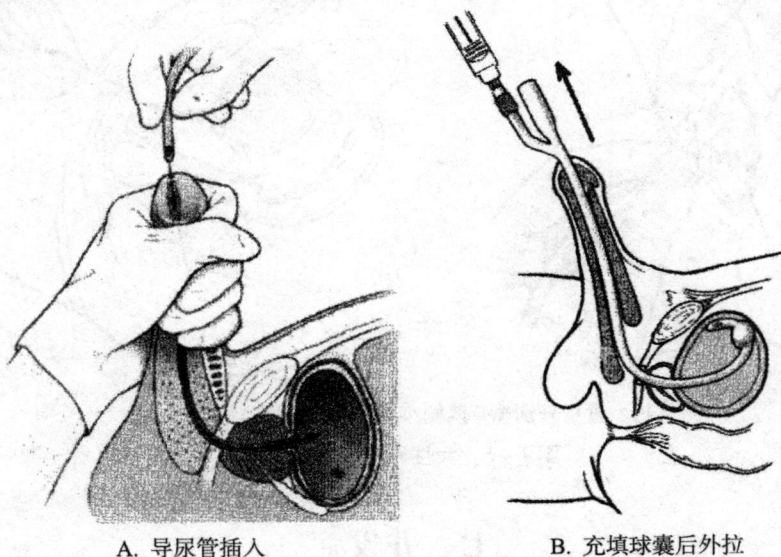

A. 导尿管插入　　　　　　B. 充填球囊后外拉

图1-3　男患者导尿管插入方法示意图

有时导尿管插入阻力较大，可能是在前列腺膜部狭窄或尿导尿管硬度较大，致使导管前端阻于前列腺膜部前方的尿道后皱襞处，此时可用手指在前列腺下方轻托尿道或适当旋转导尿管方向，便于导尿管前端顺利进入尿道前列腺部（图1-4）。

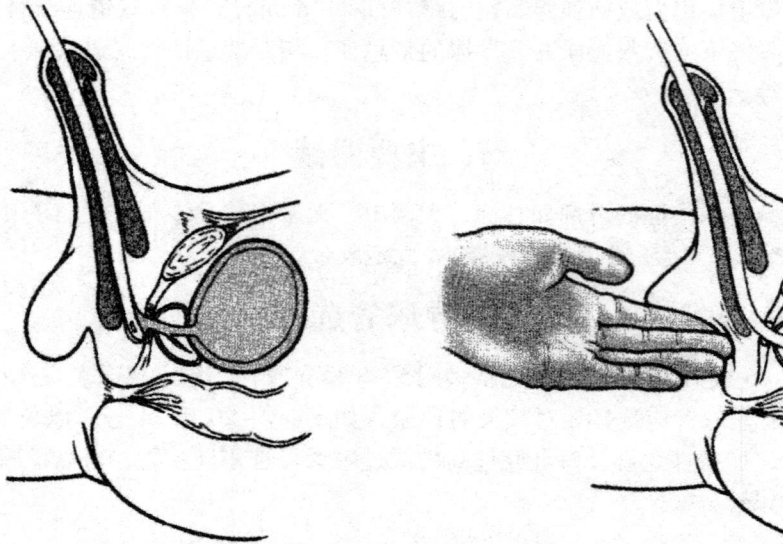

A.前端阻于前列腺膜部的后皱襞处　　　　B.用手指轻托前列腺膜部后皱襞

图1-4　男患者导尿管插入遇阻解决方法示意图

（二）女患者导尿术

患者取仰卧位，双大腿略向外展或呈膀胱截石位，用手指撑开阴唇后自尿道口向周围消毒并常规铺无菌巾。术者用一手拇、示指分别撑开两侧小阴唇，另一手持导尿管自尿道口插入导尿管（图1-5），见尿液处导尿管外流时，继续向内插入导尿管数厘米，用注射器抽取10ml无菌生理盐水，向球囊导管内注入生理盐水，而后向外牵拉导尿管，直到遇到阻力即可，而后固定导尿管于一侧大腿根部即完成导尿。

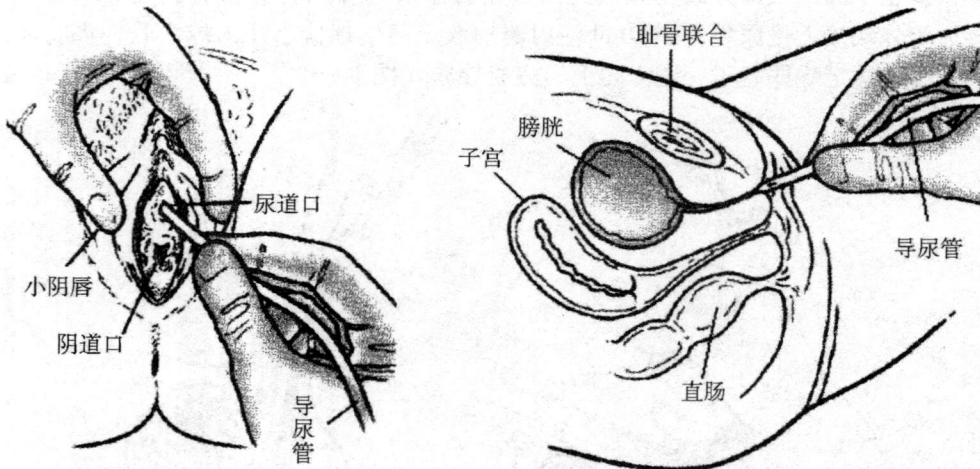

拇、食指分别撑开两侧小阴唇，自尿道口插入导尿管

图1-5　女性导尿方法示意图

七、并发症

导尿的主要并发症包括造成假通道、尿道穿孔、出血、感染。尿道炎是最常见的并发症，发生率达

3%～10%。每个导尿管留置口，特别多见于尿道狭窄或前列腺肥大者，主要是无症状性菌尿；附睾炎、膀胱炎和肾盂肾炎是少见并发症，多见于长期留置导尿管并发感染者。减少感染的最有效方法是尽可能减少导尿管的留置时间，严格无菌操作。导尿者无需常规预防性使用抗生素，但感染高危风险者如免疫功能受抑、经尿道前列腺切除术、肾移植者等，需要预防性使用抗生素。医源性创伤可导致尿道狭窄，出血和血尿，少量出血大多是自限性的，无需特殊处理，但出血较多者，应给予止血药如立止血 1KU 肌内注射或静脉注射，凝血功能障碍者应处理原发病。包茎者导尿后包皮未复原易致包皮嵌顿。

（陈　静）

第二章

急危重症护理

第一节　危重患者的护理技术

一、昏迷患者鼻饲

鼻饲法是将胃管从鼻腔插入胃中，然后通过该管将流质食物、液体或药物注入胃内，以供给营养和水分，达到治疗目的。

1. 操作方法　将胃管自鼻孔插至 14～16cm 处，再以左手将患者头部托起，使下颌靠近胸骨柄，以加大咽部通道的弧度，便于管端沿咽后壁滑行，然后徐徐插入至所需长度。昏迷患者因吞咽及咳嗽反射消失，不能合作，给插胃管带来一定的难度，反复插管可致声带损伤与声门水肿。昏迷患者插入鼻饲管时，应反复确定导管的确切位置，以免插入呼吸道。

如患者出现呛咳、呼吸急促、发绀，胃管可能误入气管，须立即拔出，稍休息后，再行插入。当导管插入 50cm 将听诊器放于胃部，注气于管内，胃中有气过水声；或置导管开口端于水碗内，水中有气泡都表明已插入胃中，先注入少量温开水，试验导管在胃内是否通畅，然后徐徐将溶液注入。

2. 注意事项

（1）鼻饲前，应检查并清除胃内潴留物，当回抽胃内容物 >100ml 时应该停止鼻饲2h。

（2）鼻饲时及鼻饲后，使患者床头抬高30°～45°并至少保持1h为佳，以尽量减少误吸的可能性。

（3）使用人工气道的患者进行鼻饲时，应将导管气囊充盈，减少反流造成误吸的机会。

（4）必要时可用气管插管或喉镜引导，为昏迷患者插管。

（5）长期用导管喂患者，可每周1次将导管取出以减少对黏膜的刺激。取出导管动作宜迅速，以免引起恶心，用手捏紧导管，防止管内溶液流入气管。

二、中心静脉穿刺置管术的护理

经皮穿刺中心静脉置管术，有颈内静脉、锁骨下静脉和股静脉等入路。由于股静脉穿刺部位清洁度差，护理观察困难，且下腔静脉易受腹压的影响，CVP值不能正确反映右心房压力和血栓形成的机会多，因此，一般优先选用颈内静脉和锁骨下静脉。

（一）并发症的观察及护理

（1）动脉损伤：后果取决于穿刺部位，误伤颈内动脉的危险性较大，巨大颈部血肿可压迫气管，造成呼吸困难。因此，对该类患者严密观察呼吸变化，并严禁再在对侧穿刺。

（2）血气胸、失血性休克：主要发生在锁骨下静脉穿刺，术后要严密观察血压、脉搏、呼吸、呼吸音变化及有无胸痛等。

（3）空气栓塞：中心静脉开放后，受胸内压和右心舒张期影响，静脉压与大气压存在着压力差，吸气时呈负压，尤其在低血压时更应严防空气漏入。在置管操作期间，凡有空腔器械留滞在静脉内时，均应用拇指堵住开口，并嘱患者暂停呼吸，以防气体进入。如穿刺结束后有严重咳嗽、气急，应警惕可能动脉栓塞，应立即置患者于左侧卧位，叩击胸背，使气泡变细，并给予吸氧。

（4）颈内静脉右侧基本垂直注入上腔静脉右心房，因此，切忌快速滴入氯化钾、葡萄糖酸钙等对心肌活动有直接影响的药物，防止心律失常及心脏骤停。

（5）妥善固定好静脉置管，避免脱出，密切观察液平面，防止空气进入发生空气栓塞。

（6）注意导管管柄与管身衔接处易折断或脱管。连续输液要保持一定速度，一旦发生堵塞，忌冲洗，应更换。

（二）预防感染

静脉置管感染较多见，其发生率与许多因素有关，如静脉的选择、置管技术、患者的体质、导管的材料及各项无菌技术等。

1. 导管感染的临床表现

（1）疏松结缔组织炎：以导管插入部位最多见，周围皮肤出现红、肿、热、痛。

（2）静脉炎：局部或全身发热，局部红斑，沿静脉走向触诊有压痛和发硬，淋巴结肿大和触痛。

（3）化脓性血栓静脉炎：静脉腔内可找到肉眼或镜下的化脓病灶，脓液有时可从插管的伤口流出或挤出，往往导致脓毒血症。

2. 预防 中心静脉留置导管便于静脉给药、输液和进行监测，因此可提高抢救成功率。但随着导管留置时间的延长，感染的危险明显增加。最重要的感染途径是皮肤微生物沿导管外周或密封输液系统的破损处侵入或污染导管内部。因此，任何破坏输注系统严密性的做法均应尽量避免。

（1）保持病室清洁：每日需紫外线照射，早晚均用消毒液拖地。导管护理必须严格各项无菌原则，操作前彻底洗手，戴口罩、手套等。

（2）用1%~2%碘酊消毒插管处的效果可靠，也可用洗必泰及0.5%碘伏等消毒，能防止细菌沿导管旁隧道侵入。

（3）插管后妥善固定导管，防止移动、滑出及刺激损伤血管内壁。

（4）在置管周围皮肤上涂抗生素软膏，再用无菌纱布或新型透明半渗透性聚氯酸敷料覆盖，每隔72h更换一次，并注意保持皮肤干燥。

（5）血栓易成为细菌繁殖灶，定时用肝素稀释液冲洗可减少顶端细菌生长，这在长期置管中能明显降低感染率。

（6）凡通过中心静脉输液者，最好采用输液袋，并24h更换一次输液装置。更换输液器时应先消毒连接部分，卸开后重新消毒，然后接上新的输液管。

（7）输液管道的各连接部分均可成为微生物侵入途径，最好使用无连接部一体化的、带有无菌过滤器的输液管道。三通的污染机会也非常多，因此，最好不装入三通。

三、有创动脉血压监测的护理

在动脉内置管连接一换能器便使血压数值直接显示在监护仪上，该方法简便、准确，能连续测出每瞬间的动脉压力变化，可随时采取动脉血样做血气分析，因此特别适用于危重患者心血管和其他复杂手术的术中、术后血压监护。

（一）插管的动脉选择

（1）插管所用的动脉应有充分的侧支循环。

（2）有较大的血管管径，能精确测量血压又不易发生动脉阻塞或血栓形成。

（3）不影响手术和其他操作，易于进行护理和固定。

（4）避免易感染部位。

（二）常用于插管的动脉

桡动脉常作为插管的首选动脉，因其位置表浅，有良好的平行血流灌注，易于护理、固定、观察，只要能证实有动脉的侧支循环，很少发生手部的缺血性损害。其次是足背动脉，如能证实胫后动脉有良好的侧支循环，选此动脉也无明显危害。股动脉在周围的动脉搏动消失时，可以考虑使用，但若有下肢动脉病灶，应避免使用。肱动脉插管较易引起血栓形成而产生明显的前臂及手部缺血性损害，一般不作常规使用。本节将主要介绍桡动脉测压的方法及护理。

（三）桡动脉穿刺测压

手部的血流靠尺、桡两动脉供给，以尺动脉为主，尺、桡两动脉在掌部形成掌动脉弓。由于桡动脉置管常有血栓形成，此时手的血液供给主要靠浅掌动脉弓的侧支循环，如侧支血流少或无，则可发生缺血性损伤。因此，施行桡动脉穿刺置管前应先做 Allen 试验，以观察尺动脉能否充分供应手的血运。

1. Allen 试验　令患者伸屈手指数次后令其上举过头再握紧拳。术者以左右手指分别压紧腕部桡、尺动脉，令患者手放下松拳，应避免手腕过分伸展。术者放松对尺侧动脉的压迫以观察手部血液循环恢复情况。如果掌弓完整，尺动脉能充分供应手部血液循环，在 6s 内则全手变红，表明可行桡动脉置管，若手掌颜色延迟至 7~15s 恢复，说明侧支循环血流少，应慎重选择该桡动脉置管。

2. 置管用品　20~24 号聚四氯乙烯套针 1 枚，要求管长 3~5cm，管腔粗细一致，三通 2 个，输液管 1 根，普鲁卡因 5ml，5ml 注射器及 7 号针头 1 套，无菌手套 1 副及敷料，消毒物品，换能器及监护仪。

3. 操作步骤

（1）患者平卧，手臂外展，腕伸 60°，腕下可垫绷带卷。

（2）摸清桡动脉搏动。

（3）术前消毒，铺无菌巾，戴无菌手套。

（4）局部皮肤麻醉。

（5）按住桡动脉搏动线与皮肤呈 30°角刺入套针，进入动脉后针尾出现回血。固定穿刺针，向动脉内送入套管。抽出穿刺针，套管外接三通、延伸管及换能器，腕部呈自然位，固定套管及延伸管，穿刺部位用无菌敷料包扎。

（四）测压装置的连接

与三通相连，共有 3 个开口，一端接动脉套管、延伸管、冲洗装置换能器，一端可备作抽血标本用。

（五）动脉导管的维护与并发症的预防

（1）妥善固定导管及延伸管，防止摆动、扭曲。

（2）保持通畅，除通过冲洗自动装置冲洗外，如发现波形顿挫或失真可随时冲洗。

（3）测压系统无气泡，各衔接处不漏液、无回血。

（4）怀疑套管针内有血栓时，应用注射器抽吸，切勿向血管内推注。

（5）出血、血肿多发生在反复穿刺或拔管后，力求穿刺一次成功。如穿刺点出血应予压迫止血，拔除动脉导管后，局部至少压迫 10min。

（6）感染：动脉置管后发生感染的主要因素是导管在血管内留置时间过长，多数感染发生在置管72h 后，因此要求适时拔管，穿刺局部每日执行无菌换药，回抽的管道液应弃去。

（7）置管期间应密切观察远端肢体血供，如发现肢体缺血迹象应立即拔管。

四、动脉穿刺及护理

在危重患者的救治中，及时、安全、正确地进行动脉穿刺，可以保证动脉输液、输血的畅通和获得动脉血标本。

（一）穿刺部位和方法

穿刺部位可根据不同需要进行选择，头颈部可用颈总动脉，躯干和上肢用锁骨下动脉或肱动脉，下肢则采用股动脉。但临床上最常用的穿刺部位则是桡动脉和股动脉。

1. 股动脉穿刺

（1）定位方法：股动脉位于股鞘内，在腹股沟韧带下方紧靠股静脉外侧。体表定位在髂前上棘和耻骨结节之间划一连线，连线中点能扪及动脉搏动处即为股动脉穿刺点。

（2）穿刺方法：在髂前上棘和耻骨结节之间连线的中点、动脉搏动的明显处，消毒局部皮肤和操作者的中指、示指，在两指间垂直穿刺。

2. 桡动脉穿刺

（1）定位方法：前臂桡侧腕关节上 2cm 处扪及桡动脉搏动最明显处为穿刺点。

（2）穿刺方法：掌侧向上，在腕关节上 2cm 桡侧搏动明显处消毒皮肤及操作者的中指、示指，在两指间垂直穿刺。

（二）注意事项

（1）动脉穿刺必须严格无菌技术，尤其是穿刺的局部皮肤消毒。

（2）如抽出压力较低的暗红色血表示可能误入静脉，可重新穿刺。

（3）反复穿刺易形成局部血肿，故穿刺后须持续压迫 5min 以上。

五、胃肠外营养的护理

胃肠外液体治疗和全胃肠外营养（TPN）是经静脉输入大量的基础营养物质以维持机体的合成代谢与生长发育。全胃肠外营养液浓度高，须经中心静脉内置管输入，在这一治疗中护士参与整个治疗的全过程，因此，护士起着十分重要的作用。这就要求护士要了解治疗目的及使用过程中的禁忌证、并发症，了解输注液体的组成，以及治疗过程中患者的反应。此外，还要学会营养状态的判断和病情的预测。

（一）导管的护理

胃肠外液体输注途径以中心静脉插管为主，临床上可选用上腔静脉或下腔静脉，因下腔静脉比上腔静脉管径细，血流量少，导管入口邻近下肢根部，易被污染，而且护理也不方便，故多选用上腔静脉途径。

1. 置管前的护理　置管前应做好心理护理，解除患者恐惧心理，并教会患者做好吸气与憋气动作，以取得良好的配合。备好局部皮肤及器械，病房地面用高效消毒剂消毒，紫外线照射房间。

2. 置管后的护理　静脉置管为病菌进入机体提供了渠道，而营养液则是其生长、繁殖的良好的培养基，因此，采取积极有效的措施预防感染很重要。对输液操作、导管管理必须严格无菌操作，穿刺点每日碘伏消毒并用无菌敷料覆盖，每 8h 检查导管插入部位有无红肿、化脓，并注意导管有无断裂、打折、血块或液体渗出。每 24h 更换输液器，严格防止空气进入体内。

（二）并发症的观察与护理

1. 高血糖及高渗综合征的观察与护理　如果输液速度过快可出现高渗综合征，患者表现为前额疼痛，皮肤干燥，舌面纵向纹增多并加深，多尿，尿量 >500ml/h、意识紊乱、昏迷，甚至死亡。为预防高血糖及高渗综合征的发生，在开始胃肠外营养治疗时应从慢速度开始，然后逐渐增加，最好使用输液泵控制滴速。应准确地记录出入量，每 8h 统计一次，以发现出入量的变化。如尿量较多，应每小时测定尿量，每日测量体重。每日体重增长 >0.45kg，提示体液潴留，每日体重下降 >0.45kg，提示体液丢失。根据病情及时测定尿糖及尿酮体含量，尿糖在（＋＋＋）时应立即测定血糖。要重视突然出现的前额疼痛及意识紊乱。严密监测患者的生命体征，观察皮肤及舌的皱纹情况，尤其是严重感染、外伤、隐性糖尿病的患者。

2. 输液后低血糖的观察护理　输入全胃肠外营养液后发生低血糖是由于突然终止输入该液，而体内胰岛素分泌仍处于高水平所引起，因此，胃肠外营养必须逐渐地终止，从而使胰腺有足够的时间适应血糖浓度的改变。一旦胃肠外营养突然终止，必须给任何一种含糖溶液过渡。在停止胃肠外营养后注意观察有无头枕部疼痛、皮肤湿冷、头昏、脉搏快速、肢端麻木感、神经敏感。如有上述表现应立即测定血糖，备好静脉注射葡萄糖。

3. 电解质紊乱的观察　实行胃肠外营养的过程中，如果不注意补充钾、磷、镁，可导致这些元素的不足。一般全胃肠外营养持续 1 个月以上很可能出现微量元素不足，尤其是钙、锌的不足。因此，为防止出现电解质的紊乱，应每日对患者做电解质测定，并密切观察病情。

（1）低血钾的主要表现是肌肉乏力，心律失常。

（2）低血磷的主要表现是嗜睡、语言不清，以致意识不清。

（3）低血镁的主要表现是肢端及口周围针刺样麻木感，焦虑不安。

（4）锌缺乏的主要表现是腹泻、腹部疼痛、味觉或嗅觉受损、脱发、伤口愈合延迟。

（5）高血糖也是感染的突出表现，血糖突然增高也常提示感染的存在。

4. 补钾过程中的护理　必须在尿量适当的情况下才能输入钾盐溶液，严重低血钾时，可在心电图持续监护及严密观察血钾浓度下，给大剂量钾盐（最好每小时不超过 20mmol/L）。补钾时要缓慢输入，以减轻患者的不适感或避免造成静脉炎，还要注意避免因钾溶液的皮下渗出而损伤组织。

5. 补钙过程中的护理　经静脉输入钙盐时应注意，忌将钙盐加入碳酸氢钠溶液，以免形成碳酸钙盐沉淀物。使用洋地黄的患者慎用钙盐，静脉补钙过量或过快可导致心动过缓以至心跳骤停。输入前将其加热至人体温度，并严防液体渗出导致局部组织坏死。

6. 输蛋白质和脂肪溶液时注意事项　蛋白质溶液很容易变质，在输入前应严格质量检查，一经启封，就必须使用。输入开始时滴速要慢，警惕过敏反应的发生。输入脂肪乳时，需认真检查质量，注意有无脂肪分离，出现油状物，一旦出现即不可使用。脂肪乳中不可加入电解质或其他营养液，在启封后需在 12h 内输完。开始输入时应速度缓慢，以观察有无不良反应。脂肪乳应保存在 25～30℃ 的室温中。

7. 胃肠外营养时感染的预防　感染是胃肠外营养致命的并发症，所以采取积极有效的措施预防感染是重要的。对输液操作、导管的管理必须严格执行无菌操作和无菌技术。除要检查穿刺局部有无感染外，还应严密注意体温的变化，每日测量体温、脉搏 4 次。如出现不明原因的发热，首先应停止胃肠外营养。

六、静脉留置针的应用及护理

静脉输液是治疗危重患者的主要手段。建立良好的静脉通路，才能在救治过程中使患者得到迅速、快捷的补液及给药。为了避免静脉的反复穿刺给患者造成痛苦，使用静脉留置针可以有效地解决这一问题。

1. 穿刺方法　静脉穿刺选择四肢浅表静脉及颈外静脉，常规消毒，绷紧穿刺点远端皮肤使静脉固定，取 15°～30° 的角度，针尖斜面朝上穿刺进针。确认有回血时，降低持针角度沿血管方向再进 1.5cm，固定针芯慢慢将塑料套管送入静脉内，拔出针芯并立即将套管与输液装置连接，用胶布固定留置套管于穿刺部位。

2. 静脉帽的使用　对需要每日进行静脉输液的患者，第一次静脉输液结束后，即可将消毒后静脉帽与末端接口旋紧，并用注射器从静脉帽末端的橡皮刺入，向套管针内推入稀释的肝素溶液，以防局部血液凝固，保证套管的通畅，用纱布保护套管针及静脉帽。患者再次输液时只需将静脉输液针从静脉帽末端的橡皮处刺入。

3. 静脉留置针的优点

（1）放置静脉套管针等于保留一条开放的静脉通路，这对于需要随时做静脉输液的危重患者很有意义。

（2）减少穿刺局部的渗漏和静脉炎的发生。

（3）套管针套管可以在浅静脉中保留 5～7d，减少了静脉穿刺的次数，保护了患者的浅表静脉。

（4）减轻了护士工作。

（5）留置针套的管壁薄、内径大，液体流速快，适用于危重患者的抢救，躁动患者使用更佳。

4. 使用注意事项

（1）使用留置针前应严格检查包装和有效期。

（2）留置针的穿刺应选择在非关节部位，血管弹性好的地方。

（3）留置针固定要牢固，防止因患者的活动而脱落，并嘱患者注意保护。

（4）要经常观察穿刺局部的情况，注意有无渗漏及炎性反应，如有反应及时拔出。套管有堵塞时，要查明原因，必要时可拔管。切忌用力推注液体，避免血块进入而引起栓塞。

（5）重新输液或给药，均要先确认套管内无血块阻塞后再接液体，以免发生栓塞。在接液体时，注意防止空气进入血管。

（6）操作过程要严格按无菌技术要求，穿刺部位必须保持清洁。

七、静脉滴注药液外渗观察及处理

静脉输入药液外渗到血管周围的软组织中，轻则肿胀，重则引起组织坏死，造成功能障碍。发生药液外渗的后果与外渗物的性质、患者个体的状况有密切关系。另外，输注量、速度、持续时间、压力、药物浓度、组织压等也有影响。在危重患者、小儿及老人、糖尿病及血管病患者，一旦液体外渗，更易导致损伤。

（一）一般发生原因

穿刺不当致穿破血管，使药液漏出血管；患者躁动针头固定不牢，危重患者休克，组织缺血、缺氧，致使毛细血管通透性增高，特别是在肢体末端循环不良部位，如手背、足背、内踝处等。

（二）不同药物外渗的处理

1. 外渗性损伤以血管收缩药物多见　此类药物外渗引起毛细血管平滑肌收缩，致药液不能向近心端流入，而逆流毛细血管，从而引起毛细血管的强烈收缩，造成局部肿胀、苍白、缺血、缺氧。处理措施：

（1）用肾上腺素能拮抗剂酚妥拉明 5～10mg 溶于 20ml 生理盐水中注射于渗液周围，以扩张血管。

（2）用复方利多卡因（0.2% 利多卡因 20ml、地塞米松 2mg、阿托品 0.5mg）在穿刺部位及肿胀范围做环形或点状封闭。

2. 高渗药物外渗　加 20% 甘露醇液、50% 葡萄糖高渗溶液进入皮下间隙后，使细胞膜内外渗透压失去平衡，细胞外液渗透压高将细胞内水分吸出，使细胞严重脱水而坏死。处理措施：

（1）发现药物外渗，应立即停止该部位输液。

（2）用 0.25% 奴夫卡因 5～20ml 溶解透明质酸酶 50～250U，注射于渗液局部周围，透明质酸酶有促进药物扩散、稀释和吸收作用。

3. 抗肿瘤药物外渗　局部疼痛、肿胀，可使细胞中毒死亡，致组织坏死。处理措施：

（1）抬高患肢，局部冰敷，使血管收缩、减少药物吸收。

（2）如形成水肿，局部常规消毒后用无菌空针将液体抽干，再用 75% 乙醇纱布加压包扎。

（三）静脉滴注药液外渗的预防

引起药物外渗性损伤的原因复杂，而且难以完全杜绝，但只要思想上高度重视并注意以下几个方面，就可将其减少到最低限度。

（1）处理液体外渗的原则是：处理越早，恢复越快；处理越迟，组织坏死的机会越多，所以，要密切观察注射部位，尤其危重患者意识不清时更应仔细监护，尽早发现，及时处理。

（2）熟练穿刺技术，尽可能一针见血。若为化疗药物，宜先滴注生理盐水，如局部无肿胀，确定针头在血管内，再注入化疗药物，注射完化疗药再推注 5～10ml 生理盐水。

（3）熟悉静脉注射药物的药理作用，浓度配制要适当。

（4）避免同一静脉多次穿刺、重复或长时间输液。

（5）对躁动不安的患者肢体妥加固定，以免针尖刺破血管造成外渗。

八、常用引流管的护理

外科引流是将人体组织或体腔中积聚的脓、血、液体或气体引导至体外或其他空腔脏器的技术。

1. 引流管的共同护理要点　在使用各种引流管时，都会引起患者心理和身体上的不适，操作前要向患者说明放置引流管的必要性和注意事项，针对患者的恐惧、不安等情绪进行心理疏导，使之有思想准备，主动配合治疗。

（1）在插管、更换敷料、换瓶或拔管等步骤中，均应严格执行无菌技术操作规程，以防感染。

（2）应保持管道通畅：各种引流管的固定必须稳妥、不受压、不扭曲。管子的长度要适当，足够患者翻身和坐起，防止管子脱出和引流不畅。

（3）体外引流管、引流瓶应每日更换 1 次：管、瓶、塞使用后浸泡消毒，擦去污迹和胶布迹。引流管应用探针疏通管腔使沉着物脱落，然后用水洗净。临床推广的一次性使用无菌引流袋符合无菌要求，使用方便。

（4）观察记录：在引流过程中，密切观察引出物的颜色、性状及量，并准确记录，如发现异常及时向医生汇报。

（5）防止逆流：引流瓶的位置不能高于患者插管口的平面，搬动患者时，应先夹住引流管。

2. 各种引流管的准备　引流管的作用方式主要是吸附、导流和虹吸。各种引流管的规格、质量和使用方法可以直接影响引流效果。管腔内径大，引流量多；管子越长，引流量越小；引流管的光洁度影响引流速度，因此在准备各种引流管时应注意：

（1）使用前要认真检查引流管的质量，符合要求后再使用：管子的软硬度要合适；质地过硬会压迫周围组织、血管、神经和脏器，导致出血或形成瘘管等并发症；质地过软，管腔易被压扁，影响引流。引流管的粗细、长度也要适宜。

（2）导管要配套，对双套管引流的导管，外套管、内套管、管芯、导丝等均应配套。用后注意保管，防止丢失。

（3）对带有气囊的管子，应事先检查气囊的质量，了解气囊的容积，使用时按气囊的容积注入相应的气体或液体。

（4）如在导管上开孔，两孔之间应保持一定的距离，开孔斜面不能超过周径的 1/3，防止管腔断裂，并注意边缘要光滑，避免损伤血管或内脏组织。

九、脑室持续引流的护理

脑室引流是脑外科疾患治疗中的重要手段之一，可以起到调节颅内压、排放因颅内感染或出血所致的积脓或积血，以及通过脑室达到给药等目的。

1. 脑室引流的观察　正常脑脊液为无色透明、无沉淀的液体，颅脑术后 1 ~ 7d 脑脊液可略带血性，以后转为橙黄色，脑室引流要注意引流液量、性状，引流情况等。

（1）观察记录 24h 引流量及脑脊液的性状：如出血、凝血块、混浊等情况。如术后有大量鲜血或血性脑脊液的颜色逐渐加深，常提示脑室内出血。如术后发生颅内感染，脑脊液混浊，呈毛玻璃状或有絮状物。

（2）经常检查连接系统有无漏液的现象，要确保连接系统的密闭性。

（3）脑脊液引流是否通畅：引流通畅时，液平面有与心跳一致的波动；压迫双侧颈静脉时液平面上升，解除压迫时，液平面应回降。

（4）防止引流管脱落：应向患者说明固定的重要性，对意识障碍或理解力极差的患者，可以在头皮上以缝线将导管结扎固定，并适当对患者胸部或四肢加以束缚。

2. 保持设定压稳定　脑室压的控制是根据基准点来设定的，即仰卧位时外耳的高度与控制回路的流出点高度差来设定。成人正常颅内压为 8 ~ 18cmH$_2$O（0.78 ~ 1.7kPa）。颅内压不可过高或过低，过高会出现颅内高压危象，甚至发生脑疝；过低会导致颅内低压综合征。脑室引流瓶悬挂于床头，引流管的最高点应比侧脑室水平高出 10～15cm，以维持正常颅内压。如颅内压超过此水平，脑脊液即流出，从而使颅内压降低。为保持设定压稳定应注意：

（1）患者应保持安静。

（2）护士绝对不可自行抬高病床床头，调整头部高度及水封瓶高度。

（3）如抬高床头可不用枕头，同时要相应地提高引流瓶的高度。

（4）为预防设定压大幅度变化，在移动或抬高床头时先用止血钳将引流管夹住，这时切勿弄破引流管，事后注意立即解除关闭。

（5）变换体位或移动病床时，注意切勿使引流管折曲或夹在床栏杆之间。

3. 预防感染

（1）脑室感染的后果严重，而脑室导管是引起感染的途径，因此，在各操作环节中都必须在严格的无菌条件下进行，并注意保持室内空气的清洁。

（2）如发现纱布被脑脊液或血污染，应立即查明原因并及时处理，给予更换敷料或缝合。

（3）注意排出液的液面切莫超过引流管柱的顶端，如贮液瓶已满应报告医生，更换时注意无菌操作。

（4）注意引流管连接部切勿脱落、松弛或污染。引流管的连接管以稍长些为好，使患者头部有适当的活动范围。

（5）连接管如已脱落，切不可原样插回，应在无菌操作下予以更换。

（6）如引流管堵塞，只能用抽吸方法疏通，严禁向脑室内冲洗。

4. 并发症的预防

（1）急性硬膜下水肿：颅内压高的患者钻洞后装上引流瓶，滴速不宜过快，特别是原脑室扩大明显时极易形成硬膜下水肿、血肿而出现神经症状。

（2）脑损伤、出血：可由于插入的引流管刺激而发生。

（3）脑疝：颅后窝脑压增高时（幕下肿瘤），容易产生逆行性脑疝，而出现意识障碍等脑干症状，因此，在脑室引流过程中，一定不能让脑脊液过快流出，脑室引流管要置于脑室穿刺点上方 25～30cm 高度。

（4）感染：脑室炎、脑膜炎。

（5）血清电解质异常：控制脑脊液引流量，脑脊液的总量成人为 100～150ml。脑脊液由脑室内脉络丛分泌，每分钟分泌 0.3ml，每日分泌 400～500ml，每 6～8h 更新一次，每日分泌的量为全部脑脊液量的 3 倍，因此，每日引流量以不超过 500ml 为宜，如引流量过多可引起电解质紊乱。脑脊液含氯化物、蛋白质等电解质，如每日排出 150～200ml 脑脊液，电解质就可能失调。

5. 拔管指征及步骤

（1）脑室引流一般为 3～5d，放置 10d 是最高时限，不能再继续留管。

（2）将引流管瓶吊高到 20～25cmH_2O，也可将引流管夹闭 1～2d，以了解脑脊液循环是否通畅及有无颅内压增高现象，也可开放引流管测量脑压，如不超过 20cmH_2O（1.96kPa），可拔除脑室引流装置。如引流时间长不能拔除可从对侧做钻孔引流，如患者无不适，可先放出 1～20ml 脑室液，然后拔管。拔管时应严格消毒引流管周围的皮肤，拔管后用无菌纱布压迫引流口数分钟，或将头皮创口缝合 1 针。拔管后，要注意观察有无颅内压增高或局部有无脑脊液漏的现象。

（罗佩佩）

第二节 机械呼吸的护理及人工气道的管理

机械呼吸是抢救呼吸衰竭的一项应急措施，是支持呼吸、改善通气和氧合的一种手段。它的应用在危重患者的急救中争取到了宝贵的时间和条件；但是这些作用只有在全面有效的医疗护理措施的保障下，才有实现的可能，因此，它是 ICU 护理的重要内容。

一、机械呼吸及护理

（一）机械呼吸的病情观察及护理

机械呼吸应设专人护理，严格遵守操作规程，密切观察患者，并做好记录。

1. 意识水平　脑组织对缺氧的耐受性很差，机械呼吸的患者若通气不足或氧合不良，缺氧和二氧化碳潴留加剧，可表现为意识状态的改变，甚至昏迷。若呼吸机调节适当，可逐步纠正缺氧和二氧化碳潴留，神志转为清醒，各种反射逐渐恢复。

2. 血压　由于正压通气回心血量减少，因此可以出现低血压及心率增快，特别是吸气压力过高，吸气时间过长或 PEEP 过大且同时伴有低血容量症时。此时应适当调整以上指标，并积极补足血容量。

3. 呼吸　对呼吸的频率、幅度，呼吸肌运动的观察有助于判断治疗效果。使用呼吸机后如调节恰当，则患者安静，自主呼吸与呼吸机同步；如出现烦躁不安、自主呼吸与呼吸机不同步，则应重新调整呼吸机参数，或检查气道有无阻塞或泄漏。机械通气时，两肺呼吸音强弱应相等，若胸部两侧起伏不等或一侧呼吸音减弱，应排除插管固定不牢，在患者躁动时滑入一侧支气管等原因，并给予相应处理。

4. 皮肤　皮肤潮红或表浅静脉充盈，经治疗后减退，提示二氧化碳潴留缓解，肤色苍白、四肢末端湿冷，可能是低血压、休克或酸中毒的表现。

5. 体温　体温升高通常是感染的表现。至少每 4h 测一次体温，必要时给予物理降温等措施，并应降低电热蒸发器的温度，改善呼吸道的散热作用。体温下降伴皮肤苍白、湿冷，则应注意发生休克，并找出原因。

6. 尿量　长期机械通气影响肾功能，常伴有少尿。一般随着低氧血症和高碳酸血症的缓解，肾功能的改善，尿量增多，水肿随之逐渐减退。每日应记录出入量。

7. 口腔护理　机械通气患者绝大部分不能经口进食，又由于患者抵抗力减弱，口腔内微生物大量繁殖。口腔内黏液又可流入气管内，从而诱发肺部感染，所以做好口腔护理很重要。为预防感染，每日需做 2~3 次口腔护理，并注意观察黏膜的变化，必要时将气囊充气后用凉开水进行口腔冲洗。

8. 血气监测　血气分析是判断肺通气和氧合情况的重要依据，是使用机械呼吸治疗监测的重要手段，所以要经常进行动态观察，尤其是在开始机械呼吸、重新调节参数或病情变化时，均必须检查。在抽取血标本时，如此前曾进行吸引呼吸道分泌物，或调整通气参数的操作，则应 20min 后再抽取血标本。采血后应立即进行测定，如标本不能及时送检，应放在冰水中保存。采血及保存过程中谨防标本与空气接触。抽血前注射器内的肝素应推尽，以免影响 pH 的测定结果。

9. 通气过度　每分通气量过大可导致通气过度，而造成呼吸性碱中毒。此时患者出现兴奋、谵妄、抽搐、肌痉挛，甚至低血压昏迷。对此应减少通气量，或适当增加管道无效腔或封闭部分呼气口。

10. 通气不足　主要由于各种原因引起通气量过低，如气源压力不足，气路漏气或气道梗阻等。临床上常表现心率增快、血压升高、自主呼吸频率减慢或增快、呼吸同呼吸机拮抗、胸廓运动幅度减小等。

11. 气胸　肺的压力损伤通常是由于潮气量过大或压力过高造成，多发生在有肺大泡、严重肺气肿等慢性肺部疾患病史者及肺部手术后。表现为气胸、纵隔气肿、肺间质气肿等。临床上，气道压力较高时患者如又出现憋气、发绀、心率增快、血压下降、呼吸困难等症状时要给予高度重视，警惕肺压力损伤的发生。

12. 心理护理　机械呼吸的患者，人工气道造成的咽喉不适是清醒患者难以接受的；加之语言交流的障碍及医务人员对非致命后果交代得不够清楚，造成患者很多的心理障碍，影响配合治疗。因此，需要护理人员在患者神志清醒，但有表达障碍的情况下，对各阶段的治疗耐心解释。护士要经常主动到床旁，认真观察病情变化，把床头呼叫器放到患者身边使他们有安全感，从而减少心理上的压力，增加治愈的信心。

（二）呼吸机的监测

　　密切观察机器运转的情况，及时观察它的各项指标，严密监视机械工作状态，确保患者的安全是护理人员的责任。不能完全依赖报警装置，如呼吸器报警失灵或关闭就不能发现可能发生的问题。因此，除注意报警外，还要密切观察各种指示仪表和显示。一旦发生故障要镇静，按顺序检查，如故障不能立即排除，首先应使患者脱离呼吸机。如果患者无自主呼吸，可使用简易呼吸器维持通气及给氧，保证患者安全，脱机在断电、停电和呼吸转换障碍时非常重要。

　　1. 检查故障的一般规律

　　（1）可按报警系统所提出的问题进行检查。

　　（2）如无报警可先检查电源，注意稳压器有无保护或故障，电源是否接紧。

　　（3）查气源，注意中心供氧压力或氧气瓶压力的变化，并注意空气压缩机的工作压力变化。

　　（4）空氧混合器是否通畅。

　　（5）查看连接部分是否衔接紧密，尤其是机器与人工气道、各管道的连接是否漏气。

　　2. 对气囊的检查　听：有无漏气声；看：口鼻有无"烟雾状"湿化的气体漏出；试：气囊放气量与充气量是否相等；查：套管位置有无改变致使漏气。

　　3. 气道压力的监测　气道压力表上的数值直接反映了通气道的状态，其数值的变化往往有很重要的临床意义。气道压力报警是最常见的，其原因很多。

　　（1）吸气压力增高的因素：呼吸道有痰液滞留；患者气管痉挛，或并发气胸；气道异物阻塞或套囊脱落；输入气体的管道打折或被压于患者身下；输入气体管道内的水逆流入呼吸道，发生呛咳；人工设置气道压力"上限报警限"太低；胸部顺应性降低等。

　　（2）气道压力降低的因素：各部位管道衔接不紧；气囊漏气或充盈不足；供气不足等。如果排除气道梗阻和气胸，则气道压力过高通常提示肺顺应性下降。在这种情况下，绝不应使气道内压力 > 60mmHg（8kPa），否则有导致肺泡破裂的可能。

　　4. 通气量的监测　呼吸机的作用主要是维持有效的通气量，通气量的设置要视病情、年龄、体重而定。为保证恰当的通气量，应经常监测每分钟实际呼出气量表的变化并与设置的通气量比较。通气量下降的原因有：①气囊漏气。②管道衔接不紧。③气源不足。

　　5. 氧浓度的监测　氧浓度要根据病情和血气结果来调节，一般不超过40%。如浓度 >50%，则不应持续超过 1~2d，以免发生中毒。一般情况下，PaO_2 维持在 70~80mmHg（9.3~10.6kPa）即可，不必为追求过高的 PaO_2 而给予过高的氧浓度。

　　6. 监听呼吸机运转的声音　不同类型的呼吸机有不同的监测重点，监听呼吸机节奏或声响的改变是判断呼吸机是否正常运转的重要方面之一。比如定压型呼吸机，要监听呼吸机送气声音的变化，送气声音延长或不切换，可能有管道系统漏气或气源不足。吸气声变短，提示呼吸道阻力增大。多功能呼吸机报警说明有异常情况，必须立即处理，不能擅自关掉报警装置。

　　7. 检查呼吸道湿化效果　注意湿化瓶内耗水量，及时补充液体，螺纹管内及积水器中的积水要及时倾倒，以免误吸。

二、人工气道管理

　　1. 气管内吸痰　机械呼吸时由于人工气道的建立，使呼吸道纤毛运动失效；又因患者多数神志不清、反射迟钝，或即使神志清楚，也因声门失去作用，不能形成肺内足够的压力，因此，咳嗽反射减弱甚至消失。有鉴于此类患者自身难以清除淤积的分泌物，故正确、及时地吸痰，保持气道通畅是防止严重并发症的重要措施之一。

　　（1）一般采用40~50cm 表面光滑、柔韧适度、头端有侧孔的吸痰管，其管径不宜过粗，外径应小于套管内径的一半以上，防止负压过大造成肺泡萎陷。

　　（2）吸痰动作要稳、准、快，避免损伤黏膜：将吸痰管下到底后，再踩吸引器，将痰管轻轻提出，一次吸痰便可完成。切忌将吸痰管在气道内反复长时间地抽插，因为这样易造成黏膜损伤。吸痰管插入不宜过深，因强烈刺激支气管隆突部可引起反射性心跳、呼吸骤停。

（3）每次吸痰时间不要超过 15s，以免吸痰后出现低氧血症。危重患者吸痰前后要充分吸氧，痰多者不宜一次吸净，应与吸氧交替进行。

（4）痰少或"无痰"常是痰液过于黏稠或由于某些原因未能有效地将痰吸出。为保持呼吸道通畅，应每隔 0.5～1h 吸痰一次，防止分泌物阻塞。

（5）吸痰时痰管进入人工气道可引起呼吸困难，故吸痰前最好将气囊内气体放尽。

（6）对严重肺部感染伴有痰液潴留的患者，可行气道洗涤术，成人可向气道内注入 2% 碳酸氢钠溶液或 0.9% 氯化钠溶液 5～10ml。操作前提高氧浓度及通气量，吸痰动作要迅速，吸痰管在气道内停留应 <20s。操作全过程最好同步心电监护，出现明显心电图改变及发绀应立即停止操作并给予吸氧。

进行有效的翻身、叩背是机械通气患者不可忽视的问题，它可改善通气/灌注比例，预防褥疮，促进痰液的引流。

在翻身的同时，应给予叩背，叩背时手掬起呈杯状，在胸背部进行有力的叩击。翻身时注意头部与人工气道及机械送气管道保持在一条水平线上，并注意固定人工气道防止脱出。

2. 气道湿化　正常的气管黏膜分泌黏液，呼吸道纤毛使黏液向上移动并排出体外，起到自净作用。这种黏液在温度 37℃、湿度 100% 的情况下，方可保持适当的黏度而易于清除。机械通气的患者由于人工气道的应用，失去了鼻腔的过滤、加温、湿化功能；同时每日由呼吸道丢失的水分达 450ml 左右，若得不到有效的加温、湿化，可导致气管黏膜干燥，降低纤毛的保护功能，增加分泌物的黏稠度，使之结痂更不易吸出。因此，患者必须吸入相当于体温的、经过水蒸气充分湿化的气体，才有利于呼吸道的净化。机械通气的气道湿化效果受气流量、室温及输气管道长短等因素的影响。

（1）电热蒸发器湿化吸入：①电热蒸发器一般要求每小时蒸发 20ml 左右。②温度以 35～38℃ 为宜。使用电热蒸发器加温时要监测患者吸气入口的温度并以其温度作调节指标。此时加热器内的水温可达 40～45℃。③蒸发器与呼吸道的连接管不能过长，否则会降低吸入气温度。④对发热患者应降低加湿温度。加入湿化罐的水应是蒸馏水，切忌加入生理盐水，以免损坏湿化器。

（2）雾化吸入：超声雾化器是目前临床上使用最普遍的湿化装置。这种雾化方法对于使用人工气道，尤其对停机过程的患者更有意义。护理人员在做雾化治疗时将气雾对准气道开口，教会患者在呼气末缓缓吸气，在吸气末再屏气 10s 以增加雾粒沉降的机会。某些型号的呼吸机具有雾化装置，可在机械通气的同时进行雾化吸入。

（3）气管内直接滴入：在没有超声雾化器及其他加湿装置，或呼吸机无良好的加温湿化装置时，可用气管内直接滴注的方法，一般湿化液在 200～400ml/d。痰液的黏稠程度和吸引是否通畅，是衡量湿化效果的可靠指标。如果痰液稀薄无痰痂说明湿化满意，患者出现频繁咳嗽，分泌物稀薄、量多，提示湿化过度。在间断停机或停机观察阶段的气道湿化也不能忽视。此时吸入气体无鼻腔及上呼吸道的加湿作用，要特别注意室内的空气湿化及气道内湿化液的滴注，或进行雾化吸入治疗，并要及时吸痰，以保持呼吸道通畅。

3. 防止气道阻塞

（1）气囊脱落：国产导管气囊滑脱可堵塞导管出气口形成活瓣，机械正压进入肺的气体不能呼出，可很快导致患者窒息死亡。因此，选择套囊时应与套管型号相符，并在套囊外留部分测量长度做好标记，以判断套囊有无移位。

（2）管道扭曲：聚氯乙烯一次性套管可发生扭曲，因此，插管前要注意充气用的侧细管位置，并做好标志（一般在 9 点处），以此位置判断有无扭转。

（3）管腔内异物造成管腔内部分或完全阻塞：气道分泌物形成痰液堵塞是最常见的原因。气管切开时，如用金属套管，要注意清洗内套管。最好准备有同型号管芯两个，交替使用，管芯采用流水冲洗法清洗较为安全。

4. 防止气道压伤　人工气道和气囊的压迫可引起声带或气管的水肿、溃疡、肉芽肿形成以至狭窄。

气管黏膜溃疡可发生于导管气囊压迫部位及导管头端摩擦气管壁的部位，对此患者可诉疼痛。因此机械呼吸时，最好选择高容积低压套囊，或双囊套囊。当套囊压力在 30mmHg（4kPa）时，相应部位气管黏膜血流减少，压力在 50mmHg（6.7kPa）时血流完全中断，尤其在低血压时对患者的危害更大。所以，充气量大而压力低的气囊，可在使单位气囊壁承受压力最小的情况下，有效地封住气道。气道力宜维持在低于毛细血管充盈压的水平，即 <25mmHg（3.3kPa）。现多认为气囊充气量掌握在以允许少量漏气的水平为佳，即在吸气高峰时允许 50~100ml 的气体自气道溢出，这时气管壁受压部位的缺血最轻。插管或气管切开前，要检查气囊是否完整、漏气，气囊与套管是否相符，并先注入气体，了解气量和压力，以减少盲目性。在使用橡胶套管时必须注意每 4h 放气囊 1 次。不使用呼吸机时气囊则不必充气，但进食时气囊应无气，以防吞咽时食物或液体误入气管。

5. 气管切开护理　气管切开是较理想的人工气道，使用机械呼吸时，气道阻力小，解剖无效腔也小。切开早期要注意局部出血及皮下气肿、纵隔气肿等发生。后期注意伤口感染、气道阻塞、气管食管瘘、气管肉芽肿等并发症。对此，护理上要求做到：

（1）带橡胶套囊的套管要每 4h 放气 1 次：并将充气细管的位置做一标记，随时观察其深浅度，防止套囊脱落。

（2）内套管应每日煮沸消毒 2 次：最好备同型号内套管在消毒时交替使用。

（3）保持套管外清洁，每日应对切口周围皮肤进行清洁消毒。外套管至少要 2 周更换 1 次。

（4）及时进行痰液的吸引及充分湿化，保持气道畅通。

（5）床旁应备急救物品，尤其在切开早期。

6. 气管插管的护理　气管插管多用于临床危及生命的通气障碍患者，一般维持 6~7d，否则，过久地压迫声门和气管黏膜可致缺血、水肿、糜烂、出血或坏死，因此，护理上要求做到以下几点。

（1）为减轻插管对咽后壁的压迫，头部宜稍后仰，并定时轻轻左右转动头部。

（2）为保持插管深浅适度，可在其入口处做一标记，便于发现导管移位。

（3）为防止气囊长期压迫黏膜，应每 4h 放气囊 1 次，要采取小容量充气。

（4）吸入气体应注意充分湿化。

（5）口腔护理每日 3 次，必要时做口腔冲洗，冲洗时将气囊充满。

（6）吸痰管宜选用长约 50cm，质地适宜的塑料管，以便充分吸痰。

（7）经鼻孔插管口径小，痰痂极易阻塞管道，对此充分地湿化与吸痰更为重要。

7. 拔除人工气道　决定拔管时应向患者讲清程序及要求，并在拔管前充分湿化、叩背和吸痰。气管插管的拔管过程如下。

（1）先吸净气道内痰液，然后吸净口腔、鼻腔内分泌物。

（2）提高吸入氧浓度。

（3）放气囊，再次吸净气管内及气囊上可能存留的分泌物。

（4）令患者深呼吸后，在吸气时轻轻将管子拔出。

（5）继续从口腔或鼻腔吸痰，并给予吸氧，鼓励患者深呼吸和咳嗽。

（6）拔管后的监护：①喉痉挛：是一种较常见的随拔管而出现的问题。因声带痉挛导致气道梗阻，因此应备好插管急救设备。②拔管后因声门水肿可出现声音嘶哑、咽喉疼痛，要给予蒸汽吸入，激素和抗生素等药雾化治疗。③注意吸入气体的湿化和加温，掌握好给氧浓度，必要时配合面罩给氧。拔管并不代表治疗的结束，而是新阶段治疗和护理的开始，只有正确的治疗和严密地观察护理，才能帮助患者进一步康复。拔除气管切开套管与拔除气管插管有所不同，拔除气管切开套管前，先试行部分堵管，再予完全堵塞，只有患者完全能够耐受时，才能拔管。拔管后局部伤口用油纱敷料覆盖。

三、机械呼吸感染的预防

对机械呼吸过程中呼吸机及其配件的消毒，在操作过程中严格执行无菌技术，是预防发生肺内感染的重要环节，也是取得机械呼吸治疗成功的保证。

1. 加强消毒隔离工作　气管切开时，应做好房间消毒，术中、术后应尽量减少人员流动，严格控制探视人员。术后每日做好房间、空气及地面消毒或采用空气净化器等洁净措施。

对接受机械通气治疗的患者，医护人员要严格无菌操作，每次操作或接触导管前后均应洗手或戴手套。

2. 吸痰的无菌技术操作

（1）每位患者应单独地准备一套吸痰用盘，其所有用物均应24h更换、消毒1次，并专人专用。

（2）吸痰管要高压灭菌或煮沸消毒，一根管只能吸引1次。口腔吸引后的痰管切忌再用于气管内吸引，痰管用完在消毒液中浸泡后清洗。

3. 套管的清洗及消毒

（1）每日更换和煮沸消毒内套管1~2次，煮沸前应在流水下清洗表面附着物。

（2）导管口在停机时应盖双层盐水纱布，防止空气中的细菌、灰尘及异物吸入气道。敷料及周围皮肤应保持清洁、干燥并经常更换敷料。

（3）长期使用机械呼吸、气管切开的患者应定期更换气管外套管，进行彻底清洗消毒。

4. 湿化器及湿化液

（1）用于湿化的液体，必须保持无菌，药液应在24h更换，湿化液要注意保存方法并注意失效日期。

（2）每日加湿化液或雾化液前要倒掉残存的药液。湿化器每日要冲洗，保持湿化器装置的无菌状态。管道及积水器中的积水要及时倒掉，防止逆流入气道。

5. 机械及配件的更换与消毒

（1）停止使用的呼吸机必须将其气路系统进行彻底的终末消毒，即将所有管道（包括主机内部管道系统）逐一拆下彻底消毒后再装好备用。

（2）持续应用呼吸机治疗时，应每24h更换一套呼吸管路，尤其是连接导管开口处的短管更应注意消毒。

（3）按要求定时更换或消毒呼吸机中的空气细菌过滤器、传感器和吸入气体过滤气体管道等。

6. 防止误吸　因气管套压迫食管，胃管的插入阻止了食管下段括约肌的收缩关闭和气管切开后声门关闭受到干扰等原因，机械通气患者常有误吸现象发生。为了减少食物反流和误吸的机会，尤其在进食时床头最好抬高30°~45°。

（罗佩佩）

第三节　危重患者的护理要求

一、危重患者的护理特色

危重患者身体虚弱，病情重且变化迅速，随时有危及生命的可能；同时患者还常预感不测，充满恐惧和焦虑，求治心切；清醒患者常因置于生疏的环境，复杂仪器监测和治疗，会造成严重的心理失衡，疾病发展到后期可有神志改变和大小便失禁，因此，应为患者提供优质服务，最大限度地发挥设备效率，提高抢救水平，维护机体功能，提供安全有效的护理。在危重患者的急救工作中，护理人员不仅要观察患者生命体征，还要对其心理需求、生理反应作出合理的分析、判断，进行解释和应急处理。

1. 心理护理　危重患者面对"死亡威胁"，十分惊恐不安。周围生疏环境中医务人员的紧张气氛，抢救性有创操作带来的痛苦，各种监护、治疗措施造成的感觉阻断，以及不能接触亲人、与社会隔绝等因素加重了患者沉重的绝望心情。这时生存的需要、安全的需要高于一切。抢救工作中要忙而不乱，动作敏捷轻巧，以增加患者的安全感。要注意保护性医疗，不能用语言或非语言形式流露无法抢救的信息，尽量守护在患者床旁，减轻或消除患者的心理压力。伸手相握，低语安慰、鼓励能给患者很好的精神支持，有利于提高抢救的成功率。

2. 全力抢救　危重患者的抢救需要集中优势的诊疗护理力量及有系统的监护设备，在病情发展的随机处理中，大量信息来源于护士，所以，必须熟悉有关仪器设备的性能、操作程序，还要注意各种监测项目的数据，分析检验指标的临床意义。这样才能不失时机地作出正确判断，随时与医生联系，采取针对性措施，并建立严格的病情记录与交接班，以利于连续抢救工作。

3. 认真记录　在危重患者的护理中应对病情详细记录，重点在以下几个方面。

（1）意识状态、瞳孔直径及对光反射、肢体活动状况等。

（2）血压，脉搏，心电图，周围循环，皮肤色泽、温度。

（3）呼吸状态、吸入氧条件、呼吸频率、血液气体分析。

（4）血糖、电解质等其他重要检验最近一次检查的结果，现有静脉通路及输入液体种类、滴入速度和所使用的药物。

（5）各种引流管是否通畅，引流液的量及颜色，注意单位时间内的变化。

（6）体温、药物过敏史、专科护理要求。

4. 减少病痛，提高患者的适应能力　危重患者常承受抢救性有创操作及固定于监护仪下而失去自控能力之苦，护理工作能填补其体力不足，改善躯体不适，减轻患者痛苦，如协助肢体松动或给予按摩，使用便器不紧张费力，保持床垫的清洁及躯体的舒适度等，均是危重患者的时刻需要。患者的抵抗力降低，护理人员必须严格各项无菌操作规程，严防交叉感染和并发症，注意室内空气的消毒和器械、机械的消毒都是保护患者安全的重要措施。

5. 重视全身营养，防止脏器衰竭及并发症　患者在应激状态下，机体代谢亢进，必须及时补充所耗能量，防止负氮平衡和病情恶化。不能进食者尽量以鼻饲代替胃肠外营养，并注意维持电解质平衡。此外，应针对病情给予对症处理，如皮肤的完整性、舒适体位，排痰、吸痰，保持气道通畅，促进排泄等，尽一切可能减轻脏器负荷，维护机体功能。

二、计划护理和护理计划的制定

新的医学模式要求扩展护理工作的范围，强调根据患者的需要去解决患者的问题。由于患者是个体和心理、个体和环境因素相互联系的一个统一体，因此必须用整体的观点来指导对患者的护理工作。就重症患者而言，对器质性疾病的监测护理十分重要，但同时还要关心患者对疾病的反应，因为他们比轻症患者更易受到家庭、社会、经济等方面的影响。当这些因素严重影响了患者的心理状态时就会促使病情恶化，应该引起护理工作者的高度重视。为帮助危重患者解决健康问题，护士必须对患者的情况进行全面观察、分析，找出问题的原因，并制定相应的计划以达到解决问题的目的。为不断提高危重患者护理质量，达到较理想的护理目标，必须通过有次序、有系统的护理程序来实施。

（一）护理程序

护理程序是现代护理学中新的概念之一。护理程序的学说认为，对患者的护理活动应是一个完整的、综合的、动态的、具有决策和反馈功能的过程。具体分下面 5 个步骤实施：

1. 估价　估价阶段是护理程序的起点和基础，它通过与患者交谈及护理体检等，从各方面有步骤、有计划地收集资料以评估患者的健康情况及对疾病的反应，为作出护理诊断和护理科研提供客观的、有价值的资料。

2. 诊断　把估价中的各项资料进行分析与解释，由此得出关于患者的需要、存在的问题及对疾病反应的综合性结论。护理诊断的内容通常包括 3 个组成部分：健康问题（Problem）；产生问题的原因（Etiology）；症状和体征（Signs and symptoms）。归纳为 PES 公式。

3. 计划　这阶段的工作是采取各种措施来预防、减轻或解决护理诊断中的各项问题，包括确定护理目标，建立护嘱，并写出书面护理计划等。

4. 实施　实施是按护理计划将各项措施落实于护理工作中的过程。在实施中进一步鉴定护理诊断的准确性、可行性。

5. 评价　评价是对上述护理过程的客观效果进行分析、总结。它不是护理过程的结束，而应贯穿在整个护理过程之中。在实践中，常集中表现为某一阶段或某一重要护理措施的小结。

以上 5 个阶段在实际工作中，是互相作用、彼此依赖、不可分割的。

（二）计划的制定

计划是护理程序的第三个步骤，是对患者进行护理活动的指南，它是以护理诊断为依据，设计如何使患者尽快地恢复健康的计划。

计划是护士对于如何护理每个患者进行交流的一种方法。它以共同的目标、集体的努力来代替不协调和分散的活动，用协调一致的工作程序，用深思熟虑的决策代替随机、零星护理活动的步骤，从而有效地利用人力、财力、物力和时间，取得护理工作的最大效益。

1. 确定护理重点　现代护理学的发展要求按新医学模式来考虑疾病的发生、发展和转归。心理学家马斯洛研究提出的人的基本需要已成为护理程序的重要理论基础之一。马斯洛认为，人的身心健康取决于人的一些基本需要是否得到满足，而这些基本需要是相互联系的，从最基本的生理需要，到进一步的安全需要、爱与有所归属、尊重与自尊等，最后达到高层次的自我实现，呈由低到高的层次状态，一般在满足低层次需要后才考虑高层次需要。根据 Maslow 的需要层次学说，分轻、重、缓、急，确定先后顺序，是制定护理计划的一个指导思想。

（1）患者的生理需要：在确定护理重点时对于危重患者首先要注意其基本的生理需要问题。其次注意可能造成对健康有害的情况，然后确定只需要护士稍帮助即能解决的问题。

（2）患者急需帮助解决的问题：有些问题对护士并不重要，但对患者却关系极大，应尽量地予以解决。

（3）与患者的总体治疗计划一致：医疗和护理的总和组成了治疗的整个过程，护理计划必须和总体治疗计划一致，才能协同增强疗效，促进患者的康复。

2. 建立护理目标　所谓护理目标是指通过护理活动所要达到的最理想的结果，一个明确的目标可增加护理的连续性。目标须以患者为中心，清楚、简洁、可观察及测量，有时间限度。

3. 制定护理措施　护理措施是落实计划的具体过程，一个理想的护理计划能为护理患者的具体行为提供科学的、详细的、明确的指导。

（1）根据病情体现个体化护理：护理计划应根据每个患者病情的特殊生理和心理需要而制定。要注意围绕护理诊断和目标，考虑病情的严重程度及患者家庭的有利因素和不利因素，使每份护理计划都有鲜明的针对性。

（2）护理措施的组成部分：要达到确立的目标，护理措施须写得尽可能清晰、简洁。为保证能正确执行，护理措施应包括：应做什么？怎么做？谁去执行？什么时间？使执行者一看就能明白。总之，护理计划的制定必须能促进个体化的护理，使护理保证连续性，便于交流及评价护理质量。

（3）计划的指导性：实用性很重要，应及时评价、及时反馈、及时修改修订计划，必须对患者情况进行重新估价，提出新的护理问题，制定新的护理目标，采取新的措施，才能使护理计划真正成为护理活动的指南。

（4）计划的书写：在实际工作中，对危重患者的护理往往在书面计划尚未完成前即已开始实施，即使有一个较完整的护理计划时，也只是系统护理的一个基础框架。为使计划成为指导护理人员达到目标的蓝图，它必须拥有患者最新、最多的信息，并要随着病情的演变和转归而不断地修订。护理计划的制定必须深入临床了解患者，制定切实有效的护理措施，满足患者的需要，通过护理计划的制定，确保计划护理的连续性和有效性。护理计划必须有书面内容，书写时主要包括病理诊断、各种护理措施（即护嘱）、各项护理活动的具体时间安排、护理目标及完成目标的时间，还有护理结果评价等项目。为使护理计划简洁明了，便于统一评价和修改，将其制成表格是一个较好的方法。

三、重症患者护理记录

重症护理记录是记录危重患者的病情变化，以帮助诊断和治疗。这些危重患者及大手术后患者，多有语言障碍和意识障碍、生活不能自理、大小便不能控制、肢体活动不便等情况，再加上这些患者的病情变化快而复杂，因此需要在临床护理工作中认真观察并详细填写各项记录，如患者的神志与生命体征、饮食及大小便、对特殊治疗的反应及效果、液体平衡状态等。

1. 重症护理记录的内容

（1）体温、脉搏、呼吸、血压：测量的次数和时间可按重症护理常规的要求或根据病情需要进行测量，并给予记录。

（2）临床所观察到的客观体征、病情变化及患者的主诉、感情的状态等。

（3）给药的方法：如口服、皮内、皮下、肌内或静脉注射，输液、输血，以及特殊用药和特殊护理等。

（4）输入量及排出量：输入量包括进食、进水及静脉补液量，排出量包括大小便、呕吐物与引流物量。

（5）要记录患者失常情况，以及所有的侵入性治疗。例如：深静脉穿刺、有创性动脉测压、插胃管、插尿管等都要有详细记录。

2. 重症护理记录的要求

（1）真实性：护理记录单是医疗文件的一部分，是治疗和科研、临床教学、护理工作经验积累的可靠资料；也是法律上的参考依据，在发生医疗纠纷时要依靠其中的记载判断是非，所以，记录要保持整洁，不可污染或缺残。护士在填写时，要如实地记载所观察到的病情变化及对病情进行客观检查和处理的各种结果。记录的措辞必须正确、简洁、具体，字迹必须端正、清晰、易于识别。记录后应签名，不准任意涂改。

（2）及时性：重症护理记录用于危重患者，他们的病情变化快，护理人员在进行抢救或观察治疗的同时应及时进行记录，严禁补记和追记。护理记录是分析病情变化的重要依据，因此，要依据治疗进展情况及时进行小结，至少每班小结一次。如及时、准确小结液体出入量和各项排出量，对了解心脏病、肾脏病、胃肠道病、手术后及大出血等患者的体液平衡情况有重要意义，医生可藉以及时考虑增加或减少液体的输入量。护士通过小结能了解各种治疗完成情况，有助于及时给予调整，使全天的治疗能按医嘱完成。

（3）准确性：各种治疗完成时间，病情变化的时间，给药的浓度、时间、部位、方法及病情变化的程度、液体的出入量等均应使用标准、具体、准确的语言。能用度量衡表示的不用"很多"、"大量"这种含混不清的形容词。对患者的行为表现应列举事实而不用判断。例如，不要记录"患者不合作"，而要记录"患者拒绝改变体位"或"患者拒绝进早餐"。对药名、治疗或护理操作等要写清楚，不要有错别字以免发生差错。对患者服药或患者进食的情况要待患者真正服完后再记录，而不可先记录后执行。

四、危重患者的护理安全

为患者创造安全的环境，提供优质服务是每个护理人员的职责。因此，树立安全护理人的责任意识，使患者在医院得到最好的服务，是护理工作性质决定的护理行为宗旨。护理质量的形成是一个复杂的过程，在这个过程中，有许多相联系相制约的因素，其中安全问题是一个重要环节，没有安全就谈不上质量。因此，护理队伍中每一个成员均应牢固树立安全的质量意识，从各方面保证患者的安全，随时用这种高度的责任感指导一切护理活动。

为了达到这一目的，一方面，护士要凭借自己的业务知识和护理技术操作能力，自觉履行职责，遵守规章制度和操作规程等来保障；另一方面，还必须加强安全服务的意识教育，抓高危事物的重点管理，强调持之以恒、毫不放松，并辅以科学的督促、检查、考核程序，使调控机制连贯，保证其经常性和权威性，形成高度戒备、井然有序的良好气氛，为安全护理提供基本条件。

1. 患者生活环境的安全 当患者离开他们熟悉的环境进入一个陌生甚至惧怕的环境中时，特别需要得到帮助。护理人员要认真分析病情和患者心理，给予相应的护理。

意识程度是决定患者需要的护理等级和护理量的重要依据。重患者或老年患者反应迟钝，判断力、听力、视力减退，定向力障碍，常常出现反常行为；神经损伤患者的保护性反射下降；瘫痪患者肢体或全身活动受限，感觉功能障碍等，这些患者的环境适应性明显下降，在患者接受治疗期间，尤其服用镇静药后，往往不能正确认识所处环境。

根据护理活动的实践经验，列举与护士有关的安全问题。

（1）对神志不清或丧失意识的重患者的贵重物品、钱财注意保管并有交接手续。

（2）对所有昏迷或危重患者应加床档。

（3）危重患者应选用低床或护理人员离开患者时将床降到低位。

（4）患者的呼叫器状态良好，并放置到最容易易取到的位置。

（5）危重患者，尤其神志障碍患者床单位的物品应简单、清洁、整齐。锐利的物品、暖瓶应远离患者，床旁氧气筒应固定牢固。

2. 预防患者发生意外的重点

（1）重患者要特别注意防止发生意外，如坠床、摔伤、烫伤、义齿的吞入、拔除管道等，必要时给予制动。要根据病情确定应采取的方式，保证被捆绑的部位或周围仍可活动，并要经常检查肢体循环、感觉及运动情况。

（2）重患者受疼痛、焦虑、疾病的折磨在心理和生理上都使之很难适应环境，而易产生恐惧、悲观心理，这就需要护理人员的心理支持和鼓励。要摸准心理变化，防止自伤、自杀、坠楼等意外。

（3）患者接受治疗后尤其服用镇静药后，不能正确地认识环境；患者突发疾病造成身体部分的功能障碍尚未适应，对自己能力的错误估价，可产生意外的损伤，因此要告诉患者，有困难或下床前应寻求护士的帮助。

3. 护理活动中的安全服务　在护理活动的整个环境中，常存在多种不安全因素，稍有失误，即可能造成严重的不可挽回的损失，因此要特别注意。

（1）护士单独值班期间，要负责整个病区的治安问题，如防火、防盗、防一切坏人的破坏和犯罪活动。

（2）掌握监护仪、呼吸机、吸引器等的正确应用。

（3）具备常用电器设备电源安全及用电常识。

（罗佩佩）

第四节　危重患者的心理护理

一、危重患者一般心理特点及心理护理

（一）危重患者一般心理特点

危重患者病情险恶，心理反应强烈而且复杂。心理反应的强弱和持续时间的长短，不但取决于疾病的性质、严重的程度、对症状的改善以及对治愈的预期，也受到患者对自身疾病的认识，以及患者的心理素质、个性特征、文化水平、家庭经济状况等多种因素的影响。此外，个体对疾病信息的敏感性，以及对疾病所造成痛苦的耐受性和社会因素的影响，也会使其对疾病产生不同的心理状态。强烈的心理反应，表现为有明显的情绪反应或同时伴有行为反应，如喊叫、呼救、躁动等。还可见到极端的负性情绪反应，如木僵状态。有的患者还采用不良心理自卫机制，如迁怒于护理人员。有些患者不仅有情绪反应、行为反应和自我防御反应，还有因疾病引起的精神障碍，如烧伤后的患者，可出现幻听、幻视和罪恶妄想，精神活动减退的抑制状态。危重患者常见的心理特征如下。

1. 紧张与恐惧　危重患者多是突然起病，或突然遭受意外，或者在原来疾病的基础上，病情加重，往往生命危在旦夕，常表现出紧张与恐惧，心理反应强烈。由于致病原因不同，所以表现出不同的特点。

（1）事故导致意外的患者：因责任事故、技术事故或过失导致意外受伤者，往往表现急性心理创

伤后的"情绪休克"状态，不言不语、无呻吟、表情淡漠、木僵、缄默、紧张、惧怕面容，有的拒绝救治。

（2）急性创伤致残、意外事故毁容或脏器损伤的患者，由于对疼痛、死亡和病情恶化的惧怕和对日后残废、生活能力丧失的担心，常表现出惊慌和恐惧的心理，他们对医护人员提出过急过高的要求，迫切希望得到最好的救治，达到他们所理想的治疗效果。

（3）急性心衰、急性心肌梗死和肺梗死的患者，发病时由于心前区、胸前区疼痛，患者往往手捂胸前、面色苍白、出冷汗、屏气、闭眼，不敢抬手抬腿，更不敢翻身，这种濒死的体验，使患者陷入极度的恐惧而难以自拔。

（4）休克患者往往面色苍白，大汗淋漓，四肢冰凉，表情呆滞，严重者濒临死亡，患者可有烦躁不安，甚至超限抑制。

（5）昏迷患者一旦抢救脱险，神志逐渐清醒，多种心理问题随之而来，如怕留有后遗症，怕再度昏迷陷入险境，心理负担较重。

（6）急性感染患者，如大叶性肺炎，常表现高热、胸痛、咳嗽和咳血痰等症状，患者可紧张恐惧，拒绝说话，不敢深呼吸及咳嗽。

（7）大量呕血、咯血，如食管静脉曲张破裂出血、支气管扩张破裂出血等患者，精神常高度紧张和极度恐惧。

2. 焦虑　焦虑常发生于患者对病因、疾病转归和治疗效果不明确的情况下。危重患者只要神志清楚，均有不同程度的焦虑。常表现为烦躁不安，敏感多疑，激怒性增高。焦虑心理主要是对自己伤病转归担心，如大出血患者对立即手术缺乏心理准备，惧怕手术与求生欲望的矛盾，使之产生严重的内心冲突而焦虑不安；急症住院患者，突然与家人和工作单位隔离，一时难以适应医院环境，出现分离性焦虑；事故导致意外，外伤和烧伤患者，自我完整性破坏，有时需要截肢或整容时，患者则产生阉割性焦虑，担心将来可能影响工作和家庭生活，以致忧虑忡忡而不能自拔。在临床治疗过程中，患者表现出的最常见的心理反应形式是抑郁，轻者对外界事物的兴趣下降，重者则常放弃治疗，甚至自杀。

3. 孤独与抑郁　危重患者多数是急诊入院，对离开家庭和工作、入院后的陌生环境缺乏心理上的准备。尤其是ICU，与外界隔离，家属探视时受到病情和时间限制，医护人员与患者谈心的时间不多，在这种环境里病情稍有好转，患者就会产生孤独感。加之病房内各种抢救器材，如氧气、吸痰器、呼吸机、急救车等，也容易使患者触景生情，感到自己病情严重，担心病情是否能好转，忧虑工作、家庭、生活，思绪万千，从而产生抑郁，严重者可萌发轻生念头。冠状动脉循环障碍者，偶可出现幻听，也可出现妄想状态，这就更增加了心理问题的复杂性。

4. 愤怒与抗治　有些患者尤其是意外伤害者，多面带怒容，双眉紧锁，由于愤怒可表现尖叫，迁怒于医护人员，服毒自杀未遂者常更暴躁、易怒，可喊叫不止，因委屈和挫折而失去自制能力。自感救治无望和自杀未遂的患者，常产生抗拒治疗的心理。

5. 期待与依赖　危重患者由于身体的衰弱，生活自理能力差，又渴望生存，期望迅速康复，患者角色强化，往往一切以自我为中心，对医护人员、家属、朋友依赖性增强，期待得到更多的照顾。

6. 冲突　长期慢性疾病，如风湿性心脏病、冠心病、慢性阻塞性肺气肿等，病情反复发作而住院，在急性发作时，既惧怕死亡，又怕麻烦他人，而产生求生不能，求死不成的动机冲突。伤残、毁容、生殖器损伤或截肢的患者，"自我概念"受到威胁，怕失去生活自理能力，怕失去自己心爱的工作，怕失去被爱的权利，产生既盼望早治疗、又怕终生残废连累他人，既想接触社会、又羞于见人的种种冲突心理。

（二）危重患者的一般心理护理

危重患者的心理护理是在护理人员与患者相互交往中进行的。通过护理人员的心理护理知识与技术，改善患者的心理状态与行为，使之有利于康复。

1. 稳定情绪　对于危重患者，时间就是生命，必须分秒必争，尽快救治。同时也应牢记，这类患者情绪反应强烈，而情绪对疾病又有直接影响，因此稳定患者的情绪是不可忽视的工作。

护理人员要富有责任心、同情心，要熟知危重患者的心理特点。得到紧急信息应立即前往探询患者，切记要礼貌、诚恳和自然地询问患者或家属的有关情况；要沉着、稳重、严肃、有序地进行抢救护理，这样可以稳定患者的情绪。应特别指出，在患者面前不可说"这么重"、"怎么办？"之类语言，也不可搓手顿足，面带难色。

对患者和家属要关怀尊重，从举止言谈上给患者及亲属以适当安慰和必要的心理指导，减轻和消除他们的紧张。要严密观察患者的生命体征，沉着、熟练地与医生密切配合。对于生命体征不平稳，生命危在旦夕的患者，切不可在患者面前谈论病情，只能单独向家属作交代，并提醒他们不可在患者面前流露，做好保护性医疗工作。

2. 理解支持　对危重患者要理解，并能谅解其过激行为。对于自杀未遂者不能训斥、嘲讽、讥笑，更不能迁怒。在抢救的恢复期，要对其进行认知疗法，改变错误认识，树立正确的人生观，改善其心理状况。对伤残患者可进行疏导心理疗法，从而调动患者的主观能动性，积极配合治疗护理，以达到身心两方面的康复。对身心疾病患者，要进行双重治疗，在进行积极的生物学治疗同时，也要进行心理治疗。患者亲属的言行举止直接影响着患者的情绪，所以还要指导患者家属如何配合医疗护理工作，如何支持鼓励患者，提高患者战胜疾病的信心。要求他们及时向医护人员反映患者的心理问题，对患者的合理要求，应尽量给予满足，以利康复。

3. 优化治疗环境　尽力创造优美、舒适的治疗环境，如室内色调应是使人情绪安静、平稳而舒适的冷色，如蓝色、绿色。要保持室内安静，创造一个安全、可靠、和谐的气氛和环境。

二、ICU 中患者的心理问题及心理护理

ICU 是收治各类重症患者的专科，它以现代的仪器设备、先进的医疗护理技术对患者实施严密的监护和集中的治疗护理，在有利于提高抢救成功率的同时，也提出了心理护理学中的新问题。

（一）监护病房中影响心理反应的因素

住进 ICU 的患者都是危重病者，尽管患者在这里有最全面的治疗及护理照顾，但同时也最容易发生不良的心理反应，这些心理反应受到多方面因素的影响。

1. 疾病因素　疾病显然与躯体及精神两方面因素有关。心脏科与神经外科的危重症患者所引起的精神反应发生率较高，主要由于心脏疾患时心功能代偿不良而继发脑供血不足及脑缺氧之故，临床上可发生不同程度的谵妄等表现。电解质紊乱以及有毒的中间产物蓄积也能引起类神经症症状，如情绪不稳、抑郁、疲倦、萎靡、乏力等。精神方面，主要因对疾病本身过度担忧而引起心理负担，表现为焦虑、恐惧、情绪反应、睡眠障碍等。这与患者的精神创伤或个性特征也有一定关系。

2. 治疗及环境因素　治疗时某些药物可以影响脑功能，而产生不良的心理反应，例如用利多卡因治疗心律失常，静脉滴注速度达 4mg/min 时，大部分患者可出现谵妄。还有一些治疗，如气管插管、使用呼吸器、鼻饲管、固定的体位、持续的静脉注射等都会给患者带来一定的痛苦。这些常造成患者的感觉阻断，从而成为不良心理反应的诱发因素。

ICU 对患者来说往往是相当陌生的，这里有各种医疗设备，医务人员频繁走动，呻吟声嘈杂，昼夜光线通明，使患者很难维持生物节律，呻吟嘈杂声中，极易失眠。加之高度隔离，也增加了患者的不安全感及孤独的情绪。目睹其他患者死亡，特别是濒死者的挣扎，更加重了焦虑、紧张心理。

3. 人际关系因素　监护病房气氛十分严肃，医护人员彼此很少说话，也很少与患者交谈，患者与家属亲友的心理交流已减少到最低限度，因此患者的精神负担很重。

（二）ICU 患者的心理反应征

1. 初期焦虑　为初期的心理反应，发生在入病房后 1～2d，呈现不同程度的焦虑状态，多数来自疾病本身、家庭、社会、经济因素的影响。有的患者因持续剧痛产生濒死感，有的因面临新的人际关系和环境而引起心理障碍，还有些患者不理解检查、治疗意义和安全系数，思想准备不足，这些因素都会使

患者产生不同程度的焦虑。

2. 否认反应　约有半数以上患者产生心理否认反应，多数患者在入住后第 2 天开始出现，第 3、4 天达高峰。否认是患者对疾病的心理防御反应。这类患者经抢救后病情好转，急性症状初步控制，患者表现为否认有病，或认为自己的病很轻，不需住院监护治疗。

3. 中期抑郁　抑郁症状一般在第 5 天后再现，可见于 30% 的患者。这是心理损伤感的反应，患者感到失去了工作、生活处理和社交能力，不愿病友和同事知道病因及患病，对探视、治疗和护理多采取回避态度。

4. 撤离时的焦虑　由于患者对 ICU 的适应和心理方面的要求，对离开 ICU 缺乏充分心理准备，或已对监护病房产生依赖，结果患者在离开监护室时产生焦虑反应。常表现出行为幼稚退化，希望得到全面照顾的倾向。

5. 急躁、消极与绝望　患者对家庭、工作的担忧不能消除，往往会迁怒于他人，或压抑在心底而表现消沉，表现对诊断治疗无动于衷。

（三）护理

1. 一般的心理护理　监护病房的患者受很多因素的影响，这些因素常掺杂在一起，使患者心理活动复杂化，并可相互转化。要抓住患者的心理活动，必须通过多种渠道探索患者的心理状况。首先要理解、同情患者，掌握 ICU 中常见的心理反应问题，以及常见的心理特征。要善于观察患者行为和情绪反应，根据具体情况有的放矢，对他们加以安慰、解释和开导，以消除心理障碍，并且切实地帮助患者解决一些问题。如患者在护理人员的温暖和关怀下表现出积极的反应，预示着心理护理的成功。

2. 环境心理护理法　环境心理护理的方法是改善 ICU 的环境，逐步缓解患者对 ICU 的陌生感。具体的方法是主动向患者介绍监护病房的基本情况。说明各仪器设备及其在应用中出现的声响，使患者明白仪器是为检测病情而使用，并非意味是病危，让患者坦然对待自己的病情，尽快适应新环境。

为避免仪器监测和特殊治疗对患者的心理刺激，在不影响诊疗规程的情况下，尽量将特殊诊疗操作集中一次完成，例如对需要做血气分析者，给予桡动脉穿刺置管，不仅可以持续监测血压，还可以通过三通开关随时采血，以减轻患者痛苦及心理负担。

设法缓和监护室的紧张气氛，如张贴振奋情绪的壁画，室内放置花卉、盆景，唤起患者乐观情绪。每日清晨拉开窗帘时，主动向患者报告气象，室内悬挂日历和时钟，增加患者的时空感，减轻患者紧张和恐惧情绪。

3. 语言心理护理法　语言心理护理法是通过护患交流中的语言技巧，改善患者心理状态的一种护理方法。重症患者住在 ICU，与周围的语言交流减少，加之对自身病情的猜疑和忧虑，易于出现抑郁和孤独感，对信息的需求，尤其对诊疗及其他信息需求十分迫切。护理人员要加强以提供信息、沟通感情为主的语言护理，及时向患者解释其诊疗情况。除对患者心理上难以承受的信息保密外，一般应如实告诉患者，使其对诊疗情况心中有数，减少不必要的猜测和恐惧，主动配合治疗。另外要主动热情地与患者进行其他方面的交谈，通过交谈不但了解患者的思想状况，还可以融洽护患关系，减少其紧张和恐惧感。

4. 遵医行为护理法　患者的遵医行为是保证治疗、护理措施得以实现的重要条件。心理否认反应对患者的精神具有保护作用，是一种心理防御反应，但否认反应可使患者对严重疾病存有侥幸心理，使患者对治疗缺乏充分思想准备，有的拒绝住在 ICU。通过遵医行为护理法可以转化患者的心理状态，要以认真、科学的态度向患者解释病情及诊疗方案，并注意方式、方法。由于患者是因恐惧而产生否认心理，突然的、过重的刺激会使患者心理难以承受，故需根据患者的心理承受能力，逐步地使其认识到自己的病情及其治疗措施，以充分的信心配合医护完成治疗工作。但是遇到病前即有心理缺陷的患者，往往有长期持续的心理否认，患者常拒绝执行医嘱。此时，要采取与患者协商的办法，尊重他们的合理要求，帮助他们恢复自制能力，防止对立情绪发生。

5. 支持性心理护理法　是护士通过以心理学的原则与方法和患者交谈，提高患者对精神刺激的防御能力，建立心理平衡的一种护理方法。ICU的患者中期忧郁所产生的强烈心理损失感可表现烦躁、易怒、抑郁、自卑、情绪低沉，甚至出现自杀念头。这些心理损伤感是影响患者康复的重要因素，尤其是高血压病、心脏疾患等，情绪是诱发病情恶化的一个常见原因。所以此时的心理护理应列为监护的重要内容之一。对焦虑与抑郁所造成的心理损伤感可采用支持性心理护理疗法。支持性心理护理法的原则：接受、支持和保证。接受就是护理者要以同情、关心、亲切的态度，耐心听取患者意见、想法和自我感受，切忌以武断和轻率否定态度和患者讲话。护士不能机械地听取患者叙述，要深入了解其内心世界，注意言谈和态度所表达的心理症结所在，引导患者倾吐内心的损失感受。这种方法本身就有宣泄治疗作用。支持原则是通过以上"接受"，掌握患者的损失感受，然后给予患者精神上的支持，尤其对消极悲观的患者，应反复予以鼓励。支持原则不是信口开河，必须有科学依据，有一定的文学修养，懂得社会心理学等。支持语调要坚定慎重，充满信心，使患者感受到极大的心理安慰。保证原则是进一步对患者的身心症状、客观存在的病情加以说明，以劝导或启发等方式消除患者的疑虑或错误概念，指出其存在的价值和能力，以缓解或减轻患者的精神压力。保证原则要求护士必须切合实际，缺乏根据的语言，常使患者失去对护士的信赖而使治疗失败。保证的目的是为患者创立一种希望和积极的气氛，切忌任何方式的欺骗和愚弄。

总之，支持心理护理法是以同情体贴的态度，给予患者心理支持；以科学的态度向患者保证，使之树立征服病魔的决心，唤起患者抗御疾病的信心。同时还要动员社会、家庭各方面的力量，为患者解决生活上、工作上、学习上的后顾之忧，使患者安心治病，战胜疾苦。

6. 心理调节护理法　心理调节护理主要调动患者自身不断地进行内部协调，以适应客观现实和环境，最终达到恢复心理平衡的目的。对于心理矛盾冲突严重的患者，可针对病情采取治疗性心理护理，以调动患者心理调节机制，恢复心理平衡。如以宣泄法使患者发泄压抑的情绪；以升华法转移其心理矛盾；以调查法使患者正视自己的病情，正确对待疾病、对待生活。

7. 消除依赖心理　有些患者在病情恢复、即将离开ICU时，却又产生抑郁和依赖心理，担心以后病情复发而产生抑郁感及依赖心理。对这类患者，护士一方面要做好说服解释工作，使患者既明确自身疾病已经缓解，又要明确树立战胜疾病的信心，增强自身抗病能力。另一方面，对原治疗方案不能突然停用，要制定强化治疗和预防复发的治疗措施，以解除患者后顾之忧。

三、危重症护理和护士应具备的心理品质

人们在社会生活中，对社会都承担着一定责任和从事一项专门业务，其特定的专业和工作，规定着人们应具备相应的心理品质和行为规范。心理品质是一个人认识活动、情感活动和意志活动的有机结合。危重患者护理责任重大，分分秒秒都决定着患者的生命，哪点疏忽都可造成不可挽回的损失。敏锐的观察力可以获得珍贵的诊断依据；积极稳定的情绪可以安抚患者的心境，唤起患者治病的信心，所以，做好危重患者的护理，必须要求护士具备相应的心理品质。

1. 高尚的道德感　道德感是关于人的言论、行为、思想及意图是否符合人的道德需要而产生的情感，是对于自我行为从理智和情感两方面所进行的统一评价。道德感的具体体现就是职业道德，其突出特点是利他精神和无私的奉献。做危重患者的护理，必须视患者的痛苦和生命高于一切。道德感是驱动人们道德行为的强大动力，具有高尚道德的护士会竭尽全力、千方百计解除患者痛苦；会设身处地为患者着想，和患者"角色互换"，视患者如亲人，以患者之忧而忧，以患者之乐而乐。

2. 良好的能力技巧　所谓能力，就是直接影响人们顺利而有效地完成某项活动的个性心理特征。所谓技巧就是在能力素质的基础上，通过练习形成的熟练活动。技巧与某项专业结合就形成了专业技术。救治危重患者仅具备良好的动机，而缺乏相应的能力就不可能取得良好的效果，甚至会延误抢救的时机。所以，必须具备良好的能力素质，经过勤奋的训练，娴熟地掌握护理技术。①稳：动作轻柔、协调、灵巧、稳定及富有条理。②准：熟悉患者，了解病情，处置操作做到规范化，准确无误。③快：动作熟练，眼疾手快，干净利落，用较少的时间高质量地完成操作任务。④好：技术质量高，效果好，举止行为美，自己满意，患者也满意。

娴熟的技术往往能赢得时间，赢得安全，挽救生命。在临床实践中时间就是生命，比如颅脑外伤，从接诊、测血压、量体温、数脉搏、记录瞳孔变化及意识情况，到采血、验血型、备血、做药物过敏试验、理发，直到送进手术室，这一系列工作要求护士约在15min内准确、无误地全部完成，如果不是一个训练有素的护士是很难办到的。

3. 积极而稳定的情绪　情绪是人对客观世界的一种特殊反映形式，即人对客观事物是否符合自己需要的内在体验。在医院这个特殊的环境里，特别是在ICU，面对的是与死神抗争的患者，还有充满忧、悲、愁的患者亲属。对此，护士要有真挚的同情心和高尚的道德情操，但又不能在这复杂的情感漩涡里随波逐流，产生情绪波动。

生活中，人人都会受挫折；时时事事都可能有不顺心、不愉快的时候，护士自己也在所难免，这就要求护士对自己的情绪、情感要有一定的调节控制能力，做到急事不慌，纠缠不怒，悲喜有节，沉着冷静，以保持病房和治疗环境稳定。

护士的情绪变化，尤其是面部表情，对患者及家属都有直接感染作用。在一个危重患者治疗护理中，如果护士面孔紧张，动作惊慌，即会使患者感到自己处于险境之中，必定加重心理负担。所以，护士积极的情绪、和善可亲的表情和举止、热爱生活的愉快态度，不仅能调节病房和治疗环境气氛，而且能转换患者不良的心境，唤起患者治病的信心，增强安全感。

4. 敏锐的观察能力　观察是知觉的一种特殊形式，即有目的和有计划的主动的知觉过程。观察力是护理危重患者必备的能力和衡量其心理品质的一个重要标志。护士首先运用视、听、触、嗅等感觉直观地去得到患者资料，再判断患者的需要，帮助医生诊断、评价治疗和护理效果，以及预测可能发生的问题。

观察必须有科学性和系统性。护士除观察患者生命体征外，还应观察患者的面部表情、举止行为、患者睡态和进食情况等。对患者的哭泣声、叹息声、呻吟声等应有敏锐的察觉。护士从这些细微的外表行为、躯体动作语言中，可以了解一些患者的内心活动和躯体的情况。

护士的观察力实际上是广泛的知识、熟练的技巧和高尚情感的结合。如何培养自己的观察力，可以从以下几个方面入手。①观察目的明确：这是良好观察能力的前提。否则易被一些非本质的表象所迷惑，获得一堆杂乱无章的材料。②丰富的专业知识：这样才能抓住现象本质，使观察结果全面而且精确。③制定周密的计划：有的病情或生理变化迅速，如果不明确观察顺序，就会手忙脚乱。④观察中多思考：观察不能被动地收集、罗列印象，而是边观察边思考，不断地通过分析、综合、比较，主动地获取资料。⑤良好的记录习惯：有条理地详细记录，及时总结、不断提高。

5. 独立的思维能力　危重症患者抢救过程中，病情时刻呈现动态的变化，这就要求护士迅速执行医嘱。但是如果护士机械地执行医嘱，不假思索，也可能会在盲目执行中出现医疗差错或事故。有独立思维能力的护士并不把医嘱当作金科玉律，而是先按医生的思路去认真思考，再在病情的动态变化中发现问题，运用科学的思维方式去独立分析，然后提出自己的观点。这一点在危重症患者抢救护理中尤其重要，因为病情经常变化，不能机械地执行医嘱，要密切观察病情，给医生提出治疗的依据。

良好的独立思维能力，还表现在制定全面的护理计划中。当前所推行的责任制护理，要求护士充分发挥护理的相对独立功能，制定出有针对性的护理计划。一般说来，凡是善于独立思考的护士，抢救配合中多能正确理解医嘱，工作起来心中有数，有较强的应变能力；而缺乏独立思维能力的护士则往往手忙脚乱，遇到紧急情况更是不知所措，所以独立的思维能力是护士做好危重症护理的一个重要的心理品质。

6. 具备良好的沟通技巧　所谓沟通，就是人与人之间的信息传递和交流。日常护理活动中时时处处有着护士与患者之间的沟通，而在危重患者的护理中往往被护士忽略。常以为对危重患者只是救命而已，忽略了沟通的重要，不利于调动患者自身与疾病斗争的能力。

沟通可分为语言沟通和非语言沟通两种方式。语言沟通是指使用语言交流的沟通方式。做好危重患者的护理要有良好的语言沟通技巧，护理人员美好的语言，对患者可产生积极作用。在紧张繁忙的护理工作中，要抓住时机对患者说些安慰性、鼓励性、积极暗示性和健康指令性语言，这样就会改善患者的心理状况，有利调动患者自身抗病能力。

非语言沟通是指举止、行为和表情动作的沟通方式。据分析，在一个信息传递和交流（即沟通）的反应中，词语占7%，语调占38%，面部表情占55%，可见非语言沟通更为重要。因此，要求护士在紧张的气氛中，要注意保持面部表情的平和。在表情中，微笑是最美的语言。

护士在危重患者救治中，扮演着举足轻重的重要角色，护士与患者接触的时间多，与患者家属的联系也多于医生。护士与患者有效地沟通，增加了患者与疾病斗争的信心，有助于医疗护理计划顺利进行。护士与家属有效地沟通，就能更深入地了解患者的心理情况，并可以发挥家属的积极性，更好地解除患者的心理问题。因此，护士的沟通技巧不仅是文明礼貌问题，也不只是涉及人际关系的问题，而是直接影响着危重患者心理护理是否成功的问题，因此，做好危重症患者护理，护士必须具备良好的沟通技巧。

（罗佩佩）

第五节　休克

休克（Shock）即由于各种严重创伤、失血、感染等导致神经体液因子失调，心输出量及有效循环血容量不足，微循环灌注量明显下降，因而无法维持重要生命脏器的灌流，以致缺血、缺氧、代谢紊乱等引起一系列病理、生理变化的综合征。休克的原因很多，有效循环血容量锐减是其共同特点。

一、休克分类

休克可因病因不同分为以下6种。

（1）低血容量休克：包括失血、失液、烧伤、过敏、毒素、炎性渗出等。

（2）创伤性休克：创伤后除血液丢失外，组织损伤大量液体的渗出，毒素的分解释放、吸收，以及神经疼痛因素等，都可导致休克。

（3）感染性休克：多见于严重感染，体内毒素产物吸收所致等。

（4）心源性休克：见于急性心肌梗死，严重心肌炎，心律失常等。

（5）过敏性休克：为药物或免疫血清等过敏而引起。

（6）神经源性休克：见于外伤，骨折和脊髓麻醉过深等。

二、休克病理机制

各种原因引起的休克虽各有特点，但最终导致的生理功能障碍大致相同，有效循环血容量不足是重要因素，心输出量下降是直接过程，血管床的容积扩大，微循环淤血，器官功能障碍是最终结果。

（1）休克早期又称缺血性缺氧期：此期实际上是机体的代偿期，微循环受休克动因的刺激，使儿茶酚胺、血管紧张素、加压素、TXA等体液因子大量释放，导致末梢小动脉、微循环、毛细血管前括约肌、微静脉持续痉挛，使毛细血管前阻力增加，大量真毛细血管关闭，故循环中灌流量急剧减少。上述变化使血液重新分布，以保证心脏等重要脏器的血供，故具有代偿意义。随着病情的发展，某些血管中的微循环动静脉吻合支开放，使部分微循环血液直接进入微静脉（直接通路）以增加回心血量。此期患者表现为精神紧张，烦躁不安，皮肤苍白、多汗，呼吸急促，心率增速，血压正常或偏高，如立即采取有效措施容易恢复，若被忽视，则病情很快恶化。

（2）休克期又称淤血期或失代偿期：此期系小血管持续收缩，组织明显缺氧，经无氧代谢后大量乳酸堆积，毛细血管前括约肌开放，大量血液进入毛细血管网，造成微循环淤血，血管通透性增强，大量血浆外渗，此外，白细胞在微血管上黏附，微血栓形成，使回心血量明显减少，故血压下降，组织细胞缺氧及血管受损加重。除儿茶酚胺，血管加压素等体液因素外，白三烯（LTS）纤维连接素（Fn），肿瘤坏死因子（TNF），白介素（TL），氧自由基等体液因子均造成细胞损害，也为各种原因休克的共同规律，被称为"最后共同通路"。临床表现为表情淡漠，皮肤黏膜发绀，中心静脉压降低，少尿或无尿，及一些脏器功能障碍的症状。

（3）休克晚期又称 DIC 期：此期指在毛细血管淤血的基础上细胞缺氧更重，血管内皮损伤后胶原暴露，血小板聚集，促发内凝及外凝系统，在微血管形成广泛的微血栓，细胞经持久缺氧后胞膜损伤，溶酶体释放，细胞坏死自溶，并因凝血因子的消耗而播散出血，同时，因胰腺、肝、肠缺血后分别产生心肌抑制因子（MDF）、血管抑制物质（VDM）及肠因子等物质，最终导致重要脏器发生严重损伤，功能衰竭，此为休克的不可逆阶段。

三、主要临床表现

（1）意识和表情：休克早期，脑组织血供尚好，缺氧不严重，神经细胞反应呈兴奋状态，患者常表现为烦躁不安。随着病情的发展，脑细胞缺氧加重，患者的表情淡漠，意识模糊，晚期则昏迷。

（2）皮肤和肢端温度：早期因血管收缩口唇苍白，四肢较冷、潮湿。后期因缺氧或淤血口唇发绀，颈静脉萎缩，甲床充盈变慢。

（3）血压：是反映心输出压力和外周血管的阻力，不能代表组织的灌流情况。在休克早期，由于外周血管阻力增加，可能有短暂的血压升高现象，此时舒张压升高更为明显，心输出量低，收缩压相对减低，因而脉压减小，这是休克早期较为恒定的血压变化，只有代偿不全时，才出现血压下降。

（4）脉搏：由于血压低，血容量不足，心搏代偿增快，以维持组织灌流，但由于每次心搏出量都较少，这样更加重心肌缺氧，心肌收缩乏力，所以在临床常常是脉搏细弱。

（5）呼吸：多由缺氧和代谢性酸中毒引起呼吸浅而快，晚期由于呼吸中枢受抑制，呼吸深而慢甚至不规则。

（6）尿量：早期是肾前性，尿量减少反映血容量不足，肾血灌注不足，后期有肾实质性损害，不但少尿，重者可发生无尿。

以上为各类休克共同的症状和体征，临床上战创伤休克突出的表现有"5P"。即皮肤苍白（pallor），冷汗（prespiration），虚脱（prostration），脉搏细弱（pulselessness），呼吸困难（pulmonary deficiency）。

四、病情评估

评估的目的是根据临床各项资料，及早发现休克的前期表现及病情的变化情况，为休克的早期诊治争取有利时机。

1. 病情判断

（1）病史收集：重点了解休克发生的时间、程度、受伤史、伴随症状；是否进行抗休克治疗；目前的治疗情况等。

（2）实验室检查：需测量以下数据。

1）测量红细胞计数，血红蛋白和血细胞比容，可了解血液稀释或浓缩的程度。

2）测量动脉血气分析和静脉血二氧化碳结合力：帮助了解休克时酸碱代谢变化的过程和严重程度。

3）测定动脉血乳酸含量：反映细胞内缺氧的程度，也是判断休克预后的一个重要指标，正常值为 1.3mmol/L。

4）测定血浆电解质：有助于判断休克时机体内环境与酸碱平衡是否稳定。

5）测定肝、肾功能：有助于了解休克状态下肝肾等重要脏器的功能。

6）测定血小板计数：凝血酶原时间与纤维蛋白原以及其他凝血因子等，有助于了解是否有发生 DIC 的倾向。

（3）失血量的估计可通过以下 3 种方法估计

1）休克指数：脉率 / 收缩压，正常值 0.5 左右。休克指数为 1，失血量约 1 000ml；指数为 2，失血量约 2 000ml。

2）收缩压 10.7kPa（80mmHg）以下，失血量为 1 500ml 以上。

3）凡有以下一种情况，失血量约 1 500ml 以上：①苍白口渴。②颈外静脉塌陷。③快速输入平衡液 1 000ml，血压不回升。④一侧股骨开放性骨折或骨盆骨折。

（4）休克程度估计：临床上可将休克分为轻、中、重三度（表 2-1）。

表 2-1 休克的程度估计

休克程度	估计出血量（ml）（占全身血容量%）	皮肤温度	肤色	口渴	神志	血压（mmHg）	脉搏（次/分）	血细胞比容	中心静脉压	尿量（ml）
休克前期	760（<15%）	正常	正常	轻	清楚	正常或增高	正常或略快	0.42	正常	正常或略少
轻度休克	1 250（15%~25%）	发凉	苍白	轻	神志清楚，精神紧张	90~100/60~70	100~120	0.38	降低	少尿
中度休克	1 750（25%~35%）	发凉	苍白	口渴	神志尚清楚，表情淡漠	60~90/40~60	>120	0.34	明显降低	5~15
重度休克	2 250（35%~45%）	冷湿	发绀	严重口渴	意志模糊，甚至昏迷	40~60/15~40	>120	<0.3	0	0

（5）休克早期诊断：休克早期表现为：①神志恍惚或清醒而兴奋。②脉搏>100 次/分，或异常缓慢。③脉压 2.6~4.0kPa（<20~30mmHg）。④换气过度。⑤毛细血管再充盈时间延长。⑥尿量<30ml/h（成人）。⑦直肠与皮温差 3℃ 以上。若以上一项须警惕，两项以上即可诊断。

有明确的受伤史和出血征象的伤员出现休克，诊断为休克并不困难。对伤情不重或无明显出血征象者，可采用一看（神志、面色），二摸（脉搏、肢温），三测（血压），四量（尿量），等综合分析。

2. 临床观察

（1）神志状态：反映中枢神经系统血流灌注情况，患者神志清楚，反应良好表示循环血量已能满足机体需要。休克早期可表现为兴奋状态，随着休克程度的加重，可转为抑制状态，甚至昏迷。

（2）肢体温度、色泽：肢体温度和色泽能反映体表灌流的情况，四肢温暖，皮肤干燥，轻压指甲或口唇时局部暂时苍白而松压后迅速转为红润，表示外周循环已有改善，黏膜由苍白转为发绀，提示进入严重休克；出现皮下瘀斑及伤口出血，提示 DIC 的可能。

（3）体温不升或偏低：但发生感染性休克时，体温可高达 39℃。

（4）脉搏：休克时脉搏细速出现在血压下降之前，是判断早期休克血压下降的可靠依据。

（5）呼吸浅而快，伴有酸中毒时呼吸深而慢。晚期可出现进行性呼吸困难。

（6）尿量：观察尿量就是观察肾功能的变化，它是反映肾脏毛细血管灌注的有效指标，也是反映内脏血流灌注情况的一个重要指标。早期肾血管收缩，血容量不足，可出现尿量减少；晚期肾实质受损，肾功能不全，少尿加重，甚至出现无尿。

（7）血压与脉压差：观察血压的动态变化对判断休克有重要作用。休克早期由于外周血管代偿性收缩，血压可暂时升高或不变，但脉压差减小；失代偿时，血压进行性下降。脉压差是反映血管痉挛程度的重要指标。脉压差减小，说明血管痉挛程度加重，反之，说明血管痉挛开始解除，微循环趋于好转。

五、治疗

由于休克可危及生命，应紧急采取有效的综合抢救措施以改善血管的组织灌流，防止生命攸关的器官发生不可逆的损害，其治疗原则必须采取综合疗法，尽早去除病因，及时、合理、正确地选用抗休克药物，以尽快恢复有效循环血量，改善组织灌流，恢复细胞功能。

1. 紧急处理和急救　对心跳、呼吸停止者立即行心肺复苏术。对严重的战创伤者采取边救治边检查边诊断或先救治后诊断的方式进行抗休克治疗。同时采取：

（1）尽快建立 2 条以上静脉通道补液和血管活性药。

（2）吸氧，必要时气管内插管和人工呼吸。

（3）监测脉搏、血压、呼吸、中心静脉压、心电图等生命体征及测量指标。

（4）对开放性外伤立即行包扎、止血和固定。

（5）镇痛：肌注或静注吗啡 5～10mg，但严重颅脑外伤，呼吸困难，急腹症患者在诊断未明时禁用。

（6）尽快止血：一般表浅血管或四肢血管出血，可能采用压迫止血或止血带方法进行暂时止血，待休克纠正后再行根本性止血；如遇内脏破裂出血，可在快速扩容的同时积极进行手术止血。

（7）采血标本送检，查血型及配血。

（8）留置导尿管监测肾功能。

（9）全身检查，以查明伤情，必要时进行胸、腹腔穿刺和做床旁 B 超，X 线摄片等辅助检查明确诊断，在血压尚未稳定前严禁搬运患者。

（10）对多发伤原则上按胸、腹、头、四肢顺序进行处置。

（11）确定手术适应证，作必要术前准备，进行救命性急诊手术，如气管切开，开胸心脏按压，胸腔闭式引流，剖腹止血手术等。

（12）适当的体位，取休克位即头和腿部各抬高 30°，以增加回心血量及减轻呼吸时的负担，要注意保暖。

（13）向患者或陪伴者询问病史和受伤史做好抢救记录。

2. 液体复苏

（1）复苏原则：休克液体复苏分为 3 个阶段，根据各阶段的病理、生理特点采取不同的复苏原则与方案。

1）第一阶段为活动性出血期：从受伤到手术止血约 8h，此期的重要病理生理特点是急性失血（失液）。治疗原则主张用平衡盐液和浓缩红细胞复苏，比例为 2.5：1，不主张用高渗盐液，全血及过多的胶体溶液复苏，不主张用高渗溶液是因为高渗溶液增加有效循环血容量升高血压是以组织间液、细胞内液降低为代价的，这对组织细胞代谢是不利的，不主张早期用全血及过多的胶体是为了防止一些小分子蛋白质在第二期进入组织间，引起过多的血管外液体扣押，同时对后期恢复不利，如患者大量出血，血色素很低，可增加浓缩红细胞的输注量。

2）第二阶段为强制性血管外液体扣押期：历时 1～3d。此期的重要病理生理特点是全身毛细血管通透性增加，大量血管内液体进入组织间，出现全身水肿，体重增加。此期的治疗原则是在心肺功能耐受情况下积极复苏，维持机体足够的有效循环血量。同样此期也不主张输注过多的胶体溶液，特别是清蛋白。此期关键是补充有效循环血量。

3）第三阶段为血管再充盈期：此期集体功能逐渐恢复，大量组织间液回流入血管内。此期的治疗原则是减慢输液速度，减少输液量。同时在心肺功能监护下可使用利尿剂。

（2）复苏液体选择：一个理想的战创伤复苏液体应满足以下几个要素：①能快速恢复血浆容量，改善循环灌注和氧供。②有携氧功能。③无明显不良反应，如免疫反应等。④易储存、运输，且价格便宜。

1）晶体液：最常用的是乳酸钠林格液，钠和碳酸氢根的浓度与细胞外液几乎相同，平衡盐溶液和生理盐水等也均为常用。

扩容需考虑 3 个量，即失血量，扩张血管内的容积，丢失的功能细胞外液，后者必须靠晶体纠正，休克时宜先输入适量的晶体液以降低血液黏稠度，改善微循环。但由于晶体液的缺陷在于它不能较长时间停留在血管内以维持稳定的血容量，输入过多反可导致组织水肿，故应在补充适量晶体液后应补充适量的胶体液如清蛋白、血浆等。

2）胶体液：常用的有 706 代血浆，中分子右旋糖酐，全血，血浆，清蛋白等，以全血为最好。全血有携氧能力，对失血性休克改善贫血和组织缺氧特别重要。补充血量以维持人体血细胞比容 0.30 左右为理想，但胶体液在血管内只维持数小时，同时用量过大可使组织间液过量丢失，且可发生出血倾向，常因血管通透性增加而引起组织水肿。故胶体输入量一般为 1 500 ~ 2 000ml。中度和重度休克应输一部分全血。右旋糖酐 40 也有扩容，维持血浆渗透压，减少红细胞凝聚及防治 DIC 的作用。但它可干扰血型配合和凝血机制，对肾脏有损害，且可引起变态反应，故不宜大量应用，每天 500 ~ 1 000ml 即可。晶体液体和胶体液他们有各自的优势，也有自己的不足（表 2 - 2）。

表 2 - 2 几种复苏液体的优劣

种类	常见液体	适应证	优点	不足
晶体液	生理盐水林格氏液 7.5% NaCl 溶液	低血容量休克、脱水 失血性休克	等渗，易储存，价格便宜 小量高效，有增加心肌收缩力作用，作用时间长于生理盐水	输入量多，为失血量的 3 倍，易致血液稀释、水肿、凝血功能障碍，过量使用有高氯血症危险
高渗盐胶体混合液	高渗盐右旋糖酐（HSD）、高渗盐羟乙基淀粉	失血性休克	小量高效，有增加心肌收缩力作用，作用时间长于生理盐水，高渗盐羟乙基淀粉小量高效	过量使用有高氯血症危险，影响凝血功能，有过敏反应，影响配血
胶体液	清蛋白、右旋糖酐、6%羟乙基淀粉、明胶基质液	失血性休克	扩容作用强，1 : 1 替代血液，作用时间较长	清蛋白过量使用，漏入组织，影响组织功能；其他影响凝血功能，有过敏反应，影响配血
血液		出血	携氧	储存，血型，交叉配血，输血反应，感染，免疫原性
人造血	血红蛋白溶液、氟碳代血液	出血	易储存，无血型	仅在实验阶段

（3）液体补充量：常为失血量的 2 ~ 4 倍，不能失多少补多少。晶体与胶体比例 3 : 1。中度休克者输全血 600 ~ 800ml，当血球比积低于 0.25 或血红蛋白低于 60g/L 时应补充全血。

（4）补液速度：原则是先快后慢，第一个 30min 输入平衡液 1 500ml，右旋糖酐 500ml，如休克缓解可减慢输液速度，如血压不回升，可再快速输注平衡液 1 000ml，如仍无反应，可输全血 600 ~ 800ml，或用 7.5% 盐水 250ml，其余液体在 6 ~ 8h 内输入。在抢救休克患者时，不仅需要选择合适的液体，还需以适当的速度输入，才能取得满意的效果，然而，快速输液的危险性易引起急性左心衰竭和肺水肿，故必须在输液的同时监测心脏功能，常用的方法是监测中心静脉压（CVP）与血压或肺动脉楔压（PAWP）。

（5）监测方法：临床判断补液量主要靠监测血压、脉搏、尿量、中心静脉压、血细胞比容等。有条件应用 Swan - Ganz 导管行血流动力学监测。循环恢复灌注良好指标为尿量 300ml/h；收缩压 > 13.3kPa（100mmHg）；脉压 > 4kPa（30mmHg）；中心静脉压为 0.5 ~ 1kPa（5.1 ~ 10.2mmHg）。

3. 抗休克药物的应用

（1）缩血管药物与扩血管药物的应用：缩血管药物可以提高休克伤员的血压，以受体兴奋为主的去甲肾上腺素 3mg 左右或间羟胺（阿拉明）10 ~ 20mg，加在 500ml 液体内静脉滴注，维持收缩压在 12 ~ 13.3kPa（90 ~ 100mmHg）左右为宜，如组织灌注明显减少，仅为权宜之计，仅用于血压急剧下降，危及生命时，应尽快输血输液恢复有效血容量。

扩血管药物可在扩容的基础上扩张血管以增加微循环血容量，常用的有：异丙肾上腺素，多巴胺，妥拉唑啉，山莨菪碱，硝普钠等，尤其适用于晚期休克导致心力衰竭的伤员。

血管活性药物必须在补足血容量的基础上使用，应正确处理血压与组织灌注流量的关系。血管收缩剂虽可提高血压，保证心脑血流供应，但血管收缩本身又会限制组织灌流，应慎用。血管扩张剂虽使血管扩张血流进入组织较多，但又会引起血压下降，影响心脑血流供应。在使用时应针对休克过程的特点灵活应用。例如使用适量的阿拉明等既有 α 受体，又有 β 受体作用的血管收缩剂，维持灌流压，同时使用小剂量多巴胺维持心、脑、肾血流量是较为合理而明智的。

（2）肾上腺皮质激素：肾上腺皮质激素可改善微循环，保护亚细胞结构，增强溶酶体膜的稳定性，并有抗心肌抑制因子的作用，严重休克时主张大剂量、早期、静脉、短期使用肾上腺皮质激素。常用甲基强的松龙，每次 200～300mg；地塞米松，每次 10～20mg；氢化可的松，每次 100～200mg，隔 4～6h 静脉注射 1 次。应注意的是大剂量糖皮质激素会使机体抗感染能力下降，延迟伤口愈合，促进应激性溃疡的发生，故应限制用药时间，一般为 48～72h，有糖尿病或消化道溃疡出血危险者应慎用。

（3）盐酸钠洛酮：盐酸钠洛酮具有阻断 β 内啡呔的作用，可使休克时血压回升，起到良好的抗休克作用。此外，它还能稳定溶酶体膜，抑制心肌抑制因子，增加心输出量。其主要的不良反应为疼痛，一定程度上限制了休克的治疗。

4. 纠正酸中毒和电解质紊乱 酸中毒贯穿于休克的始终，因此，应根据病理生理类型结合持续监测的血气分析，准确掌握酸中毒及电解质的异常情况，采取措施。

（1）代谢性酸中毒缺碱 $HCO_3^- > 5mmol/L$ 时，常非单纯补液能纠正，应补充碱性药物，常用的药物为碳酸氢钠，乳酸钠和氨丁三醇。

（2）呼吸性酸中毒合并代谢性酸中毒：一般暂不需要处理，若同时伴有血中标准碳酸盐（SB）和 pH 值增高时则需要处理。对气管切开或插管的患者，可延长其外管以增加呼吸道的无效腔，使 PCO_2 增至 4kPa（30mmHg）以上以降低呼吸频率。

（3）呼吸性酸中毒常为通气不足并发症进行性充血性肺不张所致，应早清理气道以解除呼吸道梗阻，及早行气管切开术，启用人工呼吸器来维持潮气量 12～15ml/kg，严重时应采用呼气末正压呼吸（PEEP）。

休克时酸中毒重要是乳酸聚积引起的乳酸性酸中毒，故二氧化碳结合力作为判定酸中毒和纠正酸中毒的指标可能更为合理，也可采用碱剩余计算补碱量，计算公式如下。

所需补碱量 =（要求纠正的二氧化碳结合力 - 实测的二氧化碳结合力）×0.25×千克体重

所需补碱量 =（2.3 - 实测碱剩余值）×0.25×千克体重

由于缺氧和代谢性酸中毒，容易引起细胞内失钾，尽管血钾无明显降低，但机体总体仍缺钾，因此应在纠酸的同时补钾。

5. 对症治疗

（1）改善心功能：由于各类休克均有不同程度的心肌损害，除因急性心肌梗死并发休克者外，当中心静脉压和肺动脉楔压升高时可考虑使用洋地黄强心药，并应注意合理补液，常用药为毛花甙 C（西地兰）0.2～0.4mg 加入 25% 葡萄糖液 20ml 内，静脉缓慢推注。

（2）DIC 的防治：DIC 的治疗原则以积极治疗原发病为前提，改善微循环应尽早使用抗凝剂以阻止 DIC 的发展。常用的药物为肝素。此药物可阻止凝血酶原转变为凝血酶，从而清除血小板的凝集作用，DIC 诊断一经确定，即应尽早使用，用量为 0.5～1mg/kg，加入 5% 葡萄糖液 250ml 中，静脉滴注每 4～6h 1 次。以便凝血时间延长至正常值的 1 倍（即20～30min）为准。

（3）氧自由基清除剂：休克时组织缺氧可产生大量氧自由基（OFR），它作用于细胞膜的类脂，使其过氧化而改变细胞膜的功能，并能使中性白细胞凝聚造成微循环的损害。在休克使用的 OFR 清除剂有：超氧化物歧化酶（superoxide dismutase，SOD），过氧化氢酶（CAT），维生素 C 和 E，谷胱甘肽与硒等。

（4）抗休克裤：它能起到"自身输血"作用，自身回输 750～1 000ml 的储血，以满足中枢循环重要脏器的血供。同时还有固定骨折、防震，止痛及止血的作用，一般充气维持在 2.7～5.3kPa（20～40mmHg）即可，是战时现场休克复苏不可缺少的急救设备。

（5）预防感染：休克期间人体对感染的抵抗力降低，同时还可以发生肠道细菌易位，肠道内的细菌通过肠道细菌屏障进入人体循环引起全身感染等。对严重挤压伤或多处伤，合并胸腹部创者应在抢救开始即开始早期大剂量应用抗生素，预防损伤部位感染。

六、监护

1. 一般情况监护 观察患者有无烦躁不安，呼吸浅快，皮肤苍白，出冷汗，口渴，头晕，畏寒，休克的早期表现，加强体温，脉搏，呼吸，血压的监护，尤其要重视脉压的变化。

2. 血流动力学监测

（1）心电监测：心电改变显示心脏的即时状态。在心功能正常的情况下，血容量不足及缺氧均会导致心动过速。

（2）中心静脉压（CVP）监测：严重休克患者应及时进行中心静脉压的监测以了解血流动力学状态。中心静脉压正常值为 $0.49 \sim 1.18$ kPa（$5 \sim 12$ cmH$_2$O），低于 0.49 kPa（5 cmH$_2$O）时常提示血容量不足；> 1.47 kPa（15 cmH$_2$O）则表示心功能不全，静脉血管床收缩或肺静脉循环阻力增加；> 1.96 kPa（20 cmH$_2$O）时，提示充血性心力衰竭。在战伤休克情况下，应注意中心静脉压和动脉压以及尿量三者的关系，决定血容量补足与否，扩容速度快慢，右心排血功能，是否应该利尿。中心静脉压是休克情况下补液或脱水的重要指标。

（3）肺动脉楔压（PAWP）及心排量（CO）监测：肺动脉楔压有助于了解肺静脉，左心房和左心室舒张末期的压力以此反映肺循环阻力的情况；有效的评价左右心功能。为使用心肌收缩药，血管收缩剂或扩张剂等心血管药物治疗提供依据及判断疗效。肺动脉楔压正常值为 $0.8 \sim 2$ kPa（$6 \sim 15$ mmHg），增高表示肺循环阻力增高。肺水肿时，肺动脉楔压大于 3.99 kPa（30 mmHg）。当肺动脉楔压升高，即使中心静脉压无增高，也应避免输液过多，以防引起肺水肿。

心排量一般用漂浮导管，测出心血排量。休克时心排量通常降低，但在感染性休克有时较正常值增高。

（4）心脏指数监测：心脏指数指每单位体表面积的心输出量可反映休克时周围血管阻力的改变及心脏功能的情况。正常值为 $3 \sim 3.5$ L／（min·m^2）。休克时，心脏指数代偿性下降，提示周围血管阻力增高。

3. 血气分析监测　严重休克由于大量失血，使伤员处于缺氧及酸中毒状态，如伴有胸部伤，可以导致呼吸功能紊乱。因此，血气分析监测已成为抢救重伤员不可缺少的监测项目。随着休克加重，会出现低氧血症，低碳酸血症，代谢性酸中毒，可以多种情况复合并发出现，故而需多次反复监测血气分析才能达到治疗的目的。

4. 出凝血机制监测　严重休克时，由于大量出血，大量输液，大量输注库存血，常导致出血不止，凝血困难，出现 DIC。故应随时监测凝血酶原时间，纤维蛋白原及纤维蛋白降解产物等，帮助诊断。

5. 肾功能监测　尿量反映肾灌注情况的指标，同时也反映其他血管灌注情况，也是反映补液及应用利尿，脱水药物是否有效的重要指标。休克时，应动态监测尿量，尿比重，血肌酐，血尿素氮，血电解质等，应留置导尿管，动态观察每小时尿量，抗休克时尿量应 > 20 ml/h。

6. 呼吸功能监测　呼吸功能监测指标包括呼吸的频率，幅度，节律，动脉血气指标等，应动态监测。使用呼吸机者根据动脉血气指标调整呼吸机使用。

7. 微循环灌注的监测　微循环监测指标如下：①体表温度与肛温：正常时两者之间相差 0.5℃，休克时增至 $1 \sim 3$℃，两者差值越大，预后越差。②血细胞比容：末梢血比中心静脉血的血细胞比容大 3% 以上，提示有周围血管收缩，应动态观察其变化幅度。③甲皱微循环：休克时甲皱微循环的变化为小动脉痉挛，毛细血管缺血，甲皱苍白或色暗红。

七、预防

（1）对有可能发生休克的伤病员，应针对病因，采取相应的预防措施。活动性大出血者要确切止血；骨折部位要稳妥固定；软组织损伤应予包扎，防止污染；呼吸道梗阻者需行气管切开；需后送者，应争取发生休克前后送，并选用快速而舒适的运输工具，运送途中注意保暖。

（2）充分做好手术患者的术前准备，包括纠正水与电解质紊乱和低蛋白血症；补足血容量；全面了解内脏功能；选择合适的麻醉方法。

（3）严重感染患者，采用敏感抗生素，静脉滴注，积极清除原发病灶，如引流排脓等。

（罗佩佩）

第六节　脑疝

脑疝是由于颅内压不断增高，其自动调节机制失代偿，脑组织从压力较高区向低压区移位，部分脑组织通过颅内生理空间或裂隙疝出，压迫脑干和相邻的重要血管和神经，出现特有的临床征象，是颅内压增高的危象，也是引起患者死亡的主要原因。脑疝是脑移位进一步发展的后果，一经形成便会直接威胁中脑或延髓，损害生命中枢，常于短期内引起死亡。

一、专科护理

（一）护理要点

降低颅内压，严密观察病情变化，及时发现脑疝发生，给予急救护理。

（二）主要护理问题

1. 脑组织灌注量异常（brain perfusion abnormalities）　与颅内压增高、脑疝有关。
2. 清理呼吸道无效（ineffective alrway clearance）　与脑疝发生意识障碍有关。
3. 躯体移动障碍（impaired physical mobility）　与脑疝有关。
4. 潜在并发症　意识障碍、呼吸、心脏骤停。

（三）护理措施

1. 一般护理　病室温湿度适宜，定期开窗通风，光线柔和，减少人员探视。患者取头高位，床头抬高15°~30°，做好基础护理。急救药品、物品及器械完好备用。

2. 对症护理

（1）脑组织灌注量异常的护理

1）给予低流量持续吸氧。

2）药物治疗颅内压增高，防止颅内压反跳现象发生。

3）维持血压的稳定性，从而保证颅内血液的灌注。

（2）清理呼吸道无效的护理

1）及时清理呼吸道分泌物，保持呼吸道通畅。

2）舌根后坠者应抬起下颌或放置口咽通气道，以免阻碍呼吸。

3）翻身后保证患者体位舒适，处于功能位，防止颈部扭曲。

4）昏迷患者必要时行气管插管或气管切开，防止二氧化碳蓄积而加重颅内压增高，必要时使用呼吸机辅助呼吸。

（3）躯体移动障碍的护理

1）给予每1~2小时翻身1次，避免拖、拉、推等动作。

2）每日行四肢关节被动活动并给予肌肉按摩，防止肢体挛缩。

3）保持肢体处于功能位，防止足下垂。

（4）潜在并发症的护理

1）密切观察脑疝的前驱症状，及早发现颅内压增高，及时对症处理。

2）加强气管插管、气管切开患者的护理，进行湿化气道，避免呼吸道分泌物黏稠不易排出。

3）对呼吸骤停者，在迅速降颅压的基础上按脑复苏技术进行抢救，给予呼吸支持、循环支持和药物支持。

二、健康指导

（一）疾病知识指导

1. 概念　当颅腔内某一分腔有占位性病变时，该分腔的压力高于邻近分腔，由于颅压的持续增高迫使一部分脑组织向压力最小的方向移位，并被挤进一些狭窄的裂隙，造成该处脑组织、血管及神经受压，产生相应的临床症状和体征，称为脑疝。根据移位的脑组织及其通过的硬脑膜间隙和孔道，可将脑疝分为：小脑幕切迹疝（tentorial hernia），是位于幕上的脑组织（颞叶的海马回、沟回）通过小脑幕切迹被挤向幕下，又称颞叶沟回疝；枕骨大孔疝（tonsillar hernia）是位于幕下的小脑扁桃体及延髓经枕骨大孔被挤向椎管内，又称为小脑扁桃体疝；一侧大脑半球的扣带回经镰下孔被挤入对侧分腔可产生大脑镰下疝（subfalcial hernia），又称扣带回疝。

2. 主要的临床症状

（1）小脑幕切迹疝

1）颅内压增高的症状：表现为剧烈头痛及频繁呕吐，并有烦躁不安。

2）意识改变：表现为意识模糊、浅昏迷以至深昏迷，对外界的刺激反应迟钝或消失。

3）瞳孔改变：双侧瞳孔不等大。初起时患侧瞳孔略缩小，对光反射稍迟钝，逐渐患侧瞳孔出现散大，略不规则，直接及间接对光反射消失，但对侧瞳孔仍可正常。这是由于患侧动眼神经受到压迫牵拉所致。另外，患侧还可有眼睑下垂、眼球外斜等。如脑疝继续发展，则出现双侧瞳孔散大，对光反射消失。

4）运动障碍：多发生于瞳孔散大侧的对侧，表现为肢体的自主活动减少或消失。如果脑疝继续发展，症状可波及双侧，引起四肢肌力减退或间歇性出现头颈后仰、四肢挺直、躯背过伸、角弓反张等去大脑强直症状，是脑干严重受损的特征性表现。

5）生命体征的紊乱：表现为血压、脉搏、呼吸、体温的改变。严重时血压忽高忽低，呼吸忽快忽慢，出现面色潮红、大汗淋漓，或者面色苍白等症状。体温可高达41℃以上，也可低至35℃以下而不升，甚至呼吸、心跳相继停止而死亡。

（2）枕骨大孔疝：表现为颅内压增高、剧烈头痛、频繁呕吐、颈项强直或强迫头位等。生命体征紊乱出现较早，意识障碍、瞳孔改变出现较晚。因脑干缺氧，瞳孔可忽大忽小。由于位于延髓的呼吸中枢严重受损，呼吸功能衰竭的表现更为突出，患者早期即可突发呼吸骤停而死亡。

（3）大脑镰下疝：引起患侧大脑半球内侧面受压部的脑组织软化坏死，可出现对侧下肢轻瘫，排尿障碍等症状。

3. 脑疝的诊断　脑疝的最大危害是干扰或损害脑干功能，通过脑干受累临床表现进行诊断。由于病程短促，常常无法进行头部 CT 检查。

4. 脑疝的处理原则

（1）关键在于及时发现和处理：对于需要手术治疗的病例，应尽快进行手术治疗。患者出现典型脑疝症状时，应立即选用快速降低颅内压的方法进行紧急处理。

（2）可通过脑脊液分流术、侧脑室外引流术等降低颅内压、治疗脑疝。

（二）饮食指导

（1）保证热量、蛋白质、维生素、碳水化合物、氨基酸等摄入。

（2）注意水、电解质平衡。

（3）保持大便通畅，必要时可使用开塞露通便、服用缓泻剂或给予灌肠。

（三）用药指导

（1）遵医嘱按时、准确使用脱水利尿药物，甘露醇应快速静脉滴注，同时要预防静脉炎的发生。

（2）补充钾、镁离子等限制输液滴速药物时，要告知患者家属注意事项，合理安排选择穿刺血管。

（3）根据病情变化调整抗生素前，详细询问药物过敏史。

（四）日常生活指导

（1）意识昏迷、植物生存状态患者应每日定时翻身、叩背，保持皮肤完整性。加强观察与护理，防止压疮、泌尿系感染、肺部感染，暴露性角膜炎及废用综合征等并发症发生。

（2）肢体保持功能位，给予康复训练。

三、循证护理

脑疝是颅内高压的严重并发症。张治华对126例外伤性颅内血肿致脑疝患者的研究结果显示，当患者 GCS 评分从8分逐渐下降时，应加大脱水治疗力度，改善患者的颅内高压状态，为手术赢得时间。王自然的研究结果示，对于重度妊娠高血压综合征的患者，护理人员应重视观察意识、瞳孔的变化，尤其重视对应用镇静剂的患者的夜间观察，以便预防或及早发现脑疝的发生。

（王俊梅）

第七节　急性重症哮喘

一、疾病介绍

1. 定义　急性重症哮喘（acute severe asthma）是指哮喘持续发作，出现急性呼吸困难，用一般支气管舒张剂无效，引起严重缺氧，导致血压下降、意识障碍甚至昏迷、死亡。严重的哮喘发作持续24h以上者称为哮喘持续状态。急性重症哮喘病死率高达1%~3%，近年来有逐年增高趋势。

2. 急性重症哮喘的病因

（1）遗传因素：遗传因素在哮喘的发病中起重要作用，具体机制不明确，可能是通过调控免疫球蛋白 E 的水平及免疫反应基因发挥作用，二者互相作用、互相影响，导致气道受体处于不稳定状态或呈高反应性，而使相应的人群具有可能潜在性发展为哮喘的过敏性或特应性体质。

（2）外源性变应原

1）吸入性变应原：一般为微细颗粒，如衣物纤维、动物皮屑、花粉、油烟，空气中的真菌、细菌和尘螨等，另外还有职业性吸入物如刺激性气体。

2）摄入性变应原：通常为食物和药物，如海鲜、牛奶、鸡蛋、药物和食物添加剂等。

3）接触性变应原：外用化妆品、药物等。

3. 发病机制

（1）进行性加重气道炎症。

（2）气道炎症持续存在且疗效不佳，同时伴有支气管痉挛加重。

（3）在相对轻度炎症状的基础上骤发急性支气管痉挛。

（4）重症哮喘导致气道内广泛黏液性形成。

4. 临床表现

（1）主要表现

1）呼吸困难：严重喘憋、呼吸急促、呼气费力、端坐呼吸，出现"三凹"征，甚至胸腹矛盾运动。

2）精神及意识状态：焦虑恐惧、紧张、烦躁，重者意识模糊。

3）肺部体征：胸廓饱满呈吸气状态，呼吸幅度减小，两肺满布响亮哮鸣音，有感染时可闻及湿啰音；亦可因体力耗竭或小气道广泛痰栓形成而出现哮鸣音明显减弱或消失，呈"寂静肺"，提示病情危重。

4）脉搏：脉率常 >120 次/分，有奇脉；危重者脉率可变慢，或不规则，奇脉消失。

5）皮肤潮湿多汗，脱水时皮肤弹性减低。危重者可有发绀。

（2）患者主诉：患者出现严重的呼气性呼吸困难，吸气浅，呼气时相延长且费力，强迫端坐呼吸，不能讲话，大汗淋漓，焦虑恐惧，表情痛苦，严重者出现意识障碍，甚至昏迷。

5. 治疗要点

（1）吸氧：低氧血症是导致重症哮喘死亡的主要原因。如果患者年龄在50岁以下，给予高浓度面罩吸氧（35%～40%）。给氧的目的是要将动脉血氧分压至少提高到8kPa，如果可能应维持在10～14kPa。入院后首次血气分析至关重要，并应严密随访，以了解低氧血症是否得到纠正，高碳酸血症是否发生，从而相应调整吸氧浓度和治疗方案。

（2）药物治疗：首先要建立静脉通道，遵医嘱用药。

1）肾上腺皮质激素：皮质激素为最有效的抗炎药。急性重症哮喘诊断一旦成立，应尽早大剂量使用激素，一般选用甲泼尼龙40～125mg（常用60mg），每6h静脉注射1次或泼尼松150～200mg/d，分次口服。

2）β受体激动剂：沙丁胺醇（舒喘灵）和特布他林（博利康尼）是目前国内外较为广泛使用的β受体激动剂，能迅速解除由哮喘早期反应所致支气管平滑肌痉挛，但对支气管黏膜非特异性炎症无效。在治疗急性重症哮喘时，多主张雾化吸入或者静脉注射。雾化装置以射流雾化器为佳，用氧气作为气源。超声雾化器对于严重缺氧患者可以进一步加重低氧血症，推荐剂量沙丁胺醇或特布他林溶液1ml（5mg）+生理盐水4ml雾化吸入，氧流量8～10L/min，嘱咐患者经口潮气量呼吸，每4～6h重复1次。静脉注射沙丁胺醇1mg溶于100ml液体内，在30～60min内滴完，每6～8h重复1次。

3）茶碱：具有舒张支气管平滑肌作用，并具有强心、利尿、扩张冠状动脉作用，此外还可兴奋呼吸中枢和呼吸肌，为常用平喘药物。一般用法为氨茶碱+葡萄糖液稀释后缓慢静脉注射或静脉滴注，首剂量4～6mg/kg，继而以每小时0.6～0.8mg/kg的速度做静脉滴注以维持持续的平喘作用。应注意药液浓度不能过高，注射速度不能过快（静脉注射时间不得少于10min），以免引起严重毒性反应。

4）抗生素：在哮喘的急性发作期应用抗生素并非必要，但患者如有发热、脓痰，提示有呼吸道细菌继发感染时需应用抗生素，如静脉滴注哌拉西林每次3～4g，1次/2h。或头孢呋辛，静脉滴注每次1.5g，1次/8h。或根据痰涂片和细菌培养，药敏试验结果选用。

（3）机械通气：重症哮喘常因严重的支气管痉挛、黏膜充血水肿及黏液大量分泌，使气道阻力和内压骤增，引起严重的通气不足，导致严重的呼吸性酸中毒和低氧血症，最终可造成机体多器官功能衰竭而死亡。如不能短时间内控制病情进展，病死率极高。患者经过临床药物治疗，症状和肺功能无改善，甚至继续恶化，应及时给予机械通气。其指征主要包括：意识改变、呼吸肌疲劳、$PaCO_2 \geq 6kPa$（45mmHg）等。可先采用经鼻（面）罩无创机械通气，若无效应，及早行气管插管机械通气。

机械通气注意事项：①注意观察、调节、记录呼吸器通气压力的变化，以防止气胸等并发症。②根据$PaCO_2$数值调节呼吸器通气量。③意识清醒者需要全身麻醉，以配合气管插管和呼吸协调。使用呼吸器时可给予适量镇静剂或麻醉药。④注意气道湿化。⑤每隔3～4h充分吸痰一次，吸引时间勿超过15s，以防缺氧。吸痰前后要密切观察病情，严防因积痰大量上涌或脱管等引起窒息。⑥吸痰时注意无菌操作，以减少呼吸道感染。

（4）做好急诊监护

1）对危重患者应持续心电监护，定时进行动脉血气检查，需要时胸部摄片。注意观察血压，有无吸停脉及意识状态的改变。酌情测定中心静脉压、肺动脉压及嵌顿压。为了判断气道阻塞程度及治疗效果，酌情进行简便肺功能测定。

2）感染的预防及处理：感染是哮喘患者发作加重的重要因素。在实际工作中对治疗装置进行严格消毒、灭菌处理，及时更换呼吸管路，倾倒集液瓶内雾化液，吸痰、鼻饲的无菌操作，气囊的空气密闭气道都可以极大避免交叉感染和医院感染。病情允许时应及时翻身，以利痰液流出。

二、护理评估与观察要点

（一）护理评估

（1）既往史及有无哮喘家族史。

（2）发病的诱因及是否接触致敏原。

（3）咳嗽，痰液的颜色、性质、量和黏稠度。

（4）生命体征、意识状态。

（5）各项检查结果，如肺功能测定、痰液检查、动脉血气分析等。

（6）药物治疗的效果及不良反应，如各种吸入剂及糖皮质激素的应用。

（7）心理状况。

（二）观察要点

1. 现存问题观察 重症哮喘患者多表现为极度呼吸困难，焦虑不安，大汗淋漓，明显发绀，心动过速（心率可达140次/分），甚至出现呼吸障碍而危及患者的生命，因此必须严密观察病情变化，准确监测体温、血压、脉搏、呼吸、意识等生命体征。观察氧疗效果：指（趾）甲、口唇、耳垂颜色变化情况。观察心率、心律变化，注意有无奇脉。在临床工作中，特别要注意以下几点：①患者呼吸频率＞35次/分，则是呼吸衰竭的先兆，其呼吸衰竭特征是呼吸频率突然由快变慢，吸呼比延长；②对于病情危重则哮鸣音消失，并不是病情好转的征象，而是一种危象；③如呼吸音很弱或听不到，则说明呼吸道阻塞严重，提示病情十分危重，有可能危及生命。

2. 并发症的观察

（1）肺炎、肺不张或支气管扩张症：哮喘常因感染而诱发，又因气道痉挛、痰液引流不畅使感染迁延不愈，造成恶性循环。除并发支气管炎外，因痰栓也可致肺段不张与肺炎。反复发生肺炎的部位可有支气管扩张。

（2）自发性气胸：一旦发生气胸，往往可导致死亡。当哮喘患者突然发生严重的呼吸困难时，应立即做胸部X线检查，以确定是否并发气胸，如患者主诉胸闷不适，有憋气感，同时发现有呼吸急促、烦躁不安、血氧饱和度下降、冷汗、脉速，伴随胸痛出现，经医生确诊后，立即于患侧第二肋间行胸腔闭式引流，及时处理。观察呼吸的频率、节律、血氧饱和度。

（3）肺气肿、肺源性心脏病：经常发作哮喘持续状态，易出现肺气肿，进而发展成肺源性心脏病。这可能是因为低氧血症累及小血管，使小血管痉挛而造成肺动脉高压，逐渐成为肺源性心脏病。严密观察患者神志、精神、呼吸频率、节律，定期监测血气分析，观察生命体征的变化。

（4）呼吸衰竭：严重哮喘时，由于气道阻塞，发生严重通气障碍，使PaO_2明显降低，$PaCO_2$升高，发生呼吸衰竭。密切观察病情，监测呼吸与心血管系统，包括观察全身情况、呼吸频率、节律、类型、心率、心律、血压以及血气分析结果，观察皮肤颜色、末梢循环、肢体温度等变化。

（5）电解质紊乱与酸碱失衡：哮喘持续状态时，由于通气功能发生明显障碍，可引起高碳酸血症和低氧血症。临床表现为呼吸性酸中毒和缺氧状态，特别是由于黏液栓堵塞气道，严重时可以发生呼吸暂停。经积极抢救又可能由于吸氧过多，换气过度，产生呼吸性碱中毒，血气分析可出现低$PaCO_2$和高PaO_2的情况。一般建议pH值＜7.25以下时可应用5%碳酸氢钠溶液100~150毫升/次静脉滴注。由于进食欠佳及缺氧所造成的胃肠道反应，患者常有呕吐，从而出现低钾、低氯性碱中毒，应予以及时补充，及时抽血查血电解质。

三、急诊救治流程

急性重症哮喘急诊救治流程详见图2-1。

急救措施
├─ 去除病因
├─ 解痉——去除病因，解痉，用抗胆碱药物、支气管舒张剂如氨茶碱类
├─ 糖皮质激素——氢化可的松、地塞米松
├─ 氧疗——高流量给氧3~4L/min——严重者应用呼吸机辅助呼吸
├─ 保持呼吸道通畅——清除呼吸道分泌物
├─ 抗过敏——酮替芬
├─ 纠正水、电解质紊乱
├─ 止咳、排痰——雾化吸入、应用祛痰药物
├─ 控制感染——广谱抗生素
├─ 防止脑水肿，防治心力衰竭、肾衰竭、呼吸衰竭
└─ 护理要点
1. 迅速建立静脉通路
2. 定时翻身，防止压疮
3. 对不能进食者给予鼻饲
4. 对气管切开者做好气管切开护理
5. 及时擦干患者身上汗水，做好皮肤护理
6. 病情观察：P、R、BP、瞳孔、意识反射等，动脉血气分析
7. 促进排痰，变换体位，鼓励咳痰，保持呼吸道通畅
8. 做好心理护理
9. 防止并发症：自发性气胸、心力衰竭、纵隔气肿、肺不张、肺源性心脏病、脱水

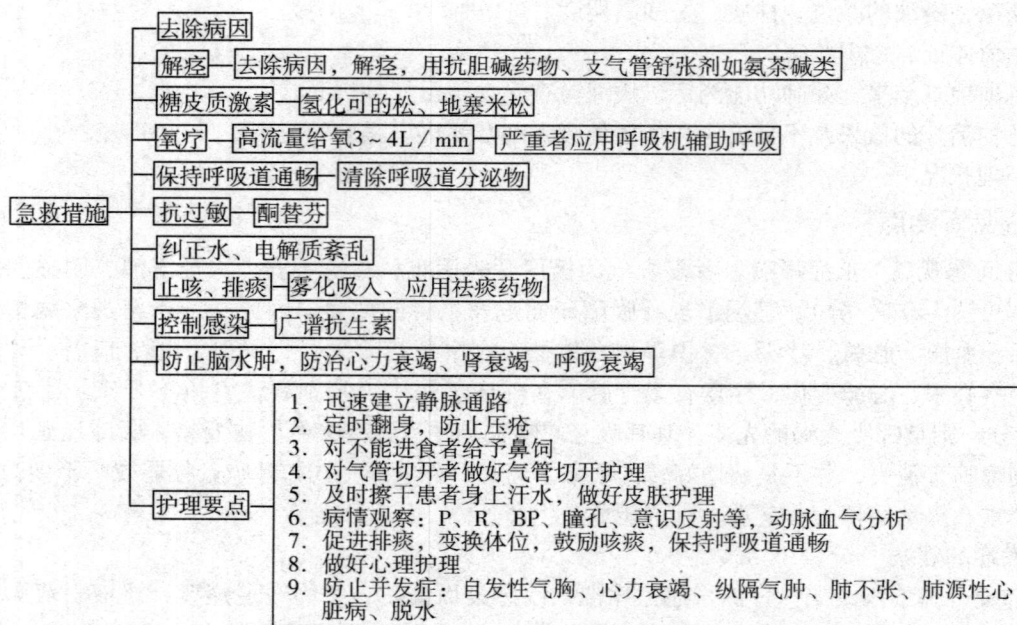

图 2-1　急性重症哮喘急诊救治流程图

（王俊梅）

第八节　急性呼吸衰竭

一、定义

急性呼吸衰竭（acute respiratory failure）是各种原因引起的肺通气和（或）换气功能严重障碍，以致不能进行有效的气体交换，导致缺氧伴（或不伴）二氧化碳（CO_2）潴留，从而引起一系列生理功能和代谢紊乱的临床综合征。在海平面大气压下，于静息条件下呼吸室内空气，并排除心内解剖分流和原发于心输出量降低等情况后，动脉血氧分压（PaO_2）<8kPa（60mmHg），或伴有二氧化碳分压（$PaCO_2$）>6.65kPa（50mmHg），即为呼吸衰竭（简称呼衰）。因起病急骤，病变发展迅速，机体未能有很好的代偿，如不采取及时而有效的抢救，会危及患者生命。

二、病因与发病机制

1. 病因　引起呼吸衰竭的病因很多，参与肺通气和肺换气的任何一个环节的严重病变，都可导致呼吸衰竭。

（1）各种导致气道阻塞的疾病：如急性病毒或细菌性感染或烧伤等物理、化学性因子等造成的上气道急性梗阻，异物阻塞也是一项引起急性呼吸衰竭的原因。

（2）肺实质病变：各种类型的肺炎包括细菌、病毒、真菌等引起的肺炎，误吸胃内容物，淹溺或化学毒性物质以及某些药物也可引起严重肺实质性炎症而发生急性呼吸衰竭。

（3）肺水肿：由各种严重心脏病（如心肌梗死、二尖瓣或主动脉瓣疾患等）、心力衰竭引起的心源性水肿。非心源性水肿，有人称之为通透性肺水肿如急性高山病、复张性肺水肿、成人呼吸窘迫综合征（ARDS）。

（4）肺血管疾患：肺血栓栓塞，空气、脂肪栓塞等。

（5）神经肌肉系统疾患：脑血管疾病、脊髓颈段或高位胸段损伤、重症肌无力等。

（6）胸壁与胸膜疾病：胸壁外伤、自发性气胸或创伤性气胸、大量胸腔积液等。

2. 发病机制　当上述各种原因导致肺通气或（和）肺换气功能受损时，即可导致低氧血症和高碳

酸血症，从而导致急性呼吸衰竭。

（1）肺通气功能障碍：正常人在静息状态呼吸空气时，总肺泡通气量约为 4L/min 能维持正常肺泡 PaO_2 和肺泡 $PaCO_2$。有效肺泡通气需要完整的解剖生理链来保证，包括脑桥和延髓呼吸中枢与胸部神经肌肉的有机连接、胸廓和呼吸肌状态、气道通畅和肺泡的完整性。上述任何一环节受损即会导致肺泡通气不足。肺泡通气量减少会引起 PaO_2 下降和 $PaCO_2$ 升高。

（2）肺换气功能障碍：肺的气体交换是指肺泡内气体与肺泡毛细血管血液中气体的交换，主要是氧和二氧化碳的交换。肺气体变换主要取决于通气/血流灌注比值（V/Q）与弥散功能。

1）通气/血流比例失调：正常人在静息状态下，肺通气/血流比例约为 0.8。当通气量大于肺血流量时，通气/血流 >0.8，此时进入肺泡的气体不能完全充分地与肺泡毛细血管内血液接触，从而得不到充分气体交换，造成无效腔通气，即无效腔样通气。临床上见于肺气肿，肺栓塞等。当肺血流量比肺泡通气量增加时，通气/血流 <0.8，此时静脉血流经通气不良的肺泡毛细血管未经充分氧合返回左心，形成了动脉血内掺杂静脉血。临床上见于重症慢性阻塞性肺病、肺不张等。

2）弥散功能障碍：肺泡和肺毛细血管间气体交换是通过肺泡毛细血管膜进行的，凡能影响肺泡毛细血管膜面积、肺泡毛细血管床容积、弥散膜厚度以及气体与血红蛋白结合的因素，均能影响弥散功能。但是氧和二氧化碳通过肺泡毛细血管膜的弥散能力不同，二氧化碳通过肺泡毛细血管膜的能力是氧的 2 倍，所以弥散功能障碍主要影响氧的交换而致低氧血症。在临床实践中，弥散功能障碍极少是唯一的病理因素，往往是弥散功能障碍与通气/血流比例失调同时存在。

三、临床表现与诊断

1. 临床表现　除呼衰原发疾病的症状、体征外，主要为缺氧和二氧化碳潴留所引起的低氧血症、高碳酸血症或二者兼有，主要表现为呼吸困难和多脏器功能障碍。

（1）低氧血症：神经与心肌组织对缺氧十分敏感，缺氧时常出现中枢神经系统和心血管系统功能异常的临床征象，如判断力障碍、运动功能失常、烦躁不安等中枢神经系统症状。严重缺氧时，可表现为精神错乱、狂躁、昏迷、癫痫样抽搐。在心血管系统方面表现为血压下降、心律失常、心脏停搏等。缺氧患者的呼吸系统表现也是一项重要的临床征象，可表现为呼吸急促、辅助呼吸肌活动加强、鼻翼扇动、发绀、呼吸节律紊乱等。

（2）高碳酸血症：由于急性呼吸衰竭时二氧化碳的蓄积不仅程度严重且发生时间短促，因此可产生严重的中枢神经系统和心血管功能障碍。心血管方面表现为外周体表静脉充盈、皮肤充血、多汗、球结膜充血、血压升高、心率加快等。中枢神经系统出现先兴奋后抑制的现象，兴奋时表现为失眠、烦躁、躁动等，而后出现昏睡甚至昏迷等。

（3）其他重要器官功能受损：严重缺氧和二氧化碳潴留可导致肝、肾或胃肠功能障碍。部分患者可出现黄疸、肝功能异常；尿中可出现蛋白、红细胞和管型，血浆尿素氮、血肌酐增高。另外，也可能表现为应激性溃疡而致上消化道出血。

（4）水、电解质和酸碱平衡的失调：缺氧和二氧化碳潴留均伴随着酸碱平衡失调。因缺氧而通气过度可发生急性呼吸性碱中毒；急性二氧化碳潴留则表现为呼吸性酸中毒。严重缺氧时无氧代谢引起乳酸堆积，肾功能障碍使酸性物质不能排出，二者均可导致代谢性酸中毒。代谢性和呼吸性酸碱失衡又可同时存在，表现为混合性酸碱失衡。在酸碱平衡失调的同时，还可发生体液和电解质的代谢障碍。

2. 诊断　有导致呼吸衰竭的病因或诱因；有低氧血症或伴高碳酸血症的临床表现；在海平面大气压下，静息状态呼吸空气时，$PaO_2 < 8kPa$（60mmHg），或伴 $PaCO_2 > 6.67kPa$（50mmHg），并排除心内解剖分流或原发性心输出量降低时，呼吸衰竭的诊断即可成立。

四、急救配合与护理

1. 急救处理　急性呼吸衰竭作为临床常见危重症，直接危及伤病员的生命，只有采取及时有效的抢救措施，为原发病的治疗争取时间和创造条件，才能降低病死率。急性呼吸衰竭的治疗原则是：首先在保持呼吸道通畅条件下，迅速纠正缺氧、二氧化碳潴留、酸碱失衡和代谢紊乱，防治多器官功能受损；其次是明确病因、治疗原发病及严密监测病情的发展，预防和治疗并发症。

（1）保持呼吸道通畅：保持呼吸道通畅是进行各种呼吸支持治疗的必要条件，是急性呼吸衰竭处理的第一步。在重症急性呼吸衰竭尤其是意识不清的患者，显得尤为重要。

（2）氧疗：缺氧是引起急性呼吸衰竭的直接原因，任何类型的呼吸衰竭都存在低氧血症，故积极纠正缺氧是治疗急性呼衰患者的重要措施，但不同类型的呼吸衰竭其氧疗的指征和给氧的方法不同。原则是Ⅱ型呼吸衰竭应给予低浓度（<35%）持续吸氧；Ⅰ型呼吸衰竭则给予较高浓度（>35%）吸氧。国外氦－氧混合气已较广泛地用于治疗呼吸系统疾病，可增加肺泡有效通气量，降低气道阻力，降低呼吸功耗，增大呼气流速，减少肺过度充气，促进二氧化碳的排出，减轻呼吸衰竭症状，但在国内广泛应用还存在一定的问题。

（3）增加通气量，减少二氧化碳潴留

1）呼吸兴奋剂：呼吸兴奋剂通过刺激呼吸中枢或外周化学感受器，增加呼吸频率和潮气量，改善通气，但是会同时增加呼吸做功，增加氧耗量和二氧化碳的产生量。所以必须在保持气道通畅的前提下使用，否则会促发和（或）加重呼吸肌疲劳，加重二氧化碳潴留。主要用于以中枢抑制为主所致的呼吸衰竭，不宜用于以换气功能障碍为主所致的呼吸衰竭。常用药物有尼可刹米、洛贝林、多沙普仑等，以尼可刹米最常用，既能改善通气，还有一定的苏醒作用。多沙普仑除直接兴奋中枢外，还可刺激末梢化学感受器，反射性兴奋中枢，作用强，安全范围大。

2）机械通气：对于呼吸衰竭严重，经上述处理不能有效地改善缺氧和二氧化碳潴留时，需考虑机械通气。

（4）控制感染：控制感染是急性呼吸衰竭治疗的一个重要方面，感染时需合理选用抗生素。抗生素的选择应根据细菌培养结果选用敏感抗生素。但临床上，首先根据病情，经验性选用抗生素，以免延误治疗。

（5）纠正酸碱平衡失调：急性呼吸衰竭患者常容易合并代谢性酸中毒，且多为乳酸性酸中毒，缺氧纠正后即可恢复。必要时可给予5%碳酸氢钠纠正酸中毒，但如果合并呼吸性酸中毒时不宜使用，因碳酸氢钠分解后形成二氧化碳，可使二氧化碳进一步增高。呼吸性酸中毒多通过改善通气促进二氧化碳的排出来纠正，在纠正呼吸性酸中毒的同时需给予盐酸精氨酸和氯化钾，以防止代谢性酸中毒的发生。

（6）病因治疗：由于引起急性呼吸衰竭的原因很多，因此在解决其本身造成危害的同时，须采取适当的措施消除病因，此乃治疗急性呼吸衰竭的根本所在。

（7）一般支持治疗：在ICU的患者需进行严密监测，预防和治疗肺动脉高压、肺源性心脏病、肺性脑病、肾功能不全和消化道功能障碍，尤其要注意防治多器官功能障碍综合征（multiple organ dysfunction syndrome，MODS）。

2. 护理

（1）正确的体位：对急性呼吸衰竭的患者立即将头部取侧卧位，颈部后仰，抬起下颌。此种体位可以解除部分患者上气道的梗阻。

（2）保持气道通畅：协助患者咳痰，给予雾化吸入，湿化气道，使痰液稀释易于咳出。以负压吸引清除堵塞于呼吸道内的分泌物，血液或误吸的呕吐物，淹溺时的淡、海水等，通过气管内负压吸引有时可立即解除梗阻，改善通气。

（3）氧疗：急性呼吸衰竭重症，可用面罩法或经气管内插管、气管切开给予高浓度（>50%）吸氧，但不可长期使用严防氧中毒。

（4）建立静脉通道：迅速建立静脉通道，用于药物治疗。

（5）监测和记录液体出入量：根据情控制液体入量，需要时，应予记录出入量或填写护理记录单。注意电解质尤其是血钾的变化。

（6）监测呼吸、脉搏、意识状态等体征的变化：通过物理检查手段对患者临床情况进行仔细检查和连续观察是最简单、最基本和有价值的监测方法，任何先进监护仪往往也无法取代。

（7）监测动脉血气分析值的变化：动脉血气分析是诊断急性呼吸衰竭的关键，对指导机械通气和酸碱失衡的治疗具有重要意义。PaO_2 对诊断缺氧和判断缺氧程度有重要价值。$PaCO_2$ 是判断肺通气功能的重要参数。在开始机械通气 15～30min 后复测血气分析，可了解治疗效果。根据动脉血气分析结果可对通气方式、通气量、吸入氧气浓度和呼气末正压等进行适当调整。病情稳定后可每天测定 1～2 次。

（8）气道口护理：观察呼吸频率、呼吸深度和节律。记录气道分泌物的量、性状及颜色。检查气管造口伤口有无出血、渗出、皮下气肿和腥臭气味。保持伤口敷料清洁、干燥。每日更换或消毒内套管 1～2 次。更换套管或气管内抽吸时均应遵循无菌操作原则。

（9）湿化气道：应对放置人工气道或呼吸机治疗患者的吸入气体进行加温和湿化，避免气管内干燥、纤毛运动障碍、痰痂形成或气道阻塞、感染加剧及肺不张发生。

（10）心理护理：对急性呼吸衰竭的患者不仅要注意躯体功能的改变，也要重视心理情绪的变化。患者常对病情和预后有顾虑、心情忧郁、对治疗丧失信心。护理人员应经常巡视，积极采用语言与非语言的沟通方式，及时满足其需求。并教会患者自我放松等各种缓解焦虑的办法，以缓解呼吸困难，改善通气。

五、常见护理问题和护理措施

（1）气体交换受损：与呼吸道痉挛、换气功能障碍有关。

1）环境与休息：提供安静舒适、空气洁净的环境，温度和湿度要适宜。

2）病情观察：观察患者呼吸状况，判断呼吸困难类型。有条件可监测血氧饱和度、动脉血气变化，及时发现和解决患者异常情况。

3）心理护理：呼吸困难可引起患者烦躁不安、恐惧，不良情绪反应可进一步加重呼吸困难。因此，医护人员应陪伴患者身边，安慰患者，使其保持情绪稳定，增强安全感。

4）保持呼吸道通畅。

5）用药护理：遵医嘱应用支气管舒张剂、呼吸兴奋剂等，观察药物疗效和不良反应。

6）氧疗和机械通气的护理：根据呼吸困难类型、严重程度不同，进行合理氧疗或机械通气，以缓解症状。

（2）活动无耐力：与呼吸功能受损导致机体缺氧状态有关。

1）休息和活动：合理安排休息和活动量，调整日常生活方式，如病情许可，有计划地增加运动量和改变运动方式，如室内走动、室外活动、散步、快走、慢跑、太极拳、体操等，逐渐提高肺活量和活动耐力。

2）舒适体位：患者采取身体前倾坐位或半卧位，可使用枕头、背靠架或床边桌等支撑物，以患者自觉舒适为原则。避免紧身衣服或过厚盖被而加重胸部压迫感。

3）呼吸训练：指导患者做缓慢深呼吸、腹式呼吸、缩唇呼吸等，训练呼吸肌，延长呼气时间，使其能完全呼出。

（王俊梅）

第九节　急性肝功能衰竭

一、定义

急性肝功能衰竭（acute hepatic failure，AHF）也称暴发性肝功能衰竭（fulminate hepatic failure，FHF）是指在短时间内（一般不超过 4 周）出现黄疸至发生肝性脑病（肝昏迷）等严重临床综合征，且过去无肝病史者。其病因和机制复杂，预后凶险，病死率高。最常见的病因是病毒性肝炎，脑水肿是最主要的致死原因。除少数中毒引起者可用解毒药外，目前无特效疗法。原位肝移植是目前最有效的治疗方法，生物人工肝支持系统和肝细胞移植治疗急性肝功能衰竭处于研究的早期阶段。

二、病因与发病机制

1. 病因 引起 AHF 的病因较多，包括以下几个方面。

（1）病毒：引起肝脏炎症，造成各种程度的肝细胞坏死及急性肝功能衰竭。常见的病毒包括：甲型肝炎病毒（HAV）、乙型肝炎病毒（HBV）及戊型肝炎病毒（HEV）。在我国，HBV 是引起急性肝功能衰竭最常见的原因，占 66% ~ 82%。

（2）药物：是引起 AHF 的常见病因，大部分药物在肝内经过生物转化而清除。肝脏的损害可以改变药物的代谢、生物效应及不良反应，而药物本身及其代谢产物对肝脏也可造成损害。引起 AHF 常见的药物包括对乙酰氨基酚、苯妥英，吸入性麻醉剂如氟烷、二氯丙烷和非类固醇抗炎药等。

（3）妊娠：AHF 与妊娠相关的情况有 2 种：①病毒性肝炎引起。②妊娠脂肪肝，但不常见。

（4）严重创伤、休克和细菌感染：严重创伤、休克和感染合并微循环障碍、低血流灌注状态时，随着时间延长常导致 MSOF。严重的 MSOF 时，肝脏是容易受损的器官，早期支持肝脏功能的治疗有利于降低 MSOF 的病死率。

（5）其他：包括：肝外伤、较大面积的肝切除、缺血性肝损害及淋巴结瘤，罕见的有急性肝豆状核变性（Wilson's 病）及肝静脉阻塞综合征（Budd – Chiari Syndrome）等。

2. 发病机制 肝功能衰竭的发病机制因病因不同而有较大的区别。

（1）病毒：作为始动因素，引起机体一系列免疫反应，抗原与抗体在肝脏网织内皮系统的强反应性免疫应答，导致大面积肝细胞坏死。在此情况下，作为内毒素主要解毒场所的枯否氏细胞也受到损伤，来自肠道的内毒素本身及其诱导产生的肿瘤坏死因子（TNF）与病毒一起，又引起更多的肝细胞溶解和坏死。内毒素也可造成毛细胆管损伤，使胆汁引流量下降，胆汁淤积，损伤肝脏的排泄功能和清除能力。内毒素还可使肝细胞的细胞色素氧化酶 P450 活性下降，干扰及降低肝脏对药物代谢与降解。

（2）对乙酰氨基酚：引起的 AHF 主要由于药量过大。药物的小部分可透过肝细胞的细胞色素 P450 系统，代谢成为具有对肝有高度毒性的活性物质。一般情况下，肝内的谷胱甘肽（GSH）能与这些活性物质结合而解毒。超量用药可使肝内 GSH 耗竭，其代谢产物能与肝内大分子结合，造成肝细胞的损害。

（3）氟烷：在肝内通过还原反应可转化氯二氟乙烯（CDF）、氯三氟乙烯（CTF）和无机氟化合物，前二者均为自由基或含负氧离子的中间代谢产物，能与大分子结合并使膜脂质过氧化，造成肝细胞的坏死。

（4）严重外伤、休克或细菌感染：可通过缺血缺氧、内毒素、再灌注时的氧自由基损伤和单核巨噬细胞系统被激活后产生细胞因子，引起肝功能衰竭。急性胆道感染尤其容易造成肝脏损害。肝功能衰竭在 MSOF 的发生、发展中占有十分重要的地位。

三、主要临床表现与病情评估

1. 症状 AHF 的临床表现以起病急、黄疸迅速加深，在起病 2 周内出现不同程度的肝性脑病为特征。

（1）黄疸：是 AHF 的主要表现之一，出现早，常在无明显自觉症状时即被发现，而且很快加深，血清总胆红素每日可上升 17.1 ~ 34.2 μmol/L，数天内即达 171μmol/L 以上。随着肝细胞的进行性大块坏死，患者迅速发生肝性昏迷，甚至死亡。

（2）肝性脑病：在 AHF 出现早，也是常见的症候。肝性脑病的轻重程度分为 4 期（表 2 - 3）。

表 2 - 3 肝性脑病分期

精神神经障碍分级	精神意识特征	精神症状	脑电图
I	性格、行为改变，睡眠节律改变	扑翼样震颤（±） 病理反射（-） 生理反射存在	对称性 θ 慢波

精神神经障碍分级	精神意识特征	精神症状	脑电图
Ⅱ	定向力障碍，简单计数困难，语言障碍，书写缭乱	扑翼样震颤（+） 病理反射（+） 肌张力可增强 生理反射存在	对称性θ慢波
Ⅲ	昏睡能唤醒，反应存在，易激动，烦躁不安	扑翼样震颤（+） 病理反射（+） 肌张力显著增强 生理反射存在	对称性θ慢波
Ⅳ	昏迷状态，不能唤醒，痛刺激有反应或无反应，阵发性抽搐，癫痫样发作，去脑或去皮质强直	扑翼样震颤（−） 病理反射（±） 生理反射消失	极慢δ波

Ⅰ期（前驱期）：轻度性格改变和行为失常，例如，欣快激动或淡漠少言，衣冠不整或随地便溺。应答尚准确，但吐词不清且较缓慢，可有扑翼（击）样震颤（Flapping Tremor 或 Asterixis），亦称肝震颤。即嘱患者双眼紧闭，两臂平伸，肘关节固定，手掌向背侧伸展，手指分开时，可见到手向外侧偏斜，掌指关节、腕关节、甚至肘与肩关节的急促而不规则的扑翼样抖动。当患者手紧握医生手 1min，医生能感到患者抖动。脑电图多数正常，此期历时数日或数周，有时症状不明显，易被忽视。

Ⅱ期（昏迷前期）：以意识错乱、睡眠障碍、行为失常为主。前一期的症状加重，定向力和理解力均减退，对时间、地点、人的概念混乱，不能完成简单的计算和智力构图（如搭积木、用火柴杆摆五角星等）。言语不清、书写障碍、举止反常也很常见。多有睡眠时间倒错，昼睡夜醒，甚至有幻觉、恐惧、狂躁，而被看成一般精神病。此期患者有明显神经体征，如腱反射亢进、肌张力增高、踝痉挛及 Babinski 征阳性等。此期扑翼样震颤存在，脑电图有特征性异常。患者可出现不随意运动及运动失调。

Ⅲ期（昏睡期）：以昏睡和精神错乱为主，各种神经体征持续或加重，大部分时间患者呈昏睡状态，但可以唤醒。醒时尚可应答问话，但常有神志不清和幻觉。扑翼样震颤仍可引出。肌张力增加，四肢被动运动常有抗力。锥体束征常呈阳性，脑电图有异常波形。

Ⅳ期（昏迷期）：神志完全丧失，不能唤醒。浅昏迷时，对痛刺激和不适体位尚有反应，腱反射和肌张力仍亢进；由于患者不能合作，扑翼样震颤无法引出。深昏迷时，各种反射消失，肌张力降低，瞳孔常散大，可出现阵发性惊厥、踝阵挛和换气过度。脑电图明显异常。

（3）脑水肿：AHF 脑水肿均发生在Ⅲ～Ⅳ度肝性脑病基础上，肝性脑病和脑水肿两者难区别。通过临床和病理对照，并发脑水肿的诊断标准包括：在昏迷基础上，程度迅速加深；频繁抽搐；呼吸不规则；瞳孔异常变化；血压持续升高；视盘水肿。具有以上 3 项并参考次要表现如肌张力显著增高、频繁呕吐、球结膜水肿等一般可做出诊断。早期诊断，避免患者发生脑疝，甚至死亡。组织学检查发现患者的脑白质结构疏松，神经细胞、胶质细胞、血管内皮细胞胞浆肿胀透明、脑小血管充血、瘀血，神经细胞核血管周围间隙水肿增宽，提示肝功能衰竭时，脑水肿性质属细胞毒性兼血管源性的脑水肿。

（4）肺水肿：AHF 时的肺水肿为非心源性，主要是肺毛细血管通透性增加造成，与呼吸窘迫综合征（ARDS）相似。组织学检查为肺间质水肿，毛细血管扩张充血，可见纤维蛋白微血栓，肺泡腔充塞水肿液，部分肺泡群塌陷不张，完全符合 ARDS 的病理特点。AHF 是肠血管活性肽等有害物质作用于肺循环，可能是本病肺水肿主要发病机制之一。

2. 临床分期　根据 AHF 的病情轻重分为 3 期。

（1）早期：血清总胆红素每日上升≥17μmol/L，凝血酶原活动度（PTA）≤40% 或出现Ⅰ或Ⅱ期肝性脑病。

（2）中期：肝脏有缩小，肝性脑病Ⅱ期或以上，或 Pa≤30%。

（3）晚期：出现难治性并发症如Ⅱ期以上肝性脑病、脑水肿、脑疝、严重感染、Pa≤20%或难以纠正的电解质紊乱等。

四、诊断与救治

1. 诊断　诊断主要依赖病史、临床表现和实验室检查结果。诊断要点包括以下几点。

1）患者的全身情况极差，高度乏力，显著厌食、恶心、呕吐、呃逆、明显腹胀、闷胀不适，黄疸在短期内进行性加重。

2）出血倾向明显，性格改变，不同程度的意识障碍，肌张力增强，扑翼样震颤，并出现肝臭，肝浊音界进行性缩小，腹水迅速出现。

3）血清胆红素和转氨酶分离（胆酶分离），胆碱酯酶活性显著降低，PTA≤40%，血清胆固醇及胆固醇酯降低，血氨升高，血清 AST/ALT 比值增高，血浆支链氨基酸/芳香氨基酸比值下降（<1）等。目前广为接受的诊断标准为血清总胆红素 >342μmol/L，并持续 5d 以上；AST >正常值的 2 倍；PT >20s，且维生素 K 试验阳性或已出现肝性脑病。

近来有学者认为 AHF 不一定均发生肝性脑病，有的可出现假性肝性脑病；不能认为发生肝性脑病才是 AHF，而 AHF 的后期可发生肝性脑病，也可不出现肝性脑病。因此，肝性脑病并非 AHF 必备条件；有学者主张 AHF 也可发生在慢性肝损害的基础上，特别是无症状的慢性肝损害者，AHF 可以是慢性肝损害的首发表现。因此，只要临床表现为突发性肝性脑病的肝病患者，就可以诊断为 AHF；判断 AHF 抑或慢性肝衰竭主要依据是肝功能衰竭发生的时间、性质和病理基础，而不是有无肝硬化。

2. 鉴别诊断　AHF 应与下列疾病相鉴别：全身性感染、胆道疾病、肝内胆汁淤积综合征、黄疸型病毒性肝炎、溶血性疾病、中毒型肝损伤、肝缺血缺氧、肝癌、精神障碍性疾病及其他。

（1）全身性感染：可有高动力循环状态表现，心输出量增加和外周血管阻力降低，组织灌注减少，存在氧代谢障碍；全身性感染出现脑水肿、肝功能损害、黄疸、凝血功能障碍，易误诊为 AHF。检查因子Ⅷ有鉴别意义，因子Ⅷ可在肝外合成，AHF 时可保持在正常水平，而在全身性感染时大量消耗而降低。

（2）胆道疾病：肝外胆道阻塞常为胆管结石、胆道肿瘤、胰腺肿瘤等所致。此类疾病常有发热、腹痛、肝肿大、黄疸进行性加深，如为胆结石引起的黄疸可呈波动性。一般肝功能损害较轻，ALT 上升幅度较小，但 ALP、γ-GT 升高明显。影像学检查可帮助诊断。

（3）肝内胆汁淤积综合征：特别是胆汁淤积性肝炎，黄疸可以很深，有时误诊为重型肝炎。肝内胆汁淤积综合征有"三分离"特点：黄疸深而消化道症状轻，黄疸深而血清转氨酶不很高，黄疸深而凝血酶原时间延长不明显。患者多有明显皮肤瘙痒和粪便色浅。血清 ALT 和 γ-GT 活性明显升高；肝性脑病、出血及腹水少见。

（4）黄疸型病毒性肝炎：血清胆红素 >171μmol/L，甚至达到 500~600μmol/L，但患者的一般情况较好，全身乏力和消化道症状不很严重，出血倾向不明显，PTA >40%。此类患者预后较好，不过也可进一步加重，发生肝功能衰竭。

（5）溶血性疾病：伯氨喹等药物治疗疟疾时可引起溶血性黄疸。蚕豆病是由于红细胞6-磷酸葡萄糖脱氢酶（G-6-PD）缺乏所致，有遗传倾向，儿童多见。在服食蚕豆后数小时至数日，患者突然发生溶血，可出现昏迷、呕吐、黄疸和急性肾功能衰竭，易误诊为 AHF。但患者起病时有寒战、高热、贫血貌，可出现酱油色血红蛋白尿，外周血白细胞总数及中性粒细胞显著升高等可资鉴别。红细胞 G-6-PD 测定、谷胱甘肽稳定性试验以及血液高铁血红蛋白还原试验可明确诊断。

（6）中毒型肝损伤：一些有毒物质有肝毒性作用，使肝脏发生脂肪变性或引起肝小叶中心性坏死，临床上有肝肿大、触痛、黄疸及肝功能损害。根据毒物接触史、无黄疸前期发热、ALT 升高显著，各型肝炎病毒标志阴性，可帮助鉴别，如急性乙醇中毒、毒蕈中毒等。

3. 救治措施　救治原则：加强支持治疗，预防和及时处理并发症，维持各脏器功能，为肝细胞再生赢得时间和条件。必要时行人工肝或肝脏移植治疗。

（1）内科综合：治疗目前肝功能衰竭的内科治疗尚缺乏特效药物和手段。原则上强调早期诊断、早期治疗，针对不同病因采取相应的综合治疗措施，并积极防治各种并发症。

1）一般支持治疗：①卧床休息，减少体力消耗，减轻肝脏负担。②加强病情监护。③高碳水化合物、低脂、适量蛋白饮食；进食不足者，每日静脉补给足够的液体和维生素，保证每日1 500kcal以上的热量。④积极纠正低蛋白血症，补充清蛋白或新鲜血浆，并酌情补充凝血因子。⑤注意纠正水、电解质及酸碱平衡紊乱，特别注意纠正低钠、低氯、低钾血症和碱中毒。⑥注意消毒隔离，加强口腔护理，预防医院内感染发生。

2）针对病因和发病机制的治疗：①针对病因治疗或特异性治疗：HBV - DNA阳性的肝功能衰竭患者：在知情同意的基础上可尽早酌情使用核苷类似物如拉米夫定、阿德福韦酯、恩替卡韦等，但应注意后续治疗中病毒变异和停药后病情加重的可能。药物性肝功能衰竭：应首先停用可能导致肝损害的药物；对乙酰氨基酚中毒所致者，给予N - 乙酰半胱氨酸治疗，肝功能衰竭出现前口服活性炭，N - 乙酰半胱氨酸静脉滴注。毒蕈中毒根据欧美的临床经验可应用水飞蓟宾素或青霉素G。②免疫调节治疗：目前对于肾上腺皮质激素在肝功能衰竭治疗中的应用存在不同意见。非病毒感染性肝功能衰竭，如自身免疫性肝病及急性乙醇中毒等；其他原因所致的肝功能衰竭早期，若病情发展迅速且无严重感染、出血等并发症者，可酌情使用。为调节肝功能衰竭患者机体的免疫功能、减少感染等并发症，可使用胸腺素α_1等免疫调节剂。③促肝细胞生长治疗：为减少肝细胞坏死，促进肝细胞再生，可考虑使用促肝细胞生长素和前列腺E_1脂质体等药物，但疗效尚需进一步确认。④其他治疗：应用肠道微生态调节剂、乳果糖或拉克替醇，减少肠道细菌或内毒素血症；可选用改善微循环药物及抗氧化剂，如N - 乙酰半胱氨酸和还原型谷胱甘肽等治疗。

（2）防治并发症

1）肝性脑病：①祛除诱因，如严重感染、出血及电解质紊乱等。②限制蛋白饮食。③应用乳果糖或拉克替醇，口服或高位灌肠，酸化肠道，促进氨的排出，减少肠源性毒素吸收。④视患者的电解质和酸碱平衡情况，应用精氨酸、鸟氨酸 - 门冬氨酸等降氨药物。⑤使用支链氨基酸或支链氨基酸与精氨酸混合制剂，纠正氨基酸失衡。⑥人工肝支持治疗。

2）脑水肿：①颅内压增高者，给予高渗性脱水剂，如甘露醇或甘油果糖，但肝肾综合征患者慎用。②襻利尿剂，一般选用呋塞米，可与渗透性脱水剂交替使用。③人工肝支持治疗。

3）肝肾综合征：①大剂量襻利尿剂冲击，可用呋塞米持续泵入。②限制液体入量，24h总入量不超过尿量加500～700ml。③肾灌注压不足者可应用清蛋白扩容或用特利加压素等药物，但急性肝功能衰竭患者慎用特利加压素，以免因脑血流量增加而加重脑水肿。④人工肝支持治疗。

4）感染：①肝功能衰竭患者容易并发感染，常见原因是机体免疫功能低下、肠道微生态失衡、肠黏膜屏障作用降低及侵袭性操作较多等；常见感染包括自发性腹膜炎、肺部感染和败血症等；常见病原体为大肠埃希菌等革兰阴性杆菌、葡萄球菌、肺炎链球菌、厌氧菌、肠球菌等细菌，酵母菌等。②一旦出现感染，应首先根据经验用药，选用强效抗生素或联合应用抗生素，同时加服微生态调节剂。尽可能在应用抗生素前进行病原体分离及药敏试验，并根据药敏结果调整用药；同时注意防治二重感染。

5）出血：①门脉高压性出血患者：为降低门脉压力首选生长抑素类似物，也可使用垂体后叶素或联合应用硝酸酯类药物；可用三腔管压迫止血或行内镜下硬化剂注射或套扎治疗止血；内科保守治疗无效时，可急诊手术治疗。②弥漫性血管内凝血患者：可给予新鲜血浆、凝血酶原复合物和纤维蛋白原等补充凝血因子，血小板显著减少者可输注血小板，给予小剂量低分子肝素或普通肝素，有纤溶亢进证据者可应用氨甲环酸或氨甲苯酸等抗纤溶药物。

（3）人工肝支持治疗

1）治疗机制和方法：人工肝是指通过体外的机械、理化或生物装置，清除各种有害物质，补充必需物质，改善内环境，暂时替代衰竭肝脏部分功能的治疗方法，能为肝细胞再生及肝功能恢复创造条件或等待机会进行肝移植。

2）适应证：①各种原因引起的肝功能衰竭早、中期，PTA 为 20% ～40% 和血小板 $>50 \times 10^9/L$ 的患者为宜；晚期肝功能衰竭患者也可进行治疗，但并发症多见，应慎重；未达到肝功能衰竭诊断标准，但有肝功能衰竭倾向者，也可考虑早期干预。②晚期肝功能衰竭肝移植术前等待供体、肝移植术后排异反应、移植肝无功能期的患者。

3）相对禁忌证：①严重活动性出血或弥漫性血管内凝血者。②对治疗过程中所用血制品或药品如血浆、肝素和鱼精蛋白等高度过敏者。③循环功能衰竭者。④心脑梗死非稳定期者。⑤妊娠晚期。

4）并发症：人工肝治疗的并发症有变态反应、低血压、继发感染、出血、失衡综合征、溶血、空气栓塞、水电解质及酸碱平衡紊乱等。随着人工肝技术的发展，并发症发生率逐渐下降，一旦出现，可根据具体情况给予相应处理。

（4）肝移植：是治疗晚期肝功能衰竭最有效的治疗手段。肝移植有多种手术方式，以同种异体原位肝移植多见。

1）适应证：各种原因所致的中、晚期肝功能衰竭，经积极内科和人工肝治疗效果欠佳；各种类型的终末期肝硬化。

2）禁忌证：①绝对禁忌证：难以控制的全身性感染；肝外有难以根治的恶性肿瘤；难以戒除的酗酒或吸毒；合并严重的心、脑、肺等重要器官器质性病变；难以控制的精神疾病。②相对禁忌证：年龄 >65 岁；肝脏恶性肿瘤伴门静脉主干癌栓或转移；合并糖尿病、心肌病等预后不佳的疾病；胆道感染所致的败血症等严重感染；人类免疫缺陷病毒（HIV）感染；明显门静脉血栓形成等解剖学异常。

3）移植肝再感染肝炎病毒的预防和治疗：①HBV 再感染：HBV 再感染的预防方案是术前拉米夫定、阿德福韦酯或恩替卡韦等核苷类抗病毒药使用 1 个月以上，术中和术后较长时间应用高效价乙型肝炎免疫球蛋白与核苷类抗病毒药物。②HCV 再感染：目前对于 HCV 感染患者肝移植术后肝炎复发，尚无有效的预防方法。移植后可酌情给予 α 干扰素和利巴韦林联合抗病毒治疗。

五、急救护理

1. 常见护理问题与护理措施

（1）急性意识障碍：与肝功能减退、血氨增高等所致脑代谢紊乱有关。

1）将患者置于易观察的单人房间内，给予重点照顾和观察，最好有专人陪伴。严密观察意识和生命体征的变化，并随时记录。

2）昏迷者应绝对卧床休息，保持环境安静、避免各种刺激，并酌情加床档或保护性约束。一般采取仰卧头高脚低位，头偏向一侧，取下假牙。

3）保持呼吸道通畅、吸氧，定时翻身、拍背。如呼吸道不畅，缺氧加重时，可傲气管切开术或用人工呼吸机，并给相应护理。

4）维持水、电解质平衡，保证患者有足够（但不要过多）入量，密切观察脱水及电解质紊乱表现，准确记录每日出入量，长期意识障碍患者可鼻饲补充水分及营养。

（2）营养失调——低于机体需要量：与进食减少、严重呕吐有关。

1）评估患者营养不良的程度。

2）了解患者的饮食习惯，帮助患者、家属识别营养状态下降的有关因素，认识增加营养摄取是适应机体代谢及治疗过程的需要，解释营养在治疗过程中的重要性。

3）创造良好的进食情境：患者的情绪、环境、体位舒适等。呼吸道分泌物多者，餐前先清理呼吸道，避免进餐中间和餐后 30min 内吸痰，以防情绪及局部刺激致呕吐，甚至反流窒息。

4）监测进餐前后有无胃部饱满、腹胀，有无腹泻、便秘；记录出入液量。

（3）生活自理缺陷：与意识障碍有关。

1）每 15 ~30min 巡视 1 次，及时发现患者生活所需并予以解决。

2）将呼叫器及生活用品放在患者伸手可及之处，以便及时呼救和拿取。

3）协助患者洗漱、进食、大小便，并及时倾倒排泄物。

4）对绝对卧床的患者，帮助其床上洗头，每周1次，床上擦浴每天1次，冬天每周1~2次。

5）保持床单位整洁，做好预防压疮护理。

2. 急救护理措施

（1）体位：原则上应绝对卧床休息，减少体力消耗，减轻肝脏负担。

（2）保肝药物治疗：迅速建立静脉通路，遵医嘱正确给予药物治疗，观察疗效与不良反应。补充适量的水、电解质、维生素和微量元素，纠正体内的各种代谢失衡，维持内环境的稳定。按医嘱准确使用各种保肝药物。

（3）防止并发症：密切观察病情，防止并发症的发生。特别是预防上消化道出血、肝肾综合征和感染的发生。可适当输注新鲜血浆，以补充凝血因子；给予抑酶制剂，以防消化道出血；减少侵入性操作等，防止外源性感染。

（4）密切监测各项指征：包括：①循环功能：血压、脉搏、心电图、中心静脉压及尿量。②呼吸功能：血气分析。③凝血功能监护：凝血时间、凝血酶原活动度、纤维蛋白原及凝血因子Ⅴ、Ⅶ、Ⅸ、Ⅹ等和血小板。④肝功能：胆红素、血氨、氨基酸、转氨酶及清蛋白等。

（5）安全防护：观察患者有无性格和行为的改变，定向力、计算力有无下降以及神志情况，及时发现肝性脑病先兆，及时去除诱因和给予治疗。对于肝性昏迷患者，要加强看护，加用安全防护措施，如用床档，用约束带固定四肢，必要时用床单固定患者胸部，松紧适宜，保证血流畅通，慎用镇静剂。必要时可以用水合氯醛灌肠。

（6）心理护理：患者意识恢复后，应指导患者保持安静，保持乐观情绪，消除恐惧心理，增强战胜疾病的信心，以最佳心理状态配合治疗。必要时可留一位亲属陪伴患者，护士应与患者及家属保持密切接触，提供情感支持。

（7）饮食护理：遵循饮食治疗原则，给予低脂、高热量、低盐、清淡、新鲜、易消化的食物，戒烟酒，忌辛辣刺激性食物。少量多餐，合理调整食谱，保证食物新鲜可口。避免进食高蛋白饮食，有腹水和肾功能不全患者应控制钠盐摄入量（≤1g/d）。少尿时可用利尿剂，有肝性脑病先兆者可予鼻饲流质，忌食蛋白，防止血氨增高而致昏迷，有消化道出血者应禁食。

（8）肠道护理：灌肠可清除肠内积血，使肠内保持酸性环境，减少氨的产生和吸收，协助患者取左侧卧位，用37~38℃的温水100ml加食醋50ml灌肠，1~2次/天，或乳果糖500ml+温水500ml保留灌肠（肝性脑病者禁用肥皂水灌肠），使血氨降低。AHF患者病情危重，变化快，病死率高，临床护理人员要密切观察病情变化，认真分析病情，准确判断病情。发现异常情况及时向医生汇报，及时准确处理，防止并发症的发生，挽救肝功能衰竭患者的生命。

（9）预防感染：感染是促进病情恶化的常见诱因，环境卫生和饮食卫生都应严格要求，所有医源性操作要严格掌握适应证和遵守操作规程。注意观察患者的体温、血常规及各器官是否存在感染，常见的感染部位是口腔、肺部、腹腔、肠道等，应注意观察，早期发现，尽早治疗。做好口腔护理，定时翻身，清除呼吸道分泌物，防止口腔和肺部感染。遵医嘱按时应用各种抗菌药物。

3. 健康指导　告知患者日常生活中应尽可能避免AHF的病因，并指导患者及家属做好消毒隔离工作，对家中其他成员采取预防注射乙肝疫苗。嘱患者按医嘱用药，不滥用药物，特别应禁用损害肝脏的药物，且发现不良反应及时就诊。避免从事重体力劳动、高强度、高负荷工作，不做剧烈运动；指导患者制定科学饮食计划并坚持执行，多进食蔬菜、水果、高蛋白质、高维生素及易消化食物。

（王俊梅）

第三章

呼吸系统疾病护理

第一节　肺炎链球菌肺炎

肺炎链球菌肺炎（streptococcus pneumonia）或称啼炎球菌肺炎（pneumococcal pneumonia），由肺炎链球菌或称肺炎球菌引起，居医院外获得性肺炎的首位，约占半数以上。本病主要为散发，可借助飞沫传播，以冬季与初春为高发季节，常与呼吸道病毒感染并行，患者多为原先健康的青壮年、老年或婴幼儿，男性较多见。临床起病急骤，以高热、寒战、咳嗽、血痰和胸痛为特征。因抗生素及时有效的应用，致使起病方式、症状及 X 线改变均不典型。

一、病因及发病机制

肺炎链球菌是革兰阳性球菌，其毒力大小与荚膜中的多糖结构与含量有关。根据荚膜多糖的抗原特性，肺炎链球菌分为 86 个血清型，成人致病菌多属 1~9 型及 12 型，以第 3 型毒力最强。该菌对紫外线及加热敏感，经阳光直射 1h，或加热至 52℃ 10min 即可杀灭，对苯酚（石炭酸）溶液等消毒剂也较敏感，但在干燥痰中可存活数月。

肺炎链球菌是上呼吸道寄居的正常菌群，当机体免疫功能降低或受损时，有毒力的肺炎链球菌进入下呼吸道致病。肺炎球菌的致病力是荚膜中的多糖体对组织的侵袭力，细菌在肺泡内繁殖滋长，引起肺泡壁水肿，白细胞和红细胞渗出，渗出液含有细菌，经肺泡孔（Cohn 孔）向肺的中央部分蔓延，可累及整个肺叶或肺段而致肺炎。因病变始于外周，故叶间分界清楚，但易累及胸膜而致渗出性胸膜炎。老年人和婴幼儿可由支气管播散形成支气管肺炎。典型病理改变分为：充血期、红色肝变期、灰色肝变期和消散期，因早期使用抗生素治疗，典型病理分期已很少见。病变消散后肺组织结构无损坏，不留纤维瘢痕。极少数患者由于机体反应性差，纤维蛋白不能完全吸收而形成机化性肺炎。若未及时使用抗生素可并发脓胸、脑膜炎、心包炎、心内膜炎及关节炎、中耳炎等肺外感染。

二、临床表现

1. 症状　发病前常有淋雨、受凉、醉酒、疲劳、病毒感染和生活在拥挤环境等诱因，可有数日上呼吸道感染的前驱症状。临床以起病急骤、畏寒或寒战、高热，全身肌肉酸痛为特征。体温可在数小时内达 39~40℃，呈稽留热，或高峰在下午或傍晚。全身肌肉酸痛，患侧胸痛明显，可放射至肩部或腹部，深呼吸或咳嗽时加剧，患者常取患侧卧位。开始痰少，可带血丝，24~48h 后可呈铁锈色痰，与肺泡内浆液渗出和红细胞、白细胞渗出有关。

2. 体征　患者呈急性病容，鼻翼扇动，面颊绯红，皮肤灼热、干燥，口角和鼻周有单纯疱疹，严重者可有发绀，心动过速，心律不齐；早期肺部无明显异常体征。肺实变时，患侧呼吸运动减弱，触觉语颤增强，叩诊呈浊音，听诊可有呼吸音减弱、闻及支气管肺泡呼吸音或管样呼吸音等实变体征，可闻及胸膜摩擦音。消散期可闻及湿啰音。

本病自然病程约 1~2 周。发病 5~10 天，体温可自行骤降或逐渐消退；使用有效抗菌药物后，体温于 1~3 天内恢复正常。同时，其他症状与体征亦随之渐渐消失。

3. 并发症　并发症已很少见。感染严重时，可伴感染性休克，多见于老年人。表现为心动过速、血压降低、意识模糊、烦躁、四肢厥冷、发绀、多汗等，而高热、胸痛、咳嗽等症状并不明显。并发胸膜炎时多为浆液纤维蛋白性渗出液；呼吸音减低和语颤降低多提示有胸腔积液，偶可发生脓胸。肺脓肿、脑膜炎和关节炎也有发生。

三、辅助检查

1. 实验室检查　血常规见白细胞计数升高（10~20）×10⁹/L，中性粒细胞比例增多（>80%），伴核左移，细胞内可见中毒颗粒。痰涂片作革兰染色及荚膜染色镜检，如有革兰阳性、带荚膜的双球菌或链球菌，可作出初步病原诊断。痰培养 24~48h 可确定病原体。聚合酶链反应（PCR）检测和荧光标记抗体检测可提高病原学诊断水平。重症感染者应做血培养。如并发胸腔积液，应积极抽取积液进行细菌培养。标本采集应在抗生素应用前进行。

2. X 线检查　X 线表现多样，可呈斑片状或大片状实变阴影，好发于右肺上叶、双肺下叶，在病变区可见多发性蜂窝状小脓肿，叶间隙下坠。在实变阴影中可见支气管充气征，肋膈角可有少量胸腔积液。消散期，炎性浸润逐渐吸收，可有片状区域吸收较快，呈现"假空洞"征。一般起病 3~4 周后才完全消散。

四、诊断要点

根据寒战、高热、胸痛、咳铁锈色痰、口唇疱疹等典型症状和肺实变体征，结合胸部 X 线检查，可作出初步诊断。病原菌检测是本病确诊的主要依据。

五、治疗原则

1. 抗菌药物　一旦诊断即用抗生素治疗，不必等待细菌培养结果。肺炎链球菌肺炎首选青霉素 G，用药剂量和途径视病情、有无并发症而定。成年轻症者，每天 240 万 U，分 3 次肌内注射，或普鲁卡因青霉素 60 万 U，肌内注射，每 12h 1 次；稍重者，青霉素 G 每天 240 万~480 万 U，分 3~4 次静滴；重症或并发脑膜炎者，每天 1 000 万~3 000 万 U，分 4 次静滴。对青霉素过敏或耐药者，可用红霉素每天 2g，分 4 次口服或每天 1.5g 静滴；或林可霉素每天 2g 肌内注射或静滴，重症者可改用头孢菌素类抗生素，如头孢噻肟或头孢曲松等，或喹诺酮类药物；多重耐药菌株感染者可用万古霉素。抗菌药物标准疗程一般为 5~7 天，或在热退后 3 天停药或由静脉用药改为口服，维持数天。

2. 支持疗法与对症治疗　卧床休息；避免疲劳、醉酒等使病情加重的因素；补充足够热量、蛋白质和维生素的食物，多饮水，入量不足者给予静脉补液，以及时纠正脱水，维持水电解质平衡。密切观察病情变化，注意防治休克。剧烈胸痛者，给予少量镇痛药，如可待因 15mg。当 PaO₂<60mmHg 时，应予吸氧；有明显麻痹性肠梗阻或胃扩张时应暂时禁食、禁饮和胃肠减压。烦躁不安、谵妄、失眠者给予地西泮 5mg 肌内注射或水合氯醛 1~1.5g 保留灌肠，禁用抑制呼吸的镇静药。

3. 并发症治疗　高热常在抗菌药物治疗后 24h 内消退，或数日内逐渐下降。如体温 3 天后不降或降而复升时，应考虑肺炎链球菌的肺外感染或其他疾病存在的可能性，如脓胸、心包炎、关节炎等，应给予相应治疗；有感染性休克者按抗休克治疗。

六、预后

本病一般预后较好，但老年人，病变广泛、多叶受累，有并发症或原有心、肺、肾等基础疾病，以及存在免疫缺陷者预后较差。

（魏晓芬）

第二节　葡萄球菌肺炎

葡萄球菌肺炎（staphylococcal pneumonia）是由葡萄球菌引起的肺部急性化脓性炎症，病情较重，细菌耐药率高，预后多较凶险，病死率较高。肺脓肿、气胸和脓气胸并发率高。糖尿病、血液病、酒精中毒、肝病、营养不良、艾滋病、长期应用糖皮质激素、抗肿瘤药物和其他免疫抑制剂等免疫功能低下者；长期应用广谱抗菌药物而致体内菌群失调者以及静脉应用毒品者，均为易感人群。儿童在患流感或麻疹后易并发；皮肤感染灶（痈、疖、伤口感染、毛囊炎、蜂窝织炎）中的葡萄球菌经血液循环到肺部，可引起多处肺实变、化脓和组织坏死。

一、病因及发病机制

葡萄球菌为革兰阳性球菌，可分为凝固酶阳性的葡萄球菌（主要为金黄色葡萄球菌，简称金葡菌）和凝固酶阴性的葡萄球菌（主要为表皮葡萄球菌）。其中金黄色葡萄球菌的致病力最强，是化脓性感染的主要原因。葡萄球菌的致病物质主要是毒素和酶，具有溶血、坏死、杀白细胞和致血管痉挛等作用。

葡萄球菌的感染途径主要有两种：一种为继发性呼吸道感染，常见于儿童流感和麻疹后；另一种为血源性感染，是来自皮肤感染灶（痈疖、伤口感染、蜂窝织炎）或静脉导管置入污染，葡萄球菌经血液循环到肺，引起肺炎、组织坏死并形成单个或多个肺脓肿。医院获得性肺炎中葡萄球菌感染比例高，耐甲氧西林金葡菌（MRSA）感染的肺炎治疗更困难，病死率高。

二、临床表现

1. 症状　多数起病急骤，寒战、高热，体温可达 39～40℃，胸痛、咳嗽、咳痰，痰液多，由咳黄脓痰演变为脓血性或粉红色乳样痰，无臭味；毒血症状明显，全身肌肉、关节酸痛，体质衰弱、乏力、大汗、精神萎靡。重症患者胸痛和呼吸困难进行性加重，并出现血压下降、少尿等周围循环衰竭的表现。血源性、老年人、院内感染者表现多不典型，一般起病隐匿，体温逐渐上升，痰量少。

2. 体征　肺部体征早期不明显，与临床严重的中毒症状、呼吸道症状不相称，其后可出现肺部散在湿啰音；典型的肺实变体征少见，如病变较大或融合时可有肺实变体征。

三、辅助检查

血常规白细胞计数增高，中性粒细胞比例增加及核左移，有中毒颗粒。最好在使用抗生素前采集血、痰、胸腔积液标本进行涂片和培养，以明确诊断。胸部 X 线表现为肺部多发性浸润病灶，常有空洞和液平面，另外，病变存在易变性，表现为一处炎性浸润消失而在另一处出现新的病灶，或很小的单一病灶发展为大片阴影。

四、诊断要点

根据全身毒血症状，咳脓痰，白细胞计数增高、中性粒细胞比例增加及核左移并有 X 线表现，可作出初步诊断，胸部 X 线随访追踪肺部病变的变化对诊断有帮助，细菌学检查是确诊依据。

五、治疗原则

治疗原则是早期清除原发病灶及抗菌治疗。

1. 抗菌治疗　选择敏感的抗生素是治疗的关键。首选耐青霉素酶的半合成青霉素或头孢菌素，如苯唑西林钠、头孢呋辛钠等，联合氨基糖苷类如阿米卡星可增强疗效；青霉素过敏者可选用红霉素、林可霉素、克林霉素等；耐甲氧西林金黄色葡萄球菌（MRSA）感染宜用万古霉素静滴。本病抗生素治疗总疗程较其他肺炎长，常采取早期、联合、足量、静脉给药，不宜频繁更换抗生素。

2. 对症支持治疗　加强支持疗法，预防并发症。患者宜卧床休息，饮食补充足够热量及蛋白质，多饮水，有发绀者给予吸氧。对气胸或脓气胸应尽早引流治疗。

六、预后

本病发展迅猛，预后与是否治疗及时、有无并发症等相关。目前病死率在 10%～30%，年龄大于 70 岁的患者病死率达 75%。痊愈者中少数可遗留有支气管扩张症。

（魏晓芬）

第三节　成人支气管哮喘

支气管哮喘（bronchial asthma）简称哮喘，是由多种细胞（如嗜酸粒细胞、肥大细胞、T 淋巴细胞、中性粒细胞、气道上皮细胞等）和细胞组分参与的气道慢性炎症性疾病。主要特征包括气道慢性炎症，气道对多种刺激因素呈现的高反应性，广泛多变的可逆性气流受限以及随病程延长而导致的一系列气道结构的改变，即气道重塑。临床表现为反复发作的喘息、气急、胸闷或咳嗽等症状，常在夜间及凌晨发作或加重，多数患者可自行缓解或经治疗后缓解。根据全球和我国哮喘防治指南提供的资料，经过长期规范化治疗和管理。80% 以上的患者可以达到哮喘的临床控制。鉴于全球许多国家和地区的哮喘患病率和病死率呈上升趋势，哮喘也引起了世界卫生组织（WHO）和各国政府的重视。1995 年由 WHO 和美国国立卫生院心、肺、血液研究所组织多国专家共同制定的《哮喘防治的全球创议》（global initiative for asthma，CINA），经过不断更新，已成为指导全世界哮喘病防治工作的指南。

一、流行病学

哮喘是世界上最常见的慢性疾病之一，全球约有 3 亿哮喘患者。各国哮喘患病率从 1%～31% 不等，我国约为 0.5%～5%，且呈上升趋势。一般认为发达国家哮喘患病率高于发展中国家，城市高于农村。哮喘死亡率为 1.6～36.7/10 万，多与哮喘长期控制不佳、最后一次发作时治疗不及时有关，其中大部分是可预防的。我国已成为全球哮喘病死率最高的国家之一。

二、病因及发病机制

1. 病因　哮喘是一种复杂的、具有多基因遗传倾向的疾病，其发病具有家族集聚现象，亲缘关系越近，患病率越高。近年来，点阵单核苷酸多态性基因分型技术，也称全基因组关联研究（GWAS）的发展给哮喘的易感基因研究带来了革命性的突破。目前采用 GWAS 鉴定了多个哮喘易感基因位点，如 5q12，22，23，17q12～17.9q24 等。具有哮喘易感基因的人群发病与否受环境因素的影响较大，深入研究基因—环境相互作用将有助于揭示哮喘发病的遗传机制。

环境因素包括变应原（油漆、饲料、活性染料），食物（鱼、虾、蛋类、牛奶），药物（阿司匹林、抗生素）和非变应原性因素，如大气污染、吸烟、运动、肥胖等。

2. 发病机制　哮喘的发病机制不完全清楚，目前可概括为免疫－炎症机制、神经调节机制及其相互作用。

（1）气道免疫－炎症机制

1）气道炎症形成机制：气道慢性炎症反应是由多种炎症细胞、炎症介质和细胞因子共同参与、相互作用的结果。

当外源性变应原通过吸入、食入或接触等途径进入机体后被抗原递呈细胞（如树突状细胞、巨噬细胞、嗜酸性粒细胞）内吞并激活 T 细胞。一方面，活化的辅助性 T 细胞（主要是 Th2 细胞）产生白细胞介素（IL）如 IL－4、IL－5、IL－10 和 IL－13 等进一步激活 B 淋巴细胞，后者合成特异性 IgE，并结合于肥大细胞和嗜碱粒细胞等细胞表面的 IgE 受体。若变应原再次进入体内，可与结合在细胞的 IgE 交联，使该细胞合成并释放多种活性介质导致平滑肌收缩、黏液分泌增加、血管通透性增高和炎症细胞浸润等。炎症细胞在介质的作用下又可分泌多种介质，使气道病变加重，炎症浸润增加，产生哮喘的临床症状，这是一个典型的变态反应过程。另一方面，活化的 Th（主要是 Th2）细胞分泌的 IL 等细胞因子，可以直接激活肥大细胞、嗜酸粒细胞及肺泡巨噬细胞等多种炎症细胞，使之在气道浸润和聚集。这些细胞相互作用可以分泌出许多种炎症介质和细胞因子，如组胺、前列腺素（PG）、白三烯（LT）、血小板活化因子（PAF）、嗜酸粒细胞趋化因子（ECF）、中性粒细胞趋化因子（NCF）、转化生长因子（TGF）等，构成了一个与炎症细胞相互作用的复杂网络，使气道收缩，黏液分泌增加，血管渗出增多，进一步加重气道慢性炎症。嗜酸粒细胞在哮喘发病中不仅发挥着终末效应细胞的作用，还具有免疫调节作用。TH17 细胞在以中性粒细胞浸润为主的激素抵抗型哮喘和重症哮喘发病中起到了重要作用。

根据变应原吸入后哮喘发生的时间，可分为早发型哮喘反应、迟发型哮喘反应和双相型哮喘反应。早发型哮喘反应几乎在吸入变应原的同时立即发生反应，15~30min 达高峰，2h 后逐渐恢复正常。迟发型哮喘反应约 6h 左右发病，持续时间长，可达数天。约半数以上患者出现迟发型哮喘反应。

2）气道高反应性（airway hyperresponsiveness，AHR）：是指气道对各种刺激因子如变应原、理化因素、运动、药物等呈现的高度敏感状态，表现为患者接触这些刺激因子时气道出现过强或过早的收缩反应。AHR 是哮喘的基本特征，可通过支气管激发试验来量化和评估，有症状的哮喘患者几乎都存在 AHR。目前普遍认为气道炎症是导致气道高反应性的重要机制之一，当气道受到变应原或其他刺激后，由于多种炎症细胞、炎症介质和细胞因子的参与，气道上皮的损害和上皮下神经末梢的裸露等，从而导致气道高反应性。AHR 常有家族倾向，受遗传因素的影响。AHR 为支气管哮喘患者的共同病理生理特征，然而出现 AHR 者并非都是支气管哮喘，如长期吸烟、接触臭氧、病毒性上呼吸道感染、慢性阻塞性肺疾病（COPD）等也可出现 AHR，但程度相对较轻。

3）气道重构（airway remodeling）：是哮喘的重要病理特征，表现为气道上皮细胞黏液化生、平滑肌肥大/增生、上皮下胶原沉积和纤维化、血管增生等，多出现在反复发作、长期没有得到良好控制的哮喘患者。气道重构的发生主要与持续存在的气道炎症和反复的气道上皮损伤/修复有关。除了炎症细胞参与气道重构外，TGF-β、血管内皮生长因子、白三烯、基质金属蛋白酶-9、解聚素、金属蛋白酶-33 等多种炎症介质也参与了气道重构的形成。

（2）神经调节机制：神经因素也被认为是哮喘发病的重要环节。支气管受复杂的自主神经支配。除胆碱能神经、肾上腺素能神经外，还有非肾上腺素能非胆碱能（NANC）神经系统。支气管哮喘与 β-肾上腺素受体功能低下和迷走神经张力亢进有关，并可能存在有 α-肾上腺素能神经的反应性增加。NANC 能释放舒张支气管平滑肌的神经介质如血管活性肠肽（VIP）、一氧化氮（NO）及收缩支气管平滑肌的介质如 P 物质、神经激肽，两者平衡失调，则可引起支气管平滑肌收缩。此外，从感觉神经末梢释放的 P 物质、降钙素基因相关肽、神经激肽 A 等导致血管扩张、血管通透性增加和炎症渗出，此即神经源性炎症。神经源性炎症能通过局部轴突反射释放感觉神经肽而引起哮喘发作。

三、临床表现

1. 症状　典型症状为发作性伴有哮鸣音的呼气性呼吸困难或发作性胸闷和咳嗽。症状可在数分钟内发生，并持续数小时至数天，可经平喘药物治疗后缓解或自行缓解。夜间及凌晨发作或加重是哮喘的重要临床特征。有些青少年，其哮喘症状在运动时出现，称为运动性哮喘。此外，临床上还存在没有喘息症状的不典型哮喘，患者可表现为发作性咳嗽、胸闷或其他症状。对以咳嗽为唯一症状的不典型哮喘称为咳嗽变异性哮喘（cough variantasthma，CVA）。对以胸闷为唯一症状的不典型哮喘称为胸闷变异性哮喘（chest tightness variant asthma，CTVA）。

2. 体征　发作时胸部呈过度充气状态，有广泛的哮鸣音，呼气音延长。但非常严重哮喘发作，哮鸣音反而减弱，甚至完全消失，表现为"沉默肺"，是病情危重的表现。非发作期体检可无异常发现，故未闻及哮鸣音，不能排除哮喘。

3. 并发症　发作时可并发气胸、纵隔气肿、肺不张；长期反复发作和感染可并发慢支、肺气肿、支气管扩张、间质性肺炎、肺纤维化和肺源性心脏病。

四、辅助检查

1. 痰液检查　部分患者痰涂片在显微镜下可见较多嗜酸粒细胞。

2. 肺功能检查

（1）通气功能检测：在哮喘发作时呈阻塞性通气功能改变，呼气流速指标均显著下降，1秒钟用力呼气容积（FEV_1）、[1秒率1秒钟用力呼气量占用力肺活量比值（$FEV_1/FVC\%$）] 以及最高呼气流量（PEF）均减少。肺容量指标可见用力肺活量正常或下降、残气量增加、功能残气量和肺总量增加，残气量占肺总量百分比增高。其中以 $FEV_1/FVC < 70\%$ 或 FEV_1 低于正常预计值的80%为判断气流受限的最重要指标。缓解期上述通气功能指标可逐渐恢复。病变迁延、反复发作者，其通气功能可逐渐下降。

（2）支气管激发试验（bronchial provocation test，BPT）：用以测定气道反应性。常用吸入激发剂为乙酰胆碱、组胺，其他激发剂包括变应原、单磷酸腺苷、甘露醇、高渗盐水等，也有用物理激发因素如运动、冷空气等作为激发剂。观察指标包括 FEV_1、PEF 等。结果判断与采用的激发剂有关，通过剂量反应曲线计算使 FEV_1 下降20%的吸入药物累积剂量（$PD20 - FEV_1$）或累积浓度（$PC20 - FEV_1$），可对气道反应性增高的程度作出定量判断。如 FEV_1 下降≥20%，可诊断为激发试验阳性。BPT适用于在非哮喘发作期、FEV_1 在正常预计值70%以上的患者。

（3）支气管舒张试验（bronchial dilation test，BDT）：用以测定气道可逆性。有效的支气管舒张药可使发作时的气道痉挛得到改善，肺功能指标好转。常用吸入型的支气管舒张剂如沙丁胺醇、特布他林及异丙托溴铵等。吸入支气管舒张剂20min后重复测定肺功能，舒张试验阳性诊断标准：①FEV_1 较用药前增加12%或以上，且其绝对值增加200ml或以上；②PEF较治疗前增加60L/min或增加≥20%。

（4）呼气峰流速（PEF）及其变异率测定：PEF可反映气道通气功能的变化。哮喘发作时PEF下降。由于哮喘有通气功能时间节律变化的特点，监测PEF日间、夜间变异率有助于哮喘的诊断和病情评估。若昼夜PEF变异率≥20%，提示存在可逆性的气流受限。

3. 动脉血气分析　哮喘发作时由于气道阻塞且通气分布不均，通气/血流比值失衡，可致肺泡－动脉血氧分压差（$A - aDO_2$）增大；严重发作时可有缺氧，PaO_2 降低，由于过度通气可使 $PaCO_2$ 下降，pH上升，表现呼吸性碱中毒。若病情进一步发展，气道阻塞严重，可有缺氧及 CO_2 滞留，表现呼吸性酸中毒；当 $PaCO_2$ 较前增高，即使在正常范围内也要警惕严重气道阻塞的发生。若缺氧明显，可并发代谢性酸中毒。

4. 胸部X线/CT检查　早期在哮喘发作时可见两肺透亮度增加，呈过度通气状态；在缓解期多无明显异常如并发呼吸道感染，可见肺纹理增加及炎性浸润阴影。同时要注意肺不张、气胸或纵隔气肿等并发症的存在。胸部CT在部分患者可见支气管壁增厚、黏液阻塞。

5. 特异性变应原的检测　外周血变应原特异性IgE增高，结合病史有助于病因诊断；血清总IgE测定对哮喘诊断价值不大，但其增高的程度可作为重症哮喘使用抗IgE抗体治疗及调整剂量的依据。体内变应原试验包括皮肤变应原试验和吸入变应原试验，前者可通过皮肤点刺等方法进行。

五、诊断要点

1. 诊断标准

（1）反复发作喘息、气急、胸闷或咳嗽，多与接触变应原、冷空气、物理、化学性刺激、病毒性上呼吸道感染、运动等有关。

（2）发作时在双肺可闻及散在或弥漫性，以呼气相为主的哮鸣音，呼气相延长。

（3）上述症状可经治疗缓解或自行缓解。

（4）除外其他疾病所引起的喘息、气急、胸闷和咳嗽。

（5）临床表现不典型者（如无明显喘息或体征）应有下列三项中至少一项阳性：①支气管激发试验或运动试验阳性；②支气管舒张试验阳性；③昼夜PEF变异率≥20%。

符合（1）～（4）条或（4）、（5）条者，可以诊断为支气管哮喘。

2. 支气管哮喘的分期及控制水平分级　支气管哮喘可分为急性发作期、非急性发作期。

（1）急性发作期：是指气促、咳嗽、胸闷等症状突然发生或症状加重，常有呼吸困难，以呼气流量降低为其特征，常因接触变应原等刺激物或治疗不当所致。哮喘急性发作时其程度轻重不一，病情加重可在数小时或数天内出现，偶尔可在数分钟内即危及生命，故应对病情作出正确评估，以便给予及时有效的紧急治疗。

（2）非急性发作期（亦称慢性持续期）：许多哮喘患者即使没有急性发作，但在相当长的时间内仍有不同频度和（或）不同程度地出现症状（喘息、咳嗽、胸闷等），肺通气功能下降。过去曾以患者白天、夜间哮喘发作的频度和肺功能测定指标为依据，将非急性发作期的哮喘病情严重程度分为间歇性、轻度持续、中度持续和重度持续4级，目前则认为长期评估哮喘的控制水平是更为可靠和有用的严重性评估方法，对哮喘的评估和治疗的指导意义更大。

六、治疗原则

目前尚无特效的治疗方法，但长期规范化治疗可使哮喘症状得到控制，减少复发乃至不发作。长期使用最少量或不用药物能使患者活动不受限制，并能与正常人一样生活、工作和学习。

1. 确定并减少危险因素接触　部分患者能找到引起哮喘发作的变应原或其他非特异刺激因素，立即使患者脱离并长期避免接触这些危险因素是防治哮喘最有效的方法。

2. 药物治疗　治疗哮喘药物主要分为两类：控制性药物和缓解性药物。控制性药物亦称抗炎药，主要用于治疗气道慢性炎症，需要长期使用。缓解性药物亦称解痉平喘药，通过迅速解除支气管痉挛从而缓解哮喘症状，按需使用。

（1）糖皮质激素：由于哮喘时病理基础是慢性非特异性炎症，糖皮质激素是当前控制哮喘发作最有效的药物。主要作用机制是抑制炎症细胞的迁移和活化；抑制细胞因子的生成；抑制炎症介质的释放；增强平滑肌细胞 β_2 受体的反应性。可分为吸入、口服和静脉用药。吸入治疗是目前推荐长期抗炎治疗哮喘的最常用方法。常用吸入药物有倍氯米松（beclomethasone，BDP）、布地奈德（budesonide）、氟替卡松（fluticasone）、莫米松（momethasone）等，后二者生物活性更强，作用更持久。通常需规律吸入 1~2 周以上方能生效。根据哮喘病情选择吸入不同 ICS 剂量。虽然吸入 ICS 全身不良反应少，但少数患者可出现口咽念珠菌感染、声音嘶哑或呼吸道不适，吸药后用清水漱口可减轻局部反应和胃肠吸收。长期吸入较大剂量 ICS（>1 000μg/d）者应注意预防全身性不良反应，如肾上腺皮质功能抑制、骨质疏松等。为减少吸入大剂量糖皮质激素的不良反应，可采用低、中剂量 ICS 与长效 β_2 受体激动剂、缓释茶碱或白三烯调节剂联合使用。

口服剂：有泼尼松（强的松）、泼尼松龙（强的松龙）。用于吸入糖皮质激素无效或需要短期加强的患者。起始 30~60mg/d，症状缓解后逐渐减量至 ≤10mg/d。然后停用，或改用吸入剂。不主张长期口服激素用于维持哮喘控制的治疗。

静脉用药：重度或严重哮喘发作时应及早应用激素。可选择琥珀酸氢化可的松，常用量 100~400mg/d，注射后 4~6h 起作用，或甲泼尼龙，常用量 80~160mg/d，起效时间更短 2~4h。地塞米松因在体内半衰期较长、不良反应较多，宜慎用，一般 10~30mg/d。无激素依赖倾向者，可在短期 3~5 天停药；有激素依赖倾向者应在症状缓解后逐渐减量，然后改口服和吸入制剂维持。

（2）β_2 受体激动剂：主要通过激动呼吸道的 β_2 受体，激活腺苷酸环化酶，使细胞内的环磷酸腺苷（cAMP）含量增加，游离 Ca^{2+} 减少，从而松弛支气管平滑肌，起到缓解哮喘的作用。分为短效 β_2 受体激动剂 SABA（维持 4~6h）和长效 β_2 受体激动剂 LABA（维持 10~12h），LABA 又分为快速起效（数分钟起效）和缓慢起效（30min 起效）两种。

SABA：是控制哮喘急性发作的首选药物。有吸入、口服和静脉三种制剂，首选吸入给药。吸入剂包括定量气雾剂（MDI）、干粉剂、雾化溶液。首选药物有沙丁胺醇（salbutamol）、特布他林（terbutaline）。SABA 应按需间歇使用，不宜长期、单一应用。

LABA：这类 β_2 受体激动剂的分子结构中具有较长的侧链，舒张支气管平滑肌的作用可达 12h 以上。与 ICS 联合是目前最常用的哮喘控制性药物。常用的 LABA 有两种：①沙美特罗（salmaterol）：经气雾剂或碟剂装置给药，给药后 30min 起效，平喘作用维持 12h 以上，推荐剂量 50μg，每日 2 次吸入。②福莫特罗（formoterol）：经都保装置给药，起效迅速，给药后 3～5min 起效，平喘作用维持 8～12h 以上。具有一定的剂量依赖性，推荐剂量 4.5～9.0μg，每日 2 次吸入，也可按需用于哮喘急性发作的治疗。不推荐长期单独使用 LABA，须与 ICS 联合应用。同前常用 ICS 加 LABA 的联合制剂有：氟替卡松/沙美特罗吸入干粉剂，布地奈德/福莫特罗吸入干粉剂。

（3）白三烯调节剂：通过调节白三烯的生物活性而发挥抗炎作用，同时可以舒张支气管平滑肌，是日前除 ICS 外唯一可单独应用的哮喘控制性药物。可作为轻度哮喘 ICS 的替代治疗药物和中、重度哮喘的联合治疗药物，尤其适用于阿司匹林哮喘、运动性哮喘和伴有过敏性鼻炎患者的治疗。常用药物有孟鲁司特（montelukast）10mg、每日 1 次。或扎鲁司特（zafirlukast）20mg、每日 2 次，不良反应通常较轻微，主要是胃肠道症状，少数有皮疹、血管性水肿、转氨酶升高，停药后可恢复正常。

（4）茶碱类：能抑制磷酸二酯酶，提高平滑肌细胞内的 cAMP 浓度，拮抗腺苷受体，增强呼吸肌的收缩力；增强气道纤毛清除功能和抗炎作用。是目前治疗哮喘的有效药物。

口服：用于轻、中度哮喘急性发作以及哮喘的维持治疗，常用药物包括氨茶碱和缓释茶碱，剂量为每日 6～10mg/kg。口服缓释茶碱后昼夜血药浓度平稳，平喘作用可维持 12～14h，尤其适用于控制夜间哮喘。联合应用茶碱、ICS 和抗胆碱药物具有协同作用。

静脉：注射氨茶碱首次负荷剂量为 4～6mg/kg，注射速度不宜超过 0.25mg/（kg·min），维持剂量为 0.6～0.8mg/（kg·h）。每日最大用量一般不超过 1.0g（包括口服和静脉给药）。静脉给药主要应用于重症哮喘。

茶碱的主要不良反应为胃肠道症状（恶心、呕吐），心血管症状（心动过速、心律失常、血压下降）及尿多，偶可兴奋呼吸中枢，严重者可引起抽搐乃至死亡。由于茶碱的"治疗窗"窄以及茶碱代谢存在较大的个体差异，最好在用药中监测血浆氨茶碱浓度，其安全有效浓度为 6～15mg/L。发热、妊娠、小儿或老年，患有肝、心、肾功能障碍及甲状腺功能亢进者尤须慎用。合用西咪替丁（甲氰咪胍）、喹诺酮类、大环内酯类药物等可影响茶碱代谢而使其排泄减慢，应减少用药量。

（5）抗胆碱药：通过阻断节后迷走神经通路，降低迷走神经兴奋性而起舒张支气管作用，并有减少痰液分泌的作用。可与 β_2 受体激动剂联合吸入有协同作用，尤其适用于夜间哮喘及多痰的患者。分为短效抗胆碱能药物（SAMA，维持 4～6h）和长效抗胆碱能药物（LAMA，维持 24h）。

SAMA：主要用于哮喘急性发作的治疗，多与 β_2 受体激动剂联合应用。常用药如异丙托溴铵（ipratropine bromide），有 MDI（每日 3 次，每次 25～75μg）和雾化溶液（100～150μg/ml 的溶液持续雾化吸入）两种剂型。不良反应少，少数患者有口苦或口干感。

LAMA：主要用于哮喘并发慢阻肺以及慢阻肺患者的长期治疗。常用药如噻托溴铵（tiotropium bromide）是近年发展的选择性 M_1、M_2 受体拮抗剂，作用更强，持续时间更久（可达 24h）、不良反应更少，目前只有干粉吸入剂。

（6）抗 IgE 抗体：是一种人源化的重组鼠抗人 IgE 单克隆抗体，具有阻断游离 IgE 与 IgE 效应细胞表面受体结合的作用，但不会诱导效应细胞的脱颗粒反应。主要用于经吸入 ICS 和 LABA 联合治疗后症状仍未控制且血清 IgE 水平增高的重症哮喘患者。使用方法为每 2 周皮下注射 1 次，持续至少 3～6 个月。该药临床使用时间尚短，其远期疗效与安全性有待进一步观察。

（7）其他药物

1）抗组胺药物：口服第二代抗组胺药物（H_1 受体拮抗剂）如酮替酚（ketotifen）、阿司咪唑、氯雷他定等具有抗变态反应作用，在哮喘治疗中的作用较弱。

2）其他口服抗变态反应药物：如曲尼斯特（tranilast）、瑞吡斯特（repirinast）等可应用于轻度至中度哮喘的治疗，其主要不良反应是嗜睡。

3. 急性发作期的治疗 急性发作的治疗目的是尽快缓解气道阻塞，纠正低氧血症，恢复肺功能，预防进一步恶化或再次发作，防止并发症。对所有急性发作的患者都要制定个体化的长期治疗方案。

（1）轻度：经 MDI 吸入 SABA，在第 1h 每 20min 吸入 1～2 喷。随后轻度急性发作可调整为每 3～4h 吸入 1～2 喷。效果不佳时可加茶碱缓释片，或加用 SAMA 吸入。

（2）中度：吸入 SABA（常用雾化吸入），第 1h 可持续雾化吸入。联合应用雾化吸入 SAMA、激素混悬液。也可联合静脉应用茶碱类。如仍不能缓解，应尽早口服糖皮质激素，同时吸氧。

（3）重度至危重度：持续雾化吸入 SABA，或联合雾化吸入 SAMA、激素混悬液以及静脉滴注茶碱类药物。吸氧。尽早静脉应用糖皮质激素，待病情得到控制和缓解后改为口服给药。注意维持水、电解质平衡，纠正酸碱失衡，当 pH 值 <7.20 且并发代谢性酸中毒时，应适当补碱。经上述治疗，临床症状和肺功能无改善甚至继续恶化者，应及时给予机械通气治疗，其指征包括呼吸肌疲劳、$PaCO_2 \geqslant$ 45mmHg、意识改变（需进行有创机械通气）。若并发气胸，在胸腔引流气体下仍可机械通气。此外应预防下呼吸道感染等。

4. 慢性持续期的治疗　慢性持续期的治疗应在评估和监测患者哮喘控制水平的基础上，定期根据长期治疗分级方案做出调整，以维持患者的控制水平。

对哮喘患者进行哮喘知识教育和控制环境、避免诱发因素贯穿于整个治疗阶段。对于大多数未经治疗的持续性哮喘患者，初始治疗应从第 2 级治疗方案开始，如果初始评估提示哮喘处于严重未控制，治疗应从第 3 级方案开始。从第 2 级到第 5 级的治疗方案中都有不同的哮喘控制药物可供选择。而在每一步中缓解药物都应该按需使用，以迅速缓解哮喘症状。

5. 免疫疗法　分为特异性和非特异性两种。特异性免疫反应是指将诱发哮喘发作的特异性变应原（如螨、花粉、猫毛等）配制成各种不同浓度的提取液，通过前者皮下注射、舌下含服或其他途径给予对该变应原过敏的患者，使其对此种变应原的耐受性增高，当再次接触此变应原时，不再诱发哮喘发作，或发作程度减轻，又称脱敏疗法或减敏疗法。一般需治疗 1～2 年，若治疗反应良好，可坚持 3～5 年。非特异性免疫疗法，如注射卡介苗及其衍生物、转移因子、疫苗等生物制品抑制变应原反应的过程，有一定辅助的疗效。

咳嗽变异性哮喘（CVA）的治疗原则与典型哮喘治疗相同。疗程则可以短于典型哮喘。CVA 治疗不及时可发展为典型哮喘。

难治性哮喘，指采用包括吸入 ICS 和 LABA 两种或多种控制药物，规范治疗至少 6 个月，仍不能达到良好控制的哮喘。治疗包括：①首先排除患者治疗依从性不佳，并排除诱发加重或使哮喘难以控制的因素；②给予高剂量 ICS 联合/不联合口服激素，加用白三烯调节剂、抗 IgE 抗体联合治疗；③其他可选择的治疗包括免疫抑制剂（甲氨蝶呤、环孢素、金制剂），支气管热成形术等。

6. 哮喘的教育与管理　哮喘患者的教育与管理是提高疗效，减少复发，提高患者生活质量的重要措施。在医生指导下患者要学会自我管理、学会控制病情。应为每个初诊哮喘患者制订防治计划，应使患者了解或掌握以下内容：①相信通过长期、适当、充分的治疗，完全可以有效地控制哮喘发作；②了解哮喘的激发因素以及避免诱因的方法；③简单了解哮喘的本质和发病机制；④熟悉哮喘发作先兆表现及相应处理办法；⑤学会在家中自行监测病情变化，并进行评定，重点掌握峰流速仪的使用方法，坚持记录哮喘日记；⑥学会哮喘发作时进行简单的紧急自我处理方法；⑦了解常用平喘药物的作用、正确用量、用法、不良反应；⑧掌握正确的吸入技术（MDI 或 Spacer 用法）；⑨知道什么情况下应去医院就诊；⑩与医生共同制定出防止复发、保持长期稳定的方案。

在此基础上采取一切必要措施对患者进行长期系统管理，包括鼓励哮喘患者与医护人员建立伙伴关系，通过规律的肺功能监测（包括 PEF）客观地评价哮喘发作的程度，避免和控制哮喘激发因素，减少复发，制定哮喘长期管理的用药计划，制定发作期处理方案和长期定期随访保健，改善患者的依从性，并根据患者病情变化及时修订防治计划。

七、护理评估

1. 病史

（1）患病及治疗经过：询问患者发作时的症状，如喘息、呼吸困难、胸闷或咳嗽的程度、持续时间、诱发或缓解因素。了解既往和目前的检查结果、治疗经过和病情严重程度。了解患者对所用药物的名称、剂量、用法、疗效、不良反应等知识的掌握情况，尤其是患者能否掌握药物吸入技术，是否进行长期规律的治疗，是否熟悉哮喘急性发作先兆和正确处理方法，急性发作时有无按医嘱治疗等。评估疾病对患者日常生活和工作的影响程度。

（2）评估与哮喘有关的病因和诱因：①有无接触变应原，室内是否密封窗户，是否使用地毯、化纤饰品，是否有空调等可造成室内空气流通减少的因素存在，室内有无尘螨滋生、动物皮毛和排泄物、花粉等。②有无主动或被动吸烟，吸入污染空气如臭氧、杀虫剂、油漆和工业废气等。③有无进食虾蟹、鱼、牛奶、蛋类等食物。④有无服用普萘洛尔、阿司匹林等药物史。⑤有无受凉、气候变化、剧烈运动、妊娠等诱发因素。⑥有无哮喘家族史。

（3）心理－社会状况：哮喘是一种气道慢性炎症性疾病，患者对环境多种激发因子易过敏，发作性症状反复出现，严重时可影响睡眠和体力活动。评估患者有无烦躁、焦虑、恐惧等心理反应；有无忧郁、悲观情绪，以及对疾病治疗失去信心等。评估家属对疾病知识的了解程度和对患者关心程度、经济情况和社区医疗服务状况等。

2. 身体评估

（1）一般状态：评估患者的生命体征和精神状态，有无嗜睡、意识模糊等意识状态改变，有无痛苦面容。观察呼吸频率和脉率的情况，有无奇脉。

（2）皮肤和黏膜：观察口唇、面颊、耳郭等皮肤有无发绀，唇舌是否干燥、皮肤有无多汗、弹性降低。

（3）胸部体征：胸部有无过度充气，观察有无辅助呼吸肌参与呼吸和三凹征出现。听诊肺部有无哮鸣音、呼气音延长，有无胸腹反常运动，但应注意轻度哮喘或非常严重哮喘发作时，可不出现哮鸣音。

3. 实验室及其他检查

（1）血常规：有无嗜酸性粒细胞和中性粒细胞增高。

（2）动脉血气分析：有无 PaO_2 降低，$PaCO_2$ 是否增高，有无呼吸性酸中毒、代谢性碱中毒。

（3）特异性变应原的检测：有无特异性 IgE 增高。

（4）痰液检查：涂片有无嗜酸性粒细胞，痰培养有无致病菌。

（5）肺功能检查：有无 FEV_1/FVC、$FEV_1\%$ 预计值 PEF 等下降，有无残气量、功能残气量和肺总量增加，有无残气/肺总量比值增高。

（6）X 线检查：有无肺透亮度增加，是否出现肺纹理增多和炎性浸润性阴影。注意观察有无气胸、纵隔气肿、肺不张等并发症的征象。

八、护理诊断/合作性问题

1. 气体交换受损　与支气管痉挛、气道炎症、气道阻力增加有关。
2. 清理呼吸道无效　与支气管黏膜水肿、分泌物增多、痰液黏稠、无效咳嗽有关。
3. 知识缺乏　缺乏正确使用定量雾化吸入器用药的相关知识。
4. 活动无耐力　与缺氧、呼吸困难有关。
5. 焦虑　与哮喘长期存在且反复急性发作有关。
6. 潜在并发症　呼吸衰竭、纵隔气肿等。

九、护理目标

（1）患者呼吸困难缓解，能进行有效呼吸。

（2）能够进行有效的咳嗽，排出痰液。

（3）能够正确使用定量雾化吸入器。

十、护理措施

1. 气体交换受损

（1）环境与体位：有明确过敏原者应尽快脱离，提供安静、舒适、温湿度适宜的环境，保持室内清洁、空气流通。根据病情提供舒适体位，如为端坐呼吸者提供床旁桌支撑，以减少体力消耗。病室不宜摆放花草，避免使用地毯、皮毛、羽绒或蚕丝织物等，整理床铺时避免尘埃飞扬。

（2）饮食护理：大约20%的成年患者和50%的患儿可因不适当饮食而诱发或加重哮喘，应提供清淡、易消化、足够热量的饮食，避免进食硬、冷、油煎食物；避免进食或饮用刺激性食物或饮料。若能找出与哮喘发作有关的食物，如鱼、虾、蟹、蛋类、牛奶等更应该避免食用。某些食物添加剂如酒石黄和亚硝酸盐可诱发哮喘发作，应当引起注意。有烟酒嗜好者戒烟酒。

（3）口腔与皮肤护理：哮喘发作时，患者常会大量出汗，应每天进行温水擦浴，勤换衣服和床单，保持皮肤的清洁、干燥和舒适。协助并鼓励患者咳嗽后用温水漱口，保持口腔清洁。

（4）心理护理：哮喘急性发作和重症发作的患者，通常会出现紧张、烦躁不安、甚至惊恐等情绪，应多巡视患者，耐心解释病情和治疗措施，给予心理疏导，用语言和非语言沟通安慰患者，消除患者过度紧张的心理，这对减轻哮喘发作的症状和控制病情有重要意义。

（5）用药护理：观察药物疗效和不良反应。

1）糖皮质激素：吸入药物治疗的全身性不良反应少，少数患者可出现声音嘶哑、咽部不适和口腔念珠菌感染，指导患者吸药后及时用清水含漱口咽部，选用干粉吸入剂或加用除雾器可减少上述不良反应。口服用药宜在饭后服用，以减少对胃肠道黏膜的刺激。气雾吸入糖皮质激素可减少其口服量，当用吸入剂替代口服剂时，通常需同时使用2周后再逐步减少口服量，指导患者不得自行减量或停药。

2）β_2受体激动剂：①指导患者按医嘱用药，不宜长期、规律、单一、大量使用，因为长期应用可引起β_2受体功能下降和气道反应性增高，出现耐药性。②指导患者正确使用雾化器，以保证药物的疗效。③静滴沙丁胺醇时应注意控制滴速$2 \sim 4\mu g/min$。用药过程观察有无心悸、骨骼肌震颤、低血钾等不良反应。

3）茶碱类：静脉注射时浓度不宜过高，速度不宜过快，注射时间宜在10min以上，以防中毒症状发生。不良反应有恶心、呕吐、心率失常、血压下降和呼吸中枢兴奋，严重者可致抽搐甚至死亡。用药时监测血药浓度可减少不良反应的发生，其安全浓度为$6 \sim 15\mu g/ml$。发热、妊娠、小儿或老年、有心、肝、肾功能障碍及甲状腺功能亢进者不良反应增加。合用西咪替丁、喹诺酮类、大环内酯类药物可影响茶碱代谢而使其排泄减慢，应加强观察。茶碱缓（控）释片有控释材料，不能嚼服，必须整片吞服。

4）其他：抗胆碱药吸入后，少数患者可有口苦或口干感。酮替芬有镇静、头晕、口干、嗜睡等不良反应，对高空作业人员、驾驶员、操纵精密仪器者应予以强调。白三烯调节剂的主要不良反应是轻微的胃肠道症状，少数有皮疹、血管性水肿、转氨酶升高，停药后可恢复。

（6）氧疗护理：重症哮喘患者常伴有不同程度的低氧血症，应遵医嘱给予鼻导管或面罩吸氧，吸氧流量为$1 \sim 3L/min$，吸入氧浓度一般不超过40%。为避免气道干燥和寒冷气流的刺激而导致气道痉挛，吸入的氧气应尽量温暖湿润。在给氧过程中，监测动脉血气分析。如哮喘严重发作，经一般药物治疗无效，或患者出现神志改变，$PaO_2 < 60mmHg$，$PaCO_2 > 50mmHg$时，应准备进行机械通气。

（7）病情观察：观察哮喘发作的前驱症状，如鼻咽痒、喷嚏、流涕、眼痒等黏膜过敏症状。哮喘发作时，动态观察患者意识状态、呼吸频率、节律、深度，是否有辅助呼吸肌参与呼吸运动等，监测呼吸音、哮鸣音变化，监测动脉血气分析和肺功能情况，了解病情和治疗效果，警惕气胸、呼吸衰竭等并发症的发生。哮喘严重发作时，如经治疗病情无缓解，需做好机械通气的准备工作。加强对急性期患者的监护，尤其夜间和凌晨是哮喘易发作的时间，应严密观察有无病情变化。

2. 清理呼吸道无效

（1）促进排痰：痰液黏稠者可定时给予蒸汽或氧气雾化吸入。指导患者进行有效咳嗽，协助叩背，以促进痰液排出。无效者可用负压吸引器吸痰。

（2）补充水分：哮喘急性发作时，患者呼吸增快、出汗，常伴脱水、痰液黏稠，形成痰栓阻塞小支气管加重呼吸困难。应鼓励患者每天饮水 2 500~3 000ml，以补充丢失的水分，稀释痰液。重症者应建立静脉通道，遵医嘱及时、充分补液，纠正水、电解质和酸碱平衡紊乱。

（3）病情观察：观察患者咳嗽情况、痰液性状和量。

3. 知识缺乏 缺乏正确使用定量雾化吸入器用药的相关知识

（1）定量雾化吸入器（MDI）：MDI 的使用需要患者协调呼吸动作，正确使用是保证吸入治疗成功的关键。①介绍雾化吸入器具：根据患者文化层次、学习能力，提供雾化吸入器的学习资料。②演示MDI 的使用方法：打开盖子，摇匀药液，深呼气至不能再呼时张口，将 MDI 喷嘴至于口中，双唇包住咬口，以慢而深的方式经口吸气，同时以手指按压喷药，至吸气末屏气 10s，使较小的雾粒沉降在气道远端，然后缓慢呼气，休息 3min 后可再重复使用 1 次。③反复练习使用：医护人员演示后，指导患者反复练习，直至患者完全掌握。④特殊 MDI 的使用：对不易掌握 MDI 吸入法的儿童或重症患者，可在MDI 上加储药罐（spacer），可以简化操作，增加吸入到下呼吸道和肺部的药物量，减少雾滴在口咽部沉积引起刺激，增加雾化吸入疗效。

（2）干粉吸入器：常用的有都保装置和准纳器。

1）都保装置（turbuhaler）：即储存剂量型涡流式干粉吸入器，如普米克都保、奥克斯都保、信必可都保（布地奈德福莫特罗干粉吸入剂）。指导患者使用都保装置的方法：①旋转并拔出瓶盖，确保红色旋柄在下方。②拿直都保，握住底部红色部分和都保中间部分，向某一方向旋转到底，再向反方向旋转到底，即完成一次装药。在此过程中，您会听到一次"咔嗒"声。③先呼气（勿对吸嘴呼气），将吸嘴含于口中，双唇包住吸嘴用力深长地吸气，然后将吸嘴从嘴部移开，继续屏气 5s 后恢复正常呼吸。

2）准纳器：常用的有沙美特罗替卡松粉吸入剂（舒利迭）等。指导患者准纳器的使用方法：①一手握住准纳器外壳，另一手拇指向外推动准纳器的滑动杆直至发出咔哒声，表明准纳器已做好吸药的准备。②握住准纳器并使远离嘴，在保证平稳呼吸的前提下，尽量呼气。③将吸嘴放入口中，深深地平稳地吸气，将药物吸入口中，屏气约 10s。④拿出准纳器，缓慢恢复呼气，关闭准纳器（听到咔嗒声表示关闭）。

十一、护理评价

（1）患者呼吸频率、节律平稳，无呼吸困难和奇脉。

（2）能选择合适的排痰方法，排出痰液，咳嗽程度减轻，次数减少。

（3）能描述雾化吸入器的种类，适应证和注意事项，掌握正确使用方法。

十二、健康指导

1. 疾病知识指导 指导患者增加对哮喘的激发因素、发病机制、控制目的和效果的认识，以提高患者的治疗依从性。使患者懂得哮喘虽不能彻底治愈，但只要坚持充分的正规治疗，完全可以有效地控制哮喘的发作，即患者可达到没有或仅有轻度症状，能坚持日常工作和学习。

2. 避免诱因指导 针对个体情况，指导患者有效控制可诱发哮喘发作的各种因素，如避免摄入引起过敏的食物；避免接触引起过敏的花粉、香水、化妆品等物质；避免强烈的精神刺激和剧烈运动；避免持续的喊叫等过度换气动作；不养宠物、不用皮毛制成的衣物、被褥或枕头。定期清洗空调，更换窗帘、床单、枕头等物品；避免接触刺激性气体及预防呼吸道感染；戴围巾或口罩避免冷空气刺激；在缓解期应加强体育锻炼、耐寒锻炼受耐力训练以增强体质。

3. 病情监测指导 指导患者识别哮喘发作的先兆表现和病情加重的征象，学会哮喘发作时进行简单的紧急自我处理方法。学会利用峰流速仪来监测最大呼气峰流速（PEFR），做好哮喘日记，为疾病预防和治疗提供参考资料。峰流速仪的使用方法：取站立位，尽可能深吸一口气，然后用唇齿部分包住口含器后，以最快的速度，用 1 次最有力的呼气吹动游标滑动，游标最终停止的刻度，就是此次峰流速值。峰流速测定是发现早期哮喘发作最简便易行的方法，在没有出现症状之前，PEFR 下降，提示将发生哮喘的急性发作。临床实验观察证实，每天测量 PEFR 并与标准 PEFR 进行比较，不仅能早期发现哮喘发作，还能判断哮喘控制的程度和选择治疗措施。如果 PEFR 经常有规律地保持在 80% ~100%，为安全区，说明哮喘控制理想；PEFR 50% ~80% 为警告区，说明哮喘加重，需及时调整治疗方案；PEFR <50% 为危险区，说明哮喘严重，需要立即到医院就诊。

4. 用药指导　哮喘患者应了解自己所用各种药物的名称、用法、用量及注意事项，了解药物的主要不良反应及如何采取相应的措施来避免。指导患者或家属掌握正确的药物吸入技术，按医嘱合理用药，正确使用 β₂ 受体激动剂和（或）糖皮质激素吸入剂。

5. 心理指导　精神心理因素在哮喘的发生发展过程中起重要作用，培养良好的情绪和战胜疾病的信心是哮喘治疗和护理的重要内容。哮喘患者的心理反应可有抑郁、焦虑、恐惧、性格改变等，给予心理疏导，使患者保持有规律的生活和乐观情绪，积极参加体育锻炼，最大程度地保持劳动能力，可有效减轻患者的不良心理反应。此外，患者常有社会适应能力下降、自信心下降、交际减少等表现，应指导患者充分利用社会支持系统，动员患者家属及朋友参与对哮喘患者的管理，为其身心康复提供各方面的支持。

（魏晓芬）

第四节　儿童支气管哮喘

支气管哮喘（hronchial asthma），简称哮喘，是儿童期最常见的慢性呼吸道疾病。哮喘是多种细胞（如嗜酸粒细胞、肥大细胞、T 淋巴细胞、中性粒细胞及气道上皮细胞等）和细胞组分共同参与的气道慢性炎症性疾病，这种慢性炎症导致气道反应性增加，通常出现广泛多变的可逆性气流受限，并引起反复发作性喘息、气促、胸闷或咳嗽等症状，常在夜间和（或）清晨发作或加剧，多数患儿可经治疗缓解或自行缓解。目前世界范围内约有 2 亿哮喘患者，各国患病率在 1% ~13% 不等，发达国家高于发展中国家，城市高于农村。2000 年中国城区儿童哮喘患病率调查显示，儿童哮喘患病率为 1.97%，2 年现患率为 1.54%。70% ~80% 儿童哮喘发病于 5 岁以前，约 20% 的患者有家族史，特应质（atopy）与本病的形成关系密切，多数患者有婴儿湿疹、过敏性鼻炎和（或）食物（药物）过敏史。儿童哮喘如诊治不及时，随病程的延长可产生气道不可逆性狭窄和气道重塑。因此，早期防治至关重要。为此，世界卫生组织（WHO）与美国国立卫生研究院心肺血液研究所制订了全球哮喘防治创议（Global Initiative for Asthma，GINA）方案，目前已成为防治哮喘的重要指南，该方案不断更新，针对 5 岁以下儿童哮喘患者，5 岁以上及成人哮喘患者，目前已出版了 GINA 2009 版和 GINA 2011 版。

一、发病机制

哮喘的发病机制极为复杂，尚未完全清楚，与免疫因素，神经、精神和内分泌因素，遗传学背景和神经信号通路密切相关。

1. 免疫因素　气道慢性炎症被认为是哮喘的本质。自 19 世纪 90 年代以来，通过大量临床病理研究发现，无论病程长短、病情轻重，哮喘患者均存在气道慢性炎症改变。新近的研究表明，哮喘的免疫学发病机制为：Ⅰ 型树突状细胞（DCI）成熟障碍，分泌白细胞介素（IL）–12 不足，使 Th0 不能向 Th1、细胞分化。在 IL–4 诱导下，DCH 促进 Th0 细胞向 Th2 发育，导致 Th1（分泌 IFN–γ 减少）/Th2（分泌 IL–4 增高）细胞功能失衡。Th2 细胞促进 B 细胞产生大量 IgE（包括抗原特异性 IgE）和分泌炎症细胞因子（包括黏附因子），刺激其他细胞（如上皮细胞、内皮细胞、嗜碱性粒细胞、肥大细胞和嗜酸性粒细胞等）产生一系列炎症介质（如白三烯、内皮素、前列腺素和血栓素 A2 等），最终诱发速发型（IgE 增高）变态反应和慢性气道炎症。同时，最新的研究表明调节性 T 细胞（Tr）在调节免疫失衡及维持耐受中具有重要的作用。

2. 神经、精神和内分泌因素　哮喘患儿 β 肾上腺素能受体功能低下和迷走神经张力亢进，或同时伴有 α 肾上腺素能神经反应性增强，从而发生气道高反应性（airway hyperresponsiveness，AHR）。气道的自主神经系统除肾上腺素能和胆碱能神经系统外，尚存在第三类神经，即非肾上腺素能非胆碱能（nonadrenergic noncholinergic，NANC）神经系统。NANC 神经系统又分为抑制性 NANC 神经系统（i-NANC）及兴奋性 NANC 神经系统（e-NANC），两者平衡失调，可引起支气平滑肌收缩。

一些患儿哮喘发作与情绪有关，其原因不明。更常见的是因严重的哮喘发作影响患儿受其家人的情绪。约 2/3 的患儿于青春期哮喘症状完全消失，于月经期、妊娠期和患甲状腺功能亢进时症状加重，均提示哮喘的发病可能与内分泌功能紊乱有关，具体机制不明。

3. 遗传学背景　哮喘具有明显的遗传倾向，患儿及其家庭成员患过敏性疾病和特应质者明显高于正常人群。哮喘为多基因遗传性疾病，已发现许多与哮喘发病有关的基因（疾病相关基因），如 IgE、IL-4、IL-13、T 细胞抗原受体（TCR）等基因多态性。但是，哮喘发病率三十余年来明显增高，不能单纯以基因变异来解释。

4. 神经信号通路　研究发现，在哮喘患者体内存在丝裂素活化蛋白激酶（MAPK）等神经信号通路的细胞因子、黏附因子和炎性介质对机体的作用，参与气道炎症和气道重塑。

二、危险因素

（1）吸入过敏原（室内：尘螨、动物毛屑及排泄物、蟑螂、真菌等；室外：花粉、真菌等）。

（2）食入过敏原（牛奶、鱼、虾、鸡蛋和花生等）。

（3）呼吸道感染（尤其是病毒及支原体感染）。

（4）强烈的情绪变化。

（5）运动和过度通气。

（6）冷空气。

（7）药物（如阿司匹林等）。

（8）职业粉尘及气体。

以上为诱发哮喘症状的常见危险因素，有些因素只引起支气管痉挛，如运动及冷空气。有些因素可以突然引起哮喘的致死性发作，如药物及职业性化学物质。

三、临床表现

咳嗽和喘息呈阵发性发作，以夜间和清晨为重。发作前可有流涕、打喷嚏和胸闷，发作时呼吸困难，呼气相延长伴有喘鸣声。严重病例呈端坐呼吸、恐惧不安、大汗淋漓、面色青灰。

体格检查可见桶状胸、三凹征，肺部满布哮鸣音，严重者气道广泛堵塞，哮鸣音反可消失，称"闭锁肺"（silent lung），是哮喘最危险的体征。肺部粗湿啰音时隐时现，在剧烈咳嗽后或体位变化时可消失，提示湿啰音的产生是位于气管内的分泌物所致。在发作间歇期可无任何症状和体征，有些病例在用力时才可听到哮鸣音。此外，在体格检查中还应注意有无过敏性鼻炎、鼻窦炎和湿疹等。

哮喘发作在合理应用常规缓解药物治疗后，仍有严重或进行性呼吸困难者，称为哮喘危重状态。表现为哮喘急性发作，出现咳嗽、喘息、呼吸困难、大汗淋漓和烦躁不安，甚至表现出端坐呼吸、语言不连贯、严重发绀、意识障碍及心肺功能不全的征象

四、辅助检查

1. 肺功能检查　肺功能检查主要用于 5 岁以上患儿。对于第一秒用力呼气量（FEV_1）≥正常预计值 70% 的疑似哮喘患儿，可选择支气管激发试验（常用组胺或乙酰甲胆碱）测定气道反应性，对于 FEV_1 ＜正常预计值 70% 的疑似哮喘患儿，选择支气管舒张试验评估气流受限的可逆性，支气管激发试验阳性、支气管舒张试验阳性均有助于确诊哮喘。呼气峰流速（PEF）的日间变异率是诊断哮喘和反映哮喘严重程度的重要指标。如日间变异率 ＞20%、使用支气管扩张剂后其值增加 20% 可以诊断为哮喘。

2. 胸部 X 线检查　急性期胸部 X 线正常或呈间质性改变，可有肺气肿或肺不张。胸部 X 线还可排除肺部其他疾病，如肺炎、肺结核、气管支气管异物和先天性呼吸系统畸形等。

3. 过敏原测试　用多种吸入性过敏原或食物性过敏原提取液所做的过敏原皮肤试验是诊断变态反应的首要工具，提示患者对该变应原过敏与否。目前常用皮肤点刺试验法和皮内试验法。血清特异性 IgE 测定也很有价值，血清总 IgE 测定只能反映是否存在特应质。

4. 其他　呼出气一氧化氮（NO）浓度测定和诱导痰技术在儿童哮喘诊断和病情监测中发挥着一定的作用。

五、诊断要点

1. 诊断　中华医学会儿科学分会呼吸学组于 2008 年修订了我国"儿童支气管哮喘诊断与防治指南"。

（1）儿童哮喘诊断标准

1）反复发作喘息、咳嗽、气促、胸闷，多与接触变应原、冷空气、物理或化学性刺激、呼吸道感染以及运动等有关，常在夜间和（或）清晨发作或加剧。

2）~4）同本节"支气管哮喘"诊断标准。

5）临床表现不典型者（如无明显喘息或哮鸣音），应至少具备以下 1 项。

A. 支气管激发试验或运动激发试验阳性。

B. 证实存在可逆性气流受限：①支气管舒张试验阳性：吸入速效 β_2 受体激动剂后 15min FEV_1 增加≥12%；②抗哮喘治疗有效：使用支气管舒张剂和口服（或吸入）糖皮质量素治疗 1~2 周后 FEV_1 增加≥12%。

C. PEF 每日变异率（连续监测 1~2 周）≥20%。

符合第 1~4 条或第 4、5 条者，可以诊断为哮喘。

（2）咳嗽变异型哮喘诊断标准

1）咳嗽持续 >4 周，常在夜间和（或）清晨发作或加剧，以干咳为主。

2）临床上无感染征象，或经较长时间抗生素治疗无效。

3）抗哮喘药物诊断性治疗有效。

4）排除其他原因引起的慢性咳嗽。

5）支气管激发试验阳性和（或）PEF 每日变异率（连续监测 1~2 周）≥20%。

6）个人或一级、二级亲属有特应性疾病史，或变应原测试阳性。

以上 1~4 项为诊断的基本条件。由于年幼儿患哮喘其临床特点、治疗及预后均有别于年长儿，中华儿科学会呼吸学组 1988 年提出婴幼儿哮喘诊断标准，从最初的 8 项评分到 1992 年的 5 项评分，直至 1998 年的不评分诊断。婴幼儿哮喘诊断的提出对我国儿童哮喘的早期诊断和防治起到了积极作用。但是根据 GINA 方案以及美国、英国等许多国家的儿童哮喘诊疗指南，哮喘可以发生于儿童的各个年龄段，所以儿童哮喘不应以年龄诊断。尽管不以年龄命名诊断哮喘，但仍需要强调，在哮喘诊断、鉴别诊断、检查、治疗等方面，儿童不同年龄段存在不同特点。

对于年幼儿，哮喘预测指数能有效地用于预测 3 岁内喘息儿童发展为持续性哮喘的危险性。哮喘预期指数：在过去 1 年中喘息≥4 次，具有 1 项主要危险因素或 2 项次要危险因素。主要危险因素包括：①父母有哮喘病史；②经医师诊断为特应性皮炎；③有吸入变应原致敏的依据。次要危险因素包括：①有食物变应原致敏的依据；②外周血嗜酸性粒细胞≥4%；③与感冒无关的喘息。如哮喘预测指数阳性，建议按哮喘规范治疗。

2. 哮喘的分期与病情的评价　哮喘可分为急性发作期（exacerbation）、慢性持续期（persistent）和临床缓解期（remission）。慢性持续期指许多患者即使没有急性发作，但在相当长的时间内总是不同频度和（或）不同程度地出现症状（喘息、咳嗽和胸闷）。可根据病情严重程度分级或控制水平分级，前者用于初次诊断和既往虽被诊断但尚未按哮喘规范治疗的患儿，作为制定起始治疗方案级别的依据，后者用于评估已规范治疗的哮喘患儿是否达到哮喘治疗目标及指导治疗方案的调整。临床缓解期指经过治疗或未经治疗症状和体征消失，肺功能（FEV_1 或 PEF）≥80 预计值，并维持 3 个月以上。

六、治疗原则

哮喘治疗的目标：①有效控制急性发作症状，并维持最轻的症状，甚至无症状；②防止症状加重或反复；③尽可能将肺功能维持在正常或接近正常水平；④防止发生不可逆的气流受限；⑤保持正常活动（包括运动）能力；⑥避免药物不良反应；⑦防止因哮喘而死亡。

治疗原则为长期、持续、规范和个体化治疗。急性发作期治疗重点为抗炎、平喘，以便快速缓解症状；慢性持续期应坚持长期抗炎，降低气道反应性，防止气道重塑，避免危险因素和自我保健。

治疗哮喘的药物包括缓解药物和控制药物。缓解药物能快速缓解支气管收缩及其他伴随的急性症状，用于哮喘急性发作期，包括：①吸入型速效 β_2 受体激动剂；②全身性糖皮质激素；③抗胆碱能药物；④口服短效 β_2 受体激动剂；⑤短效茶碱等。控制药物是抑制气道炎症的药物，需长期使用，用于哮喘慢性持续期，包括：①吸入型糖皮质激素（ICS）；②白三烯调节剂；③缓释茶碱；④长效 β_2 受体激动剂；⑤肥大细胞膜稳定剂；⑥全身性糖皮质激素等。

1. 哮喘急性发作期治疗

（1）β_2 受体激动剂：β_2 受体激动剂是目前最有效、临床应用最广的支气管舒张剂。根据起作用的快慢分为速效和缓慢起效两大类，根据维持时间的长短分为短效和长效两大类。吸入型速效 β_2 受体激动剂疗效可维持 4~6h，是缓解哮喘急性症状的首选药物，严重哮喘发作时第 1 时可每 20min 吸入 1 次，以后每 2~4h 可重复吸入。药物剂量：每次沙丁胺醇 2.5~5.0mg 或特布他林 5~10mg。急性发作病情相对较轻时也可选择短期口服短效 β_2 受体激动剂，如沙丁胺醇和特布他林等。

（2）糖皮质激素：病情较重的急性病例应给予口服泼尼松短程治疗（1~7 天），每日 1~2mg/kg，分 2~3 次。一般不主张长期使用口服糖皮质激素治疗儿童哮喘。严重哮喘发作时应静咏给甲泼尼龙，每日 2~6mg/kg，分 2~3 次输注，或琥珀酸氢化可的松或氢化可的松，每次 5~10mg/kg。一般静脉糖皮质激素使用 1~7 天，症状缓解后即停止静脉用药，若需持续使用糖皮质激素，可改为口服泼尼松。ICS 对儿童哮喘急性发作的治疗有一定的帮助，选用雾化吸入布地奈德悬液，每次 0.5~1mg，每 6~8h1 次。但病情严重时不能以吸入治疗替代全身糖皮质激素治疗，以勉延误病情。

（3）抗胆碱能药物：吸入型抗胆碱能药物，如异丙托溴铵舒张支气管的作用比 β_2 受体激动剂弱，起效也较慢，但长期使用不易产生耐药，不良反应少。

（4）短效茶碱：短效茶碱可作为缓解药物用于哮喘急性发作的治疗，主张将其作为哮喘综合治疗方案中的一部分，而不单独应用治疗哮喘。需注意其不良反应，长时间使用者最好监测茶碱的血药浓度。

2. 哮喘危重状态的处理

（1）氧疗：所有危重哮喘患儿均存在低氧血症，需用密闭面罩或双鼻导管提供湿化氧气，初始吸氧浓度以 40% 为宜，流量为 4~5L/min。

（2）补液、纠正酸中毒：注意维持水、电解质平衡，纠正酸碱紊乱。

（3）糖皮质激素：全身应用糖皮质激素作为儿童危重哮喘治疗的一线药物，应尽早使用。病情严重时不能以吸入治疗替代全身糖皮质激素治疗，以免延误病情。

（4）支气管舒张剂的使用：可用：①吸入型速效 β_2 受体激动剂。②氨茶碱静脉滴注。③抗胆碱能药物。④肾上腺素皮下注射，药物剂量：每次皮下注射 1：1 000 肾上腺素 0.01ml/kg 儿童最大不超过 0.3ml。必要时可每 20min 使用 1 次，不能超过 3 次。

（5）镇静剂：可用水合氯醛灌肠，慎用或禁用其他镇静剂；在插管条件下，亦可用地西泮镇静，剂量为每次 0.3~0.5mg/kg。

（6）抗菌药物治疗：儿童哮喘发作主要由病毒引发，抗菌药物不作为常规应用，如同时发生下呼吸道细菌感染，则选用病原体敏感的抗菌药物。

（7）辅助机械通气指征：指征为①持续严重的呼吸困难；②呼吸音减低或几乎听不到哮鸣音及呼吸音；③因过度通气和呼吸肌疲劳而使胸痹运动受限；④意识障碍、烦躁或抑制，甚至昏迷；⑤吸氧状态下发绀进行性加重；⑥PaCO$_2$≥65mmHg。

3. 哮喘慢性持续期治疗

（1）ICS：ICS是哮喘长期控制的首选药物，也是同前最有效的抗炎药物，优点是通过吸入，药物直接作用于气道黏膜，局部抗炎作用强，全身不良反应少。通常需要长期、规范吸入1~3年甚至更长时间才能起到治疗作用。日前临床上常用的ICS有布地奈德、丙酸氟替卡松和丙酸倍氯米松。每3个月应评估病情，以决定升级治疗、维持目前治疗或降级治疗。

（2）白三烯调节剂：分为白三烯合成酶抑制剂和白三烯受体拮抗剂，该药耐受性好，不良反应少，服用方便。白三烯受体拮抗剂包括孟鲁司特和扎鲁司特。

（3）缓释茶碱：缓释茶碱用于长期控制时，主要协助ICS抗炎，每日分1~2次服用，以维持昼夜的稳定血药浓度。

（4）长效β$_2$受体激动剂：药物包括福莫特罗、沙美特罗、班布特罗及丙卡特罗等。

（5）肥大细胞膜稳定剂：肥大细胞膜稳定剂色甘酸钠，常用于预防运动及其他刺激诱发的哮喘。

（6）全身性糖皮质激素：在哮喘慢性持续期控制哮喘发作过程中，全身性糖皮质激素仅短期在慢性持续期分级为重度持续患儿，长期使用高剂量ICS加吸入型长效β$_2$受体激动剂及其他制药物疗效欠佳的情况下使用。

（7）联合治疗：对病情严重度分级为重度持续和单用ICS病情控制不佳的中度持续的哮喘提倡长期联合治疗，如ICS联合吸入型长效β$_2$受体激动剂、ICS联合白三烯调节剂和ICS联合缓释茶碱。

（8）特异性免疫治疗：在无法避免接触变应原或药物治疗无效时，可考虑针对过敏原的特异性免疫治疗，需要在有抢救措施的医院进行。对其远期疗效和安全性尚待进一步研究和评价，且过敏原制备的标准化及纯化也有待加强及规范。特异性免疫治疗应与抗炎及平喘药物联用，坚持足够疗程。

七、管理与教育

1. 避免危险因素　应避免接触变应原，积极治疗和清除感染灶，去除各种诱发因素（吸烟、呼吸道感染和气候变化等）。

2. 哮喘的教育与管理　哮喘患儿的教育与管理是提高疗效、减少复发、提高患儿生活质量的重要措施。通过对患儿及家长进行哮喘基本防治知识的教育，调动其对哮喘防治的主观能动性，提高依从性，避免各种危险因素，巩固治疗效果，提高生活质量。教会患儿及其家属正确使用儿童哮喘控制测试（C-ACT）等儿童哮喘控制问卷，以判断哮喘控制水平。

3. 多形式教育　通过门诊教育、集中教育（哮喘之家等活动）、媒体宣传等多种形式，向哮喘患儿及其家属宣传哮喘基本知识。

八、预后

儿童哮喘的预后较成人好，病死率约为2/10万~4/10万，70%~80%年长后症状不再反复，但仍可能存在不同程度的气道炎症和高反应性，30%~60%的患儿可完全治愈。

九、护理诊断/合作性问题

1. 低效性呼吸型态　与支气管痉挛、气道阻力增加有关。
2. 清理呼吸道无效　与呼吸道分泌物黏稠、体弱无力排痰有关。
3. 焦虑　与哮喘反复发作有关。
4. 知识缺乏　缺乏有关哮喘的防护知识。

十、护理措施

慢性持续期主要是教育患儿及家长掌握哮喘的基本防治知识，提高用药的依从性，避免各种诱发因素，巩固治疗效果。急性期的护理的措施如下。

1. 环境与休息 保持病室空气清新，温湿度适宜，避免有害气味及强光的刺激。给患儿提供一个安静、舒适的环境以利于休息，护理操作尽可能集中进行。

2. 维持气道通畅，缓解呼吸困难

（1）置患儿采取坐位或半卧位，以利于呼吸；给予鼻导管或面罩吸氧，定时进行血气分析，及时调整氧流量，保持 PaO_2 在 70～90mmHg（9.3～12.0kPa）。

（2）遵医嘱给予支气管扩张剂和糖皮质激素，观察其效果和不良反应。

（3）给予雾化吸入，以促进分泌物的排出；对痰液多而无力咳出者，及时吸痰。

（4）保证患儿摄入足够的水分，以降低分泌物的黏稠度，防止痰栓形成。

（5）有感染者，遵医嘱给予抗生素。

（6）教会并鼓励患儿做深而慢的呼吸运动。

3. 密切观察病情变化 监测生命体征，注意呼吸困难的表现及病情变化。若出现意识障碍、呼吸衰竭等及时给予机械呼吸；若患儿出现发绀、大汗、心率增快、血压下降、呼吸音减弱等表现，应及时报告医师并共同抢救。

4. 做好心理护理 哮喘发作时，守护并安抚患儿，鼓励患儿将不适及时告诉医护人员，尽量满足患儿合理的要求。允许患儿及家长表达感情；向患儿家长解释哮喘的诱因、治疗过程及预后，指导他们以正确的态度对待患儿，并发挥患儿的主观能动性。采取措施缓解患儿的恐惧心理。

5. 健康教育

（1）指导呼吸运动，以加强呼吸肌的功能：在执行呼吸运动前，应先清除呼吸道分泌物。①腹部呼吸运动方法：平躺，双手平放在身体两侧，膝弯曲，脚平放；用鼻连续吸气并放松上腹部，但胸部不扩张；缩紧双唇，慢慢吐气直到吐完；重复以上动作 10 次。②向前弯曲运动方法：坐在椅上，背伸直，头向前向下低至膝部，使腹肌收缩；慢慢上升躯干并由鼻吸气，扩张上腹部；胸部保持直立不动，由口将气慢慢吹出。③胸部扩张运动：坐在椅上，将手掌放在左右两侧的最下肋骨上；吸气，扩张下肋骨，然后由口吐气，收缩上胸部和下胸部。用手掌下压肋骨，可将肺底部的空气排出；重复以上动作 10 次。

（2）介绍用药方法及预防知识：指导家长给患儿增加营养，多进行户外活动，多晒太阳，增强体质，预防呼吸道感染；指导患儿及家长确认哮喘发作的诱因，避免接触可能的过敏啄，去除各种诱发因素（如避免寒冷刺激、避免食入鱼虾等易致过敏的蛋白质等）。教会患儿及家长对病情进行监测，辨认哮喘发作的早期征象、发作表现及掌握适当的处理方法；教会患儿及家长选用长期预防与快速缓解的药物，正确、安全用药（特别是吸入技术），掌握不良反应的预防和处理对策；在适当时候及时就医，以控制哮喘严重发作。

哮喘对患者、患者家属及社会有很大的影响。但通过有效的哮喘防治教育与管理，建立医患之间的伙伴关系，可实现哮喘临床控制。哮喘防治教育是达到哮喘良好控制目标最基本的环节。

（龚丽娜）

第五节 慢性阻塞性肺疾病

慢性阻塞性肺疾病（chronic obstructive pulmonary disease，COPD）简称慢阻肺，是以持续气流受限为特征的可以预防和治疗的疾病，其气流受限多呈进行性发展，与气道和肺组织对香烟烟雾等有害气体或有害颗粒的异常慢性炎症反应有关。急性加重和并发症影响患者整体疾病的严重程度。肺功能检查对确定气流受限有重要意义。在吸入支气管扩张剂后，第一秒用力呼气容积（FEV_1）占用力肺活量（FVC）百分比（FEV_1/FVC）<70% 表明存在持续气流受限。

慢阻肺与慢性支气管炎和肺气肿（emphysema）有密切关系。如本章第一节所述，慢性支气管炎是指在除外慢性咳嗽的其他已知原因后，患者每年咳嗽、咳痰持续 3 个月以上并连续 2 年者。肺气肿则指肺部终末细支气管远端气腔出现异常持久的扩张，并伴有肺泡壁和细支气管的破坏，而无明显的肺纤维化。当慢性支气管炎、肺气肿患者肺功能检查出现持续气流受限时，则能诊断为慢阻肺；如患者只有慢性支气管炎和（或）肺气肿，而无持续气流受限，则不能诊断为慢阻肺。

一些已知原因或具有特征病理表现的疾病也可导致持续气流受限，如支气管扩张症、肺结核纤维化病变、严重的间质性肺疾病、弥漫性细支气管炎以及闭塞性细支气管炎等，但均不属于慢阻肺。

COPD 是呼吸系统疾病中的常见病和多发病，患病率和病死率均居高不下。1992 年在我国北部和中部地区，对 102 230 名农村成人进行了调查，COPD 的患病率为 3%。近年来对我国 7 个地区 20 245 名成年人进行调查，COPD 的患病率占 40 岁以上人群的 8.2%。

因肺功能进行性减退，严重影响患者的劳动力和生活质量。COPD 造成巨大的社会和经济负担，根据世界银行/世界卫生组织发表的研究，预计至 2020 年 COPD 将成为世界疾病经济负担的第五位。

一、病因及发病机制

本病的病因与慢性支气管炎相似。可能是多种环境因素与机体自身因素长期相互作用的结果。其发病机制为：

1. 炎症机制　气道、肺实质及肺血管的慢性炎症是 COPD 的特征性改变，中性粒细胞、巨噬细胞、T 淋巴细胞等炎症细胞均参与了 COPD 发病过程。中性粒细胞的活化和聚集是 COPD 炎症过程的一个重要环节，通过释放中性粒细胞弹性蛋白酶、中性粒细胞组织蛋白酶 G、中性粒细胞蛋白酶 3 和基质金属蛋白酶引起慢性黏液高分泌状态并破坏肺实质。

2. 蛋白酶－抗蛋白酶失衡　蛋白水解酶对组织有损伤、破坏作用；抗蛋白酶对弹性蛋白酶等多种蛋白酶具有抑制功能，其中 α_1 －抗胰蛋白酶（α_1 －AT）是活性最强的一种。蛋白酶增多或抗蛋白酶不足均可导致组织结构破坏产生肺气肿。吸入有害气体、有害物质可以导致蛋白酶产生增多或活性增强，而抗蛋白酶产生减少或灭活加快；同时氧化应激、吸烟等危险因素也可以降低抗蛋白酶的活性。先天性 α_1 －抗胰蛋白酶缺乏，多见于北欧血统的个体，我国尚未见正式报道。

3. 氧化应激　有许多研究表明 COPD 患者的氧化应激增加。氧化物主要有超氧阴离子（O_2^-）、羟根（OH）、次氯酸（HClO）、H_2O_2 和一氧化氮（NO）等。氧化物可直接作用并破坏许多生化大分子如蛋白质、脂质和核酸等，导致细胞功能障碍或细胞死亡，还可以破坏细胞外基质；引起蛋白酶－抗蛋白酶失衡；促进炎症反应，如激活转录因子 NF－κB，参与多种炎症因子的转录，如 IL－8、TNF－α、诱导型一氧化氮合酶（NOS）和环氧化物酶等。

4. 其他　如自主神经功能失调、营养不良、气温变化等都有可能参与 COPD 的发生、发展。

上述发病机制共同作用，产生两种重要病变：第一，小气道病变，包括小气道炎症、小气道纤维组织形成、小气道管腔黏液栓等，使小气道阻力明显升高。第二，肺气肿病变，使肺泡对小气道的正常牵拉力减小，小气道较易塌陷；同时，肺气肿使肺泡弹性回缩力明显降低。这种小气道病变与肺气肿病变共同作用，造成慢阻肺特征性的持续气流受限。

二、临床表现

1. 症状　起病缓慢、病程较长。主要症状：

（1）慢性咳嗽：随病程发展可终身不愈。常晨间咳嗽明显，夜间有阵咳或排痰。

（2）咳痰：一般为白色黏液或浆液性泡沫性痰，偶可带血丝，清晨排痰较多。急性发作期痰量增多，可有脓性痰。

（3）气短或呼吸困难：早期在劳力时出现，后逐渐加重，以致在日常活动甚至休息时也感到气短，是 COPD 的标志性症状。

（4）喘息和胸闷：部分患者特别是重度患者或急性加重时出现喘息。

（5）其他：晚期患者有体重下降，食欲减退等。

2. 体征　早期体征可无异常，随疾病进展出现以下体征。

（1）视诊：胸廓前后径增大，肋间隙增宽，剑突下胸骨下角增宽，称为桶状胸。部分患者呼吸变浅，频率增快，严重者可有缩唇呼吸等。

（2）触诊：双侧语颤减弱。

（3）叩诊：肺部过清音，心浊音界缩小，肺下界和肝浊音界下降。

（4）听诊：两肺呼吸音减弱，呼气延长，部分患者可闻及湿性啰音和（或）干性啰音。

3. 并发症

（1）慢性呼吸衰竭：常在 COPD 急性加重时发生，其症状明显加重，发生低氧血症和（或）高碳酸血症，可具有缺氧和二氧化碳潴留的临床表现。

（2）自发性气胸：如有突然加重的呼吸困难，并伴有明显的发绀，患侧肺部叩诊为鼓音．听诊呼吸音减弱或消失，应考虑并发自发性气胸，通过 X 线检查可以确诊。

（3）慢性肺源性心脏病：由于 COPD 肺病变引起肺血管床减少及缺氧致肺动脉痉挛、血管重塑，导致肺动脉高压、右心室肥厚扩大，最终发生右心功能不全。

三、辅助检查

1. 肺功能检查　是判断持续气流受限的主要客观指标，对 COPD 诊断、严重程度评价、疾病进展、预后及治疗反应等有重要意义。

（1）使用支气管扩张剂后，$FEV_1/FVC < 70\%$ 可确定为持续气流受限。

（2）肺总量（TLC）、功能残气量（FRC）和残气量（RV）增高，肺活量（VC）减低，表明肺过度充气。

2. 胸部 X 线检查　COPD 早期胸片可无变化，以后可出现肺纹理增粗、紊乱等非特异性改变，也可出现肺气肿改变。X 线胸片改变对 COPD 诊断特异性不高，主要作为确定肺部并发症及与其他肺疾病鉴别之用。

3. 胸部 CT 检查　CT 检查可见慢阻肺的小气道病变、肺气肿以及并发症的表现，但其主要临床意义在于排除其他具有类似症状的呼吸系统疾病。

4. 血气检查　对确定发生低氧血症、高碳酸血症、酸碱平衡失调以及判断呼吸衰竭的类型有重要价值。

5. 其他　COPD 并发细菌感染时，外周血白细胞增高，核左移。痰培养可能查出病原菌：常见病原菌为肺炎链球菌、流感嗜血杆菌、卡他莫拉菌、肺炎克雷白杆菌等。

四、诊断与稳定期病情严重程度评估

主要根据吸烟等高危因素史、临床症状、体征及肺功能检查等综合分析确定。肺功能检查见持续气流受限是 COPD 诊断的必备条件。吸入支气管扩张剂后 $FEV_1/FVC < 70\%$ 为确定存在持续气流受限的界限。

目前多主张对稳定期慢阻肺采用综合指标体系进行病情严重程度评估。

1. 症状评估　可采用改良版英国医学研究委员会呼吸困难问卷（mMRC 问卷）进行评估。

2. 肺功能评估　可使用 GOLD 分级：慢阻肺患者吸入支气管扩张剂后 $FEV_1/FVC < 70\%$。

3. 急性加重风险评估　在过去的 1 年中有 2 次或 2 次以上的急性加重或 FFV1% pred < 50%，均提示今后急性加重的风险增加。

依据上述症状、肺功能分级以及急性加重风险等，即可对稳定期慢阻肺患者病情严重程度进行综合性评估，并依据该评估结果选择稳定期的主要治疗药物。

五、治疗原则

1. 稳定期治疗

（1）教育和劝导患者戒烟：因职业或环境粉尘、刺激性气体所致者，应脱离污染环境。

（2）支气管舒张药：可根据患者病情严重程度选用。

1）β_2 肾上腺素受体激动剂：短效 β_2 受体激动剂（SABA）主要有沙丁胺醇（salbutamol）、特布他林（terbutaline）等定量雾化吸入剂，数分钟内起效，疗效持续 4 ~ 5h，每次 100 ~ 200μg（1 ~ 2 喷），24h 内不超过 8 ~ 12 喷；长效 β_2 受体激动剂（LABA）主要有沙美特罗（salmeterol）、福莫特罗（formoterol）等，作用持续 12h 以上，每日吸入 2 次。

2）抗胆碱能药：短效抗胆碱药（SAMA）主要有异丙托溴铵（ipratropium bromide）定量雾化吸入剂，起效较沙丁胺醇慢，疗效持续 6 ~ 8h，每次 40 ~ 80μg，每日 3 ~ 4 次；长效抗胆碱药（LAMA）主要有噻托溴铵（tiotropium bromide），作用时间长达 24h 以上，每次吸入剂量 18μg，每日 1 次。

3）茶碱类：包括短效和长效剂型。短效剂型如氨茶碱（aminophylline），常用剂量为每次 100 ~ 200mg，每日 3 次；长效剂型如缓释茶碱（theophylline SR），常用剂量为每次 200 ~ 300mg，每 12h1 次。高剂量茶碱因其潜在的不良反应，不建议常规应用。吸烟、饮酒、服用抗惊厥药、利福平等可引起肝脏酶受损并缩短茶碱半衰期，降低疗效；高龄、持续发热、心力衰竭和肝功能明显障碍者，同时应用西咪替丁、大环内酯类药物、氟喹诺酮类药物和口服避孕药等均可能使茶碱血药浓度增加。由于此类药物的治疗浓度和中毒浓度相近，建议有条件的医院监测茶碱的血药浓度。

（3）糖皮质激素：对高风险患者（C 组和 D 组），有研究显示长期吸入糖皮质激素与长效 β_2 肾上腺素受体激动剂联合制剂，可增加运动耐量、减少急性加重发作频率、提高生活质量，甚至有些患者的肺功能得到改善。目前常用剂型有沙美特罗加氟替卡松、福莫特罗加布地奈德。不推荐长期口服、肌内注射或静脉应用糖皮质激素治疗。

（4）祛痰药：对痰不易咳出者可应用。常用药物有盐酸氨溴索（ambroxol），30mg，每日 3 次，N - 乙酰半胱氨酸（N - acetylcysteine）0.2g，每日 3 次，或羧甲司坦（carbocisteine）0.5g，每日 3 次。桃金娘油 0.3g，每日 3 次。

（5）长期家庭氧疗（LTOT）：对 COPD 慢性呼吸衰竭者可提高生活质量和生存率。对血流动力学、运动能力、肺生理和精神状态均会产生有益的影响。LTOT 指征：①$PaO_2 \leqslant 55mmHg$ 或 $SaO_2 \leqslant 88\%$. 有或没有高碳酸血症。②PaO_2 55 ~ 60mmHg，或 $SaO_2 < 89\%$，并有肺动脉高压、心力衰竭所致水肿或红细胞增多症（血细胞比容 > 0.55）。一般用鼻导管吸氧，氧流量为 1.0 ~ 2.0L/min，吸氧时间 10 ~ 15h/d。目的是使患者在静息状态下，达到 $PaO_2 \geqslant 60mmHg$ 和（或）使 SaO_2 升至 90% 以上

2. 急性加重期治疗　急性加重是指咳嗽、咳痰、呼吸困难比平时加重或痰量增多或成黄痰；或者是需要改变用药方案。

（1）确定急性加重期的原因及病情严重程度，最多见的急性加重原因是细菌或病毒感染。

（2）根据病情严重程度决定门诊或住院治疗。

（3）支气管舒张药：药物同稳定期。

有严重喘息症状者可给予较大剂量雾化吸入治疗，如应用沙丁胺醇 500μg 或异丙托溴铵 500μg，或沙丁胺醇 1 000μg 加异丙托溴铵 250 ~ 500μg，通过小型雾化器给患者吸入治疗以缓解症状。

（4）低流量吸氧：发生低氧血症者可鼻导管吸氧，或通过文丘里（Venturi）面罩吸氧。鼻导管给氧时，吸入的氧浓度与给氧流量有关，估算公式为吸入氧浓度（%）= 21 + 4 × 氧流量（L/min）。一般吸入氧浓度为 28% ~ 30%，应避免吸入氧浓度过高引起二氧化碳潴留。

（5）抗生素：当患者呼吸困难加重，咳嗽伴痰量增加、有脓性痰时，应根据患者所在地常见病原菌类型及药物敏感情况积极选用抗生素治疗。如给予 β 内酰胺类/β 内酰胺酶抑制剂；第二代头孢菌素、大环内酯类或喹诺酮类。如门诊可用阿莫西林/克拉维酸、头孢唑肟 0.25g 每日 3 次、头孢呋辛 0.5g 每日 2 次、左氧氟沙星 0.4g 每日 1 次、莫西沙星或加替沙星 0.4g 每日 1 次；较重者可应用第三代头孢菌素如头孢曲松钠 2.0g 加于生理盐水中静脉滴注，每日 1 次。住院患者当根据疾病严重程度和预计的病原菌更积极地给予抗生素，一般多静脉滴注给药。如果找到确切的病原菌，根据药敏结果选用抗生素。

（6）糖皮质激素：对需住院治疗的急性加重期患者可考虑口服泼尼松龙 30 ~ 40mg/d，也可静脉给予甲泼尼龙 40 ~ 80mg 每日一次。连续 5 ~ 7 天。

（7）祛痰剂：溴己新 8 ~ 16mg. 每日 3 次；盐酸氨溴索 30mg，每日 3 次酌情选用。

如患者有呼吸衰竭、肺源性心脏病、心力衰竭，具体治疗方法可参阅有关章节治疗内容。

六、护理评估

评估有无吸烟、感染、理化刺激、过敏等发病因素，询问有无呼吸道防御功能降低、营养素缺乏、遗传易患因素等，了解有无诱发因素，如过度疲劳、受凉感冒、接触有害气体等。

七、护理诊断/合作性问题

1. 气体交换受损　与气道阻塞、通气不足、呼吸肌疲劳、分泌物过多和肺泡呼吸面积减少有关。
2. 清理呼吸道无效　与分泌物增多而黏稠、气道湿度减低和无效咳嗽有关。
3. 焦虑　与健康状况的改变、病情危重、经济状况有关。
4. 活动无耐力　与疲劳、呼吸困难、氧供与氧耗失衡有关
5. 营养失调：低于机体需要量　与食欲降低、摄入减少、腹胀、呼吸困难、痰液增多有关。
6. 潜在并发症　自发性气胸、慢性肺源性心脏病、呼吸衰竭等。

八、护理措施

1. 气体交换受损

（1）休息与活动：中度以上 COPD 急性加重期患者应卧床休息，协助患者采取舒适体位，极重度患者宜采取身体前倾位，使辅助呼吸肌参与呼吸。视病情安排适当的活动，以不感到疲劳、不加重症状为宜。室内保持合适的温湿度，冬季注意保暖，避免直接吸入冷空气。

（2）病情观察：观察咳嗽、咳痰及呼吸困难的程度，监测动脉血气分析和水、电解质、酸碱平衡情况，警惕呼吸衰竭和自发性气胸等并发症的发生。

（3）氧疗护理：呼吸困难伴低氧血症者，遵医嘱实施控制性氧疗。一般采用鼻导管持续低流量吸氧，氧流量 $1 \sim 2L/min$，应避免吸入氧浓度过高而引起二氧化碳潴留。提倡长期家庭氧疗，氧疗有效的指标：患者呼吸困难减轻、呼吸频率减慢、发绀减轻、心率减慢、活动耐力增加。

（4）用药护理：遵医嘱应用抗生素、支气管舒张药和祛痰药，注意观察疗效及不良反应。

（5）呼吸功能锻炼：COPD 患者需要增加呼吸频率来代偿呼吸困难，这种代偿多数依赖于辅助呼吸肌参与呼吸，即胸式呼吸。然而胸式呼吸的效能低于腹式呼吸，患者容易疲劳，因此，护士应指导患者进行缩唇呼吸、膈式或腹式呼吸、吸气阻力器的使用等呼吸训练，以加强胸、膈呼吸肌的肌力和耐力，改善呼吸功能。

1）缩唇呼吸：缩唇呼吸的技巧是通过缩唇形成的微弱阻力来延长呼气时间，增加气道压力，延缓气道塌陷。患者闭嘴经鼻吸气，然后通过缩唇（吹口哨样）缓慢呼气，同时收缩腹部。吸气与呼气时间比为 1：2 或 1：3。缩唇的程度与呼气流量：以能使距口唇 $15 \sim 20cm$ 处、与口唇等高水平的蜡烛火焰随气流倾斜又不至于熄灭为宜。

2）膈式或腹式呼吸：患者可取立位、平卧位或半卧位，两手分别放于前胸部和上腹部。用鼻缓慢吸气时，膈肌最大程度下降，腹肌松弛，腹部凸出，手感到腹部向上抬起。呼气时经口呼出，腹肌收缩，膈肌松弛，膈肌随腹腔内压增加而上抬，推动肺部气体排出，手感到腹部下降。

另外，可以在腹部放置小枕头、杂志或书帮助训练腹式呼吸。如果吸气时，物体上升，证明是腹式呼吸。缩唇呼吸和腹式呼吸每天训练 $3 \sim 4$ 次，每次重复 $8 \sim 10$ 次。腹式呼吸需要增加能量消耗，因此只能在疾病恢复期或出院前进行训练。

2. 清理呼吸道无效

（1）保持呼吸道通畅：及时清除呼吸道分泌物，保持呼吸道通畅，是改善通气、防止和纠正缺氧与二氧化碳潴留的前提。根据患者的情况选择合适的胸部物理治疗，必要时协助医生建立人工气道。

1）湿化气道：痰多黏稠、难以咳出的患者需多饮水，以达到稀释痰液的目的。也可遵医嘱每天进行雾化吸入治疗。这种疗法适用于痰液黏稠不易咳出者。

2）有效咳痰：晨起时咳嗽，可排除夜间聚积在肺内的痰液；就寝前咳嗽排痰有利于患者的睡眠。

咳嗽时，患者取坐位，头略前倾，双肩放松、屈膝、前臂垫枕，如有可能应使双足着地，有利于胸腔的扩展，增加咳痰的有效性。咳痰后恢复坐位，进行放松性深呼吸。深呼吸和有效咳痰还有助于防止和减少肺不张、肺炎的发生。

3）协助排痰：护士或家属协助给予胸部叩击和体位引流，有利于分泌物的排出。也可用特制的按摩器协助排痰。

4）机械吸痰：适用于痰液黏稠无力咳出、咳嗽反射减弱或消失及意识不清的患者。可经口、鼻或建立人工气道进行负压吸引。

（2）用药护理：注意观察药物疗效和不良反应。①止咳药：喷托维林是非麻醉性中枢镇咳药，不良反应有口干、恶心、腹胀、头痛等。②祛痰药：溴己新偶见恶心、转氨酶增高，消化性溃疡者慎用。盐酸氨溴索是润滑性祛痰药，不良反应较轻。

（3）病情观察：密切观察咳嗽、咳痰的情况，包括痰液的颜色、量及性状，以及咳痰是否顺畅。观察体温变化、呼吸困难情况。

3. 焦虑　与健康状况的改变、病情危重、经济状况有关。

（1）去除产生焦虑的原因：COPD 患者因长期患病、社会活动减少、经济收入降低等因素失去自信，易形成焦虑和抑郁的心理状态，部分患者因此不愿意配合治疗，护士应帮助患者消除导致焦虑的原因。

（2）帮助患者树立信心：护士应针对患者及其家属对疾病的认知和态度以及由此引起的心理、性格、生活方式等方面的改变，与患者和家属共同制定和实施康复计划，消除诱因、定期进行呼吸肌功能锻炼、坚持合理用药，减轻症状，增强战胜疾病的信心。

（3）指导患者放松技巧：教会患者缓解焦虑的方法，如听轻音乐、下棋、做游戏等娱乐活动，以分散注意力，减轻焦虑。

4. 活动无耐力　中、重度患者应休息，病情缓解后应逐渐增加全身活动。

九、护理评价

（1）患者有无咳嗽，以及能否有效地将痰咳出。听诊肺部呼吸音有无异常。患者痰液的性质和体温有无变化，感染是否得到有效控制。

（2）患者有无焦虑的心理改变。

（3）有无慢性呼吸衰竭、肺源性心脏病等并发症的出现。

十、健康指导

1. 疾病预防指导　避免各种致病因素，尤其是劝导患者戒烟是预防 COPD 的重要措施。还要避免或减少有害粉尘、烟雾或气体的吸入。防治呼吸道感染对预防 COPD 也十分重要。对于患有慢性支气管炎的患者应指导其进行肺通气功能的监测，及早发现慢性气流阻塞，及时采取措施。

2. 疾病知识指导　教会患者和家属了解虽然 COPD 是一种难以逆转的疾病，但如积极参与 COPD 的长期管理可减少急性发作，及时控制症状，延缓疾病进程。要指导患者依据呼吸困难与活动之间的关系，判断呼吸困难的严重程度，以便合理安排工作和生活。使患者理解康复锻炼的意义，发挥患者的主观能动性，制定个体化锻炼计划，进行腹式呼吸或缩唇呼吸训练等，以及步行、慢跑、气功等体育锻炼。以提高呼气相支气管内压，防止小气道过早陷闭，利于肺内气体的排出。指导患者识别使病情恶化的因素，吸烟者戒烟能有效延缓肺功能进行性下降。在呼吸道传染病流行期间，尽量避免到人群密集的公共场所。潮湿、大风、严寒气候时避免室外活动，根据气候变化及时增减衣物，避免受凉感冒。

3. 饮食指导　呼吸功的增加可使热量和蛋白质消耗增多，导致营养不良。应制定高热量、高蛋白、高维生素的饮食计划。正餐进食量不足时，应安排少量多餐，避免在餐前和进餐时过多饮水。腹胀的患者应进软食。避免进食产气食物，如汽水、啤酒、豆类、马铃薯和胡萝卜等；避免易引起便秘的食物，如油煎食物、干果、坚果等。

4. 心理指导 引导患者适应慢性疾病过程并以积极的心态对待疾病，培养生活兴趣，如听音乐、养花种草等爱好，以分散注意力，减少孤独感，缓解焦虑、紧张的精神状态。

5. 家庭氧疗指导 护士应指导患者和家属做到：①了解氧疗的目的、必要性及注意事项；②注意安全：供氧装置周围严禁烟火，防止氧气燃烧爆炸；③氧疗装置定期更换、清洁、消毒。

（龚丽娜）

第六节 肺源性心脏病

肺源性心脏病（corpulmonale，简称肺心病）是指由支气管－肺组织、胸廓或肺血管病变致肺血管阻力增加，产生肺动脉高压，继而右心室结构或（和）功能改变的疾病。根据起病缓急和病程长短，可分为急性和慢性肺心病两类，临床上以后者多见。

一、概念

慢性肺源性心脏病（chronic pulmoriary heart disease），简称慢性肺心病（chronic cor pulmonale），是由支气管－肺组织、肺血管或胸廓的慢性病变引起肺组织结构和（或）功能异常，产生肺血管阻力增加，肺动脉压力增高，使右心室扩张或（和）肥厚，伴或不伴右心功能衰竭的心脏病，并排除先天性心脏病和左心病变引起者。

二、流行病学

慢性肺心病是我国呼吸系统的一种常见病，多数继发于慢性支气管、肺疾病，尤其是慢阻肺，因此本节重点讨论的是慢性阻塞性肺疾病（COPD）所致肺动脉高压和慢性肺心病。

我国在 20 世纪 70 年代的普查结果表明，>14 岁人群慢性肺心病的患病率为 4.8‰。1992 年在北京、湖北、辽宁农村调查 102 230 例居民的慢性肺心病患病率为 4.4‰，其中 ≥15 岁人群的患病率为 6.7‰。慢性肺心病的患病率存在地区差异，北方地区患病率高于南方地区，农村患病率高于城市，并随年龄增高而增加。吸烟者比不吸烟者患病率明显增多，男女无明显差异。冬、春季节和气候骤然变化时，易出现急性发作。

三、病因

按原发病的不同部位，可分为以下几类。

1. 支气管、肺疾病 以慢性阻塞性肺疾病（COPD）最为多见，约占 80% ~ 90%，其次为支气管哮喘、支气管扩张、重症肺结核、肺尘埃沉着症、结节病、间质性肺炎、过敏性肺泡炎、嗜酸性肉芽肿、药物相关性肺疾病等。

2. 胸廓运动障碍性疾病 较少见，严重的脊椎后凸、侧凸、脊椎结核、类风湿关节炎、胸膜广泛粘连及胸廓成形术后造成的严重胸廓或脊椎畸形，以及神经肌肉疾患如脊髓灰质炎，均可引起胸廓活动受限、肺受压、支气管扭曲或变形，导致肺功能受损。气道引流不畅，肺部反复感染，并发肺气肿或纤维化。

3. 肺血管疾病 慢性血栓栓塞性肺动脉高压、肺小动脉炎、累及肺动脉的过敏性肉芽肿病（allergic granulomatosis），以及特发性肺动脉高压，均可使肺动脉狭窄、阻塞，引起肺血管阻力增加、肺动脉高压和右心室负荷加重，发展成慢性肺心病。

4. 其他 原发性肺泡通气不足及先天性口咽畸形、睡眠呼吸暂停低通气综合征等均可产生低氧血症，引起肺血管收缩，导致肺动脉高压，发展成慢性肺心病。

四、发病机制和病理改变

引起右心室扩大、肥厚的因素很多。但先决条件是肺功能和结构的不可逆性改变，发生反复的气道感染和低氧血症，导致一系列体液因子和肺血管的变化，使肺血管阻力增加，肺动脉血管的结构重塑，产生肺动脉高压。

1. 肺动脉高压的形成

（1）肺血管阻力增加的功能性因素：肺血管收缩在低氧性肺动脉高压的发生中起着关键作用。缺氧、高碳酸血症和呼吸性酸中毒使肺血管收缩、痉挛，其中缺氧是肺动脉高压形成最重要的因素。引起缺氧性肺血管收缩的原因很多，现认为体液因素在缺氧性肺血管收缩中占重要地位。缺氧时收缩血管的活性物质增多，使肺血管收缩，血管阻力增加，特别受重视的是花生四烯酸环氧化酶产物前列腺素和脂氧化酶产物白三烯。白三烯、5 - 羟色胺（5 - HT）、血管紧张素Ⅱ、血小板活化因子（PAF）等使肺血管收缩，血管阻力增加。内皮源性舒张因子（EDRF）和内皮源性收缩因子（EDCF）的平衡失调，在缺氧性肺血管收缩中也起一定作用。

缺氧使平滑肌细胞膜对Ca^{2+}的通透性增加，细胞内Ca^{2+}含量增高，肌肉兴奋 - 收缩偶联效应增强，直接使肺血管平滑肌收缩。

高碳酸血症时，由于H^+产生过多，使血管对缺氧的收缩敏感性增强，致肺动脉压增高。

（2）肺血管阻力增加的解剖学因素：解剖学因素系指肺血管解剖结构的变化，形成肺循环血流动力学障碍。主要原因是：

1）长期反复发作的慢性阻塞性肺疾病及支气管周围炎，可累及邻近肺小动脉，引起血管炎，管壁增厚、管腔狭窄或纤维化，甚至完全闭塞，使肺血管阻力增加，产生肺动脉高压。

2）随肺气肿的加重，肺泡内压增高，压迫肺泡毛细血管，造成毛细血管管腔狭窄或闭塞。肺泡壁破裂造成毛细血管网的毁损，肺泡毛细血管床减损超过70%时肺循环阻力增大。

3）肺血管重塑：慢性缺氧使肺血管收缩，管壁张力增高，同时缺氧时肺内产生多种生长因子（如多肽生长因子），可直接刺激管壁平滑肌细胞、内膜弹力纤维及胶原纤维增生。

4）血栓形成：尸检发现，部分慢性肺心病急性发作期患者存在多发性肺微小动脉原位血栓形成，引起肺血管阻力增加，加重肺动脉高压。

此外，肺血管性疾病、肺间质疾病、神经肌肉疾病等皆可引起肺血管的病理改变，使血管腔狭窄、闭塞，肺血管阻力增加，发展成肺动脉高压。

在慢性肺心病肺动脉高压的发生机制中，功能性因素较解剖学因素更为重要。在急性加重期经过治疗，缺氧和高碳酸血症得到纠正后，肺动脉压可明显降低，部分患者甚至可恢复到正常范围。

（3）血液黏稠度增加和血容量增多：慢性缺氧产生继发性红细胞增多，血液黏稠度增加。缺氧可使醛固酮增加，使水、钠潴留；缺氧又使肾小动脉收缩，肾血流减少也加重水、钠潴留，血容量增多。血液黏稠度增加和血容量增多，可导致肺动脉压升高。

2. 心脏病变和心力衰竭 肺循环阻力增加导致肺动脉高压，右心发挥其代偿功能，以克服肺动脉压升高的阻力而发生右心室肥厚。肺动脉高压早期，右心室尚能代偿，舒张末期压仍正常。随着病情的进展，特别是急性加重期，肺动脉压持续升高，超过右心室的代偿能力，右心失代偿，右心排出量下降，右心室收缩末期残留血量增加，舒张末压增高，促使右心室扩大和右心室功能衰竭。

慢性肺心病除发现右心室改变外，也有少数可见左心室肥厚。由于缺氧、高碳酸血症、酸中毒、相对血流量增多等因素，使左心负荷加重。如病情进展，则可发生左心室肥厚，甚至导致左心衰竭。

3. 其他重要器官的损害 缺氧和高碳酸血症除影响心脏外，尚导致其他重要器官如脑、肝、肾、胃肠及内分泌系统、血液系统等发生病理改变，引起多器官的功能损害。

五、临床表现

本病发展缓慢，临床上除原有支气管、肺和胸廓疾病的各种症状和体征外，主要是逐步出现肺、心功能衰竭以及其他器官损害的征象。按其功能的代偿期与失代偿期进行分述。

1. 肺、心功能代偿期

（1）症状：咳嗽、咳痰、气促，活动后可有心悸、呼吸困难、乏力和劳动耐力下降。急性感染可使上述症状加重二少有胸痛或咯血。

（2）体征：可有不同程度的发绀，原发肺脏疾病体征，如肺气肿体征，干、湿性啰音，$P_2 > A_2$，心音遥远，三尖瓣区可出现收缩期杂音或剑突下心脏搏动增强，提示有右心室肥厚。部分患者因肺气肿使胸膜腔内压升高，阻碍腔静脉回流，可有颈静脉充盈，或使横膈下降致肝界下移。

2. 肺、心功能失代偿期

（1）呼吸衰竭

1）症状：呼吸困难加重，夜间为甚，常有头痛、失眠、食欲下降，白天嗜睡，甚至出现表情淡漠、神志恍惚、谵妄等肺性脑病的表现。

2）体征：发绀明显，球结膜充血、水肿，严重时可有视网膜血管扩张、视盘水肿等颅内压升高的表现。腱反射减弱或消失，出现病理反射。因高碳酸血症可出现周围血管扩张的表现，如皮肤潮红、多汗、颞浅静脉和舌阜背下静脉怒张。

（2）右心衰竭

1）症状：气促更明显，心悸、食欲不振、腹胀、恶心等。

2）体征：发绀更明显，颈静脉怒张，心率增快，可出现心律失常，剑突下可闻及收缩期杂音，甚至出现舒张期杂音。肝大且有压痛，肝颈静脉回流征阳性，下肢水肿，重者可有腹腔积液。少数患者可出现肺水肿及全心衰竭的体征。

3. 并发症

（1）肺性脑病：是由于呼吸衰竭所致缺氧、二氧化碳潴留而引起的神经精神障碍综合征，常继发于慢性阻塞性肺疾病。诊断肺性脑病必须除外脑血管疾病、感染中毒性脑病、严重电解质紊乱等。早期患者有头痛、神志恍惚、白天嗜睡、夜间失眠、兴奋；进而出现谵妄、躁动、肌肉抽搐、球结膜水肿、生理反射迟钝；重者昏迷，有癫痫样抽搐，生理反射消失，病理反射阳性。肺性脑病尤其重型预后差，是慢性肺心病死亡的首要原因。

（2）酸碱失衡、电解质紊乱：肺心病可发生各种类型酸碱失衡及电解质紊乱，以呼吸性酸中毒最为常见。出现低钾、低氯时常伴代谢性碱中毒。肺心病患者在使用机械通气时，如通气过度会发生呼吸性碱中毒。

（3）心律失常：多表现为房性期前收缩及阵发性室上性心动过速，其中以紊乱性房性心动过速最具特征性。也可有心房扑动及心房颤动。少数病例由于急性严重心肌缺氧，可出现心室颤动以至心脏骤停。其原因有缺氧、高碳酸血症、感染、酸中毒、电解质紊乱、药物（如洋地黄）等，去除诱因后，心律失常多可自行消失。

（4）消化道出血：慢性肺心病由于感染，呼吸衰竭致缺氧和二氧化碳潴留，心力衰竭致胃肠道淤血，以及应用糖皮质激素等，常常并发消化道出血。

（5）休克：慢性肺心病休克并不多见，发生原因有严重感染、失血（多由上消化道出血所致）和严重心力衰竭或心律失常。

（6）弥散性血管内凝血（DIC）。

（7）深静脉血栓形成。

六、辅助检查

1. X线检查　除肺、胸基础疾病及急性肺部感染的特征外，尚有肺动脉高压征。X线诊断标准如下：①右下肺动脉干扩张，其横径≥15mm或右下肺动脉横径与气管横径比值≥1.07，或动态观察右下肺动脉干增宽>2mm；②肺动脉段明显突出或其高度≥3mm；③中心肺动脉扩张和外周分支纤细，形成"残根"征；④肺动脉圆锥部显著凸出（右前斜位45°）或其高度≥7mm；⑤右心室增大。具有上述任一条均可诊断。

2. 心电图检查　心电图对慢性肺心病的诊断阳性率为60.1%~88.2%。慢性肺心病的心电图诊断标准如下：①额面平均电轴≥+90°；②$V_1R/S≥1$；③重度顺钟向转位（$V_5R/S≤1$）；④$RV_1 + SV_5 ≥$

1.05mV；⑤aVR R/S 或 R/Q≥1；⑥V$_1$~V$_3$ 呈 QS、Qr 或 qr（酷似心肌梗死，应注意鉴别）；⑦肺型 P 波。具有一条即可诊断。

3. 超声心动图检查　超声心动图诊断肺心病的阳性率为 60.6%~87.0%。慢性肺心病的超声心动图诊断标准如下：①右心室流出道内径≥30mm；②右心室内径≥20mm；③右心室前壁厚度≥5mm 或前壁搏动幅度增强；④左、右心室内径比值<2；⑤右肺动脉内径≥18mm 或肺动脉干≥20mm；⑥右心室流出道/左心房内径>1.4；⑦肺动脉瓣曲线出现肺动脉高压征象者（a 波低平或<2mm，或有收缩中期关闭征等）。

4. 血气分析　慢性肺心病肺功能失代偿期可出现低氧血症或并发高碳酸血症，当 PaO$_2$<60mmHg，伴或不伴 PaCO$_2$>50mmHg 时，表示有呼吸衰竭。

5. 血液检查　红细胞及血红蛋白可升高。全血黏度及血浆黏度可增加，红细胞电泳时间常延长；并发感染时白细胞总数增高，中性粒细胞增加。部分患者血清学检查可有肾功能或肝功能改变；电解质如血清钾、钠、氯、钙、镁、磷异常。

6. 其他　肺功能检查对早期或缓解期慢性肺心病患者有意义。痰细菌学检查对急性加重期慢性肺心病可以指导抗生素的选用。

七、诊断要点

根据患者有慢性阻塞性肺疾病或慢性支气管炎、肺气肿病史，或其他胸肺疾病病史，并出现肺动脉压增高、右心室增大或右心功能不全的征象，如颈静脉怒张、P$_2$>A$_2$、剑突下心脏搏动增强、肝大压痛、肝颈静脉反流征阳性、下肢水肿等，心电图、X 线胸片、超声心动图有肺动脉增宽和右心增大、肥厚的征象，可以作出诊断。

八、治疗原则

1. 肺、心功能失代偿期　治疗原则为积极控制感染，通畅呼吸道，改善呼吸功能，纠正缺氧和二氧化碳潴留，控制呼吸衰竭和心力衰竭，防治并发症。

（1）控制感染：呼吸系统感染是引起慢性肺心病急性加重致肺、心功能失代偿的常见原因，需积极控制感染。参考痰菌培养及药敏试验选择抗生素。在还没有培养结果前，根据感染的环境及痰涂片革兰染色选用抗生素。社区获得性感染以革兰阳性菌占多数，医院感染则以革兰阴性菌为主；或选用二者兼顾的抗生素。常用的有青霉素类、氨基糖苷类、喹诺酮类及头孢菌素类抗感染药物，且必须注意可能继发真菌感染。

（2）控制呼吸衰竭：给予扩张支气管、祛痰等治疗，通畅呼吸道，改善通气功能。合理氧疗纠正缺氧。需要时给予无创正压通气或气管插管有创正压通气治疗。

（3）控制心力衰竭：慢性肺心病心力衰竭的治疗与其他心脏病心力衰竭的治疗有其不同之处，因为慢性肺心病患者一般在积极控制感染、改善呼吸功能后心力衰竭便能得到改善，患者尿量增多，水肿消退，不需常规使用利尿药和正性肌力药。但对经上述治疗无效或严重心力衰竭患者，可适当选朋利尿药、正性肌力药或扩血管药物。

1）利尿药：通过抑制肾脏钠、水重吸收而增加尿量，消除水肿，减少血容量，减轻右心前负荷的作用。但是利尿药应用后易出现低钾、低氯性碱中毒，痰液黏稠不易排痰和血液浓缩，应注意预防。因此，原则上宜选用作用温和的利尿药，联合保钾利尿药，小剂量、短疗程使用。如氢氯噻嗪 25mg，1~3 次/天，联用螺内酯 20~40mg，1~2 次/天尿量多时需加用 10% 氯化钾 10ml，3 次 1 天。重度而急需行利尿的患者可用呋塞米（furosemide）20mg，肌内注射或口服。

2）正性肌力药：慢性肺心病患者由于慢性缺氧及感染，对洋地黄类药物的耐受性低，易致中毒，出现心律失常。因此．是否应用应持慎重态度，应用指征有：①感染已控制，呼吸功能已改善，利尿治疗后右心功能无改善者；②以右心衰竭为主要表现而无明显感染的患者；③并发室上性快速心律失常，如室上性心动过速、心房颤动（心室率>100 次/分）者；④并发急性左心衰竭的患者。原则上选用作用快、排泄快的洋地黄类药物，小剂量（常规剂量的 1/2 或 2/3 量）静脉给药，常用毒毛花苷 K 0.125 ~ 0.25mg，或毛花苷 C 0.2 ~ 0.4mg 加入 10% 葡萄糖液内静脉缓慢注射。用药前应注意纠正缺氧，防治低钾血症，以免发生药物毒性反应。低氧血症、感染等均可使心率增快，故不宜以心率作为衡量洋地黄类药物的应用和疗效考核指征。

3）血管扩张药：钙通道阻滞剂、一氧化氮（NO）、川芎嗪等有一定的降低肺动脉压效果，对部分顽固性心力衰竭可能有一定效果，但并不像治疗其他心脏病那样效果明显。血管扩张药在扩张肺动脉的同时也扩张体动脉，往往造成体循环血压下降，反射性产生心率增快、氧分压下降、二氧化碳分压上升等不良反应，因而限制了血管扩张药在慢性肺心病的临床应用。

（4）防治并发症

1）肺性脑病：详见本书呼吸衰竭护理。

2）酸碱失衡及电解质紊乱：呼吸性酸中毒以通畅气道，纠正缺氧和解除二氧化碳潴留为主。呼吸性酸中毒并代谢性酸中毒通常需要补碱治疗，尤其当 pH < 7.2 时，先补充 5% 碳酸氢钠 100ml，然后根据血气分析结果酌情处理。呼吸性酸中毒并代谢性碱中毒常并发低钠、低钾、低氯等电解质紊乱，应根据具体情况进行补充。低钾、低氯引起的代谢性碱中毒多是医源性的，应注意预防。

3）心律失常：应注意与洋地黄中毒等引起的心律失常相鉴别。一般的心律失常经过控制感染，纠正缺氧、酸碱失衡和电解质紊乱后，心律失常可自行消失。如果持续存在，可根据心律失常的类型选用药物。

4）消化道出血：除了针对消化道出血的治疗外，还需病因治疗和预防治疗。

5）休克：慢性肺心病休克并不多见，一旦发生，预后不良。

6）弥散性血管内凝血（DIC）：去除病因，抗凝等综合治疗。

7）深静脉血栓形成：应用普通肝素或低分子肝素可预防肺微小动脉原位血栓形成及深静脉血栓形成。

2. 肺、心功能代偿期　可采用中西医结合的综合治疗措施，延缓基础支气管、肺疾病的进展，增强患者的免疫功能，预防感染，减少或避免急性加重，加强康复锻炼和营养，需要长期家庭氧疗或家庭无创呼吸机治疗等，以改善患者的生活质量。继发于慢性阻塞性肺疾病者，具体方法参阅本章慢性支气管炎、慢性阻塞性肺疾病。

九、护理评估

评估患者有无 COPD 或其他慢性支气管、肺、胸廓或肺血管疾病病史，有无吸烟史，了解患者有无感染、劳累、摄取过多等诱发因素。评估患者咳、痰、喘等病情变化情况；重点评估患者有无头痛的主诉，有无意识障碍，球结膜水肿、皮肤出血点瘀斑、出入量尤其是尿量情况，了解血气分析、电解质等检查结果。心衰患者应了解体重、皮肤水肿和盐的摄入情况。评估心理 - 社会因素对患者的影响。

十、护理诊断/合作性问题

1. 气体交换受损　与肺血管阻力增高引起肺淤血、肺血管收缩导致肺血流量减少有关。

2. 清理呼吸道无效　与呼吸道感染、痰多而黏稠有关。

3. 活动无耐力　与心、肺功能减退有关。

4. 体液过多　与心输出量减少、肾血流灌注量减少有关。

5. 营养失调：低于机体需要量　与呼吸困难、疲乏等引起食欲减退有关。

6. 潜在并发症　肺性脑病。

7. 潜在并发症　心律失常、休克、消化道出血。

8. 有皮肤完整性受损的危险　与水肿、长期卧床有关。

十一、护理措施

（1）气体交换受损。

（2）清理呼吸道无效。

（3）活动无耐力

1）休息与活动：让患者了解充分休息有助于心肺功能的恢复，在心肺功能失代偿期，应绝对卧床休息，协助采取舒适体位，如半卧位或坐位，以减少机体耗氧量，促进心肺功能的恢复，减慢心率和减轻呼吸困难。代偿期以量力而行、循序渐进为原则，鼓励患者进行适量活动，活动量以不引起疲劳、不加重症状为度。对于卧床患者，应协助定时翻身、更换姿势。依据患者的耐受能力指导患者在床上进行缓慢的肌肉松弛活动，如上肢交替前伸、握拳，下肢交替抬离床面，使肌肉保持紧张 5s 后，松弛平放床上。鼓励患者进行呼吸功能锻炼，提高活动耐力。

指导患者采取既有利于气体交换又能节省能量的姿势，如站立时，背倚墙，使膈肌和胸廓松弛，全身放松。坐位时凳高合适，两足正好平放在地，身体稍向前倾，两手摆在双腿上或趴在小桌上，桌面上放软枕，使患者胸椎与腰椎尽可能在一直线上。卧位时抬高床头，并略抬高床尾，使下肢关节轻度屈曲。

2）病情观察：观察患者的生命体征及意识状态；注意有无发绀和呼吸困难及其严重程度；定期监测动脉血气分析，观察有无右心衰竭的表现，密切观察患者有无头痛、烦躁不安、神志改变等。

（4）体液过多

1）皮肤护理：注意观察全身水肿情况、有无压疮发生。因肺心病患者常有营养不良和身体下垂部位水肿，若长期卧床，极易形成压疮。指导患者穿宽松、柔软的衣服；定时更换体位，受压处垫气圈或海绵垫，或使用气垫床。

2）低盐饮食：应限制钠水摄入量，每天摄入钠盐 3g，水分 <1 500ml、蛋白质 1.0~1.5g/kg。

3）用药护理：①对二氧化碳潴留、呼吸道分泌物多的重症患者慎用镇静剂、麻醉药、催眠药，以免诱发或加重肺性脑病，如必须用药，使用后注意观察是否有抑制呼吸和咳嗽反射减弱的情况。②应用利尿剂后易出现低钾、低氯性碱中毒而加重缺氧，过度脱水引起血液浓缩、痰液黏稠不易排出等不良反直，应注意观察及预防。使用排钾利尿剂时，督促患者遵医嘱补钾。利尿剂尽可能在白天给药，避免夜间频繁排尿而影响患者睡眠。③使用洋地黄类药物时，应询问有无洋地黄用药史，遵医嘱准确用药，注意观察药物毒性反应。④应用血管扩张剂时，注意观察患者心率及血压情况。血管扩张药在扩张肺动脉的同时也扩张体循环动脉，往往造成血压下降，反射性心率增快、氧分压下降、二氧化碳分压上升等不良反应。⑤使用抗生素时，注意观察感染控制的效果、有无继发性感染。

（5）营养失调：给予高纤维素、易消化清淡饮食，防止因便秘、腹胀而加重呼吸困难。避免摄入含糖高的食物，以免引起痰液黏稠。如患者出现水肿、腹腔积液或尿少时，应限制钠水摄入，因碳水化合物可增加 CO_2 生成量，增加呼吸负担，故一般碳水化合物摄入≤60%。少食多餐，减少用餐时的疲劳，进餐前后漱口，保持口腔清洁，促进食欲。必要时遵医嘱静脉补充营养。

（6）潜在并发症——肺性脑病

1）休息和安全：患者绝对卧床休息，呼吸困难者取半卧位，有意识障碍者，予床挡进行安全保护，必要时专人护理。

2）吸氧护理：持续低流量、低浓度给氧，氧流量 1~2L/min，浓度在 25%~29% 防止高浓度吸氧抑制呼吸，加重缺氧和二氧化碳潴留。低浓度给氧的依据：慢性肺心病失代偿期患者多为慢性 Ⅱ 型呼衰，患者的呼吸中枢对 CO_2 刺激的敏感性降低，甚至已处于抑制状态，其兴奋性主要依靠缺氧对外周化学感受器的刺激作用，当吸入氧浓度过高时、随缺氧的短暂改善而解除其对中枢的兴奋作用，结果反而使呼吸受抑制，CO_2 潴留加剧，甚至诱发肺性脑病。氧疗期间的注意事项是：①保持气道（包括鼻塞/导管）通畅，防止管道堵塞或漏气。②维持吸入氧流量/浓度的恒定，嘱患者不要自行调节流量等。③吸氧后注意观察患者神志等的变化，一旦出现意识障碍或意识障碍加重应及时作血气分析。④按医嘱及时、正确采取动脉血标本作血气分析，了解其结果，如有明显异常应及时与医生联系。血气分析标本应隔绝空气并及时送检。⑤室内严禁明火。

（3）用药护理：遵医嘱应用呼吸兴奋剂，观察药物的疗效和不良反应。出现心悸、呕吐、震颤、惊厥等症状，立即通知医生。

（4）病情观察：定期监测动脉血气分析，密切观察病情变化，出现头痛、烦躁不安、表情淡漠、神志恍惚、精神错乱、嗜睡和昏迷等症状时，及时通知医生并协助处理。

十二、健康指导

肺心病患者多数预后差，病死率较高，原发病及呼吸衰竭为其主要死因。而经积极治疗，开展健康教育可以延长其寿命，提高生活质量。健康教育的内容除针对原发病外，应强调如下内容。

1. 疾病预防指导　由于慢性肺心病是各种原发肺胸疾病晚期的并发症，应对高危人群进行宣传教育，劝导戒烟，积极防治 COPD 等慢性支气管肺疾病，以降低发病率。

2. 疾病知识指导　使患者和家属了解疾病发生、发展过程，减少反复发作的次数。积极防治原发病，按医嘱用药，避免和防治各种可能导致病情急性加重的诱因，坚持家庭氧疗等。加强饮食营养，以保证机体康复的需要。有心功能不全时应限制水、盐的摄入。

3. 病情监测指导　告知患者及家属病情变化的征象，如体温升高、呼吸困难加重、咳嗽剧烈、咳痰不畅、尿量减少、水肿明显或发现患者神志淡漠、嗜睡、躁动、口唇发绀加重等，均提示病情变化或加重，需及时就诊。

4. 合理体位　呼吸困难患者的合理体位是既有利于气体交换又能够节省能量。如站立时，背依墙，身体重量放在两髋和双足上，使横膈和胸廓松弛，全身放松；坐位时，凳高合适，两足正好平放在地，身体稍向前倾，两手摆在双腿上或趴在小桌上，桌上放几个枕头，使患者胸椎与腰椎尽可能在一直线上。卧位时抬高床头并略摇起床尾，使下肢关节轻度屈曲，防止身体下滑，在身体两侧放置枕头或炕桌，让双手略抬高并有支撑处。

5. 康复期锻炼　病情缓解期应根据肺、心功能及体力情况进行适当的体育锻炼和呼吸功能锻炼，如散步、气功、太极拳、腹式呼吸、缩唇呼吸等，改善呼吸功能，提高机体免疫功能。

（1）全身锻炼：如呼吸操和有氧活动。呼吸操包括呼吸与扩胸、弯腰、下蹲和四肢活动在内的各种体操活动。有氧活动以步行和慢跑最常用，活动强度以每次运动后出现轻度呼吸短促，在停止活动后 10min 内呼吸恢复至运动前水平为宜。全身活动不但可改善骨骼肌、心肺状况，还可调节情绪，进而增加活动的耐力，进行活动时要注意：①活动前后患者应有充分的休息时间；②尽可能在止喘药发挥最大作用时进行活动；③注意患者的主诉、心率、呼吸等的变化，活动时如有明显不适，或运动后 10min 后上述指标未能恢复到运动前水平，应与医生研究变更活动类型及运动量；④有条件时进行运动氧疗；⑤坚持进行腹式呼吸及缩唇呼吸训练。

（2）呼吸训练。

（3）用冷水洗脸、洗鼻，按迎香穴，揉风池穴等进行御寒训练。

6. 其他　向患者和家属传授有关医疗设备（如雾化器、吸入器、给氧装置等）的使用、清洁及维护方面的信息和技巧。

（龚丽娜）

第七节　肺血栓栓塞症

一、概述

肺栓塞（pulmonary embolism，PE）是以各种栓子阻塞肺动脉系统为其发病原因的一组疾病或临床综合征的总称，包括 PTE、脂肪栓塞综合征、羊水栓塞、空气栓塞等。

肺血栓栓塞症（pulmonary thromboembolism，PTE）为来自静脉系统或右心的血栓阻塞肺动脉或其分支所致的疾病，以肺循环和呼吸功能障碍为其主要临床和病理生理特征。

PTE 为 PE 最常见的类型，占 PE 中的绝大多数，通常所称的 PE 即指 PTE。

急性 PTE 造成肺动脉较广泛阻塞时，可引起肺动脉高压，至一定程度导致右心失代偿、右心扩大，出现急性肺源性心脏病。

肺动脉发生栓塞后，若其支配区的肺组织因血流受阻或中断而发生坏死，称为肺梗死（pulmonary infarction，PI）。由于肺组织的多重供血与供氧机制，PTE 中仅约不足 15% 发生 PI。

引起 PTE 的血栓主要来源于深静脉血栓形成（deep venousthrombosis，DVT）。DVT 与 PTE 实质上为一种疾病过程在不同部位、不同阶段的表现，两者合称为静脉血栓栓塞症（venous thromboembolism，VTE）。

二、流行病学

PTE 和 DVT 的发病率较高，病死率亦高，已经构成了世界性的重要医疗保健问题。欧美国家 DVT 和 PTE 的年发病率分别约为 1.0‰ 和 0.5‰。新近资料显示，美国 VTE 的年新发病例数超过 60 万，其中 PTE 患者 23.7 万，DVT 患者 37.6 万，因 VTE 死亡的病例数超过 29 万。欧盟国家 VTE 的年新发病例数超过 150 万，其中 PTE 患者 43.5 万，DVT 患者 68.4 万，因 VTE 死亡的病例数超过 54 万。未经治疗的 PTE 的病死率为 25%～30%。

过去我国医学界曾将 PTE 视为"少见病"，随着对该疾病认识的深入以及诊断技术的提高，现在这种观念已被彻底改变。近年来国内 VTE 的诊断例数迅速增加，来自国内 60 家大型医院的统计资料显示，住院患者中 PTE 的比例从 1997 年的 0.26‰ 上升到 2008 年的 1.45‰。尽管如此，由于 PTE 的症状缺乏特异性，确诊需特殊的检查技术，故 PTE 的检出率偏低，临床上仍存在较严重的漏诊和误诊现象，对此应当给予充分关注。

三、危险因素

DVT 和 PTE 具有共同的危险因素，即 VTE 的危险因素，包括任何可以导致静脉血液淤滞、静脉系统内皮损伤和血液高凝状态的因素，即 Virchow 三要素。原发性危险因素多与遗传变异相关，包括 V 因子突变、蛋白 C 缺乏、蛋白 S 缺乏和抗凝血酶缺乏等，常以反复静脉血栓形成和栓塞为主要临床表现。如病人，特别是 40 岁以下的年轻患者无明显诱因反复发生 DVT 和 PTE，或发病呈家族聚集倾向，应注意做相关原发性危险因素的检查。继发性危险因素是指后天获得的易发生 DVT 和 PTE 的多种病理和病理生理改变。包括骨折、创伤、手术、恶性肿瘤和口服避孕药等。上述危险因素既可以单独存在，也可以同时存在、协同作用。年龄是独立的危险因素，随着年龄的增长，DVT 和 PTE 的发病率逐渐增高。

四、病理和病理生理

引起 PTE 的血栓可以来源于下腔静脉径路、上腔静脉径路或右心腔，其中大部分来源于下肢深静脉，特别是从腘静脉上端到髂静脉段的下肢近端深静脉（占 50%～90%）。盆腔静脉丛亦是血栓的重要来源。颈内和锁骨下静脉内插入、留置导管和静脉内化疗，使来源于上腔静脉径路的血栓较以前增多。右心腔来源的血栓所占比例较小。

肺动脉的血栓栓塞既可以是单一部位的，也可以是多部位的。病理检查发现多部位或双侧性的血栓栓塞更为常见。一般认为栓塞更易发生于右侧和下肺叶。发生栓塞后有可能在栓塞局部继发血栓形成，参与发病过程。

1. 血液动力学改变　栓子阻塞肺动脉及其分支达一定程度后，通过机械阻塞作用，加之神经体液因素和低氧所引起的肺动脉收缩，导致肺循环阻力增加、肺动脉高压；右心室后负荷增高，右心室壁张力增高，至一定程度引起急性肺源性心脏病，右心室扩大，可出现右心功能不全，回心血量减少，静脉系统淤血；右心扩大致室间隔左移，使左心室功能受损，导致心排出量下降，进而可引起体循环低血压或休克；主动脉内低血压和右心房压升高，使冠状动脉灌注压下降，心肌血流减少，特别是心室内膜下心肌处于低灌注状态，加之 PTE 时心肌耗氧增加，可致心肌缺血，诱发心绞痛。右心室心肌耗氧量增加和右心室冠状动脉灌注压下降相互作用，导致右心室缺血和功能障碍，并且可能产生恶性循环最终导致死亡。

2. 气体交换障碍 栓塞部位的肺血流减少，肺泡无效腔量增大；肺内血流重新分布，通气/血流比例失调；右心房压升高可引起功能性闭合的卵圆孔开放，产生心内右向左分流；神经体液因素可引起支气管痉挛；毛细血管通透性增高，间质和肺泡内液体增多或出血；栓塞部位肺泡表面活性物质分泌减少，肺泡萎陷，呼吸面积减小；肺顺应性下降，肺体积缩小并可出现肺不张；如累及胸膜，则可出现胸腔积液。以上因素导致呼吸功能不全，出现低氧血症，代偿性过度通气（低碳酸血症）或相对性低肺泡通气。

3. 肺梗死 由于肺组织同时接受肺动脉、支气管动脉和肺泡内气体三重氧供，故肺栓塞时只有约15%的患者出现肺梗死。一般只有在患有基础心肺疾病或病情严重影响到肺组织的多重氧供时才发生肺梗死。

4. 慢性血栓栓塞性肺动脉高压 慢性血栓栓塞性肺动脉高压（chronic thromboembolic pulmonary hypertension，CTEPH）指急性 PTE 后肺动脉内血栓未完全溶解，或 PTE 反复发生，出现血栓机化、肺血管管腔狭窄甚至闭塞，导致肺血管阻力增加、肺动脉压力进行性增高、右心室肥厚甚至右心衰竭。

栓塞所致病情的严重程度取决于以上机制的综合和相互作用。栓子的大小和数量、多个栓子的依次栓塞间隔时间、是否同时存在其他心肺疾病、个体反应的差异及血栓溶解的快慢对发病过程有重要影响。

五、临床表现

1. 症状 PTE 的症状多种多样，但均缺乏特异性。症状的严重程度亦有很大差别，可以从无症状、隐匿，到血流动力学不稳定，甚或发生猝死。

常见症状有：①不明原因的呼吸困难及气促，尤以活动后明显，为 PTE 最多见的症状；②胸痛，包括胸膜炎性胸痛或心绞痛样疼痛；③晕厥，可为 PTE 的唯一或首发症状；④烦躁不安、惊恐甚至濒死感；⑤咯血，常为小量咯血，大咯血少见；⑥咳嗽、心悸等。各病例可出现以上症状的不同组合。临床上有时出现所谓"三联征"，即同时出现呼吸困难、胸痛及咯血，但仅见于约20%的患者。

2. 体征

（1）呼吸系统体征：以呼吸急促最常见。可以有发绀，肺部可闻及哮鸣音和（或）细湿啰音，并发肺不张和胸腔积液时出现相应的体征。

（2）循环系统体征：心动过速；血压变化，严重时可出现血压下降甚至休克，颈静脉充盈或异常搏动，肺动脉瓣区第二心音（P_2）亢进或分裂，三尖瓣区收缩期杂音。

（3）其他：可伴发热，多为低热，少数患者有38℃以上的发热。

3. DVT 的症状与体征 在考虑 PTE 诊断的同时，必须注意是否存在 DVT，特别是下肢 DVT。其主要表现为患肢肿胀、周径增粗、疼痛或压痛、皮肤色素沉着，行走后患肢易疲劳或肿胀加重。但需注意，半数以上的下肢 DVT 患者无自觉症状和明显体征。

应测量双侧下肢的周径来评价其差别。进行大、小腿周径的测量点分别为髌骨上缘以上15cm处，髌骨下缘以下10cm处。双侧相差 >1cm 即考虑有临床意义。

六、诊断要点

PTE 的临床表现多样，有时隐匿，缺乏特异性，确诊需特殊检查。检出 PTE 的关键是提高诊断意识，对有疑似表现、特别是高危人群中出现疑似表现者，应及时安排相应检查。诊断程序一般包括疑诊、确诊、求因三个步骤。

1. 根据临床情况疑诊 PTE（疑诊） 如患者出现上述临床症状、体征，特别是存在前述危险因素的病例出现不明原因的呼吸困难、胸痛，晕厥、休克，或伴有单侧或双侧不对称性下肢肿胀、疼痛等，应进行如下检查。

（1）血浆 D-二聚体（D-dimer）：是交联纤维蛋白在纤溶系统作用下产生的可溶性降解产物，为一个特异性的纤溶过程标记物。通常采用酶联免疫吸附法（ELISA）测定，D-二聚体界值为500μg/L，其敏感性高而特异性差。急性PTE时升高，但因特异性差，对PTE无诊断价值；若其含量低于500μg/L，则对PTE有重要的排除诊断价值。

（2）动脉血气分析：常表现为低氧血症、低碳酸血症，肺泡-动脉血氧分压差［P（A-a）O_2］增大，部分患者的血气结果可以正常。

（3）心电图：大多数病例表现有非特异性的心电图异常。最常见的改变为窦性心动过速。当有肺动脉及右心压力升高时，可出现$V_1 \sim V_2$甚或V_4的T波倒置和ST段异常、S I Q Ⅲ T Ⅲ征（即 I 导联 S波加深，Ⅲ导联出现Q/q波及T波倒置）、完全或不完全性右束支传导阻滞、肺型P波、电轴右偏及顺钟向转位等。对心电图改变，需作动态观察，注意与急性冠状动脉综合征相鉴别。

（4）X线胸片：可显示①肺动脉阻塞征：区域性肺纹理变细、稀疏或消失，肺野透亮度增加；②肺动脉高压征及右心扩大征：右下肺动脉干增宽或伴截断征，肺动脉段膨隆以及右心室扩大；③肺组织继发改变：肺野局部片状阴影，尖端指向肺门的楔形阴影，肺不张或膨胀不全，肺不张侧可见横膈抬高，有时并发少至中量胸腔积液。X线胸片对鉴别其他胸部疾病有重要帮助。

（5）超声心动图：对提示PTE和除外其他心血管疾患以及进行急性PTE危险度分层有重要价值。对于严重的PTE病例，超声心动图检查发现右心室功能障碍（right ventricular dysfunction）的一些表现，可提示或高度怀疑PTE。若在右心房或右心室发现血栓，同时患者临床表现符合PTE，即可作出诊断。超声检查偶可因发现肺动脉近端的血栓而确诊。超声检查符合下述两项指标时即可诊断右心室功能障碍：①右心室扩张；②右心室壁运动幅度减低；③吸气时下腔静脉不萎陷；④三尖瓣反流压差>30mmHg。而右心室壁增厚（>5mm）对于提示是否存在CTEPH有重要意义。

（6）下肢深静脉检查：下肢为DVT最多发部位，超声检查为诊断DVT最简便的方法，若阳性可以诊断DVT，同时对PTE有重要提示意义。另外，放射性核素或X线静脉造影、CT静脉造影（CTV）、MRI静脉造影（MRV）等对于明确是否存在DVT亦具有重要价值。

2. 对疑诊病例进一步明确诊断（确诊）　在临床表现和初步检查提示PTE的情况下，应安排PTE的确诊检查，包括以下4项，其中1项阳性即可明确诊断。

（1）螺旋CT：是PTE的一线确诊手段。采用特殊操作技术进行CT肺动脉造影（CTPA），能够准确发现段以上肺动脉内的血栓。①直接征象：肺动脉内的低密度充盈缺损，部分或完全包围在不透光的血流之间（轨道征），或者呈完全充盈缺损，远端血管不显影；②间接征象：肺野楔形密度增高影，条带状高密度区或盘状肺不张，中心肺动脉扩张及远端血管分支减少或消失。

（2）放射性核素肺通气/血流灌注（V/Q）扫描：是PTE的重要诊断方法。典型征象是呈肺段分布的肺血流灌注缺损，并与通气显像不匹配。一般可将V/Q显像结果分为三类：①高度可能：其征象为至少2个或更多肺段的局部灌注缺损，而该部位通气良好或X线胸片无异常；②正常或接近正常；③非诊断性异常：其征象介于高度可能与正常之间。若结果呈高度可能，具有诊断意义。V/Q显像对于远端肺栓塞诊断价值更高，且可用于肾功能不全和碘造影剂过敏患者。新近发展的V/Q断层显像（V/Q SPECT）诊断PTE的准确性更高，定位、定量更精确，敏感性96%~99%，特异性91%~98%。

（3）磁共振成像和磁共振肺动脉造影（magnetic resonance imagin pulmonary angiography, MRI/MR-PA）：MRPA可以直接显示肺动脉内的栓子及PTE所致的低灌注区，可确诊PTE，但对肺段以下水平的PTE诊断价值有限。可用于肾功能严重受损、对碘造影剂过敏或妊娠患者。

（4）肺动脉造影：为诊断PTE的经典与参比方法。其敏感性约为98%，特异性为95%~98%。直接征象有肺动脉内造影剂充盈缺损，伴或不伴轨道征的血流阻断；间接征象有肺动脉造影剂流动缓慢，局部低灌注，静脉回流延迟或消失等。肺动脉造影是一种有创性检查，发生致命性或严重并发症的可能性分别为0.1%和1.5%，应严格掌握适应证。

3. 寻找PTE的成因和危险因素（求因）

（1）明确有无DVT：对某一病例只要疑诊PTE，无论其是否有DVT症状，均应进行体检，并行深静脉超声、放射性核素或X线静脉造影、CT静脉造影（CTV）、MRI静脉造影（MRV）、肢体阻抗容积图（IPG）等检查，以帮助明确是否存在 DVT 及栓子的来源。

（2）寻找发生 DVT 和 PTE 的诱发因素：如制动、创伤、肿瘤、长期口服避孕药等。同时要注意患者有无易栓倾向，尤其是对于年龄小于 40 岁，复发性 PTE 或有突出 VTE 家族史的患者，应考虑易栓症的可能性，应进行相关原发性危险因素的检查。对不明原因的 PTE 患者，应对隐源性肿瘤进行筛查。

七、PTE 的临床分型

1. 急性肺血栓栓塞症

（1）高危（大面积）PTE：临床上以休克和低血压为主要表现，即体循环动脉收缩压 < 90mmHg，或较基础值下降幅度 ≥40mmHg，持续 15min 以上。须除外新发生的心律失常、低血容量或感染中毒症等其他原因所致的血压下降。此型患者病情变化快，预后差，临床病死率 > 15%，需要积极予以治疗。

（2）中危（次大面积）PTE：血流动力学稳定，但存在右心功能不全和（或）心肌损伤。右心功能不全的诊断标准：临床上出现右心功能不全的表现，超声心动图提示存在右心室功能障碍，或脑钠肽（BNP）升高（ > 90pg/ml）或 N 末端脑钠肽前体（NT - proBNP）升高（ > 500pg/ml）。心肌损伤：心电图 ST 段升高或压低，或 T 波倒置；cTNI 升高（ > 0.4ng/ml）或 cTNT 升高（ > 0.1ng/ml）。此型患者可能出现病情恶化，临床病死率为 3% ~ 15%，故需密切监测病情变化。

（3）低危（非大面积）PTE：血流动力学稳定，无右心功能不全和心肌损伤。临床病死率 < 1%。

2. 慢性血栓栓塞性肺动脉高压 CTEPH 常表现为呼吸困难、乏力、运动耐量下降。多可追溯到呈慢性、进行性发展的肺动脉高压的相关临床表现，后期出现心力衰竭。影像学检查证实肺动脉阻塞，经常呈多部位、较广泛的阻塞，可见肺动脉内贴血管壁、环绕或偏心分布、有钙化倾向的团块状物等慢性栓塞征象；常可发现 DVT 的存在；有心导管检查示静息肺动脉平均压 > 25mmHg，活动后肺动脉平均压 > 30mmHg；超声心动图检查示右心室壁增厚（有心室游离壁厚度 > 5mm），符合慢性肺源性心脏病的诊断标准。

八、治疗原则

急性肺栓塞的处理原则是早期诊断，早期干预，根据患者的危险度分层选择合适的治疗方案和治疗疗程。

1. 一般处理与呼吸循环支持治疗 对高度疑诊或确诊 PTE 的患者，应进行严密监护，监测呼吸、心率、血压、静脉压、心电图及动脉血气的变化；卧床休息，保持大便通畅，避免用力，以免促进深静脉血栓脱落；可适当使用镇静、止痛、镇咳等相应的对症治疗。

采用经鼻导管或面罩吸氧，以纠正低氧血症。对于出现右心功能不全但血压正常者，可使用多巴酚丁胺和多巴胺；若出现血压下降，可增大剂量或使用其他血管加压药物，如去甲肾上腺素等。

2. 抗凝治疗 为 PTE 和 DVT 的基本治疗方法，可以有效地防止血栓再形成和复发，为机体发挥自身的纤溶机制溶解血栓创造条件。抗凝药物主要有普通肝素（unfractionated heparin，UFH）、低分子肝素（low - molecular - weight heparins，LMWH）、磺达肝癸钠（fondaparinux）和华法林（warfarin）等。抗血小板药物的抗凝作用不能满足 PTE 或 DVT 的抗凝要求。

临床疑诊 PTE 时，如无禁忌证，即应开始抗凝治疗。

抗凝治疗前应测定基础活化部分凝血酶时间（APTT）、凝血酶原时间（PT）及血常规（含血小板计数、血红蛋白）；应注意是否存在抗凝的禁忌证，如活动性出血、凝血功能障碍、未予控制的严重高血压等。对于确诊的 PTE 病例，大部分禁忌证属相对禁忌证。

（1）普通肝素：予 3 000 ~ 5 000U 或按 80U/kg 静注，继之以 18U/（kg·h）持续静滴。在开始治疗后的最初 24h 内每 4 ~ 6h 测定 APTT，根据 APTT 调整剂量，尽快使 APTT 达到并维持于正常值的 1.5 ~ 2.5 倍。达稳定治疗水平后，改为每天测定 APTT 一次。肝素亦可用皮下注射方式给药。一般先予静注负荷量 3 000 ~ 5 000U，然后按 250U/kg 剂量每 12h 皮下注射一次。调节注射剂量，使注射后 6 ~ 8h 的 APTT 达到治疗水平。

肝素应用期间，应注意监测血小板，以防出现肝素诱导的血小板减少症（heparin – inducedthrombo-cytopenia，HIT）。在使用 UFH 时，第 1 周每 1~2 天、第 2 周起每 3~4 天必须复查血小板计数一次。若出现血小板迅速或持续降低达 30% 以上，或血小板计数 $< 100 \times 10^9/L$，应停用 UFH。

（2）低分子肝素：必须根据体重给药（anti – Xa U/kg 或 mg/kg。不同 LMWH 的剂量不同，详见下文），每日 1~2 次，皮下注射。对于大多数病例，按体重给药是有效的，不需监测 APTT 和调整剂量，但对过度肥胖或孕妇宜监测血浆抗 Xa 因子活性（plasma anti – Xa activity），并据此调整剂量。

各种 LMWH 的具体用法：①那曲肝素（nadroparin）钙：86anti – Xa U/kg 皮下注射，每 12h1 次，单次总量不超过 17 100U；②伊诺肝素（enoxaparin）钠：1mg/kg 皮下注射，每 12h1 次，单次总量不超过 180mg；③达肝素（dalteparin）钠：100anti – Xa U/kg 皮下注射，每 12h1 次，单次总量不超过 18 000U。不同厂家制剂需参照其产品使用说明。

UFH 或 LMWH 须至少应用 5 天，直到临床情况平稳。对大面积 PTE 或髂股静脉血栓，UFH 或 LMWH 须用至 10 天或更长。

（3）磺达肝癸钠：是一种小分子的合成戊糖，通过与抗凝血酶特异结合，介导对 Xa 因子的抑制作用，无 HIT 作用。可用于 VTE 的初始治疗，也可替代肝素用于出现 HIT 患者的抗凝治疗。应用方法：5mg（体重 <50kg）、7.5mg（体重 50~100kg）、10mg（体重 >100kg），皮下注射，每日一次。

（4）华法林：在肝素/磺达肝癸钠开始应用后的第 1 天即可加用口服抗凝剂华法林，初始剂量为 3.0~5.0mg。由于华法林需要数天才能发挥全部作用，因此与肝素需至少重叠应用 5 天，当国际标准化比率（INR）达到 2.5（2.0~3.0）时，或 PT 延长至正常值的 1.5~2.5 倍时，持续至少 24h，方可停用肝素，单用华法林抗凝治疗，根据 INR 或 PT 调节其剂量。

抗凝治疗的持续时间因人而异。一般口服华法林的疗程至少为 3~6 个月。部分病例的危险因素短期可以消除，例如服雌激素或临时制动，疗程可能为 3 个月即可。对于栓子来源不明的首发病例，需至少给予 6 个月的抗凝。对复发性 VTE、并发肺心病或危险因素长期存在者，抗凝治疗的时间应更为延长，达 12 个月或以上，甚至终生抗凝。

妊娠的前 3 个月和最后 6 周禁用华法林，可用肝素或低分子肝素治疗。产后和哺乳期妇女可以服用华法林。

华法林的主要并发症是出血。华法林所致出血可以用维生素 K 拮抗。华法林有可能引起血管性紫癜，导致皮肤坏死，多发生于治疗的前几周。

（5）新型抗凝药物：包括直接凝血酶抑制剂阿加曲班（argatroban）、达吡加群酯（dabigatran）以及直接 Xa 因子抑制剂利伐沙班（rivaroxaban）、阿哌沙班（apixaban）等。

3. 溶栓治疗　主要适用于高危（大面积）PTE 病例（有明显呼吸困难、胸痛、低氧血症等）。对于部分中危（次大面积）PTE，若无禁忌证可考虑溶栓，次大面积 PTE 的溶栓适应证仍有待确定。对于血压和右心室运动功能均正常的低危病例，不宜溶栓。溶栓的时间窗一般定为 14 天以内，但若近期有新发 PTE 征象可适当延长。溶栓应尽可能在 PTE 确诊的前提下慎重进行。对有明确溶栓指征的病例宜尽早开始溶栓。

溶栓治疗的绝对禁忌证包括：活动性内出血和近期自发性颅内出血。相对禁忌证包括：2 周内的大手术、分娩、器官活检或不能压迫止血部位的血管穿刺；10 天内的胃肠道出血；15 天内的严重创伤；1 个月内的神经外科或眼科手术；难于控制的重度高血压（收缩压 >180mmHg，舒张压 >110mmHg）；3 个月内的缺血性脑卒中；创伤性心肺复苏；血小板计数 $< 100 \times 10^9/L$；抗凝过程中（如正在应用华法林）；心包炎或心包积液；妊娠；细菌性心内膜炎；严重肝、肾功能不全；糖尿病出血性视网膜病变；高龄（年龄 >75 岁）等。对于致命性大面积 PTE，上述绝对禁忌证亦应被视为相对禁忌证。

溶栓治疗的主要并发症为出血。最严重的是颅内出血，发生率约 1%~2%，发生者近半数死亡。用药前应充分评估出血的危险性，必要时应配血，做好输血准备。溶栓前宜留置外周静脉套管针，以方便溶栓中取血监测，避免反复穿刺血管。

常用的溶栓药物有尿激酶（UK）、链激酶（SK）和重组组织型纤溶酶原激活剂（rt – PA）。溶栓方案与剂量：①尿激酶：2h 溶栓方案，按 20 000U/kg 剂量，持续静脉滴注 2h；另可考虑负荷量 4 400U/kg，静脉注射 10min，随后以 2 200U/（kg·h）持续静滴 12h。②链激酶：负荷量 250 000U，静脉注射 30min，随后以 100 000U/h 持续静滴 24h。链激酶具有抗原性，故用药前需肌内注射苯海拉明或地塞米松，以防止过敏反应。链激酶 6 个月内不宜再次使用。③rt－PA：50mg 持续静注 2h。

使用尿激酶、链激酶溶栓时无须同时使用肝素治疗；但以 rt－PA 溶栓，当 rt－PA 注射结束后即可使用肝素。

溶栓治疗后，应每 2～4h 测定一次活化部分凝血活酶时间（APTT），当其水平降至正常值的 2 倍（≤60s）时，即应启动规范的肝素治疗。

溶栓后应注意对临床及相关辅助检查情况进行动态观察，评估溶栓疗效。

4. 肺动脉导管碎解和抽吸血栓　对于肺动脉主干或主要分支的高危（大面积）PTE，并存在以下情况者：溶栓治疗禁忌；经溶栓或积极的内科治疗无效；或在溶栓起效前（在数小时内）很可能会发生致死性休克。如果具备相当的专业人员和技术，可采用导管辅助去除血栓（导管碎解和抽吸肺动脉内巨大血栓），一般局部小剂量溶栓和机械碎栓联合应用。

5. 肺动脉血栓摘除术　风险大，病死率高，需要较高的技术条件，仅适用于经积极的内科治疗或导管介入治疗无效的紧急情况，如致命性肺动脉主干或主要分支堵塞的高危（大面积）PTE，有溶栓禁忌证，或在溶栓起效前（在数小时内）很可能会发生致死性休克。

6. 放置腔静脉滤器　对于急性 PTE 并发抗凝禁忌的患者，为防止下肢深静脉大块血栓再次脱落阻塞肺动脉，可考虑放置下腔静脉滤器。对于上肢 DVT 病例，还可应用上腔静脉滤器。置入滤器后如无禁忌证（出血风险去除），宜长期口服华法林抗凝，定期复查有无滤器上血栓形成。

7. CTEPH 的治疗　口服华法林 3.0～5.0mg/d，根据 INR 调整剂量，维持 INR 2.0～3.0。若阻塞部位处于手术可及的肺动脉近端，可考虑行肺动脉血栓内膜剥脱术；反复下肢深静脉血栓脱落者，可放置下腔静脉滤器。

九、护理评估

（1）VTE 的危险因素评估。

（2）病史评估：既往是否有、VTE、DVT 病史，如血栓性静脉炎、静脉曲张等。

（3）评估 PTE 的临床分型和栓塞面积：因为急性肺栓塞病情轻重主要取决于栓塞面积大小。

（4）健康行为与心理状态的评估：重点评估内容包括对疾病的高危因素以及引起自身疾病直接因素的了解；对疾病预防重要性的认识程度和避免栓塞再复发方法的掌握程度；患者对应用溶栓和抗凝药物期间出血倾向的自我监测意义与方法的掌握程度；以及因胸痛等症状所引起的紧张、恐惧或焦虑的程度。

十、护理诊断/合作性问题

1. 气体交换受损　与肺血管阻塞所致通气/血流比例失调有关。

2. 恐惧　与突发的严重呼吸困难、胸痛有关。

3. 有猝死的危险　与静脉血栓形成有关。

4. 有出血的危险　与应用溶栓和抗凝药物有关。

十一、护理措施

1. 气体交换受损

（1）保持氧气供需平衡：当患者突然出现呼吸困难、胸痛时，需立即通知医生，并且要安慰患者，抬高床头，协助患者取舒适体位。在持续监测和评估患者其他表现的同时要做好给氧、血气分析和进行相关辅助检查的准备。主要护理措施包括：①休息：包括生理和心理两方面。活动、呼吸运动加快、心率加快、情绪紧张和恐惧均可增加氧气消耗，加重呼吸困难，因此，患者应绝对卧床休息，抬高床头或取半卧位，指导患者进行深慢呼吸，并通过采用放松术等方法减轻恐惧心理，降低耗氧量。②给氧：患者有呼吸困难时，应立即根据缺氧严重程度选择适当的给氧方式和吸入氧分数进行给氧治疗，以提高肺泡氧分压（PAO_2）。对于轻中度呼吸困难的患者可采用鼻导管或面罩给氧，对于严重呼吸困难的患者可能需要机械通气。

（2）监测呼吸及重要脏器的功能状态：对高度怀疑或确诊 PTE 的患者，需住监护病房，对患者进行严密监测，包括：①呼吸状态：当出现呼吸浅促，动脉血氧饱和度降低，心率加快等表现，提示呼吸功能受损、机体缺氧。②意识状态：监测患者有无烦躁不安、嗜睡、意识模糊、定向力障碍等脑缺氧的表现。③循环状态：需监测患者有无颈静脉充盈、肝大、肝颈静脉回流征阳性、下肢水肿及静脉压升高等右心功能不全的表现。当较大的肺动脉栓塞后，可使左心室充盈压降低、心排血量减少，因此需严密监测血压和心率的改变。④心电活动：肺动脉栓塞时可导致心电图的改变，当监测到心电图的动态改变时，有利于肺栓塞的诊断。溶栓治疗后如出现胸前导联 T 波倒置加深可能是溶栓成功、右室负荷减轻、急性右心扩张好转的表现。另外，严重缺氧的患者可导致心动过速和心律失常，需严密监测患者的心电改变。

（3）溶栓与抗凝治疗的护理：按医嘱及时、正确给予溶栓及抗凝制剂，监测疗效及不良反应。

1）溶栓剂应用护理：按医嘱给予溶栓剂，应注意对临床及相关实验室检查情况进行动态观察，评价溶栓疗效。溶栓治疗的主要并发症是出血，最常见的出血部位为血管穿刺处，严重的出血包括腹膜后出血和颅内出血，后者发生率为 1% ~ 2%，一旦发生，预后差，约半数患者死亡。因此对溶栓治疗患者应：①密切观察出血征象：如皮肤青紫、血管穿刺处出血过多、血尿、腹部或背部疼痛、严重头疼、神志改变等。②严密监测血压，当血压过高时及时报告医生进行适当处理。③给药前宜留置外周静脉套管针，以方便溶栓过程中取血监测，避免反复穿刺血管。静脉穿刺部位压迫止血需加大力量并延长压迫时间。④用尿激酶或链激酶溶栓治疗后，应每 2 ~ 4 小时测定一次 PT 或 APTT，当其水平降至正常值的 2 倍时按医嘱开始应用肝素抗凝。

2）抗凝剂应用护理：①肝素：在开始治疗后的最初 24h 内每 4 ~ 6h 监测 APTT，达稳定治疗水平后，改为每天监测 APTT。肝素治疗的不良反应包括出血和肝素诱导的血小板减少症（heparin – induced thrombocytopenia，HIT），出血的监测见"溶栓剂应用护理"。HIT 的发生率较低，但一旦发生，常比较严重，因此在治疗的第 1 周应每 1 ~ 2 天、第 2 周起每 3 ~ 4 天监测血小板计数，若出现血小板迅速或持续降低达 30% 以上，或血小板计数 < 100×10^9/L，应报告医生停用 UFH。②华法林：华法林的疗效主要通过监测 INR 是否达到并保持在治疗范围进行评价，因此，在治疗期间需定期监测 INR。在 INR 未达到治疗水平时需每天监测，达到治疗水平时每周监测 2 ~ 3 次，共监测 2 周，以后延长到每周监测 1 次或更长。华法林的主要不良反应是出血，观察见"溶栓剂应用护理"。发生出血时用维生素 K 拮抗。在用华法林治疗的前几周还可能引起血管性紫癜，导致皮肤坏死，需注意观察。

（4）消除再栓塞的危险因素：①急性期：患者除绝对卧床外，还需避免下肢过度屈曲，一般在充分抗凝的前提下卧床时间为 2 ~ 3 周。保持大便通畅，避免用力，以防下肢血管内压力突然升高，使血栓再次脱落形成新的危及生命的栓塞。②恢复期：需预防下肢血栓形成，如患者仍需卧床，下肢须进行适当的活动或被动关节活动，穿抗栓袜或气压袜，不在腿下放置垫子或枕头，以免加重下肢循环障碍。③观察下肢深静脉血栓形成的征象：由于下肢深静脉血栓形成以单侧下肢肿胀最为常见，因此需测量和比较双侧下肢周径，并观察有无局部皮肤颜色的改变，如发绀。下肢周径的测量方法：大、小腿周径的测量点分别为髌骨上缘以上 15cm 处和髌骨下缘以下 10cm 处，双侧下肢周径差 >1cm 有临床意义。检查是否存在 Homan 征阳性（轻轻按压膝关节并取屈膝、踝关节急速背曲时出现腘窝部、腓肠肌疼痛）。

（5）右心功能不全的护理：如患者出现右心功能不全的症状，需按医嘱给予强心剂，限制水钠摄入，并按肺源性心脏病进行护理。

（6）低排血量和低血压的护理：当患者心排血量减少出现低血压甚至休克时应按医嘱给予静脉输液和升压药物，记录液体出入量，当患者同时伴有右心功能不全时尤应注意液体出入量的调整，平衡低血压需输液和心功能不全需限制液体之间的矛盾。

2. 恐惧

（1）增加患者的安全感：当患者突然出现严重的呼吸困难和胸痛时，医务人员需保持冷静，避免引起紧张慌乱的气氛而加重患者的恐惧心理。护士应尽量陪伴患者，告诉患者目前的病情变化，用患者能够理解的词句和方式解释各种设备、治疗措施和护理操作，并采用非言语性沟通技巧，如抚摸、握住患者的手等增加患者的安全感，减轻其恐惧。当病情剧变时，亲人的陪伴可有效地降低患者的焦虑和恐惧心理，因此，在不影响抢救的前提下，可允许家属陪伴患者。

（2）鼓励患者充分表达自己的情感：应用适当的沟通技巧促使患者表达自己的担忧和疑虑。

（3）用药护理：按医嘱适当使用镇静、止痛、镇咳等相应的对症治疗措施，注意观察疗效和不良反应。

十二、健康指导

1. 疾病预防指导　①对存在 DVT 危险因素的人群，应指导其避免可能增加静脉血流淤滞的行为，如长时间保持坐位，特别是坐时跷二郎腿；穿束膝长筒袜；长时间站立不活动等。②对于卧床患者应鼓励其进行床上肢体活动，不能自主活动的患者需进行被动关节活动，病情允许时需协助早期下地活动和走路。不能活动的患者，将腿抬高至心脏以上水平，可促进下肢静脉血液回流。③卧床患者可利用机械作用如穿加压弹力抗栓袜、应用下肢间歇序贯加压充气泵等促进下肢静脉血液回流。④指导患者适当增加液体摄入，防止血液浓缩。由于高脂血症、糖尿病等疾病可导致血液高凝状态，应指导患者积极治疗原发病。⑤对于易出现血栓形成的高危患者，应指导其按医嘱使用抗凝制剂防止血栓形成。

2. 病情监测指导　向患者介绍 DVT 和 PTE 的表现。对于长时间卧床的患者，若出现一侧肢体疼痛、肿胀，应注意 DVT 发生的可能；在存在相关发病因素的情况下，突然出现胸痛、呼吸困难、咳血痰、晕厥等表现时应注意 PTE 的可能性，需及时告诉医护人员或及时就诊。

3. 用药指导　对肺栓塞患者，应告知患者及家属按医嘱服用抗凝药物的重要性，教会其观察皮肤黏膜是否有出血征象。

（龚丽娜）

第八节　睡眠呼吸暂停综合征

睡眠呼吸暂停低通气综合征（sleep apnea hypopnea syndrome，SAHS）是指各种原因导致睡眠状态下反复出现呼吸暂停和（或）低通气，引起低氧血症、高碳酸血症、睡眠中断，从而使机体发生一系列病理生理改变的临床综合征。病情逐渐发展可出现肺动脉高压、肺心病、呼吸衰竭、高血压、心律失常、脑血管意外等严重并发症。

在 40 岁以上人群中，男性多于女性，老年人患病率更高。阻塞型睡眠呼吸暂停低通气综合征在美国的患病率为 2%~4%，西班牙 1.2%~3.9%，澳大利亚高达 6.5%，日本约 1.3%~4.2%，我国香港地区 4.1%，上海市 3.62%，长春市为 4.81%。

睡眠呼吸暂停低通气综合征是指每晚睡眠过程中呼吸暂停反复发作 30 次以上或睡眠呼吸暂停低通气指数（apnea hypopnea index，AHI）≥5 次/小时并伴有嗜睡等临床症状。呼吸暂停是指在睡眠过程中口鼻呼吸气流完全停止 10 秒以上。低通气是指睡眠过程中呼吸气流强度（幅度）比基础水平降低 50%以上，并伴有血氧饱和度比基础水平下降≥4%或微醒觉，（它包括三个特点：气流明显减少大于 50%；气流中度减少小于 50%并伴有氧去饱和度大于 4%；或气流中度减少小于 50%，伴有脑电图出现微觉醒）睡眠呼吸暂停低通气指数是指每小时睡眠时间内呼吸暂停加低通气的次数。

一、病因及发病机制

1. 中枢型睡眠呼吸暂停综合征（central sleep apnea syndrome，CSAS）　单纯 CSAS 较少见，一般少于呼吸暂停患者的 10%，也有报道只有 4%。通常可进一步分为高碳酸血症和正常碳酸血症两大类。可与阻塞型睡眠呼吸暂停低通气综合征并存，多数有运动系统或神经系统的病变。神经系统的病变，如血管栓塞或变性疾病引起的脊髓病变、脑炎、枕骨大孔发育畸形、脊髓灰质炎、家族性自主神经异常等；或有肌肉疾患，肌强直性营养不良、膈肌的病变、肌病。部分充血性心力衰竭经常出现称为 Cheyne - Stokes 呼吸的中枢性呼吸暂停，其发病机制可能与以下因素有关：①睡眠时呼吸中枢对各种不同刺激的反应性减低；②中枢神经系统对低氧血症特别是 CO, 浓度改变引起的呼吸反馈调节的不稳定性；③呼气与吸气转换机制异常等。

2. 阻塞型睡眠呼吸暂停低通气综合征（obstructive sleep apnea hypopnea syndrome，OSAHS）

（1）解剖学因素：多数有上呼吸道特别是鼻、咽部位狭窄的病理基础，如肥胖、变应性鼻炎、鼻息肉、扁桃体肥大、咽壁肥厚、软腭松弛、悬雍垂过长、肢端肥大症、巨舌、舌根后坠、先天性小颌畸形等。

（2）体液、内分泌因素：OSAHS 多见于男性以及绝经后的妇女，肥胖、肢端肥大症、甲状腺功能减低症或注射睾酮的患者也有一定的发病率。其发病机制可能与睡眠状态下上气道软组织、肌肉的塌陷性增加。睡眠期间上气道肌肉对低氧和二氧化碳的刺激反应性降低有关，此外还与神经因素有关。

二、临床表现

1. 白天临床表现

（1）嗜睡是最常见的症状，轻者可表现为日间工作或学习时间困倦、瞌睡，严重时吃饭、与人谈话时即可入睡，甚至发生更为严重的后果，如驾车时打瞌睡导致交通事故等。

（2）头晕乏力由于夜间反复呼吸暂停、低氧血症，使睡眠连续性中断，醒觉次数增多，睡眠质量下降，常有轻重不同的疲倦、头晕、乏力。

（3）精神行为异常、注意力不集中、记忆力和判断力下降、精细操作能力下降，症状严重时不能胜任工作，老年人可表现为痴呆。夜间低氧血症对大脑的损害以及睡眠结构的改变，尤其是深睡眠时相减少是主要的原因。

（4）头痛常在清晨或夜间出现，隐痛多见，不剧烈，可持续 1~2h，有时需服止痛药才能缓解。与血压升高、颅内压及脑血流的变化有关。

（5）个性变化烦躁、焦虑、易激动等，家庭和社会生活均会受一定影响，由于与家庭成员和朋友情感逐渐疏远，可出现抑郁症。

（6）有 10% 的患者可出现性欲减退，甚至阳痿。

2. 夜间临床表现

（1）打鼾是主要症状，鼾声不规则，高低不等，往往是鼾声气流停止 - 喘气鼾声交替出现，一般气流中断时间为 20~30s，个别长达 2min 以上，此时患者可出现明显的发绀症状。

（2）呼吸暂停75% 的同室或同床睡眠者发现患者有呼吸暂停，常常担心呼吸不能恢复而推醒患者，呼吸暂停多随着喘气、憋醒或响亮的鼾声而终止。OSAHS 患者有明显的胸腹矛盾呼吸。

（3）憋醒呼吸暂停后突然憋醒，常伴有翻身，四肢不自主运动甚至抽搐，或突然坐起，感觉心慌、胸闷或心前区不适。

（4）多动不安因低氧血症，患者夜间翻身、转动较频繁。

（5）多汗出汗较多，以颈部、上胸部明显，与气道阻塞后呼吸用力和呼吸暂停导致的高碳酸血症有关。

（6）夜尿部分患者诉夜间小便次数增多，个别出现遗尿。

（7）睡眠行为异常表现为恐惧、惊叫、呓语、夜游、幻听等。

3. 全身器官损害的表现　OSAHS 患者常以心血管系统异常表现为首发症状和体征，可以是高血压、冠心病的独立危险因素。

（1）高血压病 OSAHS 患者高血压的发生率为 45%，且降压药物的治疗效果不佳。

（2）冠心病表现为各种类型心律失常、夜间心绞痛和心肌梗死。这是由于缺氧引起冠状动脉内皮损伤，脂质在血管内膜沉积，以及红细胞增多血粘度增加所致。

（3）各种类型的心律失常。

（4）肺心病和呼吸衰竭。

（5）缺血性或出血性脑血管病。

（6）精神异常如躁狂性精神病或抑郁症。

（7）糖尿病。

三、辅助检查

1. 血液检查 病情时间长，低氧血症严重者，血红细胞计数和血红蛋白可有不同程的度增加。

2. 动脉血气分析 病情严重或已并发肺心病、呼吸衰竭者，可有低氧血症、高碳酸血症和呼吸性酸中毒。

3. 胸部 X 线检查 并发肺动脉高压、高血压、冠心病时，可有心影增大，肺动脉段突出等相应表现。

4. 肺功能检查 病情严重有肺心病、呼吸衰竭时，有不同程度的通气功能障碍。

5. 心电图 有高血压、冠心病时，出现心室肥厚、心肌缺血或心律失常等变化。

四、诊断要点

根据患者睡眠时打鼾伴呼吸暂停、白天嗜睡、身体肥胖、颈围粗及其他临床症状可作出初步诊断。确诊有赖于多导睡眠图监测。

五、治疗要点

1. 一般治疗 对引起上呼吸道阻塞的原发病进行治疗。

2. 减肥治疗 减肥能明显降低呼吸暂停和低通气的发生。

3. 药物治疗 鼻塞的患者睡前用血管收缩剂滴鼻，有呼吸道感染着给予抗感染治疗。

4. 气道正压通气（positive airway pressure，PAP） 适应证：①AHI≥15 次/小时的患者；②AHI < 15 次/小时，但白天嗜睡等症状明显的患者；③手术治疗失败或复发者；④不能耐受其他方法治疗者，禁忌证为昏迷、咯血、肺大疱、血压不稳定等。

（1）经鼻持续气道正压通气：是治疗中重度 OSAHS 患者的首选方法，可以有效地消除夜间打鼾、呼吸暂停和通气等，也可显著改善白天嗜睡、头痛及记忆力减退等症状。可用于不适合手术和经手术、减肥等治疗效果不佳者。

（2）双水平气道内正压通气（bilevel positive airway pressure，BiPAP），在 CPAP 机的基础上发展起来的小型、可携型、使用简便的无创人工呼吸机，吸气、呼气正压可分别调节，同步性能好，较 CPAP 易于被患者接受。

（3）自动调压智能（auto – CPAP）呼吸机治疗：根据患者睡眠时气道阻塞所致血氧饱和度降低程度不同，呼吸机送气压力自行随时调节，患者耐受性好，但价格昂贵。

5. 外科手术治疗

（1）腭垂软咽成型术（uvulopalatopharyngoplasty，UPPP）：为目前最常用的手术方法，适用于咽腔狭窄的患者。手术复发较常见（50% ~ 70%）。术后鼾声消失并不意味着呼吸暂停和低氧血症的改善，术后仍应随访和监测患者。

（2）正颌手术：少数 OSAHS 患者有不同程度的下颌畸形。

（3）气管切开造口术：用于严重的 OSAHS 伴严重的低氧血症，导致昏迷、心衰、肺心病或心律失常者，是防止气道阻塞、解除窒息最有效的急救措施。

6. 口腔内矫治器 可使睡眠时的呼吸暂停或低通气有一定程度的减少，改善血氧饱和度并提高睡眠质量。

六、护理诊断、护理措施及依据

1. 气体交换受损　与睡眠时呼吸暂停和低通气有关。

（1）体位：协助患者采取有效措施维持侧卧位睡眠，可使用安眠枕或睡衣后缝制小球的方法，有利于保证患者头向一侧或保持侧卧位。

（2）戒烟酒：吸烟可引起咽喉炎，增加上呼吸道狭窄。饮酒可加重打鼾及睡眠呼吸暂停，患者睡前3～5h应避免饮酒。

（3）减少危险因素：避免服用安眠药，适当减肥，防治上呼吸道感染等。

（4）PAP治疗的护理

1）保证夜间治疗时间：指导患者PAP治疗的关键在于长期佩戴PAP呼吸机，经常（≥70%）夜晚使用PAP机，每晚使用≥4h。当患者体型肥胖、病情重，需要的PAP压力较高时，有些患者在睡梦中将鼻罩扯掉中断治疗，应调整合适的PAP压力，或使用BiPAP呼吸机增加舒适度。

2）选择合适的面罩：鼻罩比口鼻全罩更为舒适，可选择鼻枕来进行PAP治疗，其不良反应小、漏气少、对睡眠干扰小，经口漏气者可采用全面罩治疗。

3）气道湿化：PAP治疗时使用湿化器可减轻口咽鼻部的不适症状（鼻塞、鼻内干燥、通气不畅），从而提高患者对PAP治疗的依从性。

4）防止皮肤破损：在每次用鼻罩之前，应先洗脸，清洗鼻罩，可防止皮肤过敏。使用气泡型鼻罩、额部垫海绵等防止鼻背溃疡。

5）心理护理：PAP呼吸机只是一种呼吸辅助装置，呼吸的节律完全由患者自己控制，尽力加深加快呼吸与其配合，反而会加重不适感觉，患者应努力调整自己的心态，心情平静、按平时的节律呼吸。

6）减少噪音：采取带耳塞、隔音玻璃罩或将PAP呼吸机置于壁橱内等方法可减少噪音的影响。

7）病情观察：注意观察患者是否因通气障碍出现憋醒、精神行为异常、惊恐，以及PAP治疗过程的适应于配合情况。

2. 睡眠型态紊乱　与睡眠中出现打鼾、呼吸暂停和憋醒有关。

七、健康指导

1. 疾病知识指导　使患者了解OSAHS的相关知识，识别病情的因素，指导戒烟戒酒。通过讲座、宣传手册和个别指导，帮助患者学会正确使用PAP呼吸机，并定期随访评价和提高PAP治疗的依从性，保证治疗效果。

2. 运动指导　肥胖是引起睡眠呼吸暂停的原因之一，鼓励患者进行有效的体育锻炼，减轻体重，增加有效通气。

（龚丽娜）

第九节　急性呼吸窘迫综合征

急性呼吸窘迫综合征（acute respiratory distress syndrome，ARDS）是急性肺损伤（acute lung injury，ALI）的严重阶段，两者为同一疾病过程的两个阶段。ALI和（或）ARDS是指由心源性以外的各种肺内、外致病因素导致的急性、进行性呼吸衰竭。其主要病理特征为由于肺微血管通透性增高，肺泡渗出富含蛋白质的液体，进而导致肺水肿及透明膜形成，可伴有肺间质纤维化。病理生理改变以肺容积减少、肺顺应性降低和严重通气/血流比例失调为主。临床表现为呼吸窘迫和顽固性低氧血症，肺部影像学表现为非均一性的渗出性病变。

一、病因及发病机制

1. 病因　ARDS的病因尚不清楚。与ARDS发病相关的危险因素包括肺内因素（直接因素）和肺外因素（间接因素）。

（1）肺内因素：是指对肺的直接损伤，包括：①化学性因素，如吸入毒气、烟尘、胃内容物及氧中毒等；②物理性因素，如肺挫伤、咽放射性损伤等；③生物性因素，如重症肺炎。国外报道，误吸胃内容物是发生 ARDS 的最常见的危险因素，当吸入物的 pH 小于 2.5 时，尤其容易发生，而国内以重症肺炎为主要原因。

（2）肺外因素：包括严重休克、感染中毒症、严重非胸部创伤、大面积烧伤、大量输血、急性胰腺炎、药物或麻醉品中毒等。

2. 发病机制　ALI 和 ARDS 的发病机制尚未完全阐明。除有些致病因素对肺泡膜的直接损伤外，更重要的是多种炎症细胞（巨噬细胞、中性粒细胞、血小板）及其释放的炎性介质和细胞因子间接介导的肺炎症反应，激发机体产生系统性炎症反应综合征（systemic inflammatory response syndrome，SIRS），即机体失控的自我持续放大和自我破坏的炎症反应，导致一系列病理生理改变。

（1）细胞学机制：①中性粒细胞在 ALI 和（或）ARDS 的发生发展过程中起着十分重要的作用。损伤因素一方面可以使中性粒细胞在肺内聚集、激活，并通过"呼吸爆发"释放氧自由基、蛋白酶和炎性介质，导致炎症反应和肺组织损伤；另一方面可以延迟中性粒细胞的凋亡，引起过度和失控的炎症反应和肺组织损伤。②巨噬细胞、肺毛细血管内皮细胞：可分泌肿瘤坏死因子α和白细胞介－1 等炎性介质，对启动早期炎症反应和维持炎症反应起重要作用。

（2）肺内炎性介质和抗炎介质的平衡失调：新近研究表明，在发生系统性炎症反应综合征的同时，机体启动了一系列内源性抗炎介质和抗炎性内分泌激素，出现抗炎反应，称为代偿性抗炎症反应综合征（compensatory anti－inflammatory response syndrome，CARS），对机体产生保护作用。在 ALI 和（或）ARDS 时，除炎性介质增加外，还有 IL－4、IL－10、IL－13 等抗炎介质释放不足，造成肺内炎症反应和抗炎反应的失衡。

（3）对机体的影响：在炎性细胞和炎症介质的作用下，导致肺毛细血管内皮细胞和肺泡上皮细胞损伤，肺泡膜通透性增加，使毛细血管内液体和蛋白质漏入肺间质和肺泡，引起肺间质和肺泡水肿。肺泡大量积水又可使肺泡肺表面活性物质减少，导致小气道陷闭和肺泡萎陷不张，使功能残气量和有效参与气体交换的肺泡数量减少，因而称 ALI/ARDS 肺为"婴儿肺（baby lung）"或"小肺（small lung）"，导致弥散和通气功能障碍、通气/血流比例失调和肺顺应性下降。另外，由于病变不均，重力依赖区（dependent regions），仰卧位时靠近背部的肺区，出现严重肺水肿和肺不张，通气功能极差；而在非重力依赖区（non－dependent regions），仰卧位时靠近胸前壁的肺区的肺泡通气功能基本正常，从而进一步加重肺内分流，造成严重的低氧血症和呼吸窘迫。

3. 病理　ARDS 的主要病理改变是肺广泛性充血水肿和肺泡内透明膜形成。病理过程可分为三个阶段：渗出期、增生期和纤维化期，三个阶段常重叠存在。ARDS 肺组织的大体表现为肺呈暗红或暗紫红的肝样变，可见水肿、出血，重量明显增加，切面有液体渗出，故有"湿肺"之称。显微镜下早期可见肺微血管充血、出血、微血栓形成，肺间质和肺泡内有富含蛋白质的水肿液及炎症细胞浸润；72h 后，由凝结的血浆蛋白、细胞碎片、纤维素及残余的肺表面活性物质混合形成透明膜，伴灶性或大片肺泡萎陷。可见 I 型肺泡上皮受损坏死；1～3 周以后，逐渐过渡到增生期和纤维化期，可见 II 型肺泡上皮、成纤维细胞增生和胶原沉积。部分肺泡的透明膜经吸收消散而修复，亦可有部分形成纤维化。ARDS 患者容易并发肺部继发感染，可形成肺小脓肿等炎症改变。

二、临床表现

除原发病的表现外，常在受到发病因素攻击（严重创伤、休克、误吸胃内容物等）后 12～48h 内（偶有长达 5 天）突然出现进行性加重的呼吸困难、发绀、常伴有烦躁、焦虑、出汗，病人常感到胸廓紧束、严重憋气，即呼吸窘迫，不能用通常的吸氧疗法改善，也不能用其他原发心肺疾病（气胸、肺气肿、肺不张、肺炎、心力衰竭）解释。咳嗽、咳痰，甚至出现咳血水样痰或小量咯血。早期体征可无异常，或仅在双肺闻及少量细湿啰音，后期多闻及水泡音，可有管状呼吸音。

三、辅助检查

1. X 线胸片　　X 线胸片的表现以演变快速多变为特点。早期可无异常或呈轻度间质改变，表现为边缘模糊的肺纹理增多。继之出现斑片状以至融合成大片状的浸润阴影，大片阴影中可见支气管充气征。后期可出现肺间质纤维化的改变。

2. 动脉血气分析　　典型的改变为 PaO_2 降低，$PaCO_2$ 降低，pH 升高。肺氧合功能指标包括肺泡 – 动脉氧分压差［（A – a）O_2］、肺内分流（Qs/QT）、呼吸指数［P（A – a）/O_2 PaO_2］、氧合指数（PaO_2/FiO_2，以 PaO_2 的 mmHg 值除以吸入氧分数 FiO_2 获得）等，其中 PaO_2/FiO_2 最为常用，是诊断 ALI 或 ARDS 的必要条件，正常值为 400 ~ 500，ALI 时≤300，ARDS 时≤200。

3. 床边肺功能监测　　肺顺应性降低，无效腔通气量比例（VD/VT）增加，但无呼气流速受限。

4. 血流动力学监测　　通常仅用于与左心衰竭鉴别有困难时，一般肺毛细血管楔压（PCWP）< 12mmHg，若 >18mmHg 则支持左心衰竭的诊断。

四、诊断要点

中华医学会呼吸病学分会 1999 年制定的诊断标准如下：①有 ALI/ARDS 的高危因素。②急性起病、呼吸频数和（或）呼吸窘迫。③低氧血症：ALI 时动脉血氧分压（PaO_2）/吸入氧分数值（FiO_2）≤300；ARDS 时 PaO_2/FiO_2≤200。④胸部 X 线检查显示两肺浸润阴影。⑤PCWP≤18mmHg 或临床上能除外心源性肺水肿。符合以上 5 项条件者，可以诊断 ALI 或 ARDS。

五、治疗要点

ARDS 的治疗原则与一般急性呼吸衰竭相同。主要治疗措施包括：积极治疗原发病，氧疗，机械通气以及调节液体平衡等。

1. 治疗原发病　　是治疗 ALI/ARDS 首要原则和基础，应积极寻找原发病灶并予以彻底治疗。原因不明确时，都应怀疑感染的可能，治疗上应选择广谱抗生素。

2. 纠正缺氧　　采取有效措施，尽快提高 PaO_2。一般需高浓度给氧使 PaO_2≥60mmHg 或 SaO_2≥90%。轻症者可使用面罩给氧，但多数患者需使用机械通气。

3. 机械通气　　ALI 阶段的患者可试用无创正压通气，无效或病情加重时尽快气管插管或切开行有创机械通气。机械通气的目的是提供充分的通气和氧合，以支持器官功能。但由于 ARDS 肺病变的不均匀性，传统的机械通气潮气量可以使顺应性较好、位于非重力依赖区的肺泡过度充气而造成肺泡破坏，加重肺损伤；而萎陷的肺泡在通气过程中仍维持于萎陷状态，造成局部扩张肺泡和萎陷肺泡之间产生剪切力，进一步加重肺损伤。目前 ARDS 机械通气的关键在于：①复张萎陷的肺泡并使其维持在开放状态，以增加肺容积和改善氧合；②避免肺泡随呼吸周期反复开闭所造成的损伤。因此，ARDS 的机械通气采用肺保护性通气（lung – protective ventilation），主要措施如下。

（1）呼吸末正压（positive end – expiratory pressure，PEEP）：适当的 PEEP 可使萎陷的小气道和肺泡再开放，防止肺泡随呼吸周期反复开闭，使呼气末肺容量增加，并可减轻肺损伤和肺泡水肿，从而改善肺泡弥散功能和通气/血流比例，减少肺内分流，达到改善氧合和肺顺应性的目的。但 PEEP 可增加胸内正压，减少回心血量，从而降低心排出量，并有加重肺损伤的潜在危险。因此在应用 PEEP 时应注意：①对血容量不足的患者，应补充足够的血容量以代偿回心血量的不足；同时不能过量，以免加重肺水肿。②从低水平开始，先用 5cmH_2O，逐渐增加至合适的水平，争取维持 PaO_2 大于 60mmHg 而 FiO_2 小于 0.6。一般 PEEP 水平为 8 ~ 18cmH_2O。

（2）小潮气量（low tidal volume）：由于 ARDS 导致肺泡萎陷和功能性残气量减少，有效参与气体交换的肺泡数减少，因此，要求机械通气采用小潮气量，防止肺泡过度扩张。通气量为 6 ~ 8ml/kg，使吸气平台压控制在 30 ~ 35cmH_2O 以下，可允许一定程度的 CO_2 潴留和呼吸性酸中毒（pH7.25 ~ 7.30）。并发代谢性酸中毒时需适当补碱。

（3）通气模式的选择：目前尚无统一的标准，压力控制通气可以保证气道吸气压不超过预设水平，避免呼吸机相关肺损伤，因而较容量控制通气更常用。反比通气的吸气相长于呼气相，与正常吸呼比相反，可以改善氧合，当与压力控制通气联合使用时，延长的吸气时间可以产生一延长的低压气流，从而改善气体的弥散功能。联合使用肺复张法（recruitment maneuver）、俯卧位通气等以进一步改善氧合。

4. 液体管理　为减轻肺水肿，应合理限制液体入量，以可允许的较低循环容量来维持有效循环，保持肺脏于相对"干"的状态。在血压稳定和保证组织器官灌注前提下，液体出入量宜轻度负平衡，可使用利尿药促进水肿的消退。必要时需放置肺动脉导管监测 PAWP，指导液体管理。由于毛细血管通透性增加，胶体物质可渗至肺间质，所以在 ARDS 早期，不宜输注胶体液。对于创伤出血多者，最好输新鲜血。用库存 1 周以上的血时，应加用微过滤器，以免发生微栓塞而加重 ARDS。

5. 营养支持与监护　ARDS 时机体处于高代谢状态，应补充足够的营养。全静脉营养可引起感染和血栓形成等并发症，应提倡早期给予胃肠营养，不仅可避免静脉营养的不足，而且能够保护胃肠黏膜，防止肠道菌群异位。ARDS 患者应安置在 ICU，动态监测呼吸、循环、水电解质、酸碱平衡及其他重要脏器的功能，以便及时调整治疗方案。

6. 其他治疗　糖皮质激素、表面活性物质替代治疗、吸入一氧化二氮等可能有一定的价值。

六、预后

尽管现代复苏技术和危重疾病早期抢救水平提高，并在 ARDS 的发病机制、病理生理和呼吸支持等方面有显著进展，但其病死率仍高达 30%～70%，仍有 49% 的患者死于多器官功能障碍综合征，单纯由于呼吸衰竭导致的死亡仅占所有死亡患者的 16%。存活者大部分在 1 年内能完全恢复接近正常，部分遗留肺纤维化，但多不影响生活质量。

七、护理诊断/合作性问题

1. 潜在并发症　重要器官缺氧性损伤。

（1）体位、休息与活动：帮助患者取舒适且有利于改善呼吸状态的体位，一般呼吸衰竭的患者取半卧位或坐位，趴伏在床桌上，借此增加辅助呼吸肌的效能、促近肺膨胀。为减少体力消耗、降低耗氧量，患者需卧床休息，并尽量减少自理活动和不必要的操作。ALI/ARDS 在必要时可采用俯卧位辅助通气，以改善氧合。

（2）给氧：氧疗能提高肺内氧分压，使 PaO_2 和 SaO_2 升高，从而减轻组织损伤，恢复脏器功能；减轻呼吸做功，减少耗氧量；降低缺氧性肺动脉高压，减轻右心负荷。因此，氧疗是低氧血症患者的重要处理措施，应根据其基础疾病、呼吸衰竭的类型和缺氧的严重程度选择适当的给氧方法和吸入氧分数。Ⅰ型呼衰和 ARDS 患者需吸入较高浓度（$FiO_2 > 50\%$）氧气，使 PaO_2 迅速提高到 60mmHg 或 $SaO_2 > 90\%$。Ⅱ型呼吸衰竭的患者通常在 $PaO_2 < 60$mmHg 时才开始氧疗，应予低浓度（$<35\%$）持续给氧，使 PaO_2 控制在 60mmHg 或 SaO_2 在 90% 或略高，以防因缺氧完全纠正，使外周化学感受器失去低氧血症的刺激而导致呼吸抑制，反而会导致呼吸频率和幅度降低，加重缺氧和 CO_2 潴留。

1）给氧方法：常用的给氧法有鼻导管、鼻塞和面罩给氧。鼻导管和鼻塞法使用简单方便，不影响进食和咳痰；但吸入氧分数不稳定，高流量吸氧时对局部黏膜有刺激，故氧流量不能超过 7L/min，用于轻度呼吸衰竭和Ⅱ型呼吸衰竭的患者。面罩包括普通面罩（simple face mask）、无重吸面罩（non-rebreather mask）和文丘里面罩（Venturi mask）。使用普通面罩以 5～8L/min 的氧流量给氧时，FiO_2 约为 40%（5L/min）、45%～50%（6L/min）和 55%～60%（8L/min），用于低氧血症比较严重的Ⅰ型呼衰和 ARDS 患者。无重吸面罩带有储氧袋，在面罩和储氧袋之间有一单向阀，患者吸气时允许氧气进入面罩内，而呼气时避免呼出的废气进入储氧袋。面罩上还有数个呼气孔，并有单向皮瓣，允许患者在呼气时将呼出的废气出至空气中，并在吸气时阻止空气进入面罩内，因此，这种面罩的吸入氧分数最高，可达 90% 以上，常用于有严重低氧血症、呼吸状态极不稳定的Ⅰ型呼衰和 ARDS 患者。文丘里面罩能够提供准确的吸入氧分数，在面罩的底部与供养源之间有一调节器，可以准确控制进入面罩的空气量，并通过调节氧流量精确地控制空气与氧气混合的比例，因此能够按需要调节吸入氧分数，对于慢性阻塞性肺疾病引起的呼吸衰竭尤其使用。

2）效果观察：氧疗过程中，应注意观察氧疗效果，如吸氧后呼吸困难缓解、心率减慢、发绀减轻，表示氧疗有效；如果意识障碍加深或呼吸过度表浅、缓慢，可能 CO_2 潴留加重。应根据动脉血气分析结果和患者的临床表现，及时调整氧流量和浓度，保证氧疗效果，防止氧中毒和 CO_2 麻醉。如通过普通面罩或无重复呼吸面罩进行高浓度氧疗后，不能有效地改善患者的低氧血症，应配合医生进行气管插管和机械通气。

3）注意事项：氧疗时应注意保持吸入氧气的湿化，以免氧气干燥对呼吸道产生刺激作用，并促进气道黏液栓形成。输送氧气的导管、面罩、气管导管应妥善固定，使患者舒适；保持其清洁与通畅，定时更换消毒，防止交叉感染。向患者及家属说明氧疗的重要性，嘱其勿擅自停止吸氧或变动氧流量。

（3）促进有效通气：指导 II 型呼吸衰竭的患者进行缩唇呼吸，通过腹式呼吸时膈肌的运动和缩唇呼吸促使气体均匀而缓慢的呼出，以减少肺内残气量，增加有效通气量，改善通气功能。

（4）用药护理：按医嘱及时准确给药，并观察疗效及不良反应。患者使用呼吸兴奋剂时应保持呼吸道通畅，适当提高氧浓度，静滴时速度不宜过快，注意观察呼吸频率、节律、神志变化以及动脉血气的变化，以便调整剂量。

（5）心理支持：呼吸衰竭及 ARDS 患者因呼吸困难、预感病情危重、可能危及生命，常会产生紧张焦虑的情绪，应根据患者的心理需求，通过语言、表情、手势等与患者交流，解释疾病的发展过程和积极配合治疗的重要性，鼓励患者树立战胜疾病的信心。

（6）病情监测：呼吸衰竭及 ARDS 患者需安置 ICU 进行严密监护，监测的内容包括：①呼吸状况：呼吸频率、节律及深度，使用呼吸机辅助呼吸情况，呼吸困难的程度。②缺氧及 CO_2 潴留情况：观察有无发绀、球结膜水肿、肺部有无异常呼吸音及啰音。③循环状态：监测心率、心律及血压，必要时进行血流动力学监测。④意识状态及神经精神症状：观察有无肺性脑病的表现，如有异常及时通知医生。昏迷者应评估肌张力、腱反射、瞳孔及病理反射。⑤液体平衡状态：观察和记录每小时的液体出入量和尿量，有肺水肿的患者需适当保持负平衡。⑥实验室检查结果：监测生化检查和血气分析检查结果，了解电解质和酸碱平衡情况。

（7）配合抢救：备齐抢救物品及药品，发现病情严重时需及时配合抢救，赢得最佳抢救时机，提高成功率。同时做好家属的心理支持。

2. 清理呼吸道无效　与呼吸道感染、分泌物过多或黏稠、咳嗽无力及大量液体和蛋白质漏入肺泡有关。

（1）保持呼吸道通畅，促进痰液引流：呼吸衰竭及 ARDS 患者的呼吸道净化作用减弱，炎性分泌物增加、痰液黏稠，引起肺泡通气不足。在实施氧疗和改善通气之前，应采取各种措施，使呼吸道保持通畅。具体措施包括：①指导并协助患者进行有效的咳嗽、咳痰。②每 1～2h 翻身一次，并给予扣背，促进痰液排出。③病情严重、意识不清的患者因其口、咽、舌部肌肉松弛，咳嗽无力，分泌物黏稠不易咳出，导致呼吸道分泌物及舌后坠阻塞气道，应协助患者取仰卧位，头后仰，托起下颌，并用多孔导管经口进行机械吸引，清除口咽部分泌物，并能刺激咳嗽，有利于气道内的痰液咳出。如有气管插管或气管切开，则给予气管内吸痰，吸痰时应注意无菌操作，动作轻柔。严重 ARDS 患者使用 PEEP 后常会出现"PEEP 依赖"，如中断 PEEP，即使是吸痰时的短时间中断也会出现严重的低氧血症和肺泡内重新充满液体，此时需要更大的 PEEP 和较长的时间（常大于 30min）才能使患者恢复到吸痰前的血氧水平。因此，应使用密闭系统进行吸痰和呼吸治疗，保持呼吸管道的连接状态，避免中断 PEEP。④饮水、口服祛痰药和雾化吸入可湿化和稀释痰液，使痰液易于咳出或吸出。

（2）痰的观察及记录：注意观察痰液的性质、量、色、味及痰液的实验室检查结果，并及时记录。按医嘱及实验室检查要求正确留取痰标本。发现痰液量、色及黏稠度等发生变化或出现特殊气味，应及时与医生联系，以便调整治疗方案。

（3）应用抗生素的护理：按医嘱正确给予抗生素治疗，以控制肺部感染。密切观察药物的疗效与不良反应。

八、其他护理诊断

1. 低效型呼吸型态 与不能进行有效呼吸有关。
2. 焦虑 与呼吸窘迫、疾病危重及对环境和事态失去自主控制有关。
3. 自理缺陷 与严重缺氧、呼吸困难、机械通气有关。
4. 营养失调：低于机体需要量 与气管插管和代谢增高有关。
5. 潜在并发症 误吸、呼吸机相关性肺炎、呼吸机相关肺损伤等。

九、健康教育

（1）疾病知识指导：向患者及家属讲解疾病的发生、发展和转归。

（2）呼吸锻炼的指导：教会患者有效咳嗽、咳痰技术，如缩唇呼吸、腹式呼吸、体位引流、拍背等方法，提高患者的自我护理能力，加速康复，延缓肺功能恶化。

（3）用药指导：出院时应将患者使用的药物、剂量、用法和注意事项告诉患者，并写在纸上交给患者以便需要时使用。指导并教会低氧血症的患者及家属学会合理的家庭氧疗方法及其注意事项。

（4）活动与休息：根据患者的具体情况指导患者制定合理的活动与休息计划，教会患者避免氧耗量较大的活动，并在活动过程中增加休息。

（5）合理安排膳食；加强营养

（6）戒烟：避免吸入有害烟雾和刺激性气体。

（7）向家属讲解呼吸衰竭的征象及简单处理：若有气急、发绀加重等变化，应尽早就医。

（刘 娜）

第四章

循环系统疾病的护理

第一节 循环系统专科诊疗技术与护理

一、心导管检查术

心导管检查术是通过心导管插管术进行心脏各腔室、瓣膜与血管的构造及功能的检查，包括右心导管检查与选择性右心造影、左心导管检查与选择性左心造影，其目的是明确诊断心脏和大血管病变的部位与性质、病变是否引起了血流动力学改变及其程度，为采用介入性治疗或外科手术提供依据。

（一）适应证

（1）需作血流动力学监测者，从静脉置入漂浮导管至右心及肺动脉。

（2）用于先天性心脏病，特别是有心内分流的先天性心脏病的诊断。

（3）心内电生理检查。

（4）室壁瘤需了解瘤体大小与位置以决定是否为手术指征。

（5）静脉及肺动脉造影。

（6）选择性冠状动脉造影术。

（7）心肌活检术。

（二）禁忌证

（1）感染性疾病者，如感染性心内膜炎、败血症、肺部感染等。

（2）严重心律失常及严重的高血压未加控制者。

（3）电解质紊乱、洋地黄中毒者。

（4）有出血倾向者，现有出血性疾病或正在进行抗凝治疗者。

（5）外周静脉血栓性静脉炎者。

（6）严重肝肾损害者。

（三）操作前护理

（1）向患者及家属介绍心导管检查的方法和意义、手术的必要性和安全性，以解除思想顾虑和精神紧张，必要时手术前夜口服地西泮5mg，保证充足睡眠。

（2）指导患者完成必要的辅助检查如出凝血时间、肝肾功能、胸片和超声心动图等。

（3）根据需要行会阴部及两侧腹股沟或上肢、锁骨下静脉穿刺术区备皮及清洁。

（4）穿刺动脉者应检查两侧足背动脉搏动情况并标记，以便与术中、术后对照观察。

（5）做抗生素和碘过敏试验。

（6）行股动脉穿刺者应术前训练床上排尿。

（7）指导患者衣着舒适，术前排空膀胱。

（四）操作过程

一般采用Seldinger经皮穿刺法，局麻后自股静脉、上肢贵要静脉或锁骨下静脉（右心导管术）或股动脉（左心导管术）插入导管到达相应部位。连续测量并记录压力，必要时采血行血气分析。插入造影导管至相应部位，注入造影剂，进行造影。

（五）操作后护理

1. 休息 卧床休息，做好生活护理。

2. 局部压迫 静脉穿刺者术侧肢体制动 4~6h；动脉穿刺者压迫止血 30min 后加压包扎，以 1kg 沙袋压迫伤口 6~8h，穿刺侧肢体制动 24h。检查足背动脉搏动是否减弱或消失，观察肢体皮肤颜色与温度、感觉与运动功能有无变化等。

3. 病情观察 持续监测生命体征，注意有无心律失常，有无穿刺部位出血、血肿、血管栓塞及感染等并发症，协助医师给予抗心律失常、压迫止血、溶栓等处理。

二、冠状动脉造影术

冠状动脉造影术（coronary arterial angiography，CAG）是目前诊断冠心病最为可靠的方法和最主要的手段，它可提供冠状动脉病变的部位、性质、范围、侧支循环状况等准确资料，有助于选择最佳治疗方案。

（一）适应证

（1）对药物治疗中心绞痛仍较重者，为明确动脉病变情况可以考虑介入性治疗或旁路移植手术。

（2）胸痛似心绞痛而不能确诊者。

（3）中老年患者心脏增大、心力衰竭、心律失常、疑有冠心病而无创性检查未能确诊者。

（4）心肌梗死后再发心绞痛或运动试验阳性者。

（5）急性冠脉综合征拟行急诊手术者。

（二）禁忌证

（1）严重心功能不全者。

（2）外周动脉血栓性脉管炎者。

（3）造影剂过敏者。

（4）严重心动过缓者应在临时起搏保驾下手术者。

（三）操作前护理

与心导管检查术相同。此外，术前进行呼吸、闭气、咳嗽训练以便术中顺利配合，术前口服抗血小板聚集药物，非术侧上肢留置静脉套管针。

（四）操作过程

用特殊的导管经股动脉、肱动脉或脑动脉送到主动脉根部，分别插入左、右冠状动脉口，注入造影剂使冠状动脉及其主要分支显影。

（五）操作后护理

与心导管术基本相同。此外，心电、血压监护 24h。术后鼓励患者多饮水，以如速造影剂的排泄。

三、经皮腔内冠状动脉成形术及冠状动脉内支架植入术

经皮穿刺腔内冠状动脉成形术（percutaneous transluminal coronary angioplasty，PTCA）是用以扩张冠状动脉内径，解除其狭窄，使相应心肌供血增加，缓解症状，改善心功能的一种非外科手术方法，是冠状动脉介入治疗的最基本手段。冠状动脉内支架置入术是在 PTCA 基础上发展而来的，目的是为防止和减少 PTCA 后急性冠状动脉闭塞和后期再狭窄，以保持血流通畅。

（一）适应证

1. PTCA 的适应证

（1）冠状动脉不完全狭窄，狭窄程度在 75% 以上者。

（2）冠状动脉单支或多支孤立、向心性、局限性、长度 <15mm 的无钙化病变者。

（3）有临床症状的 PTCA 术后再狭窄者。

（4）新近发生的单支冠状动脉完全阻塞者。

（5）冠状动脉旁路移植血管再狭窄者。

2. 冠状动脉内支架植入术的适应证

（1）冠状动脉起始或近端病变者。

（2）由 PTCA 治疗引起的冠状动脉急性闭塞、血管内膜撕裂和弹性回缩病变者。

（3）血管内径≥3.0mm 者。

（二）禁忌证

1. PTCA 的禁忌证

（1）冠状动脉僵硬或钙化性、偏心性狭窄者。

（2）慢性完全阻塞性伴严重钙化的病变者。

（3）多支广泛性弥漫性病变者。

（4）冠状动脉病变狭窄程度≤50% 或仅有痉挛者。

（5）无侧支循环保护的左主干病变者。

2. 冠状动脉内支架置入术的禁忌证　无绝对禁忌证。但有出血倾向者，血管直径≤2.0mm，主要分支血管的分叉部、血管严重迂曲的病变者不宜选用。

（三）操作前护理

基本与冠状动脉造影相同。但做 PTCA 及支架置入术前必须口服抗血小板聚集药物如阿司匹林、氯吡格雷等，停用抗凝剂如低分子肝素。

（四）操作过程

PTCA 是经皮穿刺周围动脉（常用脑动脉或股动脉）将带球囊的导管送入冠状动脉到达狭窄节段，扩张球囊使狭窄管腔扩大。冠状动脉内支架植入术是将不锈钢或合金材料制成的支架植入病变的冠状动脉内，支撑其管壁，以保持腔内血流畅通。

（五）操作后护理

1. 病情观察　持续心电监护 24h，严密观察有无心律失常、心肌缺血、心肌梗死等急性期并发症。

2. 饮食　术后即可进易消化清淡饮食，但避免过饱；鼓励患者多饮水，以加速造影剂的排泄。

3. 常规应用抗生素 3~5d　预防感染。

4. 防止出血　一般于术后 4h 拔除动脉鞘管，按压穿刺部位 30min 后，弹性绷带加压包扎，沙袋压迫 6h，右下肢制动 24h，以防止出血。如病情严重，一般于拔管后 1h 根据出凝血时间决定使用肝素进行抗凝治疗，为了保证剂量准确，需用输液泵控制滴速。并注意观察有无出血倾向，如穿刺点渗血、牙龈出血、血尿、便血等。

5. 生活护理　保证患者日常生活需要。

6. 活动　24h 后指导患者逐渐增加活动量，起床、下蹲时动作应缓慢，不要突然用力，术后 1 周内避免抬重物，以防止穿刺部位再出血。1 周后有可能恢复日常生活与轻体力工作。

7. 观察有无术后负性效应的发生　如腰酸、腹胀、穿刺局部出血或血肿、栓塞、尿潴留、低血压、造影剂反应、心肌梗死等，给予相应护理。

8. 药物　继续按医嘱服用硝酸酯类、钙离子通道阻断剂、ACEI 类药物，继续口服抗血小板聚集药物，如阿司匹林、氯吡格雷等。

9. 其他　定期监测血小板、出凝血时间的变化，指导患者不要用硬、尖物剔牙，挖鼻孔或耳道。PTCA 术后 3~6 个月约有 30% 的患者发生再狭窄，故应定期门诊随访。

四、心导管射频消融术

射频消融术（radio frequency catheter ablation，RFCA）是一种消除导致快速心律失常异常电通路的非外科手术方法。通过导管电极释放射频电流，使局部心肌组织发生凝固性坏死。射频电流是一种正弦波形，频率为300~750kHz的交流电流。

（一）适应证

（1）发作频繁和（或）药物治疗无效的房室折返性或房室结折返性心动过速。

（2）伴有心房颤动且心室率快速的预激综合征。

（3）持续性心房扑动。

（4）药物治疗不能满意控制心室率的心房颤动。

（5）持续性单形性室性心动过速。

（二）禁忌证

同心导管检查术。

（三）操作前护理

（1）向患者和家属讲解手术的目的、益处和可能的危险。术前一顿吃五成饱，术前6小时禁食水。为患者手术部位行清洁皮。备好器，练习床上排尿，去导管室前排空尿液。

（2）常规行出凝血时间、肝肾功能及超声心动图等检查。

（3）停用所有抗心律失常药物至少5个半衰期。

（4）去导管室前为患者留置静脉通路，以便术中维持静脉通路和随时注射药物。

（四）操作过程

首先行电生理检查以明确诊断并确定消融靶点。选用射频消融导管引入射频电流。消融左侧房室旁路时，消融导管经股动脉逆行或股静脉经房间隔置入；消融右侧房室旁路或改良房室结时，消融导管经股静脉置入。确定电极到位后，能量5~30W放电10~60s。重复电生理检查，确认异常传导途径或异位兴奋灶消失。

（五）操作后护理

（1）局部压迫：穿刺静脉者局部仅需压迫止血3~5min后用无菌纱布包扎，平卧3~4小时，卧床4~6h；穿刺动脉者局部用手压迫10~20min，止血后用弹性绷带包扎、沙袋压迫，平卧8~12h，卧床12~24h。卧床期间保持大腿伸直、切勿屈腿。避免长时间卧床，以免发生深静脉血栓。

（2）并发症观察：注意有无局部出血、血肿。观察患者如有心慌、气急、恶心、胸痛等症状及时通知医生，以便早期发现血气胸、血栓栓塞、房室传导阻滞、心脏压塞等并发症。

（3）术后3~5d每日复查心电图，遵医嘱口服抗血小板聚集药物。

五、心包穿刺术

心包腔穿刺术主要用于对心包积液性质的判断与协助病因的诊断，同时通过穿刺抽液可以减轻患者的临床症状。对于某些心包积液，如化脓性心包炎，经过穿刺排脓、冲洗和注药尚可起到一定的治疗作用。

（一）适应证

心脏压塞和未能明确病因的渗出性心包炎。

（二）操作前护理

（1）心包穿刺术有一定危险性，应由有经验医师操作或指导，并应在心电监护下进行穿刺，较为安全。

（2）术前需行心脏超声检查，以确定积液量与穿刺部位。

（3）心理护理：应向患者说明穿刺的意义和必要性，解除思想顾虑。

（4）健康指导：嘱患者在穿刺过程中切勿咳嗽或深呼吸，必要时术前用少量镇静剂。

（5）建立静脉通道：备静脉用阿托品，以备术中发生迷走反射时用。

（三）操作过程

（1）患者取坐位或半卧位，以手术巾盖住面部，仔细叩出心浊音界，选好穿刺点。目前，多在穿刺术前采用心脏超声定位，决定穿刺点、进针方向和进针的距离。通常采用的穿刺点为剑突与左肋弓缘夹角处进针或心尖部穿刺点。采用后者进针时，根据横膈位置高低，一般在左侧第 5 肋间或第 6 肋间心浊音界内 2.0cm 左右进针。

（2）常规消毒局部皮肤，术者及助手均戴无菌手套，铺洞巾。自皮肤至心包壁层以 2% 的利多卡因做局部麻醉。

（3）术者持穿刺针穿刺，助手以血管钳夹持与其连接的导液橡皮管。在心尖部进针时，应使针自下而上，向脊柱方向缓慢刺入。剑突下进针时，应使针体与腹壁成 30°～40° 角，向上、向后并稍向左刺入心包腔后下部。待针尖抵抗感突然消失时，示针已穿过心包壁层，同时感到心脏搏动，此时应稍退针少许，以免损伤心脏。助手立即用血管钳夹住针体固定其深度，术者将注射器接于橡皮管上，而后放松橡皮管上止血钳。缓慢抽吸，记录液体量，留标本送检。

（4）抽液过程中注意随时夹闭胶管，防止空气进入心包腔；第一次抽液量不宜超过 100ml。若抽出鲜血，立即停止抽吸，密切观察有无心脏压塞症状出现。

（5）准备好抢救器材和药品；注意观察患者的反应，如有异常，应及时抢救。

（四）操作后护理

术毕夹闭橡皮管拔出针后，盖消毒纱布、压迫数分钟，用胶布固定。心包引流者需做好引流管护理。

（刘　娜）

第二节　循环系统常见症状的护理

一、心悸（palpitation）

（一）定义

心悸是指患者自觉心跳或心慌，伴有心前区不适感。由各种原因引起的心动过速、心动过缓及心房颤动等心律失常，均易引起心悸。

正常情况下，人在静态或休息时不会感到自己的呼吸和心跳。如果在静态或休息状态下自觉心脏搏动并有不适感，则为心悸。此时，体格检查可发现心脏搏动增强、心率和心律变化，部分患者亦可正常。心悸是一种常见的临床症状，与患者的敏感性，以及心搏强度、速率或节律的变化有关。

（二）护理评估

1. 病因评估

（1）病史询问：患者有无心慌、心跳、心惊、胸部跳蹦，甚至感到心脏跳到咽喉部等症状；有无与心悸发生有关的心脏病病史或其他疾病病史，了解心功能状态；心悸与气候、环境、体力劳动、情绪、饮食起居、服药的关系。

（2）体格检查：重点了解心脏大小、脉搏、心率、心律与心音的变化，各瓣膜区有无杂音，有无贫血体征，有无甲状腺肿大等。

（3）实验室及其他辅助检查：除血常规、血糖及儿茶酚胺浓度外，应特别注意心电图、甲状腺功能检查的结果。

通过上述病史询问、相关体格检查和实验室及其他辅助检查，判断患者有无心悸，确定其心悸的性质为功能性或器质性。

2. 心悸发作时间、部位、性质、程度及其伴随症状

（1）时间：自第一次发作至今有多长时间，心悸发作的频率，每次发作持续与间隔的时间，突发性、暂时性还是持续性等，一般器质性心脏病引起的持续时间较长。

（2）部位：多数患者心悸位于心前区，少部分位于心尖波动处或胸骨下等，极少数患者从心前区直至咽喉部。

（3）性质和程度：心悸为主观感觉，依个人感受不同，其程度差异也较大。有心律失常引起的心悸，在检查患者的当时其心律失常不一定存在，因此，务必让患者详细陈述其发生心悸当时的主观感觉，如心跳是过快还是过慢、有无不规则样感觉等，帮助鉴别快速型或慢速型心律失常。

（4）伴随症状：心悸是否有前驱症状或伴有胸痛、呼吸困难、头晕、发热等症状，确定心悸的病因。

3. 目前诊断和治疗的情况　引起心悸的原因很多，其性质可能是功能性的，也可能是器质性的，诊断和治疗也会存在很大差异，应仔细询问患者目前的诊断和用药情况，有无采用电学方法（如电复律、人工心脏起搏）、外科手术或其他治疗方法，疗效如何等。

4. 评估心悸对患者的影响　重点是评估患者目前的睡眠、工作和日常生活有无因心悸而改变，其程度如何，以及有无与心悸有关的情绪改变等。

（三）护理措施

1. 病情观察　注意心悸发生的时间、性质、程度、诱发或使其减轻的因素，以及呼吸困难、胸痛、晕厥等伴随症状的变化，重点观察心脏的体征，尤其是心率、心律的变化。监测心电图的变化及各相关检查的结果。

2. 心理护理　建立相互信任的护患关系，倾听患者的述说，了解患者的心理状态和心理需求，给予患者必要的精神安慰，解除紧张、焦虑的情绪，增强安全感和治疗的信心。对神经症患者更应关心。此外，舒适、安静的环境，有利于患者身心放松。

3. 控制诱发因素　包括限制饮酒、吸烟、饮用刺激性饮料；调整运动强度、工作压力和环境刺激；避免寒冷、刺激性谈话及电视或电影等。

4. 减轻症状

（1）休息：原则上根据心悸原发病的轻重、心功能不全的程度，决定如何休息。严重心律失常（阵发性室上性心动过速，多发、多源、连发的室性期前收缩伴 R on T 现象，Ⅱ度和Ⅲ度房室传导阻滞，发作频繁的窦性停搏等）者应卧床休息，直到心悸好转后再逐渐起床活动。心功能3级及以上者，应以绝对卧床休息为主。

（2）体位：心悸明显者卧床时应避免左侧卧位，因左侧卧位较易感觉到心悸；器质性心脏病伴心功能不全者，为减少回心血量和减轻心悸，宜取半坐卧位。衣服宜宽松，以免患者因衣服的束缚而使心悸加重。

（3）吸氧：对心律失常尤其是严重心律失常者，或器质性心脏病引起的心悸伴气急、不能平卧、发绀者，可行面罩或鼻导管吸氧，以增加重要脏器的氧供，提高血氧浓度，改善患者的自觉症状。

5. 饮食　器质性心脏病所致心悸者，应给予少盐、易消化饮食，少量多餐，以减轻水肿及心脏前负荷；多食富含维生素的水果、蔬菜，以利于心肌代谢，防止低钾；控制总热量，以降低新陈代谢，减轻心脏负担；避免饱餐，因饱餐可诱发室性期前收缩、阵发性室上性心动过速等心律失常，加重心悸。

6. 排便护理　养成良好排便习惯，防止便秘发生；适当增加全身运动量，增加直肠血供及肠蠕动，以利排便；做好腹部按摩或仰卧起坐运动，锻炼膈肌、腹肌和提肛肌力，促进排便；避免过久过度无效排便，导致心脏不适、脱肛、痔疮等。

7. 药物治疗的护理　抗心律失常药、强心药、利尿药、扩血管药、降血压药、肾上腺糖皮质激素、抗生素、抗甲状腺药等被用于治疗不同原因的心悸患者。护士应掌握上述药物的药理机制、使用方法和不良反应，用于指导药物疗效和不良反应的观察。

8. 特殊治疗的护理 对做心电监护、床旁血流动力学监测、电复律、人工心脏起搏等特殊检查和治疗的患者，必须做好相应的护理。

9. 健康教育

（1）指导患者正确描述症状，如心悸的时间、性质、程度、伴随症状、诱发或使症状减轻的因素等。

（2）应向患者说明心悸的原因和发生机制，避免过度劳累、精神刺激、情绪激动、饮酒、饮用咖啡和浓茶等可能诱发或加重心悸的因素。

（3）遵照医嘱用药，定期门诊随访。

二、心源性呼吸困难

（一）定义

呼吸困难（dyspnea），是指患者主观感到空气不足、呼吸费力，客观上表现为呼吸运动用力，严重时可出现张口呼吸、鼻翼翕动、端坐呼吸，甚至发绀，辅助呼吸肌参与活动，并伴有呼吸频率、深度与节律的改变。全身重要脏器疾病常伴有呼吸困难。心源性呼吸困难（cardiac dyspnea），又称气促或气急，是患者在休息和轻体力活动中自我感觉到的呼吸异常。循环系统疾病引起的呼吸困难最常见的病因是左心衰竭，也可出现于右心衰竭、心肌病、心包炎、心脏压塞时。由左心衰竭所致的呼吸困难较为严重。

（二）护理评估

1. 病史 询问患者有无心血管疾病、肺部疾病、神经精神性疾病、血液系统疾病及中毒症状等。呼吸困难发生与发展的特点，呼吸困难的表现形式或严重程度，引起呼吸困难的体力活动类型，睡眠情况，何种方法可使呼吸困难减轻，是否有咳嗽、咳痰、咯血、乏力等伴随症状。

2. 症状与体征的评估

（1）评估呼吸频率、节律、深度；脉搏；血压；意识状况；面容与表情；营养状况；体位；皮肤黏膜有无水肿、发绀；颈静脉有无怒张。

（2）胸部体征：两侧肺部是否可闻及湿啰音或哮鸣音，啰音的分布是否可随体位而改变。

（3）心脏检查：心脏有无扩大，心率、心律、心音有无改变，有无奔马律。

3. 相关因素评估

（1）实验室检查：评估血氧饱和度、血气分析，判断患者缺氧程度及酸碱平衡状况。

（2）肺部 X 线检查：有助于判断肺淤血、肺水肿或肺部感染的严重程度，有无胸腔积液或心包积液。

（3）评估呼吸困难对患者生理心理的影响：是否影响睡眠；随着呼吸困难的逐步加重，对日常生活和机体活动耐力的影响，能否生活自理；患者是否有精神紧张和焦虑不安甚至悲观绝望。

（三）护理措施

1. 调整体位 宜采取半卧位或坐位，尤其夜间睡眠应保持半卧位，以改善呼吸和减少回心血量。发生左心衰竭时，应迅速保持其两腿下垂坐位及给予其他对症措施；避免臂、肩、骶、膝部受压或滑脱，可用枕或软垫支托。可让患者伏于床旁桌上保持半卧位。

2. 氧疗 吸氧可增加血氧浓度，改善组织缺氧，减轻呼吸困难。给予氧气间断或持续吸入，根据缺氧程度调节氧流量，根据病情选择合适的湿化液。

3. 活动与休息 患者应尽量减少活动和不必要的谈话，以减少耗氧量，从而减轻呼吸困难。保持环境干净、整洁、空气流通，患者衣服宽松，盖被松软，减轻憋闷感；提供适合的温度和湿度，有利于患者的放松和休息。呼吸困难加重时，加强生活护理，照顾其饮食起居，注意口腔护理，协助大、小便等，以减轻心脏负荷。

4. 心理护理 多巡视、关心患者，经常和患者接触，了解其心理动态。鼓励患者充分表达自己的感受。告知患者通过避免诱因，合理用药可以控制病情继续进展，缓解症状；相反，焦虑不利于呼吸困难的改善，甚至加重病情。以安慰和疏导，稳定患者情绪，降低其交感神经的兴奋性，使患者心率减慢、心肌耗氧量减少而减轻呼吸困难。

5. 密切观察病情　如观察呼吸困难有无改善，皮肤发绀是否减轻，血气分析结果是否正常。及时发现病情变化，尤其需加强夜间巡视和床旁安全监护。

6. 遵医嘱用药　如给予抗心衰、抗感染等药物治疗，观察药物的不良反应。用药的目的是改善肺泡通气。静脉输液时严格控制滴速，通常是 20 ~ 30 滴/min，防止诱发急性肺水肿。准确记录出入量，以了解体液平衡情况。

三、心源性水肿（cardiac edema）

（一）定义

当人体血管外组织间隙体液积聚过多时称为水肿（edema）。心源性水肿是指由于各种心脏病所致的心功能不全引起体循环静脉淤血，使机体组织间隙有过多的液体积聚。心源性水肿最常见的病因是右心衰竭或全心衰竭，也可见于渗出性心包炎或缩窄性心包炎。其特点是早期出现在身体低垂部位，如卧床患者的背骶部或非卧床患者的胫前、足踝部，用指端加压水肿部位，局部可出现凹陷，称为压陷性水肿。重者可延及全身，出现胸腔积液、腹腔积液。

（二）护理评估

1. 病因或诱发因素评估　从既往病史中了解水肿的原因，如有无心脏病，是否伴活动后心悸、呼吸困难、不能平卧等。

2. 症状与体征的评估

（1）检查水肿的部位、范围、程度，压之是否凹陷，水肿部位皮肤是否完整。

（2）测量血压、脉搏、呼吸、体重、腹围等反映机体液体负荷量的项目，短时间内体重的骤然增加，也提示组织间隙有水钠潴留的可能。

（3）与水肿原发疾病有关的体征：如有无心脏杂音、颈静脉充盈、肝颈静脉回流征阳性、肝大、脾大等，注意有无胸腔积液体征、腹腔积液体征。

3. 相关因素评估

（1）根据水肿的特点，评估水肿与饮食、体位及活动的关系，导致水肿的原因，饮水量、摄盐量、尿量等。

（2）患者目前休息状况，用药名称、剂量、时间、方法及其疗效。

（3）实验室及其他检查：了解患者有无低蛋白血症及电解质紊乱。

（4）评估患者目前的心理状态：是否因水肿引起躯体不适和形象改变而心情烦躁，或因病情反复而失去信心。

（三）护理措施

1. 休息与体位　嘱患者多卧床休息，下肢抬高，伴胸腔积液或腹腔积液的患者宜采取半卧位。

2. 饮食护理　给予低盐、高蛋白、易消化的饮食。根据心功能不全程度和利尿治疗的效果限制钠盐。应向患者和家属说明钠盐与水肿的关系，告诉他们限制钠盐和养成清淡饮食习惯的重要性，注意患者口味和烹调技巧以促进食欲。根据病情适当限制液体摄入量。

3. 维持体液平衡

（1）观察尿量和体重的变化。

（2）严重水肿且利尿效果不佳时，每日进液量控制在前一天尿量加 500ml 左右。

（3）输液时应根据血压、心率、呼吸情况调节和控制滴数，以 20 ~ 30 滴/min 为宜。

4. 皮肤护理

（1）保持床单清洁、平整、干燥。给患者翻身、使用便盆时动作轻巧，无强行推、拉，防止擦伤皮肤。定时协助和指导患者更换体位，严重水肿者可使用气垫床，预防压疮的发生。

（2）水肿局部血液循环不良，皮肤抵抗力低，感觉迟钝，破损后易感染，注意防护。

（3）用热水袋保暖时，水温不宜太高（<50℃），用毛巾包裹避免烫伤。

（4）肌内注射时应严密消毒皮肤并做深部肌内注射，拔针后用无菌棉球按压避免药液外渗，如有外渗，用无菌敷料包扎。

（5）对水肿明显的部位如骶、踝、足跟等处适当予以抬高，避免长时间受压。

（6）保持会阴部皮肤清洁、干燥，男患者可用托带支托阴囊。

（7）经常观察水肿部位及其他受压处皮肤有无发红、破溃现象；一旦发生压疮，积极按压疮进行处理。

5. 用药护理　遵医嘱使用利尿剂，观察用药后的尿量、体重变化及水肿消退情况，监测药物不良反应及有无电解质紊乱，观察有无低钠、低钾的症状。合理安排用药时间，利尿剂不宜晚间服用，以免夜间因排尿影响患者睡眠。

6. 病情观察　准确记录24h液体出入量，每天用同一台体重秤、在同一时间测量患者体重。注意水肿的分布及程度变化，必要时测量腹围和下肢周径，了解腹腔积液和下肢水肿的消退情况，判断病情发展及对药物治疗的反应。

7. 其他　给予患者及其家人以心理支持，鼓励其坚持治疗，保持积极乐观的心态。

四、心源性晕厥（cardiac origin of syncope）

（一）定义

心源性晕厥是指由于心排血量突然骤减、中断或严重低血压而引起一时性脑缺血、缺氧，表现为突发的短暂意识丧失。

（二）护理评估

1. 病史　向患者询问发作前有无诱因及先兆症状，发作的频率。有无器质性心脏病或其他疾病史，有无服药、外伤史。了解发作时的体位、晕厥持续时间、伴随症状等。

2. 病因评估　通常病因包括严重心律失常和器质性心脏病。常见原因如下。

（1）心律失常：严重的窦性心动过缓、房室传导阻滞、心脏的停搏、阵发性室性心动过速等。

（2）心脏瓣膜病：严重的主动脉狭窄。

（3）心肌梗死。

（4）心肌疾病：梗阻性肥厚型心肌病。

（5）心脏压塞。

（6）其他：左房黏液瘤、二尖瓣脱垂等。

3. 症状与体征的评估

（1）检查患者的生命体征、意识状态，有无面色苍白或发绀，有无心率、心律变化及心脏杂音。

（2）倾听患者晕厥发生前和苏醒后的主诉，有无头晕、心悸等。

（3）肢体活动能力，有无外伤。

4. 相关因素评估

（1）实验室及其他检查：心电图、动态心电图、超声心电图等有助于判断晕厥的原因。

（2）晕厥发生时患者周围环境，看空气是否流通，是否人多嘈杂等，排除外界环境因素。

（3）评估当时周围环境是否安全、是否有利于施救。

（4）评估患者对晕厥发作的心理反应，是否有恐惧、沮丧的心情。

（三）护理措施

1. 发作时的护理　立即平躺于空气流通处，将头部放低，同时松解衣领，注意保暖。尽可能改善脑供血，促使患者较快清醒。

2. 休息与活动　晕厥发作频繁的患者应卧床休息，加强生活护理。嘱患者应避免单独外出，防止意外。

3. 避免诱发因素 嘱患者避免剧烈活动、情绪激动或紧张、快速改变体位等，改善闷热、通风不良的环境，防止晕厥发生。一旦有头晕、黑矇等先兆时立即平卧，以免摔伤。

4. 遵医嘱给予治疗 如心率显著缓慢的患者可予阿托品、异丙肾上腺素等药物或配合人工心脏起搏治疗；对其他心律失常患者可予抗心律失常药物。建议主动脉瓣狭窄、肥厚型心肌病患者有手术指征时尽早接受手术或其他治疗。

5. 心理护理 耐心进行病情解释，宽慰患者，使其精神放松。

（白银兰）

第三节 心力衰竭

在致病因素作用下，心功能必将受到不同程度的影响，即为心功能不全（heart insufficiency）。在疾病的早期，机体能够通过心脏本身的代偿机制以及心外的代偿措施，可使机体的生命活动处于相对恒定状态，患者无明显的临床症状和体征，此为心功能不全的代偿阶段。心力衰竭（heart failure），简称心衰，又称充血性心力衰竭，一般是指心功能不全的晚期，属于失代偿阶段，是指在多种致病因素作用下，心脏泵功能发生异常变化，导致心排血量绝对减少或相对不足，以致不能满足机体组织细胞代谢需要，患者有明显的临床症状和体征的病理过程。常见心力衰竭分类见图 4 - 1。

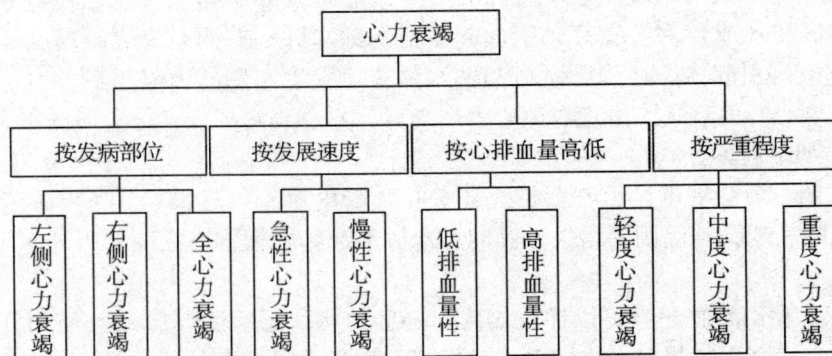

图 4 - 1 心力衰竭的分类

近年来，很多学者将心力衰竭按危险因素和终末等级进行了分类，并指出新的治疗方式可以改善患者的生活质量。

A 和 B 阶段指患者缺乏心力衰竭早期征象或症状，但存在有风险因素或心脏的异常，这些可能包括心脏形态和结构上的改变。

C 阶段指患者目前或既往有过心力衰竭的症状，如气短等。

D 阶段指患者目前有难治性心力衰竭，并适于进行特殊的进阶治疗，包括心脏移植。

一、病因与发病机制

（一）病因

1. 基本病因 心力衰竭的关键环节是心排血量的绝对减少或相对不足，而心排血量的多少与心肌收缩性的强弱、前负荷和后负荷的高低以及心率的快慢密切相关。因此，凡是能够减弱心肌收缩性、使心脏负荷过度和引起心率显著加快的因素均可导致心力衰竭的发生。

2. 诱因 如下所述。

（1）感染：呼吸道感染为最多，其次是风湿热。女性患者中泌尿道感染亦常见。亚急性感染性心内膜炎也常诱发心力衰竭。

（2）过重的体力劳动或情绪激动。

（3）钠盐摄入过多。

（4）心律失常：尤其是快速性心律失常，如阵发性心动过速、心房颤动等。

（5）妊娠分娩。

（6）输液（特别是含钠盐的液体）或输血过快或过量。

（7）洋地黄过量或不足。

（8）药物作用：如利舍平类、胍乙啶、维拉帕米、奎尼丁、肾上腺皮质激素等。

（9）其他：出血和贫血、肺栓塞、室壁膨胀瘤、心肌收缩不协调，乳头肌功能不全等。

（二）发病机制

心脏有规律的协调的收缩与舒张是保障心排血量的重要前提，其中收缩性是决定心排血量的最关键因素，也是血液循环动力的来源。因此，心力衰竭发病的中心环节，主要是收缩性减弱，但也可见于舒张功能障碍，或二者兼而有之。心肌收缩性减弱的基本机制包括：①心肌结构破坏，导致收缩蛋白和调节蛋白减少。②心肌能量代谢障碍。③心肌兴奋－收缩耦联障碍。④肥大心肌的不平衡生长。

二、临床表现与诊断

（一）临床表现

1. 症状和体征　心力衰竭的临床表现与左右心室或心房受累有密切关系。左侧心力衰竭的临床特点主要是由于左心房和（或）左心室衰竭引起肺淤血、肺水肿；右侧心力衰竭的临床特点是由于右心房和（或）右心室衰竭引起体循环静脉淤血和钠水潴留。发生左侧心力衰竭后，右心也常相继发生功能损害，最终导致全心心力衰竭。出现右侧心力衰竭后，左心衰竭的症状可有所减轻。

2. 辅助检查　如下所述。

（1）X线：左侧心力衰竭可显示心影扩大，上叶肺野内血管纹理增粗，下叶血管纹理细，有肺静脉内血液重新分布的表现，肺门阴影增大，肺间质水肿引起肺野模糊，在两肺野外侧可见水平位的Kerley B线。

（2）心脏超声：利用心脏超声可以评价瓣膜、心腔结构、心室肥厚以及收缩和舒张功能等心脏完整功能参数。其对心室容积的测定、收缩功能和局部室壁运动异常的检出结果可靠。可检测射血分数，心脏舒张功能。

（3）血流动力学监测：除二尖瓣狭窄外，肺毛细血管楔嵌压的测定能间接反应左房压或左室充盈压，肺毛细血管楔嵌压的平均压，正常值为 $< 1.6 kPa$（12mmHg）。

（4）心脏核素检查：心血池核素扫描为评价左和右室整体收缩功能以及心肌灌注提供了简单方法。利用核素技术可以评价左室舒张充盈早期相。

（5）吸氧运动试验：运动耐量有助于评价其病情的严重性并监测其进展。运动时最大氧摄入量和无氧代谢阈（AT）。

（二）诊断

1. 急性心力衰竭（AHF）　AHF的诊断主要依靠症状和体征，辅以适当的检查，如心电图、胸部X线、生化标志物和超声心动图。

2. 慢性心力衰竭　诊断如下。

（1）收缩性心力衰竭（SHF）：多指左侧心力衰竭，主要判定标准为心力衰竭的症状、左心腔增大、左心室收缩末容量增加和左室射血分数（LVEF）≤40%。近年研究发现BNP在心力衰竭诊断中具有较高的临床价值，其诊断心力衰竭的敏感性为94%，特异性为95%，为心力衰竭的现代诊断提供重要的方法。

（2）舒张性心力衰竭（DHF）：是指以心肌松弛性、顺应性下降为特征的慢性充血性心力衰竭，往往发生于收缩性心力衰竭前，约占心力衰竭总数的1/3，欧洲心脏病协会于1998年制定了原发性DHF的诊断标准,即必须具有以下 3 点:①有充血性心力衰竭的症状和体征。②LVEF≥45%。③有左心室松弛、充盈、舒张期扩张度降低或僵硬度异常的证据。这个诊断原则在临床上往往难以做到,因此 Zile 等经过研究认为只要患者满足以下 2 项就可以诊断为 DHF:①有心力衰竭的症状和体征。②LVEF>50%。

三、治疗原则

(一)急性心力衰竭

治疗即刻目标是改善症状和稳定血流动力学状态。

(二)慢性心力衰竭

慢性心力衰竭治疗原则:去除病因;减轻心脏负荷;增强心肌收缩力;改善心脏舒张功能;支持疗法与对症处理。治疗目的:纠正血流动力学异常,缓解症状;提高运动耐量,改善生活质量;防治心肌损害进一步加重;降低病死率。

1. 防治病因及诱因　如能应用药物和手术治疗基本病因,则心力衰竭可获改善。如高血压心脏病的降压治疗,心脏瓣膜病及先天性心脏病的外科手术矫治等。避免或控制心力衰竭的诱发因素,如感染,心律失常,操劳过度及甲状腺功能亢进纠正甲状腺功能。

2. 休息　限制其体力活动,以保证有充足的睡眠和休息。较严重的心力衰竭者应卧床休息。

3. 控制钠盐摄入　减少钠盐的摄入,可减少体内水潴留,减轻心脏的前负荷,是治疗心力衰竭的重要措施。在大量利尿的患者,可不必严格限制食盐。

4. 利尿药的应用　可作为基础用药。控制心力衰竭体液潴留的唯一可靠方法。应该用于所有伴有体液潴留的、有症状的心力衰竭患者。但对远期存活率、死亡率的影响尚无大宗试验验证;多与一种 ACEI 类或 β 受体阻滞药合用。旨在减轻症状和体液潴留的表现。

5. 血管扩张药的应用　是通过减轻前负荷和(或)后负荷来改善心脏功能。应用小动脉扩张药如肼屈嗪等,可以降低动脉压力,减少左心室射血阻力,增加心排血量。

6. 洋地黄类药物的应用　洋地黄可致心肌收缩力加强,可直接或间接通过兴奋迷走神经减慢房室传导。能改善血流动力学,提高左室射血分数,提高运动耐量,缓解症状;降低交感神经及肾素 - 血管紧张素 - 醛固酮(R - A - A)活性,增加压力感受器敏感性。地高辛为迄今唯一被证明既能改善症状又不增加死亡危险的强心药,地高辛对病死率呈中性作用。

7. 非洋地黄类正性肌力药物　虽有短期改善心力衰竭症状作用,但对远期病死率并无有益的作用。研究结果表明不但不能使长期病死率下降,其与安慰剂相比反而有较高的病死率。

8. 血管紧张素转换酶抑制药(ACEI 类)　其作为神经内分泌拮抗药之一已广泛用于临床。可改善血流动力学,直接扩张血管;降低肾素、血管紧张素 II(Ang II)及醛固酮水平,间接抑制交感神经活性;纠正低血钾、低血镁,降低室性心律失常危险,减少心脏猝死(SCD)。

9. β 受体阻滞药　其作为神经内分泌阻断药的治疗地位日显重要。21 世纪慢性心力衰竭的主要药物是 β 受体阻滞药。可拮抗交感神经及 R - A - A 活性,阻断神经内分泌激活;减缓心肌增生、肥厚及过度氧化,延缓心肌坏死与凋亡;上调 $β_1$ 受体密度,介导信号传递至心肌细胞;通过减缓心率而提高心肌收缩力;改善心肌松弛,增强心室充盈;提高心电稳定性,降低室性心律失常及猝死率。

四、常见护理问题

(一)有急性左侧心力衰竭发作的可能

1. 相关因素　左心房和(或)左心室衰竭引起肺淤血、肺水肿。

2. 临床表现　突发呼吸困难,尤其是夜间阵发性呼吸困难明显,患者不能平卧,只能端坐呼吸。呼吸急促、频繁,可达 30 ~ 40 次/min,同时患者有窒息感、面色灰白、口唇发绀、烦躁不安、大汗淋漓、皮肤湿冷、咳嗽,咳出浆液性泡沫痰,严重时咳出大量红色泡沫痰,甚至出现呼吸抑制、窒息、神志障碍、休克、猝死等。

3. 护理措施　急性左侧心力衰竭发生后的急救口诀：坐位下垂降前荷，酒精高氧吗啡静，利尿扩管两并用，强心解痉激素添。

（二）心排血量下降

1. 相关因素　与心肌收缩力降低、心脏前后负荷的改变、缺氧有关。

2. 临床表现　左、右侧心力衰竭常见的症状和体征均可出现。

3. 护理措施　如下所述。

（1）遵医嘱给予强心、利尿、扩血管药物，注意药效和观察不良反应。

（2）保持最佳体液平衡状态：遵医嘱补液，密切观察效果；限制液体和钠的摄入量；根据病情控制输液速度，一般每分钟 20～30 滴。

（3）根据病情选择适当的体位。

（4）根据患者缺氧程度予（适当）氧气吸入。

（5）保持患者身体和心理上得到良好的休息：限制活动减少氧耗量；为患者提供安静舒适的环境，限制探视。

（6）必要时每日测体重，记录 24h 尿量。

（三）气体交换受损

1. 相关因素　与肺循环淤血，肺部感染，及不能有效排痰与咳嗽相关。

2. 临床表现　如下所述。

（1）劳力性呼吸困难、端坐呼吸、发绀（是指毛细血管血液内还原血红蛋白浓度超过 50g/L，是指皮肤、黏膜出现青紫的颜色，以口唇、舌、口腔黏膜、鼻尖、颊部、耳垂和指、趾末端最为明显）。

（2）咳嗽、咳痰、咯血。

（3）呼吸频率、深度异常。

3. 护理措施　如下所述。

（1）休息：为患者提供安静、舒适的环境，保持病房空气新鲜，定时通风换气。

（2）体位：协助患者取有利于呼吸的卧位，如高枕卧位、半坐卧位、端坐卧位。

（3）根据患者缺氧程度给予（适当）氧气吸入。

（4）咳嗽与排痰方法：协助患者翻身、拍背，利于痰液排出，保持呼吸道通畅。

（5）教会患者正确咳嗽、深呼吸与排痰方法：屏气 3～5s，用力地将痰咳出来，连续 2 次短而有力地咳嗽。

1）深呼吸：首先，患者应舒服地斜靠在躺椅或床上，两个膝盖微微弯曲，垫几个枕头在头和肩部后作为支撑，这样的深呼吸练习，也可以让患者坐在椅子上，以患者的手臂做支撑。其次，护理者将双手展开抵住患者最下面的肋骨，轻轻地挤压，挤压的同时，要求患者尽可能地用力呼吸，使肋骨突起，来对抗护理者手的挤压力。

2）年龄较大的心力衰竭患者排痰姿势：年龄较大、排痰困难的心衰患者，俯卧向下的姿势可能不适合他们，因为这样可能会压迫横膈膜，使得呼吸发生困难。可采取把枕头垫得很高，患者身体侧过来倚靠在枕头上，呈半躺半卧的姿势，这样将有助于患者排痰。

（6）病情允许时，鼓励患者下床活动，以增加肺活量。

（7）呼吸状况监测：呼吸频率、深度改变，有无呼吸困难、发绀。血气分析、血氧饱和度改变。

（8）向患者或家属解释预防肺部感染方法：如避免受凉、避免潮湿、戒烟等。

（四）体液过多

1. 相关因素　与静脉系统淤血致毛细血管压增高，R－A－A 系统活性和血管加压素水平，升高使水、钠潴留，饮食不当相关。

2. 临床表现　具体如下。

（1）水肿：表现为下垂部位如双下肢水肿，为凹陷性，起床活动者以足、踝内侧和胫前部较明显。

仰卧者则表现为骶部、腰背部、腿部水肿，严重者可发展为全身水肿，皮肤绷紧而光亮。

（2）胸腔积液：全心心力衰竭者多数存在，右侧多见，主要与体静脉压增高及胸膜毛细血管通透性增加有关。

（3）腹腔积液：多发生在心力衰竭晚期，常合并有心源性肝硬化，由于腹腔内体静脉压及门静脉压增高引起。

（4）尿量减少，体重增加。

（5）精神差，乏力，焦虑不安。

（6）呼吸短促，端坐呼吸。

3. 护理措施　如下所述。

（1）水肿程度的评估：每日称体重，一般在清晨起床后排空大小便而未进食前穿同样的衣服、用同样的磅秤测量。如1～2d内体重快速增加，应考虑是否有水潴留，可增加利尿药的用量，应用利尿药后尿量明显增加，水肿消退。体重下降至正常时，体重又称干体重。同时为患者记出入水量。在急性期出量大于入量，出入量的基本平衡，有利于防止或控制心力衰竭。出量为每日全部尿量、大便量、引流量，同时加入呼吸及皮肤蒸发量600～800ml。入量为饮食、饮水量、水果、输液等，每日总入量为1 500～2 000ml。

（2）体位：尽量抬高水肿的双下肢，以利于下肢静脉回流，减轻水肿的程度。

（3）饮食护理：予低盐、高蛋白饮食，少食多餐。按病情限制钠盐及水分摄入，重度水肿盐摄入量为1g/d、中度水肿3g/d、轻度水肿5g/d；还要控制含钠高的食物摄入，如腊制品、发酵的点心、味精、酱油、皮蛋、方便面、啤酒、汽水等。每日的饮水量通常一半量在用餐时摄取，另一半量在两餐之间摄入，必要时可给患者行口腔护理，以减轻口渴感。

（4）用药护理：应用强心苷和利尿药期间，监测水、电解质平衡情况，及时补钾。控制输液量和速度。

（5）保持皮肤清洁干燥，保持衣着宽松舒适，床单、衣服干净平整。观察患者皮肤水肿消退情况，定时更换体位，避免水肿部位长时间受压，避免在水肿明显的下肢行静脉输液，防止皮肤破损和压疮形成。

（五）活动无耐力

1. 相关因素　与心排血量减少，组织缺血、缺氧及胃肠道淤血引起食欲缺乏、进食减少有关。

2. 临床表现　具体如下。

（1）生活不能自理。

（2）活动持续时间短。

（3）主诉疲乏、无力。

3. 护理措施　如下所述。

（1）评估心功能状态。

（2）设计活动目标与计划，以调节其心理状况，促进活动的动机和兴趣。让患者了解活动无耐力原因及限制活动的必要性，根据心功能决定活动量。

（3）循序渐进为原则，逐渐增加患者的活动量，避免使心脏负荷突然增加。

（4）注意监测活动时患者心率、呼吸、面色、发现异常立即停止活动。

（5）在患者活动量允许范围内，让患者尽可能自理，为患者自理活动提供方便条件。①将患者的常用物品放置在患者容易拿到的地方。②及时巡视病房，询问患者有无生活需要，及时满足其需求。③教会患者使用节力技巧。

（6）教会患者使用环境中的辅助设施，如床栏，病区走廊内、厕所内的扶手等，以增加患者的活动耐力。

（7）根据病情和活动耐力限制探视人次和时间。

（8）间断或持续鼻导管吸氧，氧流量2～3L/min，严重缺氧时4～6L/min为宜。

（六）潜在并发症——电解质紊乱

1. 相关因素　如下所述。

（1）全身血流动力学、肾功能及体内内分泌的改变。

（2）交感神经张力增高与R-A-A系统活性增高的代偿机制对电解质的影响。

（3）心力衰竭使Na^+-K^+-ATP酶受抑制，使离子交换发生异常改变。

（4）药物治疗可影响电解质：①袢利尿药及噻嗪类利尿药可导致低钾血症、低钠血症和低镁血症。②保钾利尿药如螺内酯可导致高钾血症。③血管紧张素转换酶抑制药（ACEI）可引起高钾血症，尤其肾功能不全的患者。

2. 临床表现　具体如下。

（1）低钾血症：轻度乏力至严重的麻痹性肠梗阻、肌肉麻痹、心电图的改变（T波低平、U波）、心律失常，并增加地高辛的致心律失常作用。

（2）低钠血症：轻度缺钠的患者可有疲乏、无力、头晕等症状，严重者可出现休克、昏迷，甚至死亡。

（3）低镁血症：恶心，呕吐，乏力，头晕，震颤，痉挛，麻痹，严重低镁可导致房性或室性心律失常。

（4）高钾血症：乏力及心律失常。高钾血症会引起致死性心律失常，出现以下ECG改变：T波高尖；P-R间期延长；QRS波增宽。

3. 护理措施　如下所述。

（1）密切监测患者的电解质，及时了解患者的电解质变化，尤其是血钾、血钠和血镁。

（2）在服用利尿药、ACEI等药物期间，密切观察患者的尿量和生命体征变化，观察患者有无因电解质紊乱引起的胃肠道反应、神志变化、心电图改变。

（3）一旦出现电解质紊乱，应立即报告医生，给予相应的处理

1）低钾血症：停用排钾利尿药及洋地黄制剂；补充钾剂，通常应用10%枸橼酸钾口服与氯化钾静脉应用均可有效吸收。传统观念认为严重低钾者可静脉补钾，静滴浓度不宜超过40mmol/L，速度最大为20mmol/h（1.5g/h），严禁用氯化钾溶液直接静脉推注。但新的观点认为在做好患者生命体征监护的情况下，高浓度补钾也是安全的。

高浓度静脉补钾有如下优点：能快速、有效地提高血钾的水平，防止低钾引起的心肌应激性及血管张力的影响；高浓度静脉补钾避免了传统的需输注大量液体，从而减轻了心脏负荷，尤其适合于心力衰竭等低钾血症患者。

高浓度补钾时的护理：①高浓度静脉补钾必须在严密的监测血清钾水平的情况下和心电监护下进行，需每1~2h监测1次血气分析，了解血清钾水平并根据血钾提高的程度来调整补钾速度，一般心力衰竭患者血钾要求控制在4.0mmol/L以上，>45mmol/L需停止补钾。②严格控制补钾速度，最好用微泵调节，速度控制在20mmol/h以内，补钾的通道严禁推注其他药物，避免因瞬间通过心脏的血钾浓度过高而致心律失常。③高浓度静脉补钾应在中心静脉管道内输注，严禁在外周血管注射，因易刺激血管的血管壁引起剧痛或静脉炎。④补钾期间应监测尿量>30ml/h，若尿量不足可结合中心静脉压（CVP）判断血容量，如为血容量不足应及时扩容使尿量恢复。⑤严密观察心电图改变，了解血钾情况，如T波低平，ST段压低，出现U波，提示低钾可能，反之T波高耸则表示有高钾血症的可能。⑥补钾的同时也应补镁，因为细胞内缺钾的同时多数也缺镁，且缺镁也易诱发心律失常，甚至有人认为即使血镁正常也应适当补镁，建议监测血钾的同时也监测血镁的情况。

2）低钠血症：稀释性低钠血症患者对利尿药的反应很差，血浆渗透压低，因此选用渗透性利尿药甘露醇利尿效果要优于其他利尿药，联合应用强心药和袢利尿药。甘露醇100~250ml需缓慢静滴，一般控制在2~3h内静滴，并在输注到一半时应用强心药（毛花苷C），10~20min后根据患者情况静脉注射呋塞米100~200mg。

真性低钠血症利尿药的效果很差。应当采用联合应用大剂量袢利尿药和输注小剂量高渗盐水的治疗

方法。补钠的量可以参照补钠公式计算。

补钠量（g）=（142mmol/L-实测血清钠）×0.55×体重（kg）/17

根据临床情况，一般第1d输入补充钠盐量的1/4~1/3，根据患者的耐受程度及血清钠的水平决定下次补盐量。具体方案1.4%~3.0%的高渗盐水150ml，30min内快速输入，如果尿量增多，应注意静脉给予10% KCl 20~40ml/d，以预防低钾血症。入液量为1 000ml，每天测定患者体重、24h尿量、血电解质和尿的实验室指标。严密观察心肺功能等病情变化，以调节剂量和滴速，一般以分次补给为宜。

3）低镁血症：有症状的低镁血症：口服2~4mmol/kg体重，每8~24h服1次。补镁的过程中应注意不要太快，如过快会超过肾阈值，导致镁从尿液排出。无症状者亦应口服补充。不能口服时，也可用50%硫酸镁20ml溶于50%葡萄糖1 000ml静滴，缓慢滴注。通常需连续应用3~5d才能纠正低镁血症。

4）高钾血症：出现高钾血症时，应立即停用保钾利尿药，纠正酸中毒；静注葡萄糖酸钙剂对抗高钾对心肌传导的作用，这种作用是快速而短暂的，一般数分钟起作用，但只维持不足1h。如ECG改变持续存在，5min后再次应用。为了增加钾向细胞内的转移，应用胰岛素10U加入50%葡萄糖50ml静滴可在10~20min内降低血钾，此作用可持续4~6h；应用袢利尿药以增加钾的肾排出；肾功能不全的严重高血钾（>7mmol/L）患者应当立即给予透析治疗。

（七）潜在的并发症——洋地黄中毒

1. 相关因素　与洋地黄类药物使用过量、低血钾等因素有关。

2. 临床表现　具体如下。

（1）胃肠道反应：一般较轻，常见食欲缺乏、恶心、呕吐、腹泻、腹痛。

（2）心律失常：服用洋地黄过程中，心律突然转变，是诊断洋地黄中毒的重要依据。如心率突然显著减慢或加速，由不规则转为规则，或由规则转为有特殊规律的不规则。洋地黄中毒的特征性心律失常有：多源性室性期前收缩呈二联律，特别是发生在心房颤动基础上；心房颤动伴完全性房室传导阻滞与房室结性心律；心房颤动伴加速的交接性自主心律呈干扰性房室分离；心房颤动频发交界性逸搏或短阵交界性心律；室上性心动过速伴房室传导阻滞；双向性交界性或室性心动过速和双重性心动过速。洋地黄引起的不同程度的窦房和房室传导阻滞也颇常见。应用洋地黄过程中出现室上性心动过速伴房室传导阻滞是洋地黄中毒的特征性表现。

（3）神经系统表现：可有头痛、失眠、忧郁、眩晕，甚至神志错乱。

（4）视觉改变：可出现黄视或绿视以及复视。

（5）血清地高辛浓度>2.0ng/ml。

3. 护理措施　如下所述。

（1）遵医嘱正确给予洋地黄类药物。

（2）熟悉洋地黄药物使用的适应证、禁忌证和中毒反应，若用药前心率<60次/min，禁止给药。

用药适应证：心功能Ⅱ级以上各种心衰，除非有禁忌证，心功能Ⅲ、Ⅳ级收缩性心力衰竭，窦性心律的心力衰竭。

用药禁忌证：预激综合征并心房颤动，二度或三度房室传导阻滞，病态窦房结综合征无起搏器保护者，低血钾。

洋地黄中毒敏感人群：老年人；急性心肌梗死心肌炎、肺心病、重度心力衰竭；肝、肾功能不全；低钾血症、贫血、甲状腺功能减退症。

使地高辛浓度升高的药物：奎尼丁、胺碘酮、维拉帕米。

（3）了解静脉使用毛花苷C的注意事项：需稀释后才能使用，成人静脉注射毛花苷C洋地黄化负荷剂量为0.8mg，首次给药0.2mg或0.4mg稀释后静脉推注，每隔2~4h可追加0.2mg，24h内总剂量不宜超过0.8~1.2mg。对于易于发生洋地黄中毒者及24h内用过洋地黄类药物者应根据情况酌情减量或减半量给药。推注时间一般15~20min，推注过程中密切观察患者心律和心率的变化，一旦心律出现房室传导阻滞、长间歇，心率<60次/min，均应立即停止给药，并通知医生。

（4）注意观察患者有无洋地黄中毒反应的发生。

（5）一旦发生洋地黄中毒，及时处理洋地黄制剂的毒性反应：①临床中毒患者立即停药，同时停用排钾性利尿药，重者内服不久时立即用温水、浓茶或 1 : 2 000 高锰酸钾溶液洗胃，用硫酸镁导泻。②内服通用解毒药或鞣酸蛋白 3～5g。③发生少量期前收缩或短阵二联律时可口服 10% 氯化钾液 10～20ml，每日 3～4 次，片剂有发生小肠炎、出血或肠梗阻的可能，故不宜用。如中毒较重，出现频发的异位搏动，伴心动过速、室性心律失常时，可静脉滴注氯化钾，注意用钾安全。④如有重度房室传导阻滞、窦性心动过缓、窦房阻滞、窦性停搏、心室率缓慢的心房颤动及交界性逸搏心律等，根据病情轻重酌情采用硫酸阿托品静脉滴注、静脉注射或皮下注射。⑤当出现洋地黄引起的各种快速心律失常时如伴有房室传导阻滞的房性心动过速和室性期前收缩等患者，苯妥英钠可称为安全有效的良好药物，可用 250mg 稀释于 20ml 的注射用水或生理盐水中（因为强碱性，不宜用葡萄糖液稀释），于 5～15min 内注射完，待转为窦性心律后，用口服法维持，每次 0.1g，每日 3～4 次。⑥出现急性快速型室性心律失常，如频发室性期前收缩、室性心动过速、心室扑动及心室颤动等，可用利多卡因 50～100mg 溶于 10% 葡萄糖溶液 20ml，在 5min 内缓慢静脉注入，若无效可取低限剂量重复数次，间隔 20min，总量不超过 300mg，心律失常控制后，继以 1～3mg/min 静脉滴注维持。

除上述方法外，电起搏对洋地黄中毒诱发的室上性心动过速和引起的完全性房室传导阻滞且伴有阿－斯综合征者是有效而适宜的方法。前者利用人工心脏起搏器发出的电脉冲频率，超过或接近心脏的异位频率，通过超速抑制而控制异位心律；后者是采用按需型人工心脏起搏器进行暂时性右室起搏。为避免起搏电极刺激诱发严重心律失常，应同时合用苯妥英钠或利多卡因。

（八）焦虑

1. 相关因素　与疾病的影响、对治疗及预后缺乏信心、对死亡的恐惧有关。
2. 临床表现　精神萎靡、消沉、失望；容易激动；夜间难以入睡；治疗、护理欠合作。
3. 护理措施　如下所述。
（1）患者出现呼吸困难、胸闷等不适时，守候患者身旁，给患者以安全感。
（2）耐心解答患者提出的问题，给予健康指导。
（3）与患者和家属建立融洽关系，避免精神应激，护理操作要细致、耐心。
（4）尽量减少外界压力刺激，创造轻松和谐的气氛。
（5）提供有关治疗信息，介绍治疗成功的病例，注意正面效果，使患者树立信心。
（6）必要时寻找合适的支持系统，如单位领导和家属对患者进行安慰和关心。

五、健康教育

（一）心理指导

急性心力衰竭发作时，患者因不适而烦躁。护士要以亲切语言安慰患者，告知患者尽量做缓慢深呼吸，采取放松疗法，稳定情绪，配合治疗及护理，才能很快缓解症状。长期反复发病患者，需保持情绪稳定，避免焦虑、抑郁、紧张及过度兴奋，以免诱发心力衰竭。

（二）饮食指导

（1）提供令人愉快、舒畅的进餐环境，避免进餐时间进行治疗。饮食宜少食多餐、不宜过饱，在食欲最佳的时间进食，宜进食易消化、营养丰富的食物。控制钠盐的摄入，每日摄入食盐 5g 以下。对使用利尿药患者，由于在使用利尿药的同时，常伴有体内电解质的排出，容易出现低血钾、低血钠等电解质紊乱，并容易诱发心律失常、洋地黄中毒等，可指导患者多食香蕉、菠菜、苹果、橙子等含钾高的食物。

（2）适当控制主食和含糖零食，多吃粗粮、杂粮，如玉米、小米、荞麦等；禽肉、鱼类，以及核桃仁、花生、葵花子等硬果类含不饱和脂肪酸较多，可多用；多食蔬菜和水果，不限量，尤其是超体重者，更应多选用带色蔬菜，如菠菜、油菜、番茄、茄子和带酸味的新鲜水果，如苹果、橘子、山楂，提倡吃新鲜蔬菜；多用豆油、花生油、菜油及香油等植物油；蛋白质按 2g/kg 供给，蛋白尽量多用黄豆及其制品，如豆腐、豆干、百叶等，其他如绿豆、赤豆。

（3）禁忌食物：限制精制糖，包括蔗糖、果糖、蜂蜜等单糖类；最好忌烟酒，忌刺激性食物及调味品，忌油煎、油炸等烹调方法；少用猪油、黄油等动物油烹调；禁用动物脂肪高的食物，如猪肉、牛肉、羊肉及含胆固醇高的动物内脏、动物脂肪、蛋黄等；食盐不宜多用，每天 2 ~ 4g；含钠味精也应适量限用。

（三）作息指导

减少干扰，为患者提供休息的环境，保证睡眠时间。有呼吸困难者，协助患者采取适当的体位。教会患者放松疗法如局部按摩、缓慢有节奏的呼吸或深呼吸等。根据不同的心功能采取不同的活动量。在患者活动耐力许可范围内，鼓励患者尽可能生活自理。教会患者保存体力，减少氧耗的技巧，在较长时间活动中穿插休息，日常用品放在易取放位置。部分自理活动可坐着进行，如刷牙、洗脸等。心力衰竭症状改善后增加活动量时，首先是增加活动时间和频率，然后才考虑增加运动强度。运动方式可采取半坐卧、坐起、床边摆动肢体、床边站立、室内活动、短距离步行。

（四）出院指导

（1）避免诱发因素，气候转凉时及时添加衣服，预防感冒。

（2）合理休息，体力劳动不要过重，适当的体育锻炼以提高活动耐力。

（3）进食富含维生素、粗纤维食物，保持大便通畅。少量多餐，避免过饱。

（4）强调正确按医嘱服药，不随意减药或撤换药的重要性。

（5）定期门诊随访，防止病情发展。

（白银兰）

第四节　高血压

高血压是一种以动脉压升高为主要特征，同时伴有心、脑、肾、血管等靶器官功能性或器质性损害以及代谢改变的全身性疾病。我国目前采用的高血压诊断标准是《2005 年中国高血压诊治指南》，是在未用抗高血压药情况下，收缩压≥140mmHg 和（或）舒张压≥90mmHg，按血压水平将高血压分为 3 级。收缩压≥140mmHg 和舒张压 <90mmHg 单列为单纯性收缩期高血压。患者既往有高血压史，目前正在用抗高血压药，血压虽然低于 140/90mmHg，亦应该诊断为高血压见表 4 - 1。

表 4 - 1　高血压诊断标准

类别	收缩压（mmHg）	舒张压（mmHg）
正常血压	<120	<80
正常高值	120 ~ 139	80 ~ 89
高血压	≥140	≥90
1 级高血压（轻度）	140 ~ 159	90 ~ 99
2 级高血压（中度）	160 ~ 179	100 ~ 109
3 级高血压（重度）	≥180	≥110
单纯收缩期高血压	≥140	<90

注：若患者的收缩压与舒张压分属不同的级别时，则以较高的分级为准。单纯收缩期高血压也可按照收缩压水平分为 1、2、3 级。

临床上高血压见于两类疾病，第一类为原发性高血压，又称高血压病，是一种以血压升高为主要临床表现而病因尚不明确的独立疾病（占所有高血压病患者的 90% 以上）。第二类为继发性高血压，又称症状性高血压，在这类疾病中病因明确，高血压是该种疾病的临床表现之一，血压可暂时性或持续性升高，如继发于急慢性肾小球肾炎、肾动脉狭窄等肾疾病之后的肾性高血压；继发于嗜铬细胞瘤等内分泌疾病之后的内分泌性高血压；继发于脑瘤等疾病之后的神经源性高血压等。下面主要介绍原发性高血压。

一、病因和发病机制

（一）病因

高血压的病因尚未完全明了，可能与下列因素有关。

（1）遗传因素：调查表明，60％左右的高血压病患者均有家族史，但遗传的方式未明。某些学者认为属单基因常染色体显性遗传，但也有学者认为属多基因遗传。

（2）环境因素：包括饮食习惯（如饮食中热能过高以至肥胖或超重，高盐饮食等）、职业、噪声、吸烟、气候改变、微量元素摄入不足和水质硬度等。

（3）神经精神因素：缺少运动或体力活动，精神紧张或情绪创伤与本病的发生有一定的关系。

（二）发病机制

有关高血压的发病原理的学说较多，包括精神神经源学说、内分泌学说、肾源学说、遗传学说以及钠盐摄入过多学说等。各种学说各有其根据，综合起来认为高级神经中枢功能失调在发病中占主导地位，体液、内分泌因素、肾脏以及钠盐摄入过多也参与本病的发病过程。

外界环境的不良刺激以及某些不利的内在因素，引起剧烈、反复、长时间的精神紧张和情绪波动，导致大脑皮质功能障碍和下丘脑神经内分泌中枢功能失调。由此可通过下列几条途径促使周围小动脉痉挛，进而形成高血压：①皮质下血管舒缩中枢形成了以血管收缩神经冲动占优势的兴奋灶，引起细小动脉痉挛，外周血管阻力增加，血压增高。②大脑皮质功能失调可引起神经垂体释放更多的血管升压素，后者可直接引起小动脉痉挛，也可通过肾素－醛固酮系统，引起钠潴留，进一步促使小动脉痉挛。③大脑皮质功能失调也可引起垂体前叶促肾上腺皮质激素（ACTH）和肾上腺皮质激素分泌增加，促使钠潴留。④大脑皮质功能失调还可引起肾上腺髓质激素分泌增多，后者可直接引起小动脉痉挛，也可通过增加心排血量进一步加重高血压。

二、临床表现

（一）一般表现

大多数的高血压患者在血压升高早期仅有轻微的自觉症状，如头痛、头晕、失眠、耳鸣、烦躁、工作和学习精力不易集中，容易出现疲劳等。

（二）并发症

疼痛或出现颈背部肌肉酸痛紧张感。血压持久升高可导致心、脑、肾、血管等靶器官受损的表现。当出现心慌、气促、胸闷、心前区疼痛时表明心脏已受累；出现尿频、多尿、尿液清淡时表明肾脏受累；如果高血压患者突然出现神志不清、呼吸深沉不规则、大小便失禁等提示可能发生脑出血；如果是逐渐出现一侧肢体活动不利、麻木甚至麻痹应当怀疑是否有脑血栓的形成。

（三）高血压危险度分层

据心血管危险因素和靶器官受损的情况　分层如下。

（1）低危组：男性年龄＜55岁、女性年龄＜65岁，高血压1级、无其他危险因素者，属低危组。典型情况下，10年随访中患者发生主要心血管事件的危险＜15％。

（2）中危组：高血压2级或1～2级同时有1～2个危险因素，患者应否给予药物治疗，开始药物治疗前应经多长时间的观察，医生需予十分缜密的判断。典型情况下，该组患者随后10年内发生主要心血管事件的危险15％～20％，若患者属高血压1级，兼有一种危险因素，10年内发生心血管事件危险约15％。

（3）高危组：高血压水平属1级或2级，兼有3种或更多危险因素、兼患糖尿病或靶器官损害或高血压水平属 3 级但无其他危险因素患者属高危组。典型情况下，他们随后 10 年间发生主要心血管事件的危险 20% ~ 30%。

（4）很高危组：高血压 3 级同时有 1 种以上危险因素或兼患糖尿病或靶器官损害，或高血压 1 ~ 3 级并有临床相关疾病。典型情况下，随后 10 年间发生主要心血管事件的危险 ≥30%，应迅速开始最积极的治疗。

（四）几种特殊高血压类型

1. **高血压危象** 在高血压疾病发展过程中，因为劳累、紧张、精神创伤、寒冷所诱发，出现烦躁不安、心慌、多汗、手足发抖、面色苍白、异常兴奋等临床表现，可伴有心绞痛、心力衰竭，也可伴有高血压脑病的临床表现。血压升高以收缩压升高为主，往往收缩压 >200mmHg。

2. **高血压脑病** 在高血压疾病发展过程中，因为劳累、紧张、情绪激动等诱发，急性脑血液循环障碍，引起脑水肿和颅内压增高，出现头痛、呕吐、烦躁不安、心跳慢，视物模糊、意识障碍甚至昏迷等临床表现。血压升高以舒张压升高为主，往往舒张压 >120mmHg。

3. **恶性高血压** 又称急进性高血压，是指舒张压和收缩压均显著增高，病情进展迅速，常伴有视网膜病变，多见于青年人，常常出现头晕、头痛、视物模糊、心慌、气短、体重减轻等临床表现，舒张压常 >130mmHg，易并发心、脑、肾等重要脏器的严重并发症，短时间内可因肾衰竭而死亡。

三、治疗

（一）药物治疗

临床上常用的降压药物主要有六大类：利尿药、α 受体阻断药、钙通道阻滞药（CCBs）、血管紧张素转换酶抑制药（ACEI）、β 受体阻断药以及血管紧张素 II 受体拮抗药（ARBs）。临床试验结果证实几种降血压药物，均能减少高血压并发症。

1. **治疗目标** 抗高血压治疗的最终目标是减少心血管和肾脏疾病的发病率和病死率。多数高血压患者，特别是 50 岁以上者 SBP 达标时，DBP 也会达标，治疗重点应放在 SBP 达标上。普通高血压患者降至 140/90mmHg 以下，糖尿病、肾病等高危患者降压目标是 <130/80mmHg 以下，老年高血压患者的收缩压降至 150mmHg 以下。

需要说明的是，降压目标是 140/90mmHg 以下，而不仅仅是达到 140/90mmHg。如患者耐受，还可进一步降低，如对年轻高血压患者可降至 130/80mmHg 或 120/80mmHg。

2. **治疗原则** 高血压的治疗应全面考虑患者的血压升高水平、并存的危险因素、临床情况，以及靶器官损害，确定合理的治疗方案。对不同危险等级的高血压患者应采用不同的治疗原则。选择抗高血压药物时应考虑对其他伴随疾病存在有利和不利的影响。

（1）潜在的有利影响：噻嗪类利尿药有助于延缓骨质疏松患者的矿物质脱失。β 受体阻断药可治疗心房快速房性心律失常或心房颤动，偏头痛，甲亢（短期应用），特发性震颤或手术期高血压。CCBs 治疗雷诺综合征和某些心律失常。α 受体阻断药可治疗前列腺疾病。

（2）潜在的不利影响：噻嗪类利尿药慎用于痛风或有明显低钠血症史的患者。β 受体阻断药禁用于哮喘、反应性气道疾病、二度或三度心脏传导阻滞。ACEI 和 ARBs 不适于准备怀孕的妇女，禁用于孕妇。ACEI 不适于有血管性水肿病史的患者。醛固酮拮抗药和保钾利尿药会导致高钾血症，应避免用于服药前血清钾超过 5.0mEq/L 的患者。

3. **治疗的有效措施** 包括以下几点。

（1）降低高血压患者的血压水平是预防脑卒中及冠心病的根本，只要降低高血压患者的血压水平，就对患者有益处。

（2）由于大多数高血压患者需要两种或以上药物联合应用才能达到目标血压，故提倡小剂量降压药的联合应用或固定剂量复方制剂的应用。

（3）利尿药、β 受体阻断药、ACE 抑制药、钙通道阻滞药、血管紧张素受体拮抗药及小剂量复方制剂均可作为初始或维持治疗高血压的药物。

（4）推荐应用每日口服 1 次，降压效果维持 24h 的降压药，强调长期有规律的抗高血压治疗，达到有效、平稳、长期控制的要求。

（二）非药物治疗

非药物治疗是高血压的基础治疗，主要通过改善不合理的生活方式，减低危险因素水平，进而使血压水平下降。对 1 级高血压患者，仅通过非药物治疗就有可能使血压降至正常水平。对于必须接受药物治疗的 2、3 级高血压患者，非药物治疗可以提高药物疗效，减少药物用量，从而降低药物的不良反应，减少治疗费用（表 4 - 2）。

表 4 - 2　防治高血压的非药物措施

措施	目标	收缩压下降范围
减重	减少热量，膳食平衡，增加运动，BMI 保持 20 ~ 24kg/m²	5 ~ 20mmHg/减重 10kg
膳食限盐	北方首先将每人每日平均食盐量降至 8g，以后再降至 6g，南方可控制在 6g 以下	2 ~ 8mmHg
减少膳食脂肪	总脂肪 < 总热量的 30%，饱和脂肪 < 10%，增加新鲜蔬菜每日 400 ~ 500g，水果 100g，肉类 50 ~ 100g，鱼虾类 50g 蛋类每周 3 ~ 4 枚，奶类每日 250g，每日食油 20 ~ 25g，少吃糖类和甜食	-
增加及保持适当体力活动	一般每周运动 3 ~ 5 次，每次持续 20 ~ 60min。如运动后自我感觉良好，且保持理想体重，则表明运动量和运动方式会话	4 ~ 9mmHg
保持乐观心态，提高应激能力	通过宣教和咨询，提高人群自我防病能力。提倡选择适合个体的体育，绘画等文化活动，增加老年人社交机会，提高生活质量	-
戒烟、限酒	不吸烟；不提倡饮酒，如饮酒，男性每日饮酒精量不超过 25g，即葡萄酒小于 100 ~ 150ml（相当于 2 ~ 3 两），或啤酒小于 250 ~ 500ml（相当于 0.5 ~ 1 斤），或白酒小于 25 ~ 50ml（相当于 0.5 ~ 1 两）；女性则减半量，孕妇不饮酒。不提倡饮高度烈性酒。高血压及心脑血管病患者应尽量戒酒	2 ~ 4mmHg

注：BMI：体重指数 = 体重/身高²（kg/m²）。

（三）特殊人群高血压治疗方案

1. 老年高血压　65 岁以上的老年人中 2/3 以上有高血压，老年人降压治疗强调平缓降压，应给予长效制剂，对可耐受者应尽可能降至 140/90mmHg 以下，但舒张压不宜低于 60mmHg，否则是预后不佳的危险因素。

2. 糖尿病　常合并血脂异常、直立性低血压、肾功能不全、冠心病，选择降压药应兼顾或至少不加重这些异常。

3. 冠心病　高血压合并冠心病的患者发生再次梗死或猝死的机会要高于不合并高血压的冠心病患者，它们均与高血压有直接关系，应积极治疗。研究显示，伴有冠心病的高血压患者，不论选用 β - 受体阻断药还是钙通道阻滞药，作为控制血压的一线药物，最后结果是一样的。

4. 脑血管病　对于病情稳定的非急性期脑血管病患者，血压水平应控制在 140/90mmHg 以下。急性期脑血管病患者另作别论。

5. 肾脏损害　血肌酐 < 221μmol/L，首选 ACEI，因其对减少蛋白尿及延缓肾病变的进展有利；血肌酐 > 265μmol/L 应停用 ACEI，可选择钙通道阻滞药、α 受体阻断药、β 受体阻断药。伴有肾脏损害或有蛋白尿的患者（24h 蛋白尿 > 1g），控制血压宜更严格。

6. 妊娠高血压　因妊娠早期的血管扩张作用，在妊娠 20 周前，轻度高血压的患者不需药物治疗，从 16 周至分娩通常使用的较为安全的药物包括：甲基多巴、β 受体阻滞药、肼屈嗪（短期），降低所有的心血管危险因素，须停止吸烟。改变生活方式产生的效果与量和时间有关，某些人的效果更好。

四、高血压病常见护理问题

（一）疼痛——头痛

1. 相关因素　与血压升高有关。

2. 临床表现　头部疼痛。

3. 护理措施　如下所述。

（1）评估患者头痛的情况，如头痛程度（长海痛尺）、持续时间、是否伴有恶心、呕吐、视物模糊等伴随症状。

（2）尽量减少或避免引起或加重头痛的因素，保持病室环境安静，减少探视，护理人员做到操作轻、说话轻、走路轻、关门轻，保证患者有充足的睡眠。

（3）向患者讲解引起头痛的原因，嘱患者合理安排工作和休息，避免劳累、精神紧张、情绪激动等，戒烟、酒。

（4）指导患者放松的技巧，如听轻音乐、缓慢呼吸等。

（5）告知患者控制血压稳定和坚持长期、规律服药的重要性，加强患者的服药依从性。

（二）活动无耐力

1. 相关因素　与并发心力衰竭有关。

2. 临床表现　乏力，轻微活动后即感呼吸困难、无力等。

3. 护理措施　如下所述。

（1）告知患者引起乏力的原因，尽量减少增加心脏负担的因素，如剧烈活动等。

（2）评估患者心功能状态，评估患者活动情况，根据患者心功能情况制定合理的活动计划。督促患者坚持动静结合，循序渐进增加活动量。

（3）嘱患者一旦出现心慌、呼吸困难，胸闷等情况应立即停止活动，保证休息，并一次作为最大活动量的指征。

（三）有受伤的危险

1. 相关因素　与头晕、视物模糊有关。

2. 临床表现　头晕、眼花、视物模糊，严重时可出现晕厥。

3. 护理措施　如下所述。

（1）警惕急性低血压反应，避免剧烈运动、突然改变体位，改变体位时动作应缓慢，特别是夜间起床时；服药后不要站立太久，因为长时间的站立会使腿部血管扩张，血流增加，导致脑部供血不足；避免用过热的水洗澡，防止周围血管扩张导致晕厥。

（2）如出现晕厥、恶心、乏力时应立即平卧，头低足高位，促进静脉回流，增加脑部的血液供应。上厕所或外出应有人陪伴，若头晕严重应尽量卧床休息，床上大小便。

（3）避免受伤，活动场所应灯光明亮，地面防滑，厕所安装扶手，房间应减少障碍物。

（4）密切检测血压的变化，避免血压过高或过低。

（四）执行治疗方案无效

1. 相关因素　与缺乏相应治疗知识和治疗长期性、复杂性有关。

2. 临床表现　不能遵医嘱按时服药。

3. 护理措施　如下所述。

（1）告知患者按时服药的重要性，不能血压正常时就自行停药。

（2）嘱患者定期门诊随访，监测血压控制情况。

（3）坚持服药的同时还要注意观察药物的不良反应，如使用利尿药时应注意监测血钾水平，防止低血钾；用 β 受体阻断药应注意其抑制心肌收缩力、心动过缓、支气管痉挛、低血糖等不良反应；使用血管紧张素转换酶（ACE）抑制应注意其头晕、咳嗽、肾功能损害等不良反应。

（五）潜在并发症——高血压危重症

1. 相关因素　与血压短时间突然升高有关。

2. 临床表现　在高血压病病程中，患者血压显著升高，出现头痛、烦躁、心悸、气急、恶心、呕吐、视物模糊等。

3. 护理措施　如下所述。

（1）患者应进入加强监护室，绝对卧床休息，避免一切不良刺激，保证良好的休息环境。持续监测血压和尽快应用适合的降压药。

（2）安抚患者，做好心理护理，严密观察患者病情变化。

（3）迅速减压，静脉输注降压药，1h 使平均动脉血压迅速下降但不超过 25%，在以后的 2~6h 内血压降至 60（100~110）mmHg。血压过度降低可引起肾、脑或冠脉缺血。如果这样的血压水平可耐受和临床情况稳定，在以后 24~48h 逐步降低血压达到正常水平。

（4）急症常用降压药有硝普钠（静脉）、尼卡地平、乌拉地尔、二氮嗪，肼屈嗪、拉贝洛尔、艾司洛尔、酚妥拉明等。用药时注意效果以及有无不良反应，如静滴硝酸甘油等药物时应注意监测血压变化。

（5）向患者讲明遵医嘱按时服药，保证血压稳定的重要性，争取患者及家属的配合。

（6）告知患者如出现血压急剧升高、剧烈头痛。呕吐等不适应及时来院就诊。

（7）协助生活护理，勤巡视病房，勤询问患者的生活需要。

五、健康教育

高血压的健康教育就是根据文化、经济、环境和地理的差异，针对不同的目标人群采用多种形式进行信息的传播，公众教育应着重于宣传高血压的特点、原因和并发症的有关知识；它的可预防性和可治疗性，以及生活方式在高血压的预防和治疗中的作用。尤其应针对不同人群开展不同内容的健康教育。

（一）随访教育

1. 教育诊断　确定患者的目前行为状况、知识、技能水平和学习能力、态度和信念以及近期内患者首先要采取改变的问题。

2. 咨询指导　指导要具体化，行为改变从小量开始，多方面的参与支持，从各方面给患者持续的一致的正面的健康信息可加强患者行为的改变。要加强家庭和朋友的参与全体医务人员的参与。

3. 随访和监测　定期随访患者，及时评价和反馈，并继续设定下一步的目标，可使患者改变的行为巩固和持续下去。一旦开始应用抗高血压药物治疗，多数患者应每月随诊，调整用药直至达到目标血压。2 级高血压或有复杂并发症的患者应增加随访的次数。每年至少监测 1 或 2 次血钾和肌酐。如血压已达标并保持稳定，可每隔 3~6 个月随访 1 次。如有伴随疾病如心力衰竭；或合并其他疾病如糖尿病；或实验室检查的需要均会影响随诊的频率。其他的心血管危险因素也应达到相应的治疗目标，并大力提倡戒烟。由于未控制的高血压患者服用小剂量阿司匹林脑出血的危险增加，只有在血压控制的前提下，才提倡小剂量阿司匹林治疗。

（二）饮食指导

在利尿药及其他降压药问世以前，高血压的治疗主要以饮食为主，随着药物学的发展，饮食治疗逐渐降至次要地位。然而近年来关于高血压病病因和发病机制的研究又促进人们重新评价营养在本病防治中的重要作用。其主要原因是由于：第一，高血压病作为一种常见病，其发生与环境因素，特别是与营养因素密切相关；第二，现有的各种降压药物均有一定的不良反应，而营养治疗不仅具有一定的疗效，而且合乎生理，因此更适宜于大规模人群的防治。

1. 营养因素在高血压痛防治中的作用　如下所述。

（1）钠和钾的摄入与高血压病的发病和防治有关：首先，流行病学方面大量资料表明，高血压病的发病率与居民膳食中钠盐摄入量呈显著正相关；其次，临床观察发现，不少轻度高血压患者，只需中度限制钠盐摄入，即可使其血压降至正常范围。即使是重度或顽固性高血压病患者，低盐饮食也常可增加药物疗效，减少用药剂量。第三，动物实验表明，钠盐摄入过多可使小鸡和大鼠形成高血压，血压增高的程度与盐量成正比。进一步研究还表明，钠盐对血压的影响与遗传因素有关。通过近亲交配所产生的对盐敏感的大鼠，即使喂以钠盐不高的饲料，也可产生高血压。钠盐摄入过多引起高血压的机制尚未明了。据认为可能与细胞外液扩张，心排血量增加，组织过分灌注，以至造成周围血管阻力增加和血压增高。有人发现高血压患者小动脉中每单位干重所含钠盐较正常人为高，这可使动脉壁增厚，血管阻力增加，也可使血管的舒缩性发生改变。

钾不论动物实验或人体观察均提示其具有对抗钠所引起的不利作用。临床观察表明，氯化钾可使血压呈规律性下降，而氯化钠则可使之上升。

（2）水质硬度和微量元素：软水地区高血压的发病率较硬水地区为高，这可能与微量元素镉有关。动物实验已证明，镉可引起大鼠的高血压，而当用镉的螯合剂时则可使其逆转。上海市高血压病研究所发现不论健康人或高血压患者的血压增高与血中镉含量的对数呈正相关。锌具有对抗镉的作用，其含量降低可使血压升高。此外，也有报道提到镁对高血压患者有扩张血管作用，能使大多数类型患者的心排血量增加。

（3）其他因素：包括热能、蛋白质、糖类和脂肪等也与本病的发生和防治有一定的联系。

2. 防治措施 具体如下。

（1）限制钠盐摄入：健康成人每天钠的需要量仅为200mg（相当于0.5g食盐）。WHO建议每人每日食盐量不超过6g。我国膳食中约80%的钠来自烹调或含盐高的腌制品，因此限盐首先要减少烹调用盐及含盐高的调料，少食各种咸菜及盐腌食品。根据WHO的建议，北方居民应减少日常用盐一半，南方居民减少1/3。

（2）减少膳食脂肪，补充适量优质蛋白质：有流行病学资料显示，即使不减少膳食中的钠和不减重，如果将膳食脂肪控制在总热量25%以下，P/S比值维持在1，连续40d可使男性SBP和DBP下降12%，女性下降5%。有研究表明每周吃鱼4次以上与吃鱼最少的相比，冠心病发病率减少28%。

建议改善动物性食物结构，减少含脂肪高的猪肉，增加含蛋白质较高而脂肪较少的禽类及鱼类。蛋白质占总热量15%左右，动物蛋白占总蛋白质20%。蛋白质质量依次为：奶、蛋；鱼、虾；鸡、鸭；猪、牛、羊肉；植物蛋白，其中豆类最好。

（3）注意补充钾和钙：研究资料表明钾与血压呈明显负相关，中国膳食低钾、低钙，因此要增加含钾多、含钙高的食物，如绿叶菜、鲜奶、豆类制品等。这一点在使用利尿药，特别是当血钾含量偏低时尤为重要。

（4）多吃蔬菜和水果：增加蔬菜或水果摄入，减少脂肪摄入可使SBP和DBP有所下降。素食者比肉食者有较低的血压，其降压的作用可能基于水果、蔬菜、食物纤维和低脂肪的综合作用。人类饮食应以素食为主，适当肉量最理想。

（5）限制饮酒：尽管有研究表明非常少量饮酒可能减少冠心病发病的危险，但是饮酒和血压水平及高血压患病率之间却呈线性相关，大量饮酒可诱发心脑血管事件发作。因此不提倡用少量饮酒预防冠心病，提倡高血压患者应戒酒，因饮酒可增加服用降压药物的耐药性。如饮酒，建议每日饮酒量应为少量，男性饮酒的酒精不超过25g，即葡萄酒<100～150ml，或啤酒<250～500ml，或白酒<25～50ml；女性则减半量，孕妇不饮酒。不提倡饮高度烈性酒。WHO对酒的新建议是越少越好。

（三）心理护理

1. 评估患者 通过问诊了解患者的家庭、社会、文化状况及行为，分析患者的心理，向患者解释造成高血压病最主要的原因及疾病的转归，再向患者说明高血压病可以控制，甚至可以治愈，从而以增强患者战胜疾病的信心。

2. 克服心理障碍 针对中年高血压患者存在的不良心理进行施护。麻痹大意心理：自以为年轻，身强力壮，采取无所谓的态度。针对这种心理首先要唤起患者对疾病的重视，使之认识到防治高血压病的重要性，在调养方法和注意事项上给予正确的引导，使之配合医师治疗，同时给患者制定个体化健康教育计划，并调动家属参与治疗活动，配合医护完成治疗任务，使之早日康复；焦虑、紧张、恐惧心理：一些患者，认为得了高血压病就是终身疾病，而且还会得心脑血管病，于是，久而久之产生焦虑恐惧心理。采取的措施是暗示诱导，应诱导患者使其注意力从一个客体转移到另一个客体，从而打破原来心理上存在的恶性循环，保持乐观情绪，轻松愉快地接受治疗，以达到防病治病的目的。

（四）正确测量血压

血压测量是诊断高血压及评估其严重程度的主要手段，目前主要用以下 3 种方法：

1. 诊所血压　是目前临床诊断高血压和分级的标准方法，由医护人员在标准条件下按统一的规范进行测量。具体要求如下：

（1）选择符合计量标准的水银柱血压计或者经国际标准（BHS 和 AAMD）检验合格的电子血压计进行测量。

（2）使用大小合适的袖带，袖带气囊至少应包裹 80% 上臂。大多数人的臂围 25～35cm，应使用长 35cm、宽 12～13cm 规格气囊的袖带；肥胖者或臂围大者应使用大规格袖带；儿童使用小规格袖带。

（3）被测量者至少安静休息 5min，在测量前 30min 内禁止吸烟或饮咖啡，排空膀胱。

（4）被测量者取坐位，最好坐靠背椅，裸露右上臂，上臂与心脏处在同一水平。如果怀疑外周血管病，首次就诊时应测量左、右上臂血压。特殊情况下可以取卧位或站立位。老年人、糖尿病患者及出现直立性低血压情况者，应加测直立位血压。直立位血压应在卧位改为直立位后 1min 和 5min 时测量。

（5）将袖带缚于被测者的上臂，袖带的下缘应在肘弯上 2.5cm，松紧适宜。将听诊器探头置于肱动脉搏动处。

（6）测量时快速充气，使气囊内压力达到桡动脉搏动消失后再升高 30mmHg（4.0kPa），然后以恒定的速率（2～6mmHg/s）缓慢放气。在心率缓慢者，放气速率应更慢些。获得舒张压读数后，快速放气至零。

（7）在放气过程中仔细听取柯氏音，观察柯氏音第 Ⅰ 时相（第一音）和第 Ⅴ 时相（消失音）水银柱凸面的垂直高度。收缩压读数取柯氏音第 Ⅰ 时相，舒张压读数取柯氏音第 Ⅴ 时相。＜12 岁儿童、妊娠妇女、严重贫血、甲状腺功能亢进、主动脉瓣关闭不全及柯氏音不消失者，以柯氏音第 Ⅳ 时相（变音）定为舒张压。

（8）血压单位在临床使用时采用毫米汞柱（mmHg），在我国正式出版物中注明毫米汞柱与千帕斯卡（kPa）的换算关系，1mmHg＝0.133kPa。

（9）应相隔 1～2min 重复测量，取 2 次读数的平均值记录。如果收缩压或舒张压的 2 次读数相差 5mmHg 以上，应再次测量，取 3 次读数的平均值记录。

2. 自测血压　具体如下。

（1）对于评估血压水平及严重程度，评价降压效应，改善治疗依从性，增强治疗的主动参与，自测血压具有独特优点。且无白大衣效应，可重复性较好。目前，患者家庭自测血压在评价血压水平和指导降压治疗上已经成为诊所血压的重要补充。然而，对于精神焦虑或根据血压读数常自行改变治疗方案的患者，不建议自测血压。

（2）推荐使用符合国际标准的上臂式全自动或半自动电子血压计，正常上限参考值为 135/85mmHg。应注意患者向医生报告自测血压数据时可能有主观选择性，即报告偏差，患者有意或无意选择较高或较低的血压读数向医师报告，影响医师判断病情和修改治疗。有记忆存储数据功能的电子血压计可克服报告偏差。血压读数的报告方式可采用每周或每月的平均值。家庭自测血压低于诊所血压，家庭自测血压 135/85mmHg 相当于诊所血压 140/90mmHg。对血压正常的人建议定期测量血压（20～29 岁，每 2 年测 1 次；30 岁以上每年至少 1 次）。

3. 动态血压　具体如下。

（1）动态血压监测能提供日常活动和睡眠时血压的情况：动态血压监测提供评价在无靶器官损害的情况下（白大衣效应）高血压的可靠证据，也有助于评估明显耐药的患者，抗高血压药物引起的低血压综合征，阵发性高血压以及自主神经功能失调。动态血压测值常低于诊所血压测值。通常高血压患者清醒时血压≥135/85mmHg，睡眠时≥120/75mmHg。动态血压监测值与靶器官损害的相关性优于诊所血压。动态血压监测能提供血压升高占测量总数的百分比、整体血压负荷及睡眠时血压降低的程度。大多数人在夜间血压下降10%～20%，如果不存在这种血压下降现象，则其发生心血管事件的危险会增加。

（2）动态血压测量应使用符合国际标准的监测仪：动态血压的正常值推荐以下国内参考标准：24h平均值＜130/80mmHg，白昼平均值＜135/85mmHg，夜间平均值＜125/75mmHg。正常情况下，夜间血压均值比白昼血压值低10%～15%。

（3）动态血压监测在临床上可用于诊断白大衣性高血压、隐蔽性高血压、顽固难治性高血压、发作性高血压或低血压，评估血压升高严重程度，但是目前主要仍用于临床研究，例如评估心血管调节机制、预后意义、新药或治疗方案疗效考核等，不能取代诊所血压测量。

（4）动态血压测量时应注意以下问题：①测量时间间隔应设定一般为每30min测1次。可根据需要而设定所需的时间间隔。②指导患者日常活动，避免剧烈运动。测血压时患者上臂要保持伸展和静止状态。③若首次检查由于伪迹较多而使读数＜80%的预期值，应再次测量。④可根据24h平均血压，日间血压或夜间血压进行临床决策参考，但倾向于应用24h平均血压。

（五）适量运动

1. 运动的作用　运动除了可以促进血液循环，降低胆固醇的生成外，并能增强肌肉、骨骼，减少关节僵硬的发生，还能增加食欲，促进肠胃蠕动、预防便秘、改善睡眠。

2. 运动的形式　最好养成持续运动的习惯，对中老年人应包括有氧、伸展及增强肌力练习3类，具体项目可选择步行、慢跑、太极拳、门球、气功等。

3. 运动强度的控制　每个参加运动的人特别是中老年人和高血压患者在运动前最好了解一下自己的身体状况，以决定自己的运动种类、强度、频度和持续运动时间。运动强度必须因人而异，按科学锻炼的要求，常用运动强度指标可用运动时最大心率达到180（或170）减去年龄，如50岁的人运动心率为120～130次/min，如果求精确则采用最大心率的60%～85%作为运动适宜心率，需在医师指导下进行。运动频度一般要求每周3～5次，每次持续20～60min即可，可根据运动者身体状况和所选择的运动种类以及气候条件等而定。

（六）在医生指导下正确用药

1. 减药　高血压患者一般须终身治疗。患者经确诊为高血压后若自行停药，其血压（或迟或早）终将回复到治疗前水平。但患者的血压若长期控制，可以试图小心、逐步地减少服药数或剂量。尤其是认真地进行非药物治疗，密切地观察改进生活方式进度和效果的患者。患者在试行这种"逐步减药"时，应十分仔细地监测血压。

2. 记录　一般高血压病患者的治疗时间长达数十年，治疗方案会有多次变换，包括药物的选择。最好建议患者详细记录其用过的治疗药物及疗效。医生则更应为经手治疗的患者保存充分的记录，随时备用。

3. 剂量的调整　对大多数非重症或急症高血压，要寻找其最小有效耐受剂量药物，也不宜降压太快。故开始给小剂量药物，经1个月后，如疗效不够而不良反应少或可耐受，可增加剂量；如出现不良反应不能耐受，则改用另一类药物。随访期间血压的测量应在每天的同一时间，对重症高血压，须及早控制其血压，可以较早递增剂量和合并用药。随访时除患者主观感觉外，还要做必要的化验检查，以了解靶器官状况和有无药物不良反应。对于非重症或急症高血压，经治疗血压长期稳定达1年以上，可以考虑减少剂量，目的为减少药物的可能不良反应，但以不影响疗效为前提。

（1）选择针对性强的降血压药：降血压药物品种很多，个体差异很大，同一种药物不同的患者服用后的效果会因人而异。对医生开的降血压药，护理人员和患者必须了解药物的名称、作用、剂量、用法、不良反应等，并遵照医嘱按时服药。

（2）合适的剂量：一般由小剂量开始，逐渐调整到合适的剂量。晚上睡觉前的治疗剂量，尤其要偏小，因入睡后如果血压降得太低，则易出现脑动脉血栓形成。药品剂量不能忽大忽小，否则血压波动太大，会造成实质性脏器的损伤。

（3）不能急于求成：如血压降得太低，常会引起急性缺血性脑血管病和心脏缺血性疾病的发生。

（4）不要轻易中断治疗：应用降血压药过程中，症状改善后，仍需坚持长期服药，也不可随意减少剂量，必须听从医生的治疗安排。

（5）不宜频繁更换降血压药物：各种降血压药，在人体内的作用时间不尽相同，更换降血压药时，往往会引起血压的波动，换降血压药必须在医生指导下进行，不宜多种药合用，以避免药物不良反应。

（6）患痴呆症或意识不清的老人，护理人员必须协助服药，并帮助管理好药物，以免发生危险。

（7）注意观察不良反应，必要时，采取相应的防范措施。若患者突然出现头痛、多汗、恶心、呕吐、烦躁、心慌等症状，家人协助患者立即平卧抬高头部，用湿毛巾敷在头部；测量血压，若血压过高，应用硝苯地平嚼碎舌下含服等，以快速降血压；如果半小时后血压仍不下降，且症状明显，应立即去医院就诊。

（白银兰）

第五节　心绞痛

心绞痛（angina pectoris）是冠状动脉供血不足，心肌急剧的、暂时的缺血与缺氧引起的综合征。其特点为阵发性的前胸压榨性疼痛感觉，主要位于胸骨后部，可放射至左上肢，常发生于劳累或情绪激动时，持续数分钟，休息或服用硝酸酯制剂后消失。本病多见于男性，多数患者在 40 岁以上，劳累、情绪激动、饱食、受寒、阴雨天气、急性循环衰竭等为常见的诱因。

一、病因

1. 基本病因　对心脏予以机械性刺激并不引起疼痛，但心肌缺血、缺氧则引起疼痛。当冠状动脉的"供血"与心肌的"需氧"出现矛盾，冠状动脉血流量不能满足心肌代谢需要时，引起心肌急剧的、暂时的缺血、缺氧时，即产生心绞痛。

2. 其他病因　除冠状动脉粥样硬化外，主动脉瓣狭窄或关闭不全、梅毒性主动脉炎、肥厚性心肌病、先天性冠状动脉畸形、风湿性冠状动脉炎，都可引起冠状动脉在心室舒张期充盈障碍，引发心绞痛。

二、临床表现与诊断

（一）临床表现

1. 症状和体征　具体如下。

（1）部位：典型心绞痛主要在胸骨体上段或中段之后，可波及心前区，有手掌大小范围，可放射至左肩、左上肢前内侧，达无名指和小指；不典型心绞痛疼痛可位于胸骨下段、左心前区或上腹部，放射至颈、下颌、左肩胛部或右前胸。

（2）性质：胸痛为压迫、发闷，或紧缩性，也可有烧灼感。发作时，患者往往不自觉地停止原来的活动，直至症状缓解。

（3）诱因：典型的心绞痛常在相似的条件下发生。以体力劳累为主，其次为情绪激动。登楼、平地快步走、饱餐后步行、逆风行走，甚至用力大便或将臂举过头部的轻微动作，暴露于寒冷环境、进冷饮、身体其他部位的疼痛，以及恐怖、紧张、发怒、烦恼等情绪变化，都可诱发。晨间痛阈低，轻微劳力如刷牙、剃须、步行即可引起发作；上午及下午痛阈提高，则较重的劳力亦可不诱发。

（4）时间：疼痛出现后常逐步加重，然后在 3～5min 内逐渐消失，一般在停止原活动后缓解。一般为 1～15min，多数 3～5min，偶可达 30min 的，可数天或数星期发作 1 次，亦可 1d 内发作多次。

（5）硝酸甘油的效应：舌下含有硝酸甘油片如有效，心绞痛应于 1～2min 内缓解，对卧位型心绞痛，硝酸甘油可能无效。在评定硝酸甘油的效应时，还要注意患者所用的药物是否已经失效或接近失效。

2. 体征 平时无异常体征，心绞痛发作时常见心律增快、血压升高、表情焦虑、皮肤冷或出汗，有时出现第四或第三奔马律。可有暂时性心尖部收缩期杂音，是乳头肌缺血以致功能失调引起二尖瓣关闭不全所致。

（二）诊断

1. 冠心病诊断 具体如下。

（1）据典型的发作特点和体征，含用硝酸甘油后缓解，结合年龄和存在冠心病易患因素，除外其他原因所致的心绞痛，一般即可建立诊断。

（2）心绞痛发作时心电图：绝大多数患者 ST 段压低 0.1mV（1mm）以上，T 波平坦或倒置（变异型心绞痛者则有关导联 ST 段抬高），发作过后数分钟内逐渐恢复。

（3）心电图无改变的患者可考虑做负荷试验：发作不典型者，诊断要依靠观察硝酸甘油的疗效和发作时心电图的改变；如仍不能确诊，可多次复查心电图、心电图负荷试验或 24h 动态心电图连续监测，如心电图出现阳性变化或负荷试验诱发心绞痛发作亦可确诊。

（4）诊断有困难者可考虑行选择性冠状动脉造影或做冠状动脉 CT：考虑施行外科手术治疗者则必须行选择性冠状动脉造影。冠状动脉内超声检查可显示管壁的病变，对诊断可能更有帮助。

2. 近年对确诊心绞痛的患者主张进行仔细的分型诊断 根据世界卫生组织"缺血性心脏病的命名及诊断标准"，现将心绞痛作如下归类。

（1）劳累性心绞痛：是由运动或其他增加心肌需氧量的情况所诱发的心绞痛。包括 3 种类型。①稳定型劳累性心绞痛：简称稳定型心绞痛，亦称普通型心绞痛。是最常见的心绞痛。指由心肌缺血缺氧引起的典型心绞痛发作，其性质在 1~3 个月内并无改变。即每日和每周疼痛发作次数大致相同，诱发疼痛的劳累和情绪激动程度相同，每次发作疼痛的性质和疼痛部位无改变，用硝酸甘油后也在相同时间内发生疗效。②初发型劳累性心绞痛：简称初发型心绞痛。指患者过去未发生过心绞痛或心肌梗死，而现在发生由心肌缺血缺氧引起的心绞痛，时间尚在 1~2 个月内。有过稳定型心绞痛但已数月不发生心绞痛，再发生心绞痛未到 1 个月者也归入本型。③恶化型劳累性心绞痛：进行型心绞痛指原有稳定型心绞痛的患者，在 3 个月内疼痛的频率、程度、诱发因素经常变动，进行性恶化。可发展为心肌梗死与猝死。

（2）自发性心绞痛：心绞痛发作与心肌需氧量无明显关系，与劳累性心绞痛相比，疼痛持续时间一般较长，程度较重，且不易为硝酸甘油所缓解。包括四种类型：①卧位型心绞痛：在休息时或熟睡时发生的心绞痛，其发作时间较长，症状也较重，发作与体力活动或情绪激动无明显关系，常发生在半夜，偶尔在午睡或休息时发作。疼痛常剧烈难忍，患者烦躁不安、起床走动。硝酸甘油的疗效不明显或仅能暂时缓解。可能与夜梦、夜间血压降低或发生未被察觉的左心室衰竭，以致狭窄的冠状动脉远端心肌灌注不足；或平卧时静脉回流增加，心脏工作量增加，需氧增加等有关。②变异型心绞痛：本型患者心绞痛的性质、与卧位型心绞痛相似，也常在夜间发作，但发作时心电图表现不同，显示有关导联的 ST 段抬高而与之相对应的导联中则 ST 段压低。本型心绞痛是由于在冠状动脉狭窄的基础上，该支血管发生痉挛，引起一片心肌缺血所致。③中间综合征：亦称冠状动脉功能不全。指心肌缺血引起的心绞痛发作历时较长，达 30min 或 1h 以上，发作常在休息时或睡眠中发生，但心电图、放射性核素和血清学检查无心肌坏死的表现。本型疼痛其性质是介于心绞痛与心肌梗死之间，常是心肌梗死的前奏。④梗死后心绞痛：在急性心肌梗死后不久或数周后发生的心绞痛。由于供血的冠状动脉阻塞，发生心肌梗死，但心肌尚未完全坏死，一部分未坏死的心肌处于严重缺血状态下又发生疼痛，随时有再发生梗死的可能。

（3）混合性心绞痛：劳累性和自发性心绞痛混合出现，因冠状动脉的病变使冠状动脉血流储备固定地减少，同时又发生短暂的再减损所致，兼有劳累性和自发性心绞痛的临床表现。有人认为这种心绞痛在临床上实甚常见。

（4）不稳定型心绞痛：在临床上被广泛应用并被认为是稳定型劳累性心绞痛和心肌梗死和猝死之间的中间状态。它包括了除稳定型劳累性心绞痛外的上述所有了类型。其病理基础是在原有病变上发生冠状动脉内膜下出血、粥样硬化斑块破裂、血小板或纤维蛋白凝集、冠状动脉痉挛等除了没有诊断心肌梗死的明确的心电图和心肌酶谱变化外，目前应用的不稳定心绞痛的定义根据以下 3 个病史特征做出。①在相对稳定的劳累相关性心绞痛基础上出现逐渐增强的疼痛。②新出现的心绞痛（通常 1 个月内），由很轻度的劳力活动即可引起心绞痛。③在静息和很轻劳力时出现心绞痛。

三、治疗原则

预防：主要预防动脉粥样硬化的发生和发展。

治疗原则：改善冠状动脉的血供；减低心肌的耗氧；同时治疗动脉粥样硬化。

（一）发作时的治疗

（1）休息：发作时立刻休息，经休息后症状可缓解。

（2）药物治疗：应用作用较快硝酸酯制剂。

（3）在应用上述药物的同时，可考虑用镇静药。

（二）缓解期的治疗

系统治疗，清除诱因、注意休息、使用作用持久的抗动脉粥样硬化药物，以防心绞痛发作，可单独、交替或联合应用。宜尽量避免各种确知足以诱致发作的因素。调节饮食，特别是一次进食不应过饱；禁绝烟酒。调整日常生活与工作量；减轻精神负担；保持适当的体力活动，但以不致发生疼痛症状为度；一般不需卧床休息。

（三）其他治疗

低分子右旋糖酐或羟乙基淀粉注射液，作用为改善微循环的灌流，可用于心绞痛的频繁发作。抗凝药，如肝素；溶血栓药和抗血小板药可用于治疗不稳定型心绞痛。高压氧治疗增加全身的氧供应，可使顽固的心绞痛得到改善，但疗效不易巩固。体外反搏治疗可能增加冠状动脉的血供，也可考虑应用。兼有早期心力衰竭者，治疗心绞痛的同时宜用快速作用的洋地黄类制剂。

（四）外科手术治疗

主动脉–冠状动脉旁路移植手术（coronary artery bypass grafting，CABG）方法：取患者自身的大隐静脉或内乳动脉作为旁路移植材料。一端吻合在主动脉，另一端吻合在有病变的冠状动脉段的远端，引主动脉的血液以改善该冠状动脉所供血的心肌的血流量。

（五）经皮腔内冠状动脉成形术

经皮腔内冠状动脉成形术（percutaneous transluminal coronary angioplasty，PTCA）方法：冠状动脉造影后，针对相应病变，应用带球囊的心导管经周围动脉送到冠状动脉，在导引钢丝的指引下进入狭窄部位；向球囊内加压注入稀释的造影剂使之扩张，解除狭窄。

（六）其他冠状动脉介入性治疗

由于 PTCA 有较高的术后再狭窄发生率，近来采用一些其他成形方法如激光冠状动脉成形术（PT-CLA）、冠状动脉斑块旋切术、冠状动脉斑块旋磨术、冠状动脉内支架安置等，期望降低再狭窄发生率。

（七）运动锻炼疗法

谨慎安排进度适宜的运动锻炼有助于促进侧支循环的发展，提高体力活动的耐受量，改善症状。

四、常见护理问题

（一）舒适的改变——心绞痛

1. 相关因素　与心肌急剧、短暂地缺血、缺氧，冠状动脉痉挛有关。

2. 临床表现 阵发性胸骨后疼痛。

3. 护理措施 如下所述。

（1）心绞痛发作时立即停止步行或工作，休息片刻即可缓解。根据疼痛发生的特点，评估心绞痛严重程度（表4-3），制定相应活动计划。频发者或严重心绞痛者，严格限制体力活动，并绝对卧床休息。

表4-3 劳累性心绞痛分级

心绞痛分级	表现
Ⅰ级：日常活动时无症状	较日常活动重的体力活动，如平地小跑步、快速或持重物上三楼、上陡坡等时引起心绞痛
Ⅱ级：日常活动稍受限制	一般体力活动，如常速步行 1.5～2km、上三楼、上坡等即引起心绞痛
Ⅲ级：日常活动明显受损	较日常活动轻的体力活动，如常速步行 0.5～1km、上二楼、上小坡等即引起心绞痛
Ⅳ级：任何体力活动均引起心绞痛	轻微体力活动（如在室内缓行）即引起心绞痛，严重者休息时亦发生心绞痛

（2）遵医嘱给予患者舌下含服硝酸甘油、吸氧，记录心电图，并通知医生。心绞痛频发或严重者遵医嘱使用硝酸甘油静脉微泵推注。由于此类药物能扩张头面部血管，有些患者使用后会出现颜面潮红、头痛等症状，应向患者说明。

（3）用药后动态观察患者胸痛变化情况，同时监测 ECG，必要时进行心电监测。

（4）告知患者在心绞痛发作时的应对技巧：一是立即停止活动；另一是立即含服硝酸甘油。向患者讲解含服硝酸甘油是因为舌下有丰富的静脉丛，吸收见效比口服硝酸甘油快。若疼痛持续 15min 以上不缓解，则有可能发生心肌梗死，需立即急诊就医。

（二）焦虑

1. 相关因素 与心绞痛反复频繁发作、疗效不理想有关。

2. 临床表现 睡眠不佳，缺乏自信心、思维混乱。

3. 护理措施 如下所述。

（1）向患者讲解心绞痛的治疗是一个长期过程，需要有毅力，鼓励其说出内心想法，针对其具体心理情况给予指导与帮助。

（2）心绞痛发作时，尽量陪伴患者，多与患者沟通，指导患者掌握心绞痛发作的有效应对措施。

（3）及时向患者分析讲解疾病好转信息，增强患者治疗信心。

（4）告知患者不良心理状况对疾病的负面影响，鼓励患者进行舒展身心的活动（如听音乐、看报纸）等活动，转移患者注意力。

（三）知识缺乏

1. 相关因素 与缺乏知识来源，认识能力有限有关。

2. 临床表现 患者不能说出心绞痛相关知识，不知如何避免相关因素。

3. 护理措施 如下所述。

（1）避免诱发心绞痛的相关因素：如情绪激动、饱食、焦虑不安等不良心理状态。

（2）告知患者心绞痛的症状为胸骨后疼痛，可放射至左臂、颈、胸，常为压迫或紧缩感。

（3）指导患者硝酸甘油使用注意事项。

（4）提供简单易懂的书面或影像资料，使患者了解自身疾病的相关知识。

五、健康教育

（一）心理指导

告知患者需保持良好心态，因精神紧张、情绪激动、饱食、焦虑不安等不良心理状态，可诱发和加重病情。患者常因不适而烦躁不安，且伴恐惧，此时鼓励患者表达感觉，告知尽量做深呼吸，放松情绪才能使疾病尽快消除。

（二）饮食指导

1. 减少饮食热能　控制体重少量多餐（每天 4～5 餐），晚餐尤应控制进食量，提倡饭后散步，切忌暴饮暴食，避免过饱；减少脂肪总量，限制饱和脂肪酸和胆固醇的摄入量，增加不饱和脂肪酸；限制单糖和双糖摄入量，供给适量的矿物质及维生素，戒烟戒酒。

2. 在食物选择方面，应适当控制主食和含糖零食　多吃粗粮、杂粮，如玉米、小米、荞麦等；禽肉、鱼类，以及核桃仁、花生、葵花子等硬果类含不饱和脂肪酸较多，可多食用；多食蔬菜和水果，不限量，尤其是超体重者，更应多选用带色蔬菜，如菠菜、油菜、番茄、茄子和带酸味的新鲜水果，如苹果、橘子、山楂，提倡吃新鲜泡菜；多用豆油、花生油、菜油及香油等植物油；蛋白质按劳动强度供给，冠心病患者蛋白质按 2g/kg 供给。尽量多食用黄豆及其制品，如豆腐、豆干、百叶等，其他如绿豆、赤豆也很好。

3. 禁忌食物　忌烟、酒、咖啡以及辛辣的刺激性食品；少用猪油、黄油等动物油烹调；禁用动物脂肪高的食物，如猪肉、牛肉、羊肉及含胆固醇高的动物内脏、动物脂肪、脑髓、贝类、乌贼鱼、蛋黄等；食盐不宜多用，每天 2～4g；含钠味精也应适量限用。

（三）作息指导

制定固定的日常活动计划，避免劳累。避免突发性的劳力动作，尤其在较长时间休息以后。如凌晨起来后活动动作宜慢。心绞痛发作时，应停止所有活动，卧床休息。频发或严重心绞痛患者，严格限制体力活动，应绝对卧床休息。

（四）用药指导

1. 硝酸酯类　硝酸甘油是缓解心绞痛的首选药。

（1）心绞痛发作时可用短效制剂 1 片舌下含化，1～2min 即开始起作用，持续半小时；勿吞服。如药物不易溶解，可轻轻嚼碎继续含化。

（2）应用硝酸酯类药物时可能出现头晕、头胀痛、头部跳动感、面红、心悸，继续用药数日后可自行消失。

（3）硝酸甘油应储存在棕褐色的密闭小玻璃瓶中，防止受热、受潮，使用时应注意有效期，每用 6 个月须更换药物。如果含服药物时无舌尖麻刺、烧灼感，说明药物已失效，不宜再使用。

（4）为避免直立性低血压所引起的晕厥，用药后患者应平卧片刻，必要时吸氧。长期反复应用会产生耐药性而效力降低，但停用 10d 以上，复用可恢复效力。

2. 长期服用 β 受体阻滞药者　如使用阿替洛尔（氨酰心安）、美托洛尔（倍他乐克）时，应指导患者用药。

（1）不能随意突然停药或漏服，否则会引起心绞痛加重或心肌梗死。

（2）应在饭前服用，因食物能延缓此类药物吸收。

（3）用药过程中注意监测心率、血压、心电图等。

3. 钙通道阻滞药　目前不主张使用短效制剂（如硝苯地平），以减少心肌耗氧量。

（五）特殊及行为指导

（1）寒冷刺激可诱发心绞痛发作，不宜用冷水洗脸，洗澡时注意水温及时间。外出应戴口罩或围巾。

（2）患者应随身携带心绞痛急救盒（内装硝酸甘油片）：心绞痛发作时，立即停止活动并休息，保持安静。及时使用硝酸甘油制剂，如片剂舌下含服，喷雾剂喷舌底 1～2 下，贴剂粘贴在心前区。如果自行用药后，心绞痛未缓解。应请求协助救护。

（3）有条件者可以氧气吸入，使用氧气时，避免明火。

（4）患者洗澡时应告诉家属，不宜在饱餐或饥饿时进行，水温勿过冷过热，时间不宜过长，门不要上锁，以防发生意外。

（5）与患者讨论引起心绞痛的发作诱因，确定需要的帮助，总结预防发作的方法。

（六）病情观察指导

注意观察胸痛的发作时间、部位、性质、有无放射性及伴随症状，定时监测心率、心律。若心绞痛发作次数增加，持续时间延长，疼痛程度加重，含服硝酸甘油无效者，有可能是心肌梗死先兆，应立即就诊。

（七）出院指导

（1）减轻体重，肥胖者需限制饮食热量及适当增加体力活动，避免采用剧烈运动防治各种可加重病情的疾病，如高血压、糖尿病、贫血、甲亢等。特别要控制血压，使血压维持在正常水平。

（2）慢性稳定型心绞痛患者大多数可继续正常性生活，为预防心绞痛发作，可在 1h 前含服硝酸甘油 1 片。

（3）患者应随身携带硝酸甘油片以备急用，患者及家属应熟知药物的放置地点，以备急需。

（徐　航）

第六节　心肌梗死

心肌梗死（myocardial infarction）是心肌缺血性坏死。为在冠状动脉病变基础上，发生冠状动脉供血急剧减少或中断，使相应的心肌严重而持久地急性缺血所致。

一、病因和发病机制

1. 病因　基本病因是冠状动脉粥样硬化（偶为冠状动脉痉挛、栓塞、炎症、先天性畸形、外伤、冠状动脉阻塞所致）。造成管腔狭窄和心肌供血不足，而侧支循环尚未建立时，下列原因加重心肌缺血即可发生心肌梗死。在此基础上，一旦冠状动脉血供进一步急剧减少或中断 20～30min，使心肌严重而持久地急性缺血达 0.5h 以上，即可发生心肌梗死。

另心肌梗死发生严重心律失常、休克、心力衰竭，均可使冠状动脉血流量进一步下降，心肌坏死范围扩大。

2. 发病机制　冠状动脉病变：血管闭塞处于相应的心肌部位坏死。

二、临床表现

临床表现与梗死面积大小、梗死部位、侧支循环情况密切相关。

1. 先兆　多数患者于发病前数日可有前驱症状，如原有心绞痛近日发作频繁，程度加重，持续时间较久，休息或硝酸甘油不能缓解，甚至在休息中或睡眠中发作。表现为突发上腹部剧痛、恶心、呕吐、急性心力衰竭，或严重律失常。心电图检查可显示 ST 段一过性抬高或降低，T 波高大或明显倒置。

2. 症状　具体如下。

（1）疼痛：最早出现症状。少数患者可无疼痛，起病即表现休克或急性肺水肿。有些患者疼痛部位在上腹部，且伴有恶心、呕吐、易与胃穿孔、急性胰腺炎等急腹症相混淆。

（2）全身症状：发热、心动过速、白细胞增高、红细胞沉降率增快，由坏死物质吸收所引起。一般在疼痛 24～48h 出现，程度与梗死范围呈正相关，体温 38℃ 左右，很少超过 39℃，持续约 1 周。

（3）胃肠道症状：疼痛可伴恶心、呕吐、上腹胀痛，与迷走神经受坏死物质刺激和胃肠道组织灌注不足等有关。

（4）心律失常：75%～95% 的患者伴有心律失常，以 24h 内为最多见，以室性心律失常最多。

（5）休克：20% 患者，数小时至 1 周内发生，主要原因如下。①心肌遭受严重损害，左心室排血量急剧将低（心源性休克）。②剧烈胸痛引起神经反射性周围血管扩张。③因呕吐、大汗、摄入不足所致血容量不足。

（6）心力衰竭：主要是急性左侧心力衰竭。可在最初几天内发生，或在疼痛、休克好转阶段，为梗死后心脏舒缩力减弱或不协调所致。

急性心肌梗死引起的心力衰竭称为泵衰竭。按 Killip 分级法可分为：Ⅰ级，尚无明显心力衰竭；Ⅱ级，有左侧心力衰竭；Ⅲ级，有急性肺水肿；Ⅳ级，有心源性休克。

3. 体征　具体如下。

（1）心脏体征：心率多增快，第一心音减弱，出现第四心音。若心尖区出现收缩期杂音，多为乳头肌功能不全所致。反应性纤维心包炎者，有心包摩擦音。

（2）血压：均有不同程度的降低，起病前有高血压者，血压可降至正常。

（3）其他：可有心力衰竭、休克体征、心律失常有关的体征。

三、治疗原则

心肌梗死的救治原则为：①挽救濒死心肌，防止梗死扩大，缩小心肌缺血范围。②保护、维持心脏功能。③及时处理严重心律失常、心力衰竭及各种并发症。

（一）监护及一般治疗（momtoring and general care）

1. 休息　卧床休息 1 周，保持安静，必要时给予镇静药。
2. 吸氧　持续吸氧 2~3d，有并发症者须延长吸氧时间。
3. 监测　在 CCU 进行 ECG、血压、呼吸、监测 5~7d。
4. 限制活动　无并发症者，根据病情制定活动计划，详见护理部分。
5. 进食易消化食物　不宜过饱，可少量多餐。保持大便通畅，必要时给予缓泻药。

（二）解除疼痛（relief of pain）

尽快止痛，可应用强力止痛药。

（1）哌替啶（度冷丁）50~100mg 紧急肌内注射。

（2）吗啡 5~10mg 皮下注射，必要时 1~2h 后再注射 1 次以后每 4~6h 可重复应用，注意呼吸抑制作用。

（3）轻者：可待因 0.03~0.06g 口服或罂粟碱 0.03~0.06g 肌内注射或口服。

（4）试用硝酸甘油 0.3mg，异山梨酯 5~10mg 舌下含用或静脉滴注，注意心率增快，BP 下降等不良反应。

（5）顽固者，人工冬眠疗法。

（三）再灌注心肌（myocardial reperfusion）

意义：再通疗法是目前治疗 AMI 的积极治疗措施，在起病 3~6h 内，使闭塞的冠状动脉再通，心肌得到再灌注，挽救濒死的心肌，以缩小梗死范围，改善预后。

适应证：再通疗法只适于透壁心肌梗死，所以心电图上必须要有 2 个或 2 个以上相邻导联 ST 段抬高 >0.1mV，方可进行再通治疗。心肌梗死发病后 6h 内再通疗法是最理想的；发病 6~12h ST 段抬高的 AMI。

方法：溶栓疗法，紧急施行 PTCA，随后再安置支架。

1. 溶栓疗法（thrombolysis）　具体如下。

（1）溶栓的药物：尿激酶、链激酶、重组组织型纤维蛋白溶酶原激活药（rt-PA）等。

（2）注意事项：①溶栓期间进行严密心电监护：及时发现并处理再灌注心律失常。溶栓 3h 内心律失常发生率最高，84% 心律失常发生在溶栓 4h 之内。前壁心肌梗死时，心律失常多为室性心律失常，如频发室性期前收缩，加速室性自主心律、室性心动过速、心室颤动等；下壁梗死时，心律失常多发生窦性心动过缓、房室传导阻滞。②血压监测：低血压是急性心梗的常见症状，可由于心肌大面积梗死、心肌收缩力明显降低、心排血量减少所至，但也可能与血容量不足、再灌注性损伤、血管扩张药及合并出血等有关。一般低血压在急性心肌梗死后 4h 最明显。对单纯的低血压状态，应加强对血压的监测。

在溶栓进行的 30min 内，10min 测量 1 次血压；溶栓结束后 3h 内，30min 测量 1 次；之后 1h 测量 1 次；血压平稳后根据病情延长测量时间。③用药期间注意出血倾向：在溶栓期间应严密观察患者有无皮肤黏膜出血、尿血、便血及颅内出血（观察瞳孔意识），输液穿刺部位有无瘀点、瘀斑、牙龈出血等。溶栓后 3d 内每天检查 1 次尿常规、大便隐血和出凝血时间，溶栓次日复查血小板，应尽早发现出血性并发症，早期采取有效的治疗措施。

（3）不宜溶栓的情况：①年龄大于 70 岁。②ST 段抬高，时间 >24h。③就诊时严重高血压（ >180/110mmHg）。④仅有 ST 段压低（如非 Q 心梗，心内膜下心梗）及不稳定性心绞痛。⑤有出血倾向、外伤、活动性溃疡病、糖尿病视网膜病变，脑出血史及 6 个月内缺血性脑卒中史，夹层动脉瘤，半个月内手术等。

（4）判断再通指标

1）冠状动脉造影直接判断。

2）临床间接判断血栓溶解（再通）指标：①ECG 抬高的 ST 段于 2h 内回降 >50%。②胸痛 2h 内基本消失。③2h 内出现再灌注性心律失常。④血清 CK-MB 酶峰值提前出现（14h 内）。

2. 经皮冠状动脉腔内成形术　如下所述。

（1）补救性 PTCA：经溶栓治疗，冠状动脉再通后又再堵塞，或再通后仍有重度狭窄者，如无出血禁忌，可紧急施行 PTCA，随后再安置支架。预防再梗和再发心绞痛。

（2）直接 PTCA：不进行溶栓治疗，直接进行 PTCA 作为冠状动脉再通的手段，其目的在于挽救心肌。

适应证：①对有溶栓禁忌或不适宜溶栓治疗的患者，以及对升压药无反应的心源性休克患者应首选直接 PTCA。②对有溶栓禁忌证的高危患者，如年龄 >70 岁、既往有 AMI 史、广泛前壁心肌梗死以及收缩压 <100mmHg、心率 >100 次/min 或 Killip 分级 > I 级的患者若有条件最好选择直接 PTCA。

（四）控制休克

最好根据血流动力学监测结果用药。

1. 补充血容量　估计血容量不足，中心静脉压下降者，用低分子右旋糖酐、10% GS 500ml 或 0.9% NS 500ml 静脉滴入。输液后中心静脉压 >18cmH$_2$O，则停止补充血容量。

2. 应用升压药　补充血容量后血压仍不升，而心排血量正常时，提示周围血管张力不足，此时可用升压药物。多巴胺或间羟胺微泵静脉使用，两者亦可合用。亦可选用多巴酚丁胺。

3. 应用血管扩张药　经上述处理后血压仍不升，周围血管收缩致四肢厥冷时可使用硝酸甘油。

4. 其他措施　纠正酸中毒，保护肾功能，避免脑缺血，必要时应用糖皮质激素和洋地黄制剂。

5. 主动脉内球囊反搏术（intraaortic balloon pumping，IABP）　上述治疗无效时可考虑应用 IABP，在 IABP 辅助循环下行冠脉造影，随即行 PTCA、CABG。

（五）治疗心力衰竭

主要治疗左侧心力衰竭，见心力衰竭急性左侧心力衰竭的急救。

（六）其他治疗

有助于挽救濒死心肌，防止梗死扩大，缩小缺血范围，根据患者具体情况选用。

1. β 受体阻滞药、钙通道阻滞药，ACE 抑制药的使用　改善心肌重构，防止梗死范围扩大改善预后。

2. 抗凝疗法　口服阿司匹林等药物。

3. 极化液疗法　有利于心脏收缩，减少心律失常，有利 ST 段恢复。极化液具体配置 10% KCl 15ml + 胰岛素 8U + 10% GS 500ml。

4. 促进心肌代谢药物　维生素 C、维生素 B$_6$、1、6-二磷酸果糖、辅酶 Q$_{10}$ 等。

5. 右旋糖酐 40 或羟乙基淀粉　降低血黏度，改善微循环。

（七）并发症的处理

1. 栓塞　溶栓或抗凝治疗。

2. 心脏破裂　乳头肌断裂、VSD 者手术治疗。

3. 室壁瘤　影响心功能或引起严重心律失常者手术治疗。

4. 心肌梗死后综合征　可用糖皮质激素、阿司匹林、吲哚美辛等。

（八）右室心肌梗死的处理

表现为右侧心力衰竭伴低血压者治疗以扩容为主，维持血压治疗，不宜用利尿药。

四、常见护理问题

（一）疼痛

1. 相关因素　与心肌急剧缺血、缺氧有关。

2. 主要表现　胸骨后剧烈疼痛，伴烦躁不安、出汗、恐惧或有濒死感。

3. 护理措施　如下所述。

（1）绝对卧床休息（包括精神和体力）：休息即为最好的疗法之一，病情稳定无特殊不适，且在急性期均应绝对卧床休息，严禁探视，避免精神紧张，一切活动包括翻身、进食、洗脸、大小便等均应在医护人员协助下进行，避免生扯硬拽现象。如果患者焦虑、抑郁情绪严重并有睡眠障碍等表现时，应根据病情选择没有禁忌的镇静药物，如哌替啶等。

（2）做好氧疗管理：心肌梗死时由于持续的心肌缺血缺氧，代谢物积聚或产生多肽类致痛物等，刺激神经末梢，经神经传导至大脑产生痛觉，而疼痛使患者烦躁不安、情绪恶化，加重心肌缺氧，影响治疗效果。若胸闷、疼痛剧烈或症状不缓解、持续时间长，氧流量可控制在 5～6L/min，待症状消失后改为 3～4L/min，一般不少于 72h，5d 后可根据情况间断给氧。

（3）患者的心理管理：疾病给患者带来胸闷、疼痛等压抑的感觉，再加上环境的生疏，可使患者恐惧、紧张不安，而这又导致交感神经兴奋引起血压升高，心肌耗氧量增加，诱发心律失常，加重心肌缺血坏死，因此，应了解患者的职业、文化、经济、家庭情况及发病的诱因，关心体贴患者，消除紧张恐惧心理，让患者树立战胜疾病的信心，使患者处于一个最佳心理状态。

（二）恐惧

1. 相关因素　可与下列因素有关。①胸闷不适、胸痛、濒死感。②因病房病友病重或死亡。③病室环境陌生/监护、抢救设备。

2. 主要表现　心情紧张、烦躁不安。

3. 护理措施　如下所述。

（1）消除患者紧张与恐惧心理：救治过程中要始终关心体贴，态度和蔼，鼓励患者表达自己的感受，安慰患者，使之尽快适应环境，进入患者角色。

（2）了解患者的思想状况，向患者讲清情绪与疾病的关系，使患者明白紧张的情绪会加重病情，使病情恶化。劝慰患者消除紧张情绪，使患者处于接受治疗的最佳心理状态。

（3）向患者介绍救治心梗的特效药及先进仪器设备，肯定效果与作用，使患者得到精神上的安慰和对医护人员的信任。在治疗护理过程中做到忙而不乱，紧张而有序，迅速而准确。

（4）给患者讲解抢救成功的例子，使其树立战胜疾病的信心。

（5）针对心理反应进行耐心解释，真诚坦率地为其排忧解难，做好生活护理，给他们创造一个安静、舒适、安全、整洁的休息环境。

（三）自理缺陷

1. 相关因素　与治疗性活动受限有关。

2. 主要表现　日常生活不能自理。

3. 护理措施　如下所述。

（1）心肌梗死急性期卧床期间协助患者洗漱进食、大小便及个人卫生等生活护理。

（2）将患者经常使用的物品放在易拿取的地方，以减少患者拿东西时的体力消耗。

（3）将呼叫器放在患者手边，听到铃响立即给予答复。

（4）提供患者有关疾病治疗及预后的确切消息，强调正面效果，以增加患者自我照顾的能力和信心，并向患者说明健康程序，不要允许患者延长卧床休息时间。

（5）在患者活动耐力范围内，鼓励患者从事部分生活自理活动和运动，以增加患者的自我价值感。

（6）让患者有足够的时间，缓慢地进行自理活动或者在活动过程中提供多次短暂的休息时间；或者给予较多的协助，以避免患者过度劳累。

（四）便秘

1. 相关因素　与长期卧床、不习惯床上排便、进食量减少有关。

2. 主要表现　大便干结，超过 2d 未排大便。

3. 护理措施　如下所述。

（1）合理饮食：提醒患者饮食要节制，要选择清淡易消化、产气少、无刺激的食物。进食速度不宜过快、少食多餐。

（2）遵医嘱给予大便软化药或缓泻药。

（3）鼓励患者定时排便，安置患者于舒适体位排便。

（4）不习惯于床上排便的患者，应向其讲明病情及需要在床上排便的理由并用屏风遮挡。

（5）告知病患者排便时不要太用力，可用手掌在腹部按乙状结肠走行方向做环形按摩。

（五）潜在并发症——心力衰竭

1. 相关因素　与梗死面积过大、心肌收缩力减弱有关。

2. 主要表现　咳嗽、气短、心悸、发绀，严重者出现肺水肿表现。

3. 护理措施　如下所述。

（1）避免诱发心力衰竭的因素：上感、劳累、情绪激动、感染，不适当的活动。

（2）若突然出现急性左侧心力衰竭，应立即采取急救，详见"心力衰竭"一节。

（六）潜在并发症——心源性休克

1. 相关因素　心肌梗死、心排血量减少。

2. 主要表现　血压下降，面色苍白、皮肤湿冷、脉细速、尿少。

3. 护理措施　如下所述。

（1）严密观察神志、意识、血压、脉搏、呼吸、尿量等情况并做好记录。

（2）观察患者末梢循环情况，如皮肤温度、湿度、色泽。

（3）注意保暖。

（4）保持输液通畅，并根据心率、血压、呼吸及用药情况随时调整滴速。

（七）潜在并发症——心律失常

1. 相关因素　与心肌缺血、缺氧、电解质失衡有关。

2. 主要表现　室性期前收缩、快速型心律失常、缓慢型心律失常。

3. 护理措施　如下所述。

（1）给予心电监护，监测患者心律、心率、血压、脉搏、呼吸及心电图改变，并做好记录。

（2）嘱患者尽量避免诱发心律失常的因素：如情绪激动、烟酒、浓茶、咖啡等。

（3）向患者说明心律失常的临床表现及感受，若出现心悸、胸闷、胸痛、心前区不适等症状，应及时告诉医护人员。

（4）遵医嘱应用抗心律失常药物，并观察药物疗效及不良反应。

（5）备好各种抢救药物和仪器：如除颤器、起搏器，抗心律失常药及复苏药。

五、健康教育

（一）心理指导

本病起病急，症状明显，患者因剧烈疼痛而有濒死感，又因担心病情及疾病预后而产生焦虑、紧张等情绪，护士应陪伴在患者身旁，允许患者表达出对死亡的恐惧如呻吟、易怒等，用亲切的态度回答患者提出的问题。解释先进的治疗方法及监护设备的作用。

（二）饮食指导

急性心梗 2~3d 时以流质为主，每天总热能 500~800kcal；控制液体量，减轻心脏负担，口服液体量应控制在 1 000ml/d；用低脂、低胆固醇、低盐、适量蛋白质、高食物纤维饮食，脂肪限制在 40g/d 以内，胆固醇应 <300mg/d；选择容易消化吸收的食物，不宜过热过冷，保持大便通畅，排便时不可用力过猛；病情稳定 3d 后可逐渐改半流质、低脂饮食，总热能 1 000kcal/d 左右。避免食用辛辣或发酵食物，减少便秘和腹胀。康复期低糖、低胆固醇饮食，多吃富含维生素和钾的食物，伴有高血压病或心力衰竭者应限制钠盐摄入量。

在食物选择方面，心梗急性期主食可用藕粉、米汤、菜水、去油过筛肉汤、淡茶水、红枣泥汤；选低胆固醇及有降脂作用的食物，可食用的有鱼类、鸡蛋清、瘦肉末、嫩碎蔬菜及水果，降脂食物有山楂、香菇、大蒜、洋葱、海鱼、绿豆等。病情好转后改为半流质，可食用浓米汤、厚藕粉、枣泥汤、去油肉绒、鸡绒汤、薄面糊等。病情稳定后，可逐渐增加或进软食，如面条、面片、馄饨、面包、米粉、粥等。恢复期饮食治疗按冠心病饮食治疗。

禁忌食物：凡胀气、刺激性流质不宜吃，如豆浆、牛奶、浓茶、咖啡等；忌烟酒及刺激性食物和调味品，限制食盐和味精用量。

（三）作息指导

保证睡眠时间，2 次活动间要有充分的休息。急性期后 1~3d 应绝对卧床，第 4~6d 可在床上做上下肢被动运动。1 周后，无并发症的患者可床上坐起活动。每天 3~5 次，每次 20min，动作宜慢。有并发症者，卧床时间延长。第 2 周起开始床边站立→床旁活动→室内活动→完成个人卫生。根据患者对运动的反应，逐渐增加活动量。第 2 周后室外走廊行走，第 3~4 周试着上下 1 层楼梯。

（四）用药指导

常见治疗及用药观察如下。

1. 止痛　使用吗啡或哌替啶止痛，配合观察镇静止痛的效果及有无呼吸抑制，脉搏加快。

2. 溶栓治疗　溶栓过程中应配合监测心率、心律、呼吸、血压，注意胸痛情况和皮肤、牙龈、呕吐物及尿液有无出血现象，发现异常应及时报告医护人员，及时处理。

3. 硝酸酯类药　配合用药时间及用药剂量，使用过程中要注意观察疼痛有无缓解，有无头晕、头痛、血压下降等不良反应。

4. 抑制血小板聚集药物　药物宜餐后服。用药期间注意有无胃部不适，有无皮下、牙龈出血，定期检查血小板数量。

（五）行为指导

（1）大便干结时忌用力排便，应用开塞露塞肛或服用缓泻药如口服酚酞等方法保持大便通畅。

（2）接受氧气吸入时，要保证氧气吸入的有效浓度以达到改善缺氧状态的效果，同时注意用氧安全，避免明火。

（3）病情未稳定时忌随意增加活动量，以免加重心脏负担，诱发或加重心肌梗死。

（4）在输液过程中，应遵循医护人员控制的静脉滴注速度，切忌随意加快输液速度。

（5）当患者严重气急，大汗，端坐呼吸，应取坐位或半坐卧位，两腿下垂，有条件者立即吸氧。并应注意用氧的安全。

（6）当患者出现心脏骤停时，应积极处理。

（7）指导患者 3 个月后性生活技巧。

（8）选择一天中休息最充分的时刻行房事（早晨最好）。避免温度过高或过低时，避免饭后或酒后进行房事。

（9）如需要，可在性生活时吸氧。

（10）如果出现胸部不舒适或呼吸困难，应立即终止。

（六）病情观察指导

注意观察胸痛的性质、部位、程度、持续时间，有无向他处放射；配合监测体温、心率、心律、呼吸及血压及电解质情况，以便及时处理。

（七）出院指导

（1）养成良好的生活方式，生活规律，作息定时，保证充足的睡眠。病情稳定无并发症的急性心肌梗死，6 周后可每天步行、打太极拳。8~12 周可骑车、洗衣等。3~6 个月后可部分或完全恢复工作。但不应继续从事重体力劳动、驾驶员、高空作业或工作量过大。

（2）注意保暖，适当添加衣服。

（3）饮食宜清淡，避免饱餐，忌烟酒及减肥，防止便秘。

（4）坚持按医嘱服药，随身备硝酸甘油，有多种剂型的药物，如片剂、喷雾剂，定期复诊。

（5）心肌梗死最初 3 个月内不适宜坐飞机及单独外出，原则上不过性生活。

（徐　航）

第五章

消化系统疾病护理

第一节 消化系统专科诊疗技术与护理

一、腹腔穿刺术

腹腔穿刺术（abdominocentesis）是为了诊断和治疗疾病，用穿刺技术抽取腹腔液体，以明确腹腔积液的性质、降低腹腔压力或向腹腔内注射药物的局部治疗方法。

（一）适应证

（1）抽取腹腔积液进行各种实验室检查，以明确诊断。

（2）对大量腹腔积液的患者，可根据病情放积液，以缓解积液压迫症状。

（3）腹腔内注射药物，以协助治疗作用。

（二）禁忌证

（1）有肝性脑病先兆者。

（2）粘连性结核性腹膜炎、棘球蚴病、卵巢肿瘤患者。

（三）操作前护理

1. 患者指导　向患者及家属解释穿刺目的、操作步骤以及术中注意事项，减轻患者的心理压力。完善辅助检查，签署知情同意书。

2. 患者准备　术前嘱患者排空膀胱。协助摆放穿刺体位，穿刺中避免随意活动、咳嗽或深呼吸，必要时遵医嘱给予镇静药。

3. 物品准备　无菌腹穿包、无菌手套、试管、麻醉剂、量筒、胶布等。

（四）操作过程

1. 体位　协助患者取正确体位（可坐靠背椅、平卧、半卧、稍左侧卧位）。屏风遮挡，关闭门窗。

2. 选择穿刺部位　常规取左下腹部脐与髂前上棘连线中外 1/3 交点处，或者取脐与耻骨联合中点上 1cm，略向右或左 1.5cm 处，或侧卧位脐水平线与腋前线或腋中线延长线的交点。腹腔积液少或包裹性积液者应在 B 超定位下进行穿刺。

3. 消毒与麻醉　常规消毒穿刺部位皮肤，铺孔巾，经皮至腹膜壁层进行逐层麻醉。

4. 穿刺抽吸腹腔积液　术者持穿刺针从麻醉点逐层刺入腹壁，确认针尖在腹腔内后可抽取和引流积液。放积液时，用血管钳固定针头。

5. 操作中护理　如下所述。

（1）病情观察：抽吸时，密切观察患者的脉搏、呼吸、面色等变化。若患者突觉头晕、恶心、心悸、面色苍白等不适，应立即停止抽吸，并密切监测血压，防止休克。

（2）抽液量：每次抽液不宜过快、过多，以免腹腔内压骤然降低，发生直立性低血压。肝硬化患者一次放腹腔积液不超过 3 000ml，以防止诱发肝性脑病和电解质紊乱。

6. 标本送检 穿刺后，标本瓶粘贴标签，立即将标本送检。

7. 穿刺部位处理 穿刺毕用无菌纱布按压穿刺部位数分钟，然后用敷料覆盖并固定，可用多头腹带加压包扎。穿刺口有渗漏者，及时改用棉垫覆盖，并定时更换敷料。

（五）操作后护理

1. 休息与活动 嘱患者卧床休息24h，绝对卧床6h。鼓励患者多饮水；大量放腹腔积液的患者床上活动时，应用手保护局部伤口，防止渗液。

2. 病情观察 术后密切观察患者生命体征、神志，并及时记录。测量患者的腹围及体重，观察穿刺伤口的敷料情况，并保持伤口清洁、干燥。

二、十二指肠引流术

十二指肠引流术（duodenal drainage）是用十二指肠引流管将十二指肠液及胆汁引出体外的检查方法。用以协助肝胆胰系统疾病的诊断，判断胆系运动功能。

（一）适应证

（1）慢性胆管系统、胰腺及十二指肠疾病等，如疑有胆管炎症、结石、肿瘤和梗阻者。

（2）疑有肝胆寄生虫者，如华支睾吸虫、胆管蛔虫者。

（3）检测胰腺外分泌功能，疑有胰腺病变者。

（二）禁忌证

（1）重度食管静脉曲张、食管狭窄、食管肿瘤者。

（2）严重高血压、心力衰竭、主动脉瘤、晚期妊娠者。

（3）近期有消化道出血，胆囊炎、胰腺炎的急性期。

（4）溃疡病出血止血未满2周者为相对禁忌证。

（三）操作前护理

1. 患者指导 向患者解释检查的目的、方法及操作中可能会产生恶心、呕吐等不适，取得患者配合。

2. 肠道准备 检查前禁食12h，检查前3d应进食低脂肪饮食，以免引起胆汁量不足或浓度差而影响检查结果。

3. 物品准备 无菌十二指肠引流包、标本瓶、无菌手套等物品。

（四）操作过程

1. 患者准备 用3%过氧化氢溶液或复方硼砂含漱液漱口，胸前铺橡胶单和治疗巾。

2. 检查 检查十二指肠引流管是否通畅完好，管上的标记是否清楚。

3. 留置引流管 以液状石蜡润滑引流管前端，将管从患者口腔缓缓插入50~55cm，证实引流管确在胃内后，抽出全部胃内容物，注入温生理盐水50ml。

4. 送引流管至十二指肠 嘱患者放松，取右侧卧位，并将臀部用枕垫高，每1~2min将引流管送下约1cm，经30~60min可达十二指肠内。

5. 判断引流管位置 根据抽出液性状判断管端位置，如液体呈现淡黄色、较清澈、黏稠，酚红试纸测试呈红色时，表示管端已进入十二指肠内。

6. 固定标记 确认引流管进入十二指肠后（约75cm），固定导管，管外端置于床面水平以下，液体自然流出，此为十二指肠液。留取十二指肠液10ml，并标记为"D管"，继续引流至十二指肠液流尽。

7. 留取标本、标记 十二指肠液引流完毕，将50ml预温的33%硫酸镁溶液自管中缓缓注入后，夹闭引流管外口，5~10min后松开止血钳，并用注射器轻抽，即流出液体，以后因虹吸作用，液体可自行缓慢流出。弃去硫酸镁溶液，开始流出金黄色液体来自胆总管，留标本10ml，标记为"A管"；继之流出来自胆囊的稍黏稠的棕黄、棕褐色液体30～75ml，留标本并标记为"B管"；最后流出来自肝内胆管的稀薄淡黄色的胆汁，留标本并标记为"C管"，将3瓶标本及时送检。

8. 标本送检　以无菌操作留取D、A、B、C管内液体各1ml立即送检，行细菌培养；标本冷却后可行脱落细胞检查。

9. 注意事项　注入硫酸镁后若无胆汁流出，可再注入50ml，若仍无胆汁流出，提示胆管痉挛或梗阻。如引流管在3h仍不能进入十二指肠，应停做或改期再做。

（五）操作后护理

1. 拔管后　协助患者漱口、洗脸。若有不适应暂禁食，待缓解后再进食。

2. 病情观察　观察患者有无呕血、黑粪等消化道出血现象，一旦发现应积极配合医生进行处理。

三、纤维胃、十二指肠镜检查术

纤维胃、十二指肠镜检查是利用导光玻璃纤维束制成的内镜，从患者口中插入经过食管到达胃、十二指肠，直视下清晰地观察胃、十二指肠球部直至降部的黏膜状态，可进行活体的病理学和细胞学检查，对明确上消化疾病的诊断有非常重要的作用，是目前应用最广、进展最快的内镜检查。

（一）适应证

（1）有消化道症状，但不明原因者。

（2）急性或不明原因的慢性上消化道出血者。

（3）疑有上消化道肿瘤，但X线钡餐检查不能确诊者。

（4）需要随诊的病变，如消化性溃疡、萎缩性胃炎、胃手术后及药物治疗前后对比观察等，特别是对癌前病变的追踪观察。

（5）需要进行胃镜下治疗者，如摘取异物、急性上消化道出血的止血、食管静脉曲张的硬化剂注射与结扎、食管狭窄的扩张治疗等。

（二）禁忌证

（1）严重心、肺疾病，如严重心律失常、心力衰竭、严重呼吸衰竭及支气管哮喘发作等。

（2）各种原因所致休克、昏迷等危重状态，无法耐受检查者。

（3）急性食管、胃、十二指肠穿孔，腐蚀性食管损伤的急性期。

（4）患有精神疾病或神志不清、智力低下，不能合作者。

（5）严重咽喉部疾病、食管狭窄、主动脉瘤、严重食管静脉曲张者及严重的颈胸段脊柱畸形导致内镜难以插入者。

（6）急性肝炎、胃肠道传染病、慢性肝炎、艾滋病或肝炎病毒携带者为相对禁忌证，如必须行内镜检查，可用专用内镜，同时应备有特殊的消毒措施。

（三）操作前护理

1. 患者指导　向患者及家属介绍胃、十二指肠镜检查术的目的、操作步骤和注意事项，解释检查具有安全无痛的特点，消除患者紧张情绪，签署知情同意书。仔细询问病史，以排除禁忌证。检测乙型肝炎、丙型肝炎、梅毒、艾滋病等病毒学标志，对病毒学阳性者准备专用内镜检查。

2. 患者准备　指导患者练习术中体位，检查前禁食、禁饮8h；禁止吸烟；取出义齿；已作钡餐检查者，应于3日后再行内镜检查；幽门梗阻者检查前2～3日宜进流质饮食，检查前1日晚须充分洗胃；出血多者需用冷盐水或100ml盐水加去甲肾上腺素8mg洗胃后再进行检查。若患者紧张，可遵医嘱给予镇静药。检查前嘱患者排空膀胱。

3. 物品准备　①内镜检查仪器一套。②喉头麻醉剂、润滑剂、镇静药及止血剂等。③无菌手套、弯盘、牙垫、润滑剂、酒精棉球、棉签、纱布。④活体组织检查用品等。

（四）操作过程

（1）咽喉麻醉：检查前5～10min用2%利多卡因咽部喷雾2～3次，每次喷完后嘱患者将药物咽下。

（2）体位：患者取左侧卧位，双腿屈曲，头垫低枕，使颈部松弛，松开领口及腰带。患者口边置弯盘，牙垫置于口中，嘱患者咬紧牙垫。

（3）插镜：直视下经咬口将胃镜插入口腔，缓缓沿舌背、咽后壁向下推进至环状软骨水平时，可见食管上口，并将胃镜轻轻插入，当胃镜进入胃腔内时，要适量注气，使胃腔张开至视野清晰为止。

（4）拔镜：检查完毕退出内镜时尽量抽气，以防止患者腹胀。

（5）及时送检标本。

（五）操作后护理

1. 病情观察　术后数天注意观察有无并发症发生，如：消化道穿孔、出血、感染等。发现异常及时通知医生并协助处理。

2. 物品处理　彻底清洁、消毒内镜及有关器械，妥善保管，避免交叉感染。

3. 注意事项　向患者解释术后可能会有咽痛和咽喉异物感，嘱患者避免用力咳嗽，数日后咽部不适可自行缓解。若患者出现腹痛、腹胀，可进行腹部按摩。术后 1~2h 内避免吞咽唾液，防止由于麻醉未消退导致呛咳。麻醉消失后，可嘱患者饮适量水，如无呛咳，当天可进食流质或半流质。行活组织检查的患者应进温凉流食。

四、纤维结肠镜检查术

纤维结肠镜的结构、性能与纤维胃镜基本相同，但它是从肛门插入，经直肠、乙状结肠到达回肠末端，可直视下观察全结肠病变，或夹取活组织进行病理检查及进行结肠息肉摘除等治疗。

（一）适应证

（1）原因不明的慢性腹泻或下消化道出血，疑有直肠、结肠、末端回肠病变者。

（2）X 线钡剂灌肠检查异常，但病变范围和性质不能确定者；或 X 线钡剂检查结果正常，但有明显的肠道症状，可疑恶性病变者。

（3）乙状结肠镜检查未发现病变或病变性质不明者。

（4）下腹疼痛及下腹部包块需明确诊断者。

（5）炎症性肠病的诊断及随访。

（6）结肠癌的术前诊断及术后复查。

（7）需行止血或结肠息肉摘除等治疗及息肉摘除术后的随访。

（8）大肠肿瘤的普查。

（二）禁忌证

（1）肛门、直肠有严重感染、严重狭窄或疼痛性病灶者。

（2）各种严重的活动性结肠炎，如严重缺血性结肠炎、细菌性痢疾活动期、急性重度溃疡性结肠炎等。

（3）妊娠、曾患过盆腔炎或做过盆腔手术而有广泛粘连者。

（4）急性腹膜炎、肠穿孔、做过腹腔手术并有腹腔内广泛粘连、肝硬化大量腹腔积液及癌肿晚期伴有腹腔内广泛转移者。

（5）严重的心、脑、肺等疾病，休克或年老体弱对检查不能耐受者。

（6）小儿及精神疾病患者不能配合者。

（三）操作前护理

1. 患者指导　向患者及家属介绍纤维结肠镜检查术的目的、操作步骤和注意事项，解释检查过程中虽有些不适但尚能忍受，消除患者紧张情绪，签署知情同意书。仔细询问病史，以排除禁忌证。检测乙型肝炎、丙型肝炎、梅毒、艾滋病等病毒学标志，对病毒学阳性者准备专门内镜检查。

2. 患者准备　指导患者练习术中体位，嘱其在术中不要随意摆动身体。指导患者检查前 3 日开始进低脂、少渣饮食，检查前1日进流质饮食，当日进少量无渣流质饮食或禁食，检查前按要求服用泻药，必要时检查前1~2h给予清洁灌肠，直到粪便为水样并未见粪渣。检查前嘱患者排空膀胱。

3. 物品准备　①结肠镜检查仪器一套。②无菌注射器及针头。③阿托品、地西泮等药物。④无菌手套、弯盘、润滑剂（一般用硅油，忌用液状石蜡）、酒精棉球、棉签、纱布。⑤活体组织检查用品等。

（四）操作过程

（1）体位：患者取左侧卧位，双下肢屈曲，先做直肠指检，后将涂以润滑油的结肠镜插入乙状结肠时（20~40cm），患者再转为仰卧位。嘱患者在检查过程中身体尽量不要摆动。

（2）插入肠镜：在直视肠腔下送入肠镜，插入过程中，可间断吸引或少量注气，可采用钩拉法循腔进镜插至回盲部。如遇到阻力或患者诉疼痛，应立即后退，重新寻找肠腔，切忌盲目硬插造成肠穿孔。

（3）退镜：在退镜过程中详细观察肠壁情况。必要时可摄影、刷取标本做细胞学检查或行活组织检查。

（4）取出肠镜：检查完毕，应尽量吸净注入的气体，取出肠镜。

（5）标本及时送检。

（五）操作后护理

1. 休息与活动　检查结束后观察15~30min，无异常后再协助患者安返病室。嘱患者多卧床休息，病情允许可下床活动，促进胃肠排气，并做好肛门清洁。行息肉切除术、止血治疗或活组织检查者，3日内适当休息，避免剧烈运动及钡剂灌肠，进流质或半流质饮食并予抗生素治疗。

2. 饮食指导　检查后3d进食少渣饮食。

3. 病情观察　密切观察生命体征、腹痛、腹胀及排便情况。腹胀明显者可行内镜下排气；观察大便颜色，必要时行大便潜血试验。一旦发现患者出现剧烈腹痛、便血、面色苍白、心率加快、血压下降，考虑并发肠穿孔、肠出血，应及时向医生报告，协助处理。

4. 物品处理　彻底清洁、消毒内镜及有关器械，妥善保管，避免交叉感染。

五、内镜下逆行性胰胆管造影

内镜下逆行性胰胆管造影（endoscopic retrograde holangio-pancreatography，ERCP）是在内镜下经十二指肠乳头插管注入造影剂，从而逆行显示胰胆管的造影技术，是诊断胰腺和胆管疾病的重要手段。

（一）适应证

（1）胆管梗阻引起的黄疸。

（2）临床、实验室或影像学检查支持胰腺或胆管疾患。

（3）症状或表现提示胰腺恶性肿瘤而直接的影像学结果模棱两可或正常。

（4）原因不明的胰腺炎。

（5）慢性胰腺炎或胰腺假囊肿的术前评价。

（6）Oddi括约肌测压。

（7）由于胆总管结石、乳头狭窄、Oddi括约肌功能不全、Sump综合征、胆总管囊肿以及无手术适应证的壶腹癌需行内镜下乳头肌切开术。

（8）良恶性狭窄、瘘管、术后胆瘘或大的胆总管结石的支架治疗。

（9）胆管狭窄的气囊扩张。

（10）鼻胆引流管放置。

（11）胰腺假性囊肿引流、胰管或胆管的组织活检以及胰腺疾病的一系列治疗。

（二）禁忌证

（1）严重的心肺或肾功能不全者。

（2）急性胰腺炎或慢性胰腺炎急性发作者。

（3）严重胆管感染者。

（4）对碘造影剂过敏者。

（三）操作前护理

1. 患者指导 向患者及家属介绍 ERCP 的目的、操作步骤和注意事项、操作中可能产生的不适、达到的治疗效果，消除患者紧张情绪，签署知情同意书。仔细询问病史，以排除禁忌证。

2. 患者准备 术前无明显不适的患者可以自由活动，适当增加休息时间；疼痛明显者，应卧床休息。指导患者练习术中体位和吞咽配合方法。检查前 3 日进食清淡饮食，禁食、禁饮 8h；禁止吸烟；取出义齿。患者紧张可给予镇静药，如地西泮 10mg 肌内注射或静脉注射，哌替啶 50mg 肌内注射。建立静脉通路。

3. 物品准备 ①内镜检查仪器一套、X 线机、心电监护仪、输氧设备、血氧饱和度监测仪等。②喉头麻醉喷雾器，无菌注射器及针头。③生理盐水、2% 利多卡因、地西泮、哌替啶、造影剂等药物。④无菌手套、弯盘、牙垫、润滑剂、酒精棉球、棉签、纱布。⑤出凝血时间、胸片、心电图等各种检查报告。

（四）操作过程

（1）插镜：按胃镜检查方法插镜迅速通过胃腔、幽门进入十二指肠降段，此过程应尽量少注气。

（2）找准乳头。

（3）插入导管：经活检孔插入导管，使导管与乳头开口垂直。

（4）造影：在透视下注射造影剂，在荧光屏上见到胰管或胆管显影，可缓慢继续注射造影剂至所需管道显影。

（5）摄片：胰及胆管显影后，摄片 1～2 张，退出内镜后，再行不同体位拍片。

（五）操作后护理

1. 休息与饮食 术后绝对卧床休息，禁饮禁食。具体禁食时间根据患者的腹部体征、有无并发症、血尿淀粉酶的情况进行调整。如无并发症、血淀粉酶正常，可以开始进食，开始进食以流质（米汤）食物为主，无不适逐步过渡到半流、软食，要求饮食清淡，避免摄入粗纤维食物，防止摩擦十二指肠乳头导致渗血。

2. 基础护理 保持适宜的室内温湿度，做好大小便护理，禁食期间做好口腔护理。

3. 病情观察 监测生命体征变化、腹部体征变化，观察有无发热、腹痛、腹胀、出血等征象，监测血常规、血尿淀粉酶变化。行胰管造影者，术后 4～6h 及翌晨各测血、尿淀粉酶，升高者每天复查至正常为止。

4. 用药护理 造影成功的患者，遵医嘱行抑酸、抗炎、补液治疗。常规应用抗生素 3d，以防感染；应用生长抑素时要求 24h 连续不间断输入。

5. 固定 妥善固定鼻胆管或鼻胰管，保持引流管引流通畅，避免逆行感染，观察并记录引流液的性状、量。

6. 并发症的观察与护理 较常见的术后并发症是注射造影剂后引起的急性胰腺炎、胆管感染、化脓性胆管炎、败血症、上消化道出血、穿孔等。

7. 健康教育 术后注意休息；保持良好的饮食习惯，饮食宜清淡易消化，少量多餐，避免暴饮暴食，多饮水，避免剧烈运动。每隔 1 周复查血淀粉酶，每隔 1 个月复查 B 超，以观察肝胆系统情况，如有发热、呕吐、腹痛、腹胀及皮肤黄染等情况应及时到医院就诊。

六、内镜下黏膜剥脱术

内镜下黏膜剥脱术（endoscopic submucosal dissection，ESD）是在内镜黏膜下注射基础上利用几种特殊的高频电刀将病变所在黏膜剥离而达到治疗目的的内镜下操作技术。

（一）适应证

（1）Barrett 食管、局限在黏膜层和没有淋巴结转移的黏膜下层早期食管癌、食管癌前病变。

（2）息肉、平滑肌瘤、食管乳头状瘤等食管良性肿瘤。

（3）早期胃癌、直径 >2cm 胃癌癌前病变。

（4）胃息肉、胃间质瘤、异位胰腺、脂肪瘤等胃良性肿瘤。

（5）直径 >2cm 的平坦大肠息肉、来源于黏膜肌层或位于黏膜下层的大肠肿瘤、尚未累及肌层的直径 <2cm 大肠类癌。

（二）禁忌证

（1）严重的心肺疾病、血液病、凝血功能障碍者。

（2）病变抬举症阴性者。

（3）不具备无痛内镜条件，对于一般状态差的患者，不主张 ESD 治疗。

（三）操作前护理

1. 患者指导　向患者及家属介绍内镜下黏膜剥脱术的目的、操作步骤和注意事项，强调 ESD 需要重复或 ESD 后部分患者还需要手术的可能性，使患者及家属了解治疗的必要性，消除患者紧张情绪，积极配合，签署知情同意书。仔细询问病史，以排除禁忌证。积极纠正凝血功能障碍和重度贫血。

2. 患者准备　指导患者练习术中体位和吞咽配合方法。检查前禁食禁饮 12h，禁止吸烟，取出义齿。对精神紧张或对疼痛耐受差者，给予地西泮 10mg 肌内注射或静脉注射，或哌替啶 50mg 肌内注射。建立静脉通路。术前 30min 给予阿托品 10mg 肌内注射，以减轻术中肠道平滑肌痉挛。

3. 物品准备　黏膜剥脱用相关器械及药品、X 线机及监护抢救设备；各种检查报告单；余同胃镜检查物品准备。

（四）操作过程

1. 标记　对于边界较为清晰的扁平病变和黏膜下肿瘤，可以直接进行电凝标记。对于边界欠清晰的病变，可在确定肿瘤范围后，于病变外缘 2～5cm 处进行标记。

2. 黏膜下注射　于病灶标记点外侧进行多点黏膜下注射，将病灶抬起，与肌层分离。

3. 边缘切开　沿标记点或标记点外侧缘切开病变周围部分黏膜。

4. 剥离　用电刀于病灶下方对黏膜下层进行剥离。随时监视并发症的出现，及时处理出血和穿孔。

5. 创面处理　对 ESD 术后人工溃疡创面上可见血管进行预防性止血处理。

（五）操作后护理

1. 休息　绝对卧床休息 24h。

2. 饮食　术后禁食、禁水 24h，如无异常，术后第 1 日进食流质饮食，连续 3d 进软食。控制饮食量，少食多餐。

3. 病情观察　严密观察生命体征、神志、腹部症状体征的变化，密切注意有无出血、穿孔等并发症发生。一旦出现烦躁不安、表情淡漠、腹痛、腹胀、呕血、便血等，立即通知医生并做好手术准备。

4. 遵医嘱用药　给予制酸、保护胃黏膜、止血、补液、对症处理。有动脉硬化、高血压者应给予降压药，以防术后出血。防止便秘，以免腹压增加使焦痂过早脱落而出血，必要时使用缓泻剂。有动脉硬化、高血压者应给适当的降压药，以防术后出血。

5. 健康指导　指导患者饮食规律，进易消化软食，忌油炸、辛辣、坚硬、刺激性食物。如出现持续性腹痛、呕血、黑粪应及早就诊。定期复查内镜，观察创面恢复情况。

七、胃造瘘术

胃造瘘术是在胃前壁与前腹壁之间建立一个通往体外的通道，以解决某些患者的营养问题。近年来经皮内镜下胃造瘘（percutaneous endoscopic gastrostomy，PEG）技术在临床应用广泛，它是一种通过胃镜介导放置胃造瘘管进行胃肠内营养或胃肠减压，且无需外科手术及全身麻醉的胃造瘘术。该技术可为患者提供机体所需的营养，维持生命，对于合并梗阻的患者，可以行姑息性胃肠减压，减少消化液对胃肠的刺激及反流，减少肺部感染，大大提高患者（包括晚期肿瘤患者）的生活质量。

（一）适应证

（1）各种神经系统疾病导致长期丧失吞咽功能，不能经口或鼻饲营养及完全不能进食的神经性厌食者。

（2）全身性疾病所致严重营养不良，需要营养支持。

（3）外伤或肿瘤造成进食困难者。

（4）食管穿孔、食管－气管瘘或各种良、恶性肿瘤所致食管梗阻者。

（二）禁忌证

（1）完全性口咽及食管梗阻、内镜无法通过者。

（2）胃部疾病，尤以胃体前壁病变影响手术操作者，以及胃大部切除术后残胃太小，无法从上腹部穿刺进入胃内者。

（3）无法纠正的严重出、凝血障碍者。

（4）不能将胃壁和腹壁贴近者如胃大部切除、大量腹腔积液、肝大等。

（5）腹壁广泛损伤、创面感染者。

（6）幽门梗阻者。

（三）操作前准备

1. 患者准备 术前介绍治疗方法、目的和过程，取得患者的合作。查看患者的化验报告，了解患者的血小板及出凝血时间。

2. 医疗器械准备 按胃镜常规准备，另加一次性胃造瘘包，包内需要（1条胃造瘘管，1把圈套器，1条引导用的导丝约150cm，16号带外套管的穿刺针，小剪刀和小血管弯钳各1把及润滑油1小包，小孔巾1条等）。对于食管狭窄致胃镜插入困难者，先施行食管狭窄扩张治疗的准备。

3. 操作方法 常规方法进胃镜，利用胃镜光源确定穿刺点，常规皮肤消毒、铺巾、局麻，切开皮肤，以16号套管针垂直刺入胃内，拔出针芯，送入环形导丝，插入圈套器，套紧环形导丝，与胃镜一起退出，将拉出口腔的环形导丝与造瘘管末端的环形导丝呈"8"字形环扣套牢，牵拉腹壁侧的环形导丝，将造瘘管经口腔、食管、贲门到达胃内，由腹壁造瘘口拉出，再进镜，观察造瘘管头与胃壁接触是否合适，固定造瘘管及连接头。

（四）操作后护理

（1）记录：置入体内的胃造口管的品牌、管径和长度。

（2）放置经皮内镜引导下胃造口管6～8h后可开始进行营养液的输注，有条件最好24h后再进行。

（3）每次更换新的肠内营养液，或对管道是否位于正确位置有任何怀疑时，应用pH试纸来确定管道的位置，且每天至少检查3次。

（4）术后注意造瘘管的固定，宁紧勿松，保持造瘘管的清洁通畅，预防堵管，管饲后用20～30ml温开水冲管，并保持半卧位30min，防止食物反流而堵管。

（5）术后观察造口周围皮肤有无渗血、渗液、肿胀，每天局部消毒更换敷料1次直至造瘘口形成，保持局部干燥，预防感染。

（6）指导患者休息、活动、沐浴时，应将造瘘管固定在胸腹壁上，避免晃动、牵拉引起患者不适或疼痛，特别在沐浴后，应使用消毒棉签擦干造瘘管周围皮肤，并涂上抗生素类软膏。

八、胃肠减压技术

胃肠减压技术是利用负压吸引的原理，将胃管自口腔或鼻腔插入，通过胃管将积聚于胃肠道内的气体及液体吸出，对胃肠梗阻患者可减低胃肠道内的压力和膨胀程度，对胃肠道穿孔患者可防止胃肠内容物经破口继续漏入腹腔，并有利于胃肠吻合术后吻合口的愈合。因此适用范围很广，常用于急性胃扩张、肠梗阻、胃肠穿孔修补或部分切除术以及胆管或胰腺手术后。

（一）适应证

（1）适用于单纯性及麻痹性肠梗阻，解除肠内压力。

（2）腹部较大手术前做胃肠减压，减少并发症。

（3）胃、食管、肠道手术后的患者。

（4）胃部疾病需要排出胃内容物。

（5）胃、十二指肠穿孔。

（二）禁忌证

（1）活动性上消化道出血。

（2）食管阻塞或静脉曲张。

（3）极度衰弱者。

（4）食管或胃腐蚀性损伤。

（三）操作前准备

（1）明确操作目的。

（2）物品准备：治疗卡、治疗盘、治疗碗内盛生理盐水或凉开水、治疗巾、一次性 12/14 号胃管、20ml 注射器、液状石蜡、纱布、棉签、胶布、镊子、止血钳、弯盘、压舌板、听诊器、胃肠减压器。

（3）患者准备：操作前告知患者胃肠减压的目的，正确认识胃肠减压技术的重要性及必要性，消除患者思想上的恐惧心理，主动配合操作。

（四）操作过程

（1）体位：能配合者取半坐位或坐位，无法坐起者取右侧卧位，昏迷患者取去枕平卧位，头向后仰，将治疗巾围于患者颌下，放置弯盘，接唾液或者患者的呕吐物。

（2）测量胃管插入长度并标记，液状石蜡润滑胃管前端，持镊子夹住胃管前端从一侧鼻孔轻轻插入。

（3）插入胃管达咽喉部时（10~15cm），清醒患者嘱其做吞咽动作，昏迷患者护士左手将患者头托起，使下颌靠近胸骨柄，缓缓将胃管插至预定长度。

（4）确认胃管是否在胃内：在胃管末端连接注射器抽吸，抽出胃液，说明胃管留置成功。

（5）胃管连接胃肠减压吸引器的吸引管，持续吸引。

（五）操作后护理

（1）胃肠减压期间应禁食、禁饮，一般应停服药物。如需胃内注药，则注药后应夹管并暂停减压 0.5~1h。适当补液，加强营养，维持水、电解质的平衡。

（2）妥善固定：胃管固定要牢固，防止移位或脱出，尤其是外科手术后胃肠减压，胃管一般置于胃肠吻合的远端，一旦胃管脱出应及时报告医生，切勿再次下管。因下管时可能损伤吻合口而引起吻合口瘘。

（3）保持胃管通畅：维持有效负压，每隔 2~4h 用生理盐水 10~20ml 冲洗胃管 1 次，以保持管腔通畅。

（4）观察引流液颜色、性质和量，并记录 24h 引流液总量。观察胃液颜色，有助于判断胃内有无出血情况，一般胃肠手术后 24h 内，胃液多呈暗红色，2~3d 后逐渐减少。若有鲜红色液体吸出，说明术后有出血，应停止胃肠减压，并通知医生。引流装置每日应更换 1 次。

（5）加强口腔护理：预防口腔和呼吸道感染，必要时给予雾化吸入，以保持口腔和呼吸道的湿润及通畅。

（6）观察胃肠减压后的肠功能恢复情况，并鼓励患者于术后 12h 在床上翻身，有利于胃肠功能恢复。

（7）拔管：通常在术后 48～72h，肠鸣音恢复，肛门排气后可拔除胃管。拔胃管时，先将吸引装置与胃管分离，捏紧胃管末端，嘱患者吸气并屏气，迅速拔出，以减少刺激，防止患者误吸。擦净鼻孔及面部胶布痕迹，妥善处理胃肠减压装置。

（8）长期胃肠减压者，普通胃管每周更换 1 次，硅胶胃管每月更换 1 次，从另一侧鼻孔插入。

（胡光瑞）

第二节　消化系统常见症状的护理

一、恶心、呕吐（nausea，vomit）

恶心是上腹部一种紧迫欲吐的不适感，可单独存在，但常为呕吐的先兆，是延髓的呕吐中枢受到刺激的结果。恶心严重时可伴有迷走神经兴奋症状，如皮肤苍白、头晕、流涎和心动过速。

呕吐是胃内容物或部分肠内容物通过食管逆流出口腔的反射动作。呕吐可排出胃内有毒物质，对人体有保护作用，但持久而剧烈的呕吐可引起脱水、电解质紊乱及营养障碍等不良结果。

（一）评估

1. 病因评估

（1）反射性呕吐

1）消化系统疾病：①口咽刺激；②胃肠疾病：如急性胃肠炎、慢性胃炎、幽门梗阻、肠梗阻等；③肝、胆、胰疾病：如急性肝炎、急性胆囊炎、胆石症、急性胰腺炎等；④腹膜及肠系膜疾病：如急性腹膜炎。

2）其他系统疾病：①泌尿系统及生殖系统疾病：如泌尿系统结石、肾绞痛、急性肾盂肾炎、盆腔炎等；②心血管疾病：如急性心肌梗死、心力衰竭及休克等；③眼部疾病：如青光眼、屈光不正等；④急性传染病。

（2）中枢性呕吐

1）中枢神经系统疾病：①中枢神经感染：如各种病原体引起的脑膜炎、脑炎；②颅内血管疾病：如脑出血、脑栓塞或脑动脉血栓形成等；③颅脑损伤：如脑震荡、颅内血肿。

2）药物或化学毒物的作用：如洋地黄、各类抗菌药物、抗癌药物以及砷、有机磷等。

3）其他：如妊娠、代谢障碍（如尿毒症）、酮中毒、低钠血症等。

（3）前庭障碍性呕吐：如迷路炎、晕动病等。

（4）神经官能性呕吐：如胃神经官能症、癔病等。

2. 症状评估

（1）发作状态：注意呕吐前有无恶心，呕吐发生的时间、频率、呕吐方式，呕吐与进食的关系。

（2）呕吐物的量、性状和特点：观察呕吐物的性质、气味和量及消化程度，并注意是否混有血液、胆汁、粪便等。上消化道出血时呕吐物呈咖啡色甚至鲜红色；消化性溃疡并发幽门梗阻时呕吐常在餐后发生，呕吐量大，呕吐物含酸性发酵宿食；低位肠梗阻时呕吐物带粪臭味；急性胰腺炎可出现频繁剧烈的呕吐，吐出胃内容物甚至胆汁。呕吐频繁且量大者可引起水电解质紊乱、代谢性碱中毒。

（3）伴随症状及身心状况：是否伴有腹痛、腹泻、食欲减退、发热、头痛、眩晕等，以及患者的生命体征、神志、营养状况，有无疲乏无力，有无焦虑、抑郁及其程度。如伴腹泻多见于急性胃肠炎或细菌性食物中毒、霍乱等；长期呕吐伴畏食者可致营养不良；伴右上腹痛及发热、寒战或有黄疸者应考虑胆囊炎或胆石症。

3. 实验室评估　呕吐物的毒物分析或细菌培养等检查，呕吐量大者监测血清电解质、酸碱平衡状况。

（二）护理措施

（1）清醒患者呕吐时应协助其坐起或侧卧位，膝部弯曲，使其头偏向一侧，取容器接呕吐物；对昏迷患者应尽可能吸尽口腔呕吐物，避免因不慎将呕吐物吸入气道而引发窒息。

（2）观察呕吐特点，记录呕吐的次数，呕吐物的性质、量、颜色及气味。

（3）呕吐后应及时给患者漱口，清理被污染的床褥、衣被等。

（4）监测生命体征，准确记录出入水量，观察有无脱水征象。

（5）积极补充水分和电解质，口服补液时，应少量多次饮用，以免引起恶心呕吐，严重时应遵医嘱予以静脉补液。

（6）当出现恶心、呕吐时鼓励患者做深呼吸或转移注意力，对频繁呕吐的患者可针刺内关、足三里等穴位，或按医嘱给甲氧氯普胺（胃复安）、多潘立酮（吗丁啉）等止呕药物。镇吐药物可引起倦怠、嗜睡等反应，应予以解释。对剧烈呕吐的患者，应用镇吐剂后，尤应加强观察，以防掩盖其他病情。

（7）使用棉签、纱布清洁口腔时，注意避免刺激舌、咽、上腭等，以防诱发呕吐。

二、腹痛（bellyache/abdominal pain）

腹痛是指各种原因引起的腹部的疼痛，为消化系统最常见症状，也是患者就诊的重要原因。腹痛可为器质性或功能性，多数由腹部脏器疾病引起，但胸部及全身性疾病也可引起腹痛。

（一）评估

1. 病因评估　急性腹痛多由腹腔脏器的急性炎症、扭转或破裂，空腔脏器梗阻或扩张，腹腔内血管阻塞等引起；慢性腹痛的原因常为腹腔脏器的慢性炎症、腹腔脏器包膜的张力增加、消化性溃疡、胃肠神经功能紊乱、肿瘤压迫及浸润等。

2. 症状评估

（1）发作状态及诱发因素：了解起病急骤或缓慢，腹痛与进食、活动、体位等因素的关系；多数腹痛有一定的诱发因素，如胆囊炎或胆石症发作前常有进食肥腻食物，急性胰腺炎发作前常有酗酒史。

（2）腹痛的部位、性质、程度和持续时间：腹痛可表现为隐痛、钝痛、灼痛、胀痛、刀割样痛、钻痛或绞痛等，可为持续性或阵发性疼痛，其部位、性质和程度常与疾病有关。如胃、十二指肠疾病引起的腹痛多为中上腹部隐痛、灼痛或不适感，伴畏食、恶心、呕吐、嗳气、反酸等。小肠疾病多呈脐周疼痛，并有腹泻、腹胀等表现。大肠病变所致的腹痛为腹部一侧或双侧疼痛。急性胰腺炎常出现上腹部剧烈疼痛，为持续性钝痛、钻痛或绞痛，并向腰背部呈带状放射。急性腹膜炎时疼痛弥漫全腹，腹肌紧张，有压痛、反跳痛。

（3）伴随症状：腹痛可伴有恶心、呕吐、腹泻、呕血、便血、血尿、发热等症状，如腹痛伴发热寒战者显示有炎症存在，见于急性胆道感染、胆囊炎、肝脓肿等；腹痛伴黄疸者可能与胆系疾病或胰腺疾病有关；腹痛伴休克，同时有贫血者可能是腹腔脏器破裂，无贫血者则见于胃肠穿孔、绞窄性肠梗阻、急性出血性坏死性胰腺炎。

（4）全身评估：评估患者生命体征、神志、神态、体位、营养状况，以及有关疾病的相应体征等。

3. 实验室及其他检查　根据不同病种进行相应的实验室检查，必要时需做 X 线检查、消化内镜检查、B 超检查等。

（二）护理措施

1. 疼痛评估　观察并记录患者腹痛的部位、性质及程度，发作的时间、频率、持续时间，以及相关疾病的其他临床表现。

2. 指导患者采用非药物性缓解疼痛的方法

（1）分散注意力：如深呼吸、数数、谈话等。

（2）行为疗法：如放松技术、冥想、音乐疗法、生物反馈等。

（3）局部热疗法：除急腹症外，对疼痛局部可使用热水袋进行热敷，从而解除肌肉痉挛而达到止痛效果。

（4）针灸止痛：根据不同疾病和疼痛部位选择针疗穴位。

3. 药物止痛 根据病情、疼痛性质和程度遵医嘱给予药物止痛。癌性疼痛应遵循按需给药的原则，有效控制患者的疼痛，疼痛缓解或消失后及时停药。观察药物的止痛效果及不良反应。急性剧烈腹痛诊断未明时，不可随意使用镇痛药物，以免掩盖症状，延误病情。

4. 生活护理 协助患者取适当体位以利于休息，减少疲劳感和体力消耗。急性剧烈腹痛患者应卧床休息，要加强巡视，随时了解和满足患者所需，做好生活护理。烦躁不安者应采取防护措施，防止坠床等意外发生。

5. 心理护理 针对性地对患者进行心理疏导，使其减轻紧张恐惧心理，精神放松，情绪稳定，从而利于增强患者对疼痛的耐受性，减轻疼痛。

三、腹胀（abdominal distention）

腹胀是一种腹部胀满、膨隆的不适感觉，可由胃肠道积气、积食或积粪、腹腔积液、气腹、腹腔内肿物、胃肠功能紊乱等引起，亦可由低钾血症所致。

（一）评估

1. 病因评估

（1）胃肠胀气

1）吞咽大量空气：如饮用大量碳酸饮料、嚼口香糖、张口呼吸、打鼾、吃饭狼吞虎咽等，以及十二指肠溃疡、胆囊炎、食管炎等任何引起胸腹部疼痛及恶心、呕吐的疾病，都会使人在不知不觉中吞下大量的空气。

2）胃肠道内产气过多：包括消化不良、食入大量不易消化的食物或产气食物。

3）肠内气体通过障碍：一般情况下，小肠梗阻时腹部膨胀是逐渐增加的；大肠梗阻时则是严重腹胀，但症状亦是逐渐出现的；但是高位性小肠梗阻时最明显的症状是呕吐，当腹部剧烈疼痛时呕吐呈喷射状，且含绿色胆汁；低位性小肠梗阻时有明显的腹胀，且呕吐物呈粪臭味；大肠梗阻时有明显的腹胀、完全性便秘，呕吐少见。

4）肠壁气体吸收障碍：如门脉高压、各种原因引起的肠炎、结肠过敏等，因胃肠血液循环障碍使得消化吸收功能降低，影响气体的吸收。

5）肠蠕动减弱：如肠梗阻、肠麻痹、巨结肠症、甲状腺功能低下、低钾血症、长期卧床或使用药物（如吗啡、654-2）。

（2）腹腔积液

1）低蛋白血症：造成胶体渗透压降低。

2）水分排泄障碍：因血清中含高浓度的抗利尿激素（ADH），使排尿量减少。

3）类固醇分泌过多：醛固酮过多症是因肝脏无法代谢醛固酮，使水钠重吸收增加，排尿量减少，水分存积于体内。

4）渗出性腹腔积液：引起的病因包括癌症侵犯腹膜、结核性腹膜炎、腹外伤、主动脉瘤破裂、胆道或肠道穿孔等。

5）漏出性腹腔积液：引起的病因包括肝硬化、心力衰竭、肾病综合征等。

（3）腹腔内肿物：包括腹腔内的组织或器官发生肿大形成腹腔内异常包块，如肝硬化、脾大；腹腔内巨大肿瘤或肿物。

2. 症状评估

（1）发作状态：腹胀出现的时间长短、发展速度，询问患者过去有无胃炎、溃疡病、腹部手术史、心血管系统疾病、呼吸系统疾病、肝肾疾病及外伤史。

（2）腹胀的部位、程度。

（3）伴随症状及体征：有无腹痛、恶心、呕吐、食欲不振、呼吸困难、排便异常、体重减轻等。如伴有蜘蛛痣、肝掌、肚脐周围静脉曲张则考虑肝硬化所造成的腹腔积液和门脉高压；伴有肠鸣音＞10次/min、声音高调亢奋则表明有肠梗阻；腹部叩诊如为鼓音则为肠胀气，若为移动性浊音，则应考虑腹腔积液的可能，若为实音，则为腹部肿物。

（4）全身评估：评估患者生命体征、神志、体重、腹围、出入量、体位、行动、营养状况，有无精神紧张、焦虑不安等，以及有关疾病的相应体征。

（二）护理措施

1. 胀气

（1）根据病情，针对性地选择以下措施

1）肛管排气法：将肛管由肛门插入直肠，排除肠腔内积气，减轻腹胀。

2）胃肠减压法：对于术后肠蠕动未恢复或肠梗阻的患者，给予插入胃管以抽出胃液和气体达到减轻腹胀的作用。

3）热敷腹部顺时针按摩法：热敷执行完后应注意排气的时间，腹胀是否减轻或解除。

4）给予洗肠或软便剂：如是便秘引起的腹胀，则根据医嘱给予洗肠或软便剂，以促进肠蠕动。

（2）保持病室安静：倾听患者的不安、不满、不舒适及痛苦的主诉，并使之获得充分的休息。

（3）适时告诉患者病情：使之对自己的疾病有所认识、了解，避免害怕与焦虑。

（4）饮食：限制产气食物如豆制品、芋头、土豆、包心菜、洋葱、牛奶、汽水、啤酒、胡萝卜，多摄取促进肠蠕动的蔬菜、糙米和富含纤维素的食品。限制发酵食品，如面包、馒头、面食类。必要时少量多餐，严重腹胀时禁食。

（5）增加活动量，经常更换体位，以促进肠蠕动。

2. 腹腔积液

（1）每日详细记录出入水量，并根据出入水量随时评估患者体液平衡的情况。

（2）根据病情定期在同一时间、同一条件下测量体重、腹围，并记录。

（3）维持水及电解质平衡：合理安排和调整输液顺序，密切观察皮肤弹性或者黏膜干燥情况，必要时监测中心静脉压；观察并记录生命体征、体重、出入水量及尿比重，作为液体补充的根据；给予低钾血症患者补钾；监测尿及血清电解质的生化检验值，并随时报告不正常值，以便及时补充和调整。

（4）饮食：腹腔积液患者常伴有食欲不振，故饮食应符合患者的嗜好，以促进患者的食欲为原则。采用高蛋白、高维生素、低钠易于消化的饮食，必要时限制水分，少量多餐。若合并肾病，则应给予低蛋白饮食。限制易发酵食品，如马铃薯、碳酸饮料。腹腔积液严重时，可遵医嘱禁食。

（5）药物治疗的护理：遵医嘱给予利尿剂，告知患者利尿剂用后的反应及不良反应；应用利尿剂应注意监测血压、脉搏、体重、腹围及血清电解质、肝功能等；嘱患者多食含钾高的食物如柑橘、菠菜、牛奶、蛋类、豆类；腹腔积液严重时，为增加胶体渗透压，可遵医嘱输入新鲜冷冻血浆，再用利尿剂加速体液的排出。

（6）腹腔穿刺放液的护理：当饮食和药疗法无法有效控制腹腔积液的形成时，则采取腹腔穿刺放液术，暂时缓解腹腔积液所带来的不适。护理措施见本章腹腔穿刺术的护理。

（7）卧位：协助患者采取舒适卧位，如半坐卧位或高坐卧位，维持安静的治疗环境。

（8）皮肤护理：保持皮肤完整性，加强翻身，预防压疮，剪短手指甲以防抓伤皮肤。

（9）加强心理护理。

四、腹泻（diarrhea）

排便次数增多，粪便稀薄并带有黏液、脓血或未消化的食物，称为腹泻。腹泻多由肠管蠕动增快，水分不能充分吸收以及肠分泌增多、脂肪消化不良而引起。

（一）评估

1. 病因评估　腹泻多由于肠道疾病引起，其他原因有药物、全身性疾病、过敏和心理因素等。

2. 症状评估

（1）发作状态：腹泻发生的时间、与进食的关系。急性腹泻起病多骤然，病程较短，多为感染或食物中毒；慢性腹泻病程较长，多见于慢性感染、炎症、吸收不良或肠道肿瘤。食物中毒所致的腹泻多有不洁食物进食史，进食某些食物后即发生腹泻可能与过敏反应有关，神经官能性腹泻多发生于进食后1h左右。

（2）评估粪便的性状、次数、量、气味及颜色：小肠病变引起的腹泻粪便呈糊状或水样，可含有未完全消化的食物成分；大肠病变引起的腹泻粪便可含脓、血、黏液，病变累及直肠可出现里急后重。阿米巴痢疾的大便呈暗红色（或果酱样）；如为细菌感染，则初为水样后为黏液血便或脓血便；粪便中带大量黏液而无病理成分者常见于肠易激综合征。

（3）伴随症状：有无腹痛及疼痛的部位，有无里急后重、恶心呕吐、发热等伴随症状。如急性腹泻常有腹痛，尤以感染性腹泻为明显。小肠疾病的腹泻疼痛常在脐周，便后腹痛多不缓解，而结肠疾病则疼痛多在下腹，且便后疼痛常可缓解或减轻。

（4）全身评估：评估患者的生命体征、神志、尿量、皮肤弹性、肛周皮肤等，有无口渴、疲乏无力等失水表现，有无水电解质紊乱、酸碱失衡等。慢性腹泻时应注意患者的营养状况，有无消瘦、贫血体征。腹部体检时了解有无腹部肿块或腹水、肠鸣音情况。有无精神紧张、焦虑不安等。

3. 实验室评估　粪便标本的显微镜检查或细菌检查，监测血清电解质、酸碱平衡状况。

（二）护理措施

1. 病情观察　包括排便情况、伴随症状、全身情况及血生化指标的监测。

2. 合理饮食　选择低脂、少渣、易消化食物，适当补充水分和食盐，避免食用茄子、韭菜、芹菜、酸性食物和碳酸类饮料等多纤维易胀气的食物，避免刺激性食物。急性腹泻应根据病情和医嘱采取禁食，逐渐过渡到流质、半流质、软食以至普通饮食。

3. 活动与休息　急性起病、全身症状明显的患者应卧床休息，避免精神紧张，注意腹部保暖。慢性轻症者可适当活动。

4. 用药护理　遵医嘱给予抗感染药物、止泻药以及输液。应用止泻药时注意观察患者排便情况，腹泻得到控制时及时停药。应用解痉止痛剂如阿托品时，注意观察药物不良反应如口干、视力模糊、心动过速等。

5. 肛周皮肤护理　排便后应用温水清洗肛周，保持肛门清洁干燥。排便次数较多、肛门刺激较明显者，给予便后温水坐浴或肛门热敷，可用凡士林油或抗生素软膏涂抹肛周，以保护肛周皮肤，促进损伤处愈合。

6. 心理护理　向患者解释情绪、运动与肠道活动的关系。指导患者作松弛训练，安排患者每天至少用20~30min进行做操、散步等活动，减轻心理不安和恐惧。

五、吞咽困难（dysphagia）

吞咽困难是由于下颌、双唇、舌、软腭、咽喉、食道上括约肌或食道功能受损所致的吞咽功能障碍，表现为吞咽费力，咽食或饮水时有梗阻感觉或发噎感，吞咽过程较长，伴有或不伴有吞咽痛，严重时不能咽下食物。

（一）评估

1. 病因评估

（1）口咽部疾病：如口炎、咽炎、咽后壁脓肿、咽肿瘤等。

（2）食管疾病：如食管炎、食管瘢痕性狭窄、食管癌、胃食管反流病、贲门失弛缓症等。

（3）神经肌肉病：如各种原因引起的球麻痹、重症肌无力、多发性肌炎等。

（4）结缔组织病：如系统性硬化症累及食管。

（5）纵隔肿瘤、主动脉瘤等压迫食管。

（6）精神性疾病：如癔病等。

2. 症状评估

（1）发作状态：评估患者起病形式是渐进性的还是突发的，有无外伤史。

（2）评估患者的吞咽动作，吞咽障碍持续时间及严重程度，梗阻平面。

（3）伴随症状：是否存在反流，是否存在疼痛及声音嘶哑，吞咽时是否出现咳嗽或气梗；有无无法解释的体重下降、反复肺部炎症，有无进食习惯的改变，或是牙齿疾患或颈椎病等。

（二）护理措施

1. 饮食护理　吞咽困难的患者进食量少，必然导致营养失调，因此应嘱患者保证饮食的质量，并根据病情鼓励患者进流质或半流质饮食，但应少食多餐，避免粗糙、过冷、过热和有刺激的食物，如浓茶、咖啡、辣椒、醋酸、酒及对食管黏膜有损害的药物，应禁烟。中晚期食管癌引起的吞咽困难，可插胃管进行鼻饲要素饮食，以保证营养平衡，为手术、化疗和放疗创造条件。

2. 静脉补充营养　静脉内给予治疗药物的同时，可酌情静脉补充高价营养，如静脉用多种维生素、脂肪乳、血浆等，以增强体质配合治疗。输注营养液时，应严格注意无菌操作，防止污染，并做好输液的巡视工作，定期测体重和判断营养状况。

3. 病情观察　认真、细致的观察病情变化，首先了解吞咽困难的原因，实施对症护理，告诉患者注意事项，并做好解释工作，配合医生做出正确判断。

4. 睡眠与休息　吞咽困难的患者进食量相对减少，身体衰弱，故应保证足够的睡眠以减少机体消耗，增加抵抗力，但应注意睡眠的姿势。

5. 对症护理　进食后出现呕吐的患者，应立即将头偏向一侧，防止呕吐物吸入气管引起窒息，仔细观察呕吐物的性质、颜色、气味及量的变化，并立即清洁口腔，清除被褥上的呕吐物以减少恶性刺激。患者进食后出现胸闷、胸痛，应报告医生及时处理。

6. 心理护理　吞咽困难的患者进食时常伴有疼痛，因而可能出现畏食或拒食，导致营养不良而加重病情。医护人员应从心理上给予安慰，耐心地向患者讲明疾病发生、发展规律及康复过程，帮助患者了解病情，正确指导进食的方法及应配合的体位，消除患者的恐惧心理，使患者积极地进食，配合治疗，以期改善吞咽困难的症状。

7. 加强基础护理　口腔护理是防止口腔感染、保持口腔正常生理功能及促进食欲的重要措施，清晨、餐后及睡前均应进行口腔护理。长期卧床的患者应多翻身，以防止压疮的发生。

（胡光瑞）

第三节　急性胃炎

一、概述

急性胃炎指由各种原因引起的急性胃黏膜炎症，其病变可以仅局限于胃底、胃体、胃窦的任何一部分，病变深度大多局限于黏膜层，严重时则可累及黏膜下层、肌层，甚至达浆膜层。临床表现多种多样，可以有上腹痛、恶心、呕吐、上腹不适、呕血、黑粪，也可无症状，而仅有胃镜下表现。急性胃炎的病因虽然多样，但各种类型在临床表现、病变的发展规律和临床诊治等方面有一些共性。大多数患者，通过及时诊治能很快痊愈，但也有部分患者其病变可以长期存在并转化为慢性胃炎。

二、护理评估

（一）健康史

评估患者既往有无胃病史，有无服用对胃有刺激的药物，如阿司匹林、保泰松、洋地黄、铁剂等，评估患者的饮食情况及睡眠。

（二）临床症状评估与观察

1. 腹痛的评估 患者主要表现为上腹痛、饱胀不适。多数患者无症状，或症状被原发疾病所掩盖。

2. 恶心、呕吐的评估 患者可有恶心、呕吐、食欲不振等症状，注意观察患者呕吐的次数及呕吐物的性质、量的情况。

3. 腹泻的评估 食用沙门菌、嗜盐菌或葡萄球菌毒素污染食物引起的胃炎患者常伴有腹泻。评估患者的大便次数、颜色、性状及量的情况。

4. 呕血和（或）黑粪的评估 在所有上消化道出血的病例中，急性糜烂出血性胃炎所致的消化道出血占 10%～30%，仅次于消化性溃疡。

（三）辅助检查的评估

1. 病理 主要表现为中性粒细胞浸润。

2. 胃镜检查 可见胃黏膜充血、水肿、糜烂、出血及炎性渗出。

3. 实验室检查 血常规检查：糜烂性胃炎可有红细胞、血红蛋白减少。大便常规检查：大便潜血阳性。血电解质检查：剧烈腹泻患者可有水、电解质紊乱。

（四）心理－社会因素评估

1. 生活方式 评估患者生活是否规律，包括学习或工作、活动、休息与睡眠的规律性，有无烟酒嗜好等。评估患者是否能得到亲人及朋友的关爱。

2. 饮食习惯 评估患者是否进食过冷、过热、过于粗糙的食物；是否食用刺激性食物，如辛辣、过酸或过甜的食物，以及浓茶、浓咖啡、烈酒等；是否注意饮食卫生。

3. 焦虑或恐惧 因出现呕血、黑粪或症状反复发作而产生紧张、焦虑、恐惧心理。

4. 认知程度 是否了解急性胃炎的病因及诱发因素，以及如何防护。

（五）腹部体征评估

上腹部压痛是常见体征，有时上腹胀气明显。

三、护理问题

1. 腹痛 由于胃黏膜的炎性病变所致。
2. 营养失调：低于机体需要量 由于胃黏膜的炎性病变所致的食物摄入、吸收障碍所致。
3. 焦虑 由于呕血、黑粪及病情反复所致。

四、护理目标

（1）患者腹痛症状减轻或消失。
（2）患者住院期间保证机体需热量，维持水电解质及酸碱平衡。
（3）患者焦虑程度减轻或消失。

五、护理措施

（一）一般护理

1. 休息 患者应注意休息，减少活动，对急性应激造成者应卧床休息，同时应做好患者的心理疏导。

2. 饮食 一般可给予无渣、半流质的温热饮食。如少量出血可给予牛奶、米汤等以中和胃酸，有利于黏膜的修复。剧烈呕吐、呕血的患者应禁食，可静脉补充营养。

3. 环境 为患者创造整洁、舒适、安静的环境，定时开窗通风，保证空气新鲜及温湿度适宜，使其心情舒畅。

（二）心理护理

1. 解释症状出现的原因　患者因出现呕血、黑粪或症状反复发作而产生紧张、焦虑、恐惧心理。护理人员应向其耐心说明出血原因，并给予解释和安慰。应告知患者，通过有效治疗，出血会很快停止；并通过自我护理和保健，可减少本病的复发次数。

2. 心理疏导　耐心解答患者及家属提出的问题，向患者解释精神紧张不利于呕吐的缓解，特别是有的呕吐与精神因素有关，紧张、焦虑还会影响食欲和消化能力，而树立信心及情绪稳定则有利于症状的缓解。

3. 应用放松技术　利用深呼吸、转移注意力等放松技术，减少呕吐的发生。

（三）治疗配合

1. 患者腹痛的时候　遵医嘱给予局部热敷、按摩、针灸，或给予止痛药物等缓解腹痛症状，同时应安慰、陪伴患者以使其精神放松，消除紧张恐惧心理，保持情绪稳定，从而增强患者对疼痛的耐受性；非药物止痛方法还可以用分散注意力法，如数数、谈话、深呼吸等；行为疗法，如放松技术、冥想、音乐疗法等。

2. 患者恶心、呕吐、上腹不适　评估症状是否与精神因素有关，关心和帮助患者消除紧张情绪。观察患者呕吐的次数及呕吐物的性质和量的情况。一般呕吐物为消化液和食物时有酸臭味。混有大量胆汁时呈绿色，混有血液呈鲜红色或棕色残渣。及时为患者清理呕吐物、更换衣物，协助患者采取舒适体位。

3. 患者呕血、黑粪　排除鼻腔出血及进食大量动物血、铁剂等所致呕吐物呈咖啡色或黑粪。观察患者呕血与黑粪的颜色性状和量的情况，必要时遵医嘱给予输血、补液、补充血容量治疗。

（四）用药护理

（1）向患者讲解药物的作用、不良反应、服用时的注意事项，如抑制胃酸的药物多于饭前服用；抗生素类多于饭后服用，并询问患者有无过敏史，严密观察用药后的反应；应用止泻药时应注意观察排便情况，观察大便的颜色、性状、次数及量，腹泻控制时应及时停药；保护胃黏膜的药物大多数是餐前服用，个别药例外；应用解痉止痛药如 654-2 或阿托品时，会出现口干等不良反应，并且青光眼及前列腺肥大者禁用。

（2）保证患者每日的液体入量，根据患者情况和药物性质调节滴注速度，合理安排所用药物的前后顺序。

（五）健康教育

（1）应向患者及家属讲明病因，如是药物引起，应告诫今后禁止用此药；如疾病需要必须用该药，必须遵医嘱配合服用制酸剂以及胃黏膜保护剂。

（2）嗜酒者应劝告戒酒。

（3）嘱患者进食要有规律，避免食生、冷、硬及刺激性食物和饮料。

（4）让患者及家属了解本病为急性病，应及时治疗及预防复发，防止发展为慢性胃炎。

（5）应遵医嘱按时用药，如有不适，及时来院就医。

（方　娟）

第四节　慢性胃炎

一、概述

慢性胃炎系指不同病因引起的慢性胃黏膜炎性病变，其发病率在各种胃病中居位首。随着年龄增长而逐渐增高，男性稍多于女性。

二、护理评估

（一）健康史

评估患者既往有无其他疾病，是否长期服用 NSAID 类消炎药如阿司匹林、吲哚美辛等，有无烟酒嗜好及饮食、睡眠情况。

（二）临床症状评估与观察

1. 腹痛的评估　评估腹痛发生的原因或诱因，疼痛的部位、性质和程度；与进食、活动、体位等因素的关系，有无伴随症状。慢性胃炎进展缓慢，多无明显症状。部分患者可有上腹部隐痛与饱胀的表现。腹痛无明显节律性，通常进食后较重，空腹时较轻。

2. 恶心、呕吐的评估　评估恶心、呕吐发生的时间、频率、原因或诱因，与进食的关系；呕吐的特点及呕吐物的性质、量；有无伴随症状，是否与精神因素有关。慢性胃炎的患者进食硬、冷、辛辣或其他刺激性食物时可引发恶心、反酸、嗳气、上腹不适、食欲不振等症状。

3. 贫血的评估　慢性胃炎并发胃黏膜糜烂者可出现少量或大量上消化道出血，表现以黑粪为主，持续 3~4d 停止。长期少量出血可引发缺铁性贫血，患者可出现头晕、乏力及消瘦等症状。

（三）辅助检查的评估

1. 胃镜及黏膜活组织检查　这是最可靠的诊断方法，可直接观察黏膜病损。慢性萎缩性胃炎可见黏膜呈颗粒状、黏膜血管显露、色泽灰暗、皱襞细小；慢性浅表性胃炎可见红斑、黏膜粗糙不平、出血点（斑）。两种胃炎皆可见伴有糜烂、胆汁反流。活组织检查可进行病理诊断，同时可检测幽门螺杆菌。

2. 胃酸的测定　慢性浅表性胃炎胃酸分泌可正常或轻度降低，而萎缩性胃炎胃酸明显降低，其分泌胃酸功能随胃腺体的萎缩、肠腺化生程度的加重而降低。

3. 血清学检查　慢性胃体炎患者血清抗壁细胞抗体和内因子抗体呈阳性，血清胃泌素明显升高；慢性胃窦炎患者血清抗壁细胞抗体多呈阴性，血清胃泌素下降或正常。

4. 幽门螺杆菌检测　通过侵入性和非侵入性方法检测幽门螺杆菌。慢性胃炎患者胃黏膜中幽门螺杆菌阳性率的高低与胃炎活动与否有关，且不同部位的胃黏膜其幽门螺杆菌的检测率亦不相同。幽门螺杆菌的检测对慢性胃炎患者的临床治疗有指导意义。

（四）心理－社会因素评估

1. 生活方式　评估患者生活是否有规律；生活或工作负担及承受能力；有无过度紧张、焦虑等负性情绪；睡眠的质量等。

2. 饮食习惯　评估患者平时饮食习惯及食欲，进食时间是否规律；有无特殊的食物喜好或禁忌，有无食物过敏，有无烟酒嗜好。

3. 心理－社会状况　评估患者的性格及精神状态；患病对患者日常生活、工作的影响。患者有无焦虑、抑郁、悲观等负性情绪及其程度。评估患者的家庭成员组成，家庭经济、文化、教育背景，对患者的关怀和支持程度；医疗费用来源或支付方式。

4. 认知程度　评估患者对慢性胃炎的病因、诱因及如何预防的了解程度。

（五）腹部体征的评估

慢性胃炎的体征多不明显，少数患者可出现上腹轻压痛。

三、护理问题

1. 疼痛　由于胃黏膜炎性病变所致。
2. 营养失调：低于机体需要量　由于厌食、消化吸收不良所致。
3. 焦虑　由于病情反复、病程迁延所致。
4. 活动无耐力　由于慢性胃炎引起贫血所致。

5. 知识缺乏　缺乏对慢性胃炎病因和预防知识的了解。

四、护理目标

（1）患者疼痛减轻或消失。
（2）患者住院期间能保证机体所需热量、水分、电解质的摄入。
（3）患者焦虑程度减轻或消失。
（4）患者活动耐力恢复或有所改善。
（5）患者能自述疾病的诱因及预防保健知识。

五、护理措施

（一）一般护理

1. 休息　指导患者急性发作时应卧床休息，并可用转移注意力、做深呼吸等方法来减轻。
2. 活动　病情缓解时，进行适当的锻炼，以增强机体抵抗力。嘱患者生活要有规律，避免过度劳累，注意劳逸结合。
3. 饮食　急性发作时可予少渣半流食，恢复期患者指导其食用富含营养、易消化的食物，避免食用辛辣、生冷等刺激性食物及浓茶、咖啡等饮料。嗜酒患者嘱其戒酒。指导患者加强饮食卫生并养成良好的饮食习惯，定时进餐、少量多餐、细嚼慢咽。如胃酸缺乏者可酌情食用酸性食物如山楂、食醋等。
4. 环境　为患者创造良好的休息环境，定时开窗通风，保证病室的温湿度适宜。

（二）心理护理

1. 减轻焦虑　提供安全舒适的环境，减少患者的不良刺激。避免患者与其他有焦虑情绪的患者或亲属接触。指导其散步、听音乐等转移注意力的方法。
2. 心理疏导　首先帮助患者分析这次产生焦虑的原因，了解患者内心的期待和要求；然后共同商讨这些要求是否能够实现，以及错误的应对机制所产生的后果。指导患者采取正确的应对机制。
3. 树立信心　向患者讲解疾病的病因及防治知识，指导患者如何保持合理的生活方式和去除对疾病的不利因素。并可以请有过类似疾病的患者讲解采取正确应对机制所取得的良好效果。

（三）治疗配合

1. 腹痛　评估患者疼痛的部位、性质及程度。嘱患者卧床休息，协助患者采取有利于减轻疼痛的体位。可利用局部热敷、针灸等方法来缓解疼痛。必要时遵医嘱给予药物止痛。
2. 活动无耐力　协助患者进行日常生活活动。指导患者体位改变时动作要慢，以免发生直立性低血压。根据患者病情与患者共同制定每日的活动计划，指导患者逐渐增加活动量。
3. 恶心、呕吐　协助患者采取正确体位，头偏向一侧，防止误吸。安慰患者，消除患者紧张、焦虑的情绪。呕吐后及时为患者清理，更换床单位并协助患者采取舒适体位。观察呕吐物的性质、量及呕吐次数。必要时遵医嘱给予止吐药物治疗。

附：呕吐物性质及特点分析

1. 呕吐不伴恶心　呕吐突然发生，无恶心、干呕的先兆，伴明显头痛，且呕吐于头痛剧烈时出现，常见于神经血管头痛、脑震荡、脑溢血、脑炎、脑膜炎及脑肿瘤等。
2. 呕吐伴恶心　多见于胃源性呕吐，例如胃炎、胃溃疡、胃穿孔、胃癌等，呕吐多与进食、饮酒、服用药物有关，吐后常感轻松。
3. 清晨呕吐　多见于妊娠呕吐和酒精性胃炎的呕吐。
4. 食后即恶心、呕吐　如果食物尚未到达胃内就发生呕吐，多为食管的疾病，如食管癌、食管贲门失弛缓症。食后即有恶心、呕吐伴腹痛、腹胀者常见于急性胃肠炎、阿米巴痢疾。
5. 呕吐发生于饭后 2~3h　可见于胃炎、胃溃疡和胃癌。

6. 呕吐发生于饭后 4 ~ 6h 可见于十二指肠溃疡。

7. 呕吐发生在夜间 呕吐发生在夜间，且量多有发酵味者，常见于幽门梗阻、胃及十二指肠溃疡、胃癌。

8. 大量呕吐 呕吐物如为大量，提示有幽门梗阻、胃潴留或十二指肠淤滞。

9. 少量呕吐 呕吐常不费力，每口吐出量不多，可有恶心，进食后可立即发生，吐完后可再进食，多见于神经官能性呕吐。

10. 呕吐物性质辨别 如下所述。

(1) 呕吐物酸臭：呕吐物酸臭或呕吐隔日食物见于幽门梗阻、急性胃炎。

(2) 呕吐物中有血：应考虑消化性溃疡、胃癌。

(3) 呕吐黄绿苦水：应考虑十二指肠梗阻。

(4) 呕吐物带粪便：见于肠梗阻晚期，带有粪臭味见于小肠梗阻。

（四）用药护理

(1) 向患者讲解药物的作用、不良反应及用药的注意事项，观察患者用药后的反应。

(2) 根据患者的情况进行指导，避免使用对胃黏膜有刺激的药物，必须使用时应同时服用抑酸剂或胃黏膜保护剂。

(3) 有幽门螺杆菌感染的患者，应向其讲解清除幽门螺杆菌的重要性，嘱其连续服药两周，停药 4 周后再复查。

(4) 静脉给药患者，应根据患者的病情、年龄等情况调节滴注速度，保证入量。

（五）健康教育

(1) 向患者及家属介绍本病的有关病因，指导患者避免诱发因素。

(2) 教育患者保持良好的心理状态，平时生活要有规律，合理安排工作和休息时间，注意劳逸结合，积极配合治疗。

(3) 强调饮食调理对防止疾病复发的重要性，指导患者加强饮食卫生和饮食营养，养成有规律的饮食习惯。

(4) 避免刺激性食物及饮料，嗜酒患者应戒酒。

(5) 向患者介绍所用药物的名称、作用、不良反应，以及服用的方法剂量和疗程。

(6) 嘱患者定期按时服药，如有不适及时就诊。

（方 娟）

第五节 上消化道大出血

一、概述

上消化道出血（upper gastrointestinal hemorrhage）系指屈氏韧带（the ligament of Treitz）以上的消化道，包括食管、胃、十二指肠、胃空肠吻合术后的空肠病变，以及胰、胆病变的出血，是常见急症之一。

上消化道大量出血：指数小时内的失血量大于 1 000ml，或大于循环血容量的 20%，临床表现为呕血或黑粪，常伴有血容量减少而引起的急性周围循环衰竭，导致失血性休克而危及患者的生命。

二、护理评估

（一）临床表现

上消化道出血的临床表现一般取决于病变性质、部位和出血量与速度。

1. 呕血与黑粪 是上消化道出血的特征性表现。上消化道大量出血之后，均有黑粪。出血部位在幽门以上者常伴有呕血。若出血量较少、速度慢也可无呕血。反之，幽门以下出血如出血量大、速度快，可因血反流入胃腔引起恶心、呕吐而表现为呕血。

呕血多为棕褐色，呈咖啡渣样，这是血液经胃酸作用形成正铁血红素所致。如出血量大，未经胃酸充分混合即呕出，则为鲜红或有血块。黑粪呈柏油样，黏稠而发亮，系血红蛋白的铁经肠内硫化物作用形成硫化铁所致。出血量大时，血液在肠内推进快，粪便可呈暗红甚至鲜红色，酷似下消化道出血。呕吐物及黑粪潜血试验呈强阳性。

2. 失血性周围循环衰竭　急性大量失血由于循环血容量迅速减少而导致周围循环衰竭。一般表现为头晕、心慌、乏力，突然起立发生晕厥、口渴、出冷汗、心率加快、血压偏低等。严重者呈休克状态，表现为烦躁不安或神志不清、面色苍白、四肢湿冷、口唇发绀、呼吸急促、血压下降、脉压差缩小、心率加快，休克未改善时尿量减少。

3. 贫血和血象变化　慢性出血可表现为贫血。急性大量出血后均有急性失血后贫血，但在出血的早期，血红蛋白浓度、红细胞计数与血细胞比容可无明显变化。在出血后，一般须经 3 ~ 4h 以上才出现贫血，出血后 24 ~ 72h 红细胞稀释到最大限度。贫血程度除取决于失血量外，还和出血前有无贫血基础、出血后液体平衡状况等因素有关。

急性出血患者为正细胞正色素性贫血，在出血后骨髓有明显代偿性增生，可暂时出现大细胞性贫血，慢性失血则呈小细胞低色素性贫血。出血 24h 内网织红细胞即见增高，至出血后 4 ~ 7d 可高达 5% ~ 15%，以后逐渐降至正常。如出血未止，网织红细胞可持续升高。

上消化道大量出血 2 ~ 5h，白细胞计数升达（10 ~ 20）× 10^9/L，出血停止后 2 ~ 3d 才恢复正常。但在肝硬化患者，如同时有脾功能亢进，则白细胞计数可不增高。

4. 发热　上消化道大量出血后，多数患者在 24h 内出现低热，但一般不超过 38.5℃，持续 3 ~ 5d 降至正常。

5. 氮质血症　在上消化道大量出血后，由于大量血液蛋白质的消化产物在肠道被吸收，血中尿素氮浓度可暂时增高，称为肠性氮质血症。一般于一次出血后数小时血尿素氮开始上升，约 24 ~ 48h 可达高峰，大多不超出 14.3mmol/L（40mg/dl），3 ~ 4 日后降至正常。

血容量减少及低血压，导致肾血流量减少、肾小球过滤率下降，亦可引起一过性氮质血症。对血尿素氮持续升高超过 3 ~ 4d 或明显升高超过 17.9mmol/L（50mg/dl）者，若活动性出血已停止，且血容量已基本纠正而尿量仍少，则应考虑由于休克时间过长或原有肾脏病变基础而发生肾功能衰竭。

（二）辅助检查

1. 实验室检查　测定红细胞、白细胞和血小板计数，血红蛋白浓度、血细胞比容、肝功能、肾功能、粪潜血等，有助于估计失血量及动态观察有无活动性出血，判断治疗效果及协助病因诊断。

2. 胃镜检查　是目前诊断上消化道出血病因的首选检查方法。胃镜检查在直视下顺序观察食管、胃、十二指肠球部直至降段，从而判断出血病变的部位、病因及出血情况。多主张检查在出血后 24 ~ 48h 内进行，称急诊胃镜检查（emergency endoscopy）。一般认为这可大大提高出血病因诊断的准确性，因为有些病变如急性糜烂出血性胃炎可在短短几天内愈合而不留痕迹；有些病变如血管异常在活动性出血或近期出血期间才易于发现；对同时存在两个或多个病变者可确定其出血所在。急诊胃镜检查还可根据病变的特征判断是否继续出血或估计再出血的危险性，并同时进行内镜止血治疗。在急诊胃镜检查前需先纠正休克、补充血容量、改善贫血。如有大量活动性出血，可先插胃管抽吸胃内积血，并用生理盐水灌洗，以免积血影响观察。

3. X 线钡餐检查　X 线钡餐检查目前已多为胃镜检查所代替，故主要适用于有胃镜检查禁忌证或不愿进行胃镜检查者，但对经胃镜检查出血原因未明，疑病变在十二指肠降段以下小肠段，则有特殊诊断价值。检查一般在出血停止且病情基本稳定数日后进行。

4. 其他检查　选择性动脉造影、放射性核素 ^{99m}Tc 标记红细胞扫描、吞棉线试验及小肠镜检查等主要适用于不明原因的小肠出血。由于胃镜检查已能彻底搜寻十二指肠降段以上消化道病变，故上述检查很少应用于上消化道出血的诊断。但在某些特殊情况，如患者处于上消化道持续严重大量出血紧急状态，以致胃镜检查无法安全进行或因积血影响视野而无法判断出血灶，而患者又有手术禁忌，此时行选择性肠系膜动脉造影可能发现出血部位，并同时进行介入治疗。

（三）治疗原则

上消化道大量出血病情急、变化快，严重者可危及生命，应采取积极措施进行抢救。抗休克、迅速补充血容量应放在一切医疗措施的首位。

1. 一般急救措施 患者应卧位休息，保持呼吸道通畅，避免呕血时血液吸入引起窒息，必要时吸氧，活动性出血期间禁食。

严密监测患者生命体征，如心率、血压、呼吸、尿量及神志变化。观察呕血与黑粪情况。定期复查血红蛋白浓度、红细胞计数、血细胞比容与血尿素氮。必要时行中心静脉压测定。对老年患者根据情况进行心电监护。

2. 积极补充血容量 立即查血型和配血，尽快建立有效的静脉输液通道，尽快补充血容量。在配血过程中，可先输平衡液或葡萄糖盐水。遇血源缺乏，可用右旋糖酐或其他血浆代用品暂时代替输血。改善急性失血性周围循环衰竭的关键是要输足全血。下列情况为紧急输血指征（图5-1）。

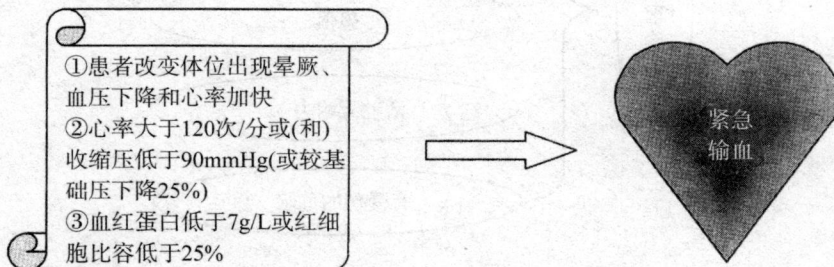

①患者改变体位出现晕厥、血压下降和心率加快
②心率大于120次/分或(和)收缩压低于90mmHg(或较基础压下降25%)
③血红蛋白低于7g/L或红细胞比容低于25%

→ 紧急输血

图5-1 紧急输血指征

输血量视患者周围循环动力学及贫血改善情况而定，尿量是有价值的参考指标。应注意避免因输液、输血过快、过多而引起肺水肿，原有心脏病或老年患者必要时可根据中心静脉压调节输入量。肝硬化患者宜用新鲜血。

3. 止血措施 见图5-2。

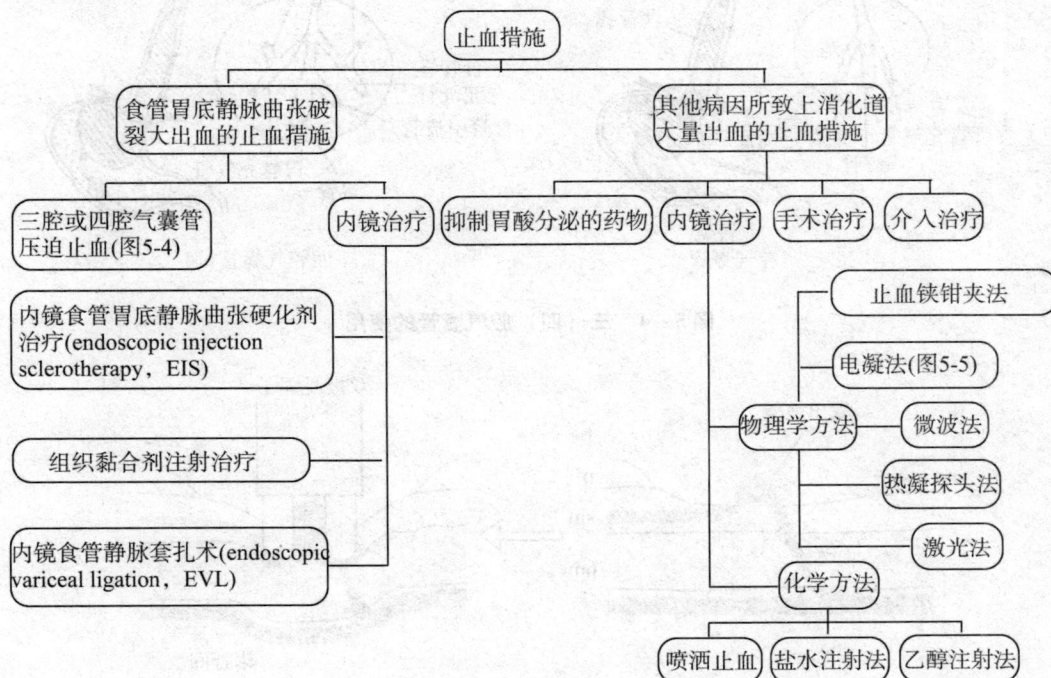

止血措施
├─ 食管胃底静脉曲张破裂大出血的止血措施
│   ├─ 三腔或四腔气囊管压迫止血(图5-4)
│   ├─ 内镜食管胃底静脉曲张硬化剂治疗(endoscopic injection sclerotherapy，EIS)
│   ├─ 组织黏合剂注射治疗
│   ├─ 内镜食管静脉套扎术(endoscopic variceal ligation，EVL)
│   └─ 内镜治疗
└─ 其他病因所致上消化道大量出血的止血措施
    ├─ 抑制胃酸分泌的药物
    ├─ 内镜治疗
    │   ├─ 物理学方法
    │   │   ├─ 止血铗钳夹法
    │   │   ├─ 电凝法(图5-5)
    │   │   ├─ 微波法
    │   │   ├─ 热凝探头法
    │   │   └─ 激光法
    │   └─ 化学方法
    │   ├─ 喷洒止血
    │   ├─ 盐水注射法
    │   └─ 乙醇注射法
    ├─ 手术治疗
    └─ 介入治疗

图5-2 止血措施

（四）护理诊断（图5-3）

1. 组织灌注量改变　与上消化道大量出血有关。

2. 体液不足　与出血有关。

3. 恐惧　与出血有关。

4. 活动无耐力　与血容量减少有关。

5. 有受伤的危险，如创伤、窒息、误吸　与食管胃底黏膜长时间受压、囊管阻塞气道、血液或分泌物反流入气管有关。

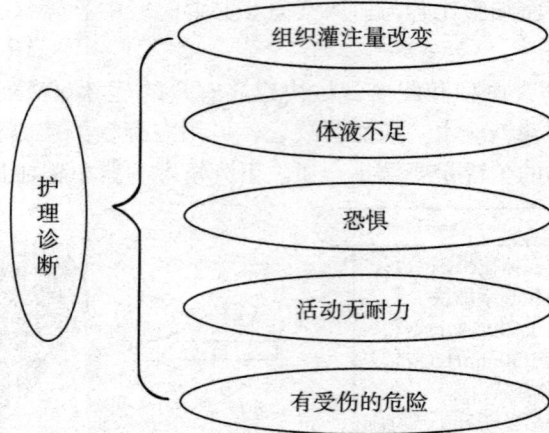

图5-3　护理诊断

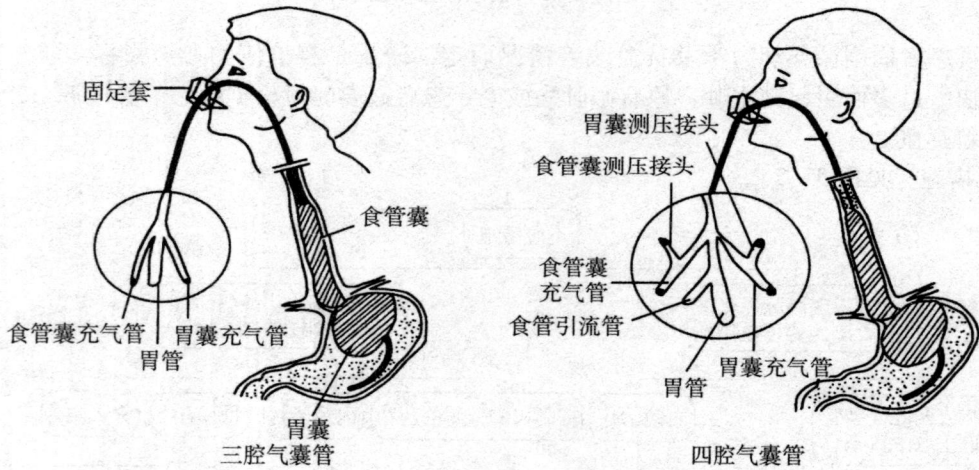

图5-4　三（四）腔气囊管的使用

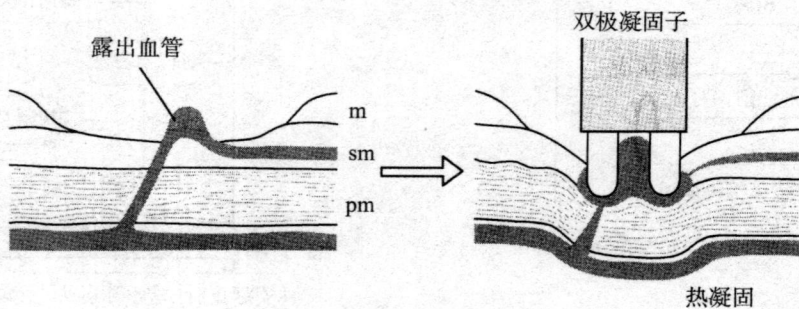

图5-5　电凝止血

（五）护理目标（图5-6）

患者无继续出血的征象，组织灌注恢复正常；没有脱水征，生命体征稳定；因出血引起的恐惧感减轻；能够获得足够休息，活动耐力逐渐增加，能叙述活动时保证安全的要点；患者呼吸道通畅，无窒息、误吸，食管胃底黏膜未因受气囊压迫而损伤。

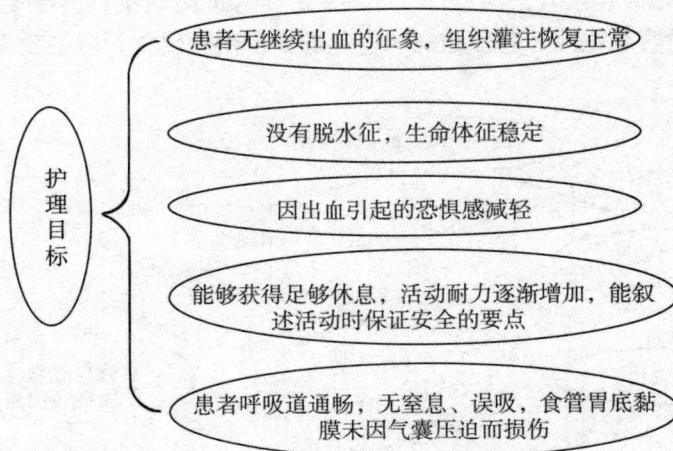

图5-6 护理目标

三、护理措施

（一）评估（图5-7）

（1）患者生命体征，观察发生呕血、黑粪的时间、颜色、性质，准确记录出入量。
（2）评估患者脱水的程度、尿量、尿色、电解质水平。
（3）评估患者的耐受力，观察患者有无出血性改变。
（4）评估患者的情绪状况。

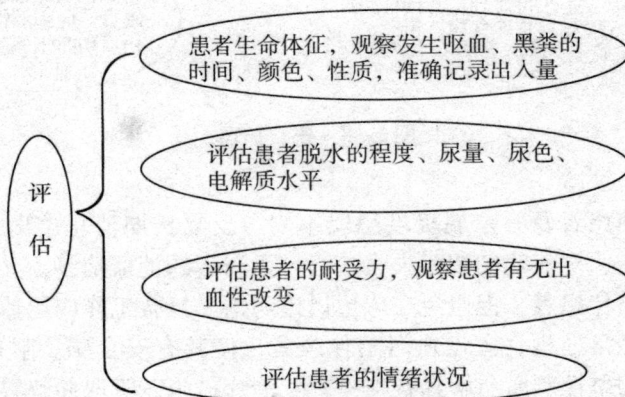

图5-7 评估

（二）生活护理

1. 休息与体位 大出血时患者应绝对卧床休息，保持安静，及时帮助患者清理被污染的床单，取平卧位并将下肢略抬高，以保证脑部供血。呕吐时头偏向一侧，保证呼吸道通畅，防止窒息或误吸；必要时用负压吸引器清除气道内的分泌物、血液或呕吐物，保持呼吸道通畅。遵医嘱给予吸氧。

2. 饮食护理 见图5-8。
（1）出血活动期应禁食。

（2）出血停止后

1）消化性溃疡引起的出血，于出血停止6h可进温凉、清淡无刺激性的流食，以后可改为半流食、软食，或营养丰富、易消化食物。开始需少量多餐，逐步过渡到正常饮食。忌食生冷食物、粗糙、坚硬、刺激性食物。

2）食管胃底静脉曲张破裂出血，出血停止后1～2日可进高热量、高维生素流食，限制钠和蛋白质摄入，避免诱发和加重腹腔积液、肝性脑病。避免进食粗糙的硬食，应细嚼慢咽，防止损伤曲张静脉而再次出血。

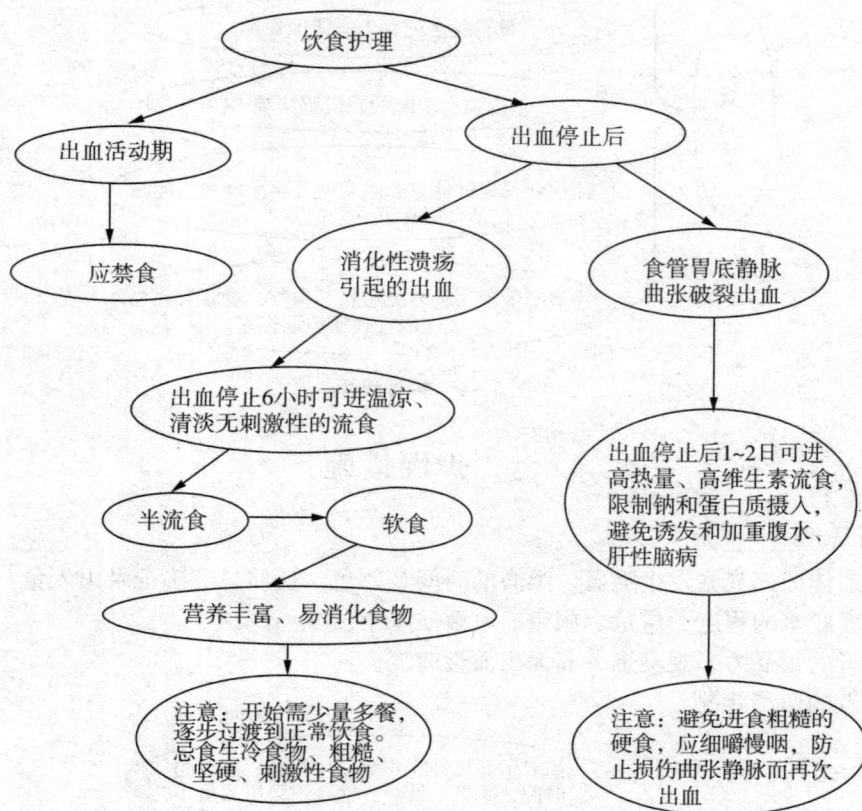

图5-8　饮食护理

（三）心理护理

突然大量的呕血，常使患者及其家属极度恐惧不安。反复长期消化道出血，则容易使患者产生恐惧、悲观、绝望的心理反应，对疾病的治疗失去信心。而患者的消极情绪，又可加重病情，不利于疾病的康复。应关心、安慰、陪伴患者，但避免在床边讨论病情。抢救工作应迅速、忙而不乱，以减轻患者的紧张情绪及恐惧心理。经常巡视，大出血时陪伴患者，使其有安全感。呕血或解黑粪后及时清除血迹、污物，以减少对患者的恶性刺激。解释各项检查、治疗措施，听取并解答患者或家属的提问，以减轻他们的疑虑。

（四）治疗配合

1. 病情观察　上消化道大量出血在短期内出现休克症状，为临床常见的急症，应做好病情的观察。

（1）出血量的估计（表5-1）及出血程度的分类（表5-2）。

表5-1　出血量的估计

出血量	临床表现
＞5ml	粪潜血（＋）
＞50～70ml	黑粪

续 表

出血量	临床表现
250 ~ 300ml	呕血
< 400ml	不引起全身症状
400 ~ 500ml	可引起全身症状
> 1 000ml	急性周围循环衰竭或失血性休克

表 5 - 2 上消化道出血程度的分类

分级	失血量	血压	脉搏	血红蛋白	症状
轻度	全身总血量的 10% ~ 15%（成人失血量 < 500ml）	基本正常	正常	无变化	可有头晕
中度	全身总血量的 20%（成人失血量的 800 ~ 1 000ml）	下降	100 次/分	70 ~ 100g/L	一时性眩晕、口渴、心悸、少尿
重度	全身总血量 30% 以上（成人失血量 > 1 500ml）	< 80mmHg	> 120 次/分	< 70g/L	心悸、冷汗、四肢厥冷、尿少、神志恍惚

（2）继续或再次出血的判断：观察中出现图 5 - 9 中提及的迹象，提示有活动性出血或再次出血。

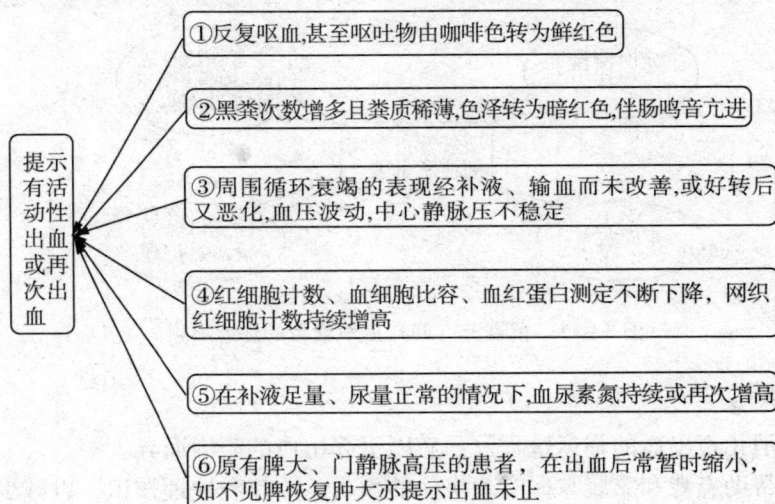

图 5 - 9 判断是否存在活动性出血

（3）出血性休克的观察：大出血时严密监测患者的心率、血压、呼吸和神志变化，必要时进行心电监护。准确记录出入量，疑有休克时留置导尿管，测每小时尿量，应保持尿量 30ml/h。注意症状、体征的观察，如患者烦躁不安、面色苍白、皮肤湿冷、四肢湿冷提示微循环血液灌注不足；而皮肤逐渐转暖、出汗停止则提示血液灌注好转。

2. 用药护理 立即建立静脉通道。遵医嘱迅速、准确地实施输血、输液、各种止血药物治疗及用药等抢救措施，并观察治疗效果及不良反应。输液开始应快，必要时测定中心静脉压作为调整输液量和速度的依据。避免因输液、输血过多、过快而引起急性肺水肿，对老年患者和心肺功能不全者尤应注意。肝病患者忌用吗啡、巴比妥类药物；应输新鲜血，因库存血含氨量高，易诱发肝性脑病。血管加压素可引起腹痛、血压升高、心律失常、心肌缺血，甚至发生心肌梗死，故滴注速度应遵医嘱准确无误，并严密观察不良反应。患有冠心病的患者忌用血管加压素。

3. 三（四）腔气囊管的护理 熟练的操作和插管后的密切观察及细致护理是达到预期止血效果的关键。留置三（四）腔气囊管流程见图 5 - 10。留置三（四）腔气囊管的注意事项见图 5 - 11。

插管前仔细检查，确保食管引流管、胃管、食管囊管、胃囊管通畅，并分别做好标记，检查两气囊无漏气后抽尽囊内气体，备用

向患者解释，以消除恐惧，说明插管的目的，告知插管时配合方法，并给患者做深呼吸和吞咽示范动作

协助医师为患者做鼻腔、咽喉部局麻，经鼻腔或口腔插管至胃内，将食管引流管、胃管连接负压吸引器或定时抽吸，观察出血是否停止，并记录引流液的性状、颜色及量

出血停止后，放松牵引，放出囊内气体，保留管道继续观察24小时未再出血可考虑拔管，对昏迷患者可继续留置管道用于注入流质食物和药液

拔管前口服石蜡油20～30ml，润滑黏膜和管、囊外壁，抽尽囊内气体，以缓慢、轻巧的动作拔管。气囊压迫一般以3～4日为限，继续出血者可适当延长

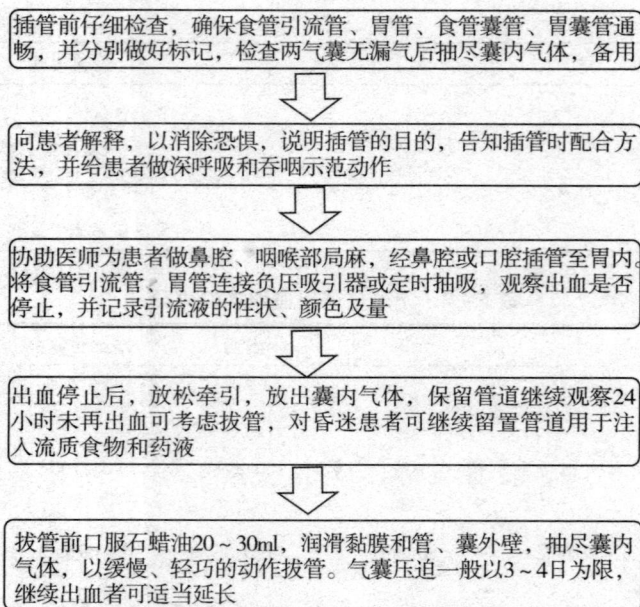

图5-10　留置三（四）腔气囊管流程

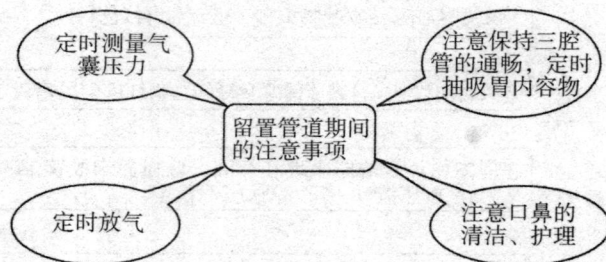

图5-11　留置三（四）腔气囊管的注意事项

（五）健康指导

1. **介绍病因**　上消化道出血的临床过程及预后因引起出血的病因而异。

2. **介绍治疗**　应帮助患者和家属掌握有关疾病的预防、治疗和护理知识，以减少再度出血的危险。

3. **饮食指导**　注意饮食卫生和规律，进食营养丰富、易消化的食物，避免过饥或暴饮暴食，避免粗糙、刺激性食物，或过冷、过热、产气多的食物、饮料等，合理饮食是避免诱发上消化道出血的重要环节。

4. **生活指导**　加强口腔护理，保持皮肤清洁，预防并发症。生活起居要有规律，劳逸结合，保持乐观情绪，保证睡眠，减少外部刺激，重者需卧床休息并注意保暖。应戒烟、戒酒，在医师指导下用药。

5. **特殊交代**　指导患者及家属学会早期识别出血征象及应急措施，若出现呕血、黑粪或头晕、心悸等不适，立即卧床休息，保持安静，减少身体活动；呕吐时取侧卧位以免误吸；立即送医院治疗。

6. **复查指导**　有呕血、黑粪、上腹不适应随时就诊。

（六）护理评价

患者出血停止，组织灌注恢复正常；无脱水征，生命体征恢复正常；恐惧感减轻；休息和睡眠充足，活动耐力增加或恢复至出血前的水平；患者活动时无晕厥、跌倒等意外发生；无窒息或误吸，食管胃底黏膜无糜烂、坏死。

（叶如燕）

第六章

泌尿系统疾病护理

第一节　经皮穿刺肾活组织检查术

经皮穿刺肾活组织检查术简称肾活检，是肾活组织检查术众多方法中的一种，是指在 B 超的引导下，用特殊穿刺针经过皮肤穿刺肾组织同时将其取出小部分，对取出的肾组织进行病理学分析，而得出结论。目前这种方法是临床上最常用的诊断肾脏疾病的手段，它不仅可以应用于自体肾也可以用于移植肾的病理诊断，帮助了解疾病的发生、发展及转归，为指导治疗及判断预后提供信息。它是一种有创性检查，因此需要护士对患者做好活检前后的护理。

一、适应证

（1）原发性或继发性慢性肾小球疾病。
（2）肾小管间质性损伤。
（3）肾血管性疾病。
（4）急、慢性肾衰竭，且肾体积未完全萎缩。
（5）移植肾肾活检，包括非外科因素导致的移植肾肾功能减退、肾功能延迟恢复并疑有肾小管坏死、药物性中毒、慢性排斥反应以及复发、新生或带入的肾小球疾病。

二、禁忌证

（1）明显出血倾向和（或）凝血功能障碍者。
（2）肾脏感染性疾病：如急性肾盂肾炎、肾脓肿、肾结核等。
（3）肾脏位置过高或游走肾。
（4）孤立肾。
（5）肾脏肿瘤。
（6）体位不良：如大量胸腹腔积液，患者不能平卧；过度肥胖；不宜搬动等。
（7）未能控制的重度高血压。
（8）严重贫血。
（9）精神疾病及患者不能合作者。
（10）其他：如年迈、肾萎缩、休克、妊娠等。

三、操作前护理

（一）患者准备

（1）向患者解释肾活检的必要性及安全性，简要说明肾活检的全过程以消除患者的顾虑和紧张情绪。
（2）遵医嘱为患者采集血标本行常规化验，指导患者行 B 超检查。

（3）监测患者生命体征，尤其监测血压，血压高者遵医嘱给予降压药物。

（4）术前3d遵医嘱停用抗凝药物、抗血小板药物及非甾体类解热镇痛药物，并遵医嘱给予维生素K$_3$等止血药物肌内注射。

（5）术前指导患者练习屏气动作，并指导患者练习床上大小便。

（6）指导患者术前排空大小便，有腹痛、腹泻及女性月经期者，应推迟活检时间。

（7）焦虑患者可遵医嘱给予镇静药物（如地西泮片）口服。

（二）用药准备

术前询问患者对消毒剂、术前用药是否过敏，术前1h遵医嘱给予血凝酶等止血药物肌内注射。

（三）物品准备

协助患者准备好吸水管、便器等生活用品；医护人员需准备好穿刺针、穿刺枪、局麻药、无菌纱布、皮肤消毒剂、无菌洞巾等物品。

四、操作过程

1. 体位　协助患者取俯卧位，头偏向一侧，双上肢置于头的两侧，腹下垫一5～10cm高的软枕。

2. 皮肤消毒　用皮肤消毒剂消毒皮肤，消毒范围为上至肩胛下线，下至髂后上棘连线，两侧至腋后线。

3. 穿刺点定位　实时超声波定位并引导穿刺，测定穿刺距离。

4. 局麻　沿进针途径做皮下局麻。

5. 穿刺　嘱患者屏气，快速进针穿刺取出标本。

6. 送检　按照要求处理标本并立即送检。

7. 包扎止血　用无菌敷料按压止血，并敷以纱布，胶布固定。必要时可给予沙袋压迫，腹带包扎。

五、操作后护理

1. 休息　将患者小心移至病床，给予患者平卧位，严格腰部制动4h，用盐袋压迫穿刺部位，四肢可放松并可缓慢小幅度活动，禁止翻身及扭动腰部。绝对卧床24h。

2. 病情观察　严密监测生命体征，尤其注意患者血压的情况，观察患者尿色及有无腰腹部剧烈疼痛等出血的表现。

3. 饮食　嘱患者多饮水，进食易消化流食或半流食，避免食用产气性食物。

4. 排泄护理　避免或及时处理便秘、腹泻。排尿困难者，可采取热敷、听水流声及清洗外阴等方法刺激排尿，必要时给予留置导尿管。

5. 并发症观察　严密观察患者有无活检并发症的发生，如血尿、肾周血肿、动静脉瘘、肾周疼痛等。

6. 活动指导　指导患者起床时应先床上坐起，待无不适后可缓慢床边活动，防止患者出现头晕等不适；术后3d后可拆除敷料；术后3周内禁止剧烈运动或重体力活动。

（叶如燕）

第二节　血液透析技术及护理

一、血液透析基本原理

血液透析治疗是指血液经由半透膜（人工肾），利用弥散、对流等原理清除血液中的溶质与水分，并向体内补充溶质的方法，以达到清除体内代谢废物或毒物，纠正水、电解质与酸碱失衡的目的。血液透析治疗的基本原理有弥散（diffusion）、超滤（ultrafiltration）及吸附（adsorption）等。

（一）弥散

1. 基本概念 溶质依靠浓度梯度从浓度高的部位向浓度低的部位自由扩散的跨膜转运方式叫作弥散。溶质的弥散作用乃遵循 Fick 定律，在人体常温下主要与溶质分子量大小呈负相关。在血液净化治疗中，溶质的弥散量主要取决于溶质浓度梯度、分子量大小及透析膜的有效弥散面积。

2. 影响弥散清除效率的因素

（1）溶质的浓度梯度：弥散是溶质分子的随机跨膜运动，而溶质的跨膜转运速率取决于溶质与两侧膜壁的碰撞频率。碰撞频率与膜两侧溶质的相对浓度密切相关。膜两侧溶液中的特定溶质浓度梯度越大，该溶质从高浓度的溶液侧到低浓度溶液侧的净转运速率也越快，其弥散清除效率就越高。

（2）溶质的相对分子质量：由 Fick 弥散系数决定了溶液中的分子转运速率与分子量呈负相关。因此，溶质的分子量越大，其跨膜转运速率以及与膜壁的碰撞频率越低。

（3）膜的阻力：膜的阻力包括膜两侧液体滞留层所造成的阻力与膜本身的阻力。透析器膜的厚度、结构、孔径及面积的大小和膜所带的电荷等决定膜的阻力。膜的结构如孔道的弯曲程度、彼此间有无交通影响膜的阻力。受膜电荷和膜的亲水性、疏水性影响，膜上吸附的蛋白质可影响中、大分子清除效率。

（4）透析器效率：①衡量透析器效率的指标称为透析率（dialysance），反映了在一定的血液流速条件下，透析器清除溶质的量（mmol/min 或 mg/min）。但在临床实践中，我们常用透析器的溶质清除率来代替透析率以比较各种透析器的效能。与透析率的概念有所不同，清除率定义为超滤为零时，单位时间内自血液清除的某种溶质量除以透析器入口处的该溶质的血浓度，并以容量速率（ml/min）表示。②透析器的膜面积影响单位时间内溶质的清除率，尤其是小分子物质的清除率。目前通过检测透析器总的纤维束体积（TCV）来反映其残留的有效透析面积，其测定值也是判断透析器是否重复使用的先决条件。当 TCV <80% 原血容量时，认为透析器不适宜复用。③透析膜的超滤系数（Kuf）、透析器的尿素转运面积系数（mass transfer urea coefficient，KoA）等也直接影响弥散清除效率。

（5）血液与透析液流速：普遍认为，高血液流速和透析液流速有利于溶质的跨膜转运（即溶质的弥散、对流清除）。根据流体力学原理，当血液与透析液低流速时，易在膜表面上产生滞留液体层从而增加膜厚度和降低膜表面的有效浓度梯度，故而能阻碍溶质分子的跨膜清除。因此，增加血液与透析液流速可最大限度地保持溶质的浓度梯度差，降低滞留液体层的厚度，减少膜的阻力。其中，血液流速对溶质、水清除的影响比透析液流速更加明显。一般情况下，透析液流速应为血液流速的两倍，最有利于溶质的弥散清除。目前，国内普遍采用的血液流速在 200 ~ 300ml/min，透析液流速为 500ml/min。

（二）超滤

1. 基本概念 溶质通过跨膜转运的第二种机制是超滤，是指水分在静水压和渗透压的驱动下发生的跨膜转运，发生超滤时，溶于水中的溶质将受牵带作用随水一起清除，形成对流过程。反映溶质在超滤时被滤过膜清除的指标是膜的筛选系数（sieving coefficient，SC），即超滤液中某溶质的浓度除以血液中的浓度。因此，利用对流清除溶质的效果主要由两个因素决定，即超滤率和膜对此溶质的 SC，并遵循 Starling 定律。

2. 影响超滤清除效率的因素

（1）跨膜压（transmembrane pressure，TMP）：透析器内血液间隙与透析液间隙的液体平均压力之差为跨膜压。跨膜压为超滤的主要动力，水在压力差作用下的跨膜移动称为超滤。目前，临床所用的透析器能承受的 TMP 一般在 53 ~ 80kPa。透析膜两侧的静水压决定超滤的速度，透析膜对水的通透性大小取决于孔径和厚度，常用超滤系数（Kuf）来表示。需要注意，商家标明的 Kuf 值是体外实验数据，在体内实际值往往低于实验值的5% ~ 30%。

（2）渗透压：渗透压由透析膜两侧溶液中溶质的颗粒数多少决定，水分向溶质颗粒数多的一侧流动，同时也牵带溶质跨膜移动。随水分移动后膜两侧的溶质浓度相等时，渗透超滤也停止。因此渗透超滤的作用通常是暂时性的，相对于液体压力，其对超滤的影响很小。

（3）膜的特性：注意每批生产的膜性质不尽相同，此外温度、湿度均影响超滤性质。

（4）血液成分：血浆蛋白浓度、血细胞压积以及血液黏滞度都对超滤率有影响。

（5）液体动力学：在血液流经透析器时，膜表面的切变力或浓度梯度的变化对超滤产生影响。

（6）温度：在高通量血液透析或血液滤过时，温度与超滤率呈直线关系。

（三）吸附

通过正负电荷的相互作用使膜表面的亲水性基团选择性吸附某些蛋白质、毒物及药物［如 β_2 微球蛋白（β_2MG）、补体、内毒素等］以达到膜的吸附清除作用。必须指出的是，在透析治疗中，迄今所有透析膜的吸附清除作用是非特异性的，且十分有限，一些研究证实（如 AN69）仅为对流清除量的 15% ~17% 即达到饱和状态，膜吸附蛋白质后可使溶质的对流清除率降低。因此理论上，吸附作用越强的膜不宜再复用。由于这类滤器价格相对昂贵，目前还不能常规作为尿毒症患者的长期治疗方法。

二、血液透析常见种类

血液透析（HD）是慢性肾衰竭患者的主要治疗手段之一。虽然近十年，透析设备的不断更新和新的透析方式不断出现及应用于临床，血液透析基本治疗模式仍可根据透析膜的超滤系数（Kuf）指标大体上分为两大类：低通量血液透析和高通量血液透析。

（一）低通量血液透析

使用 Kuf≤15ml/（h·mmHg）的透析膜进行血液透析，可称为低通量血液透析，低通量膜的共同特点是以弥散清除小分子物质为主。

1. 标准的血液透析　也称传统血液透析，仍是目前临床上使用最普遍的一种透析方式。其基本要求如下。

（1）透析器：透析膜 Kuf≤15ml/（h·mmHg），膜面积通常为 1.2~1.5m^2。

（2）血液流速：血液流速多取干体重（kg）的 4 倍数值，通常为 200~300ml/min，成年透析患者应 >180ml/min。

（3）透析液：一般采用碳酸氢盐透析液，其流速为血液流速的 2 倍，通常是 500ml/min。

（4）透析时间：根据残余肾功能（Kru）确定。Kru <2.5ml/min，每周透析 3 次，每次 4h；Kru≥2.5ml/min，每周 2 次，每次 4h。

标准血液透析治疗方式是以弥散清除小分子溶质或毒素为主的一种传统透析模式，是大多透析患者赖以生存的主要肾脏替代疗法。在临床实际应用中，标准血液透析又分为诱导期透析和维持性透析两个阶段。诱导期透析是指尿毒症患者最初接受透析治疗的一段时间，目的是使从未接受透析的尿毒症患者过渡到平稳的透析阶段，以期减少急性透析并发症，使患者顺利进入标准维持性血液透析阶段。诱导期透析原则是：①循序渐进，开始可选膜面积为 1.0~1.2m^2 的透析器。②血液流速以 150~180ml/min 为宜，透析液流速可不变或相应减少。③透析治疗时间为 2~5h。④为弥补单次透析剂量的不足，在诱导透析阶段应以增加透析频率为首选，每周不低于 3 次，可隔日 1 次甚至每日短时日间透析。⑤控制超滤，成人总量控制在 800ml 以内。

2. 高效血液透析（high efficiency hemodialysis）　所谓高效血液透析方式在国外完全是针对一部分体形硕大的透析患者而开发并用于临床的，在这部分透析患者中因其尿素氮分布容积增大，若仍采用标准血液透析治疗，Kt 相对不变，必导致 Kt/V 下降，透析不充分。为了提高血液透析的效率，选用大表面积（>1.5m^2）的透析器，同时提高血液流速（>300ml/min）和透析液流速（>700ml/min），以达到小分子尿素氮（BUN）被充分清除（>200ml/min）的目的。在实施高效血液透析时需注意以下几点。

（1）透析器：通常采用膜面积≥1.5m^2 和尿素转运面积系数（mass transfer urea coeffi-cient，KoA）>600ml/min 的透析器。其中 KoA 实际上是指膜的尿素氮清除率（Ko）与膜表面积（A）相乘的值，理论上，透析器使用表面积越大者，膜的尿素氮清除效果越好。研究证实，当膜表面积 $< 0.8m^2$ 的透析器，在血液流速由 200ml/min 增加到 500ml/min，则尿素氮清除率则只增加 50ml/min。但表面积 > $1.5m^2$ 的透析器，在血液流速由 200ml/min 增加到 500ml/min，则尿素氮清除率可增加 150ml/min，相差 3 倍。同样的，如果加快透析液流速，由 500ml/min 增快到 1 000ml/min，在表面积 $< 0.8m^2$ 的透析器，其尿毒清除率只增加 10%；相反的表面积 > $1.5m^2$ 的透析器，其尿毒清除率则可增加到 15%。

（2）高血液流速：血液流速较透析液流速对尿素氮的清除影响大，增快血液流速较增快透析液流速所获的清除效率更高。国外报道，高效血液透析要求其血液流速须至少 >300ml/min 以上，但国内由于担心加重透析患者的心血管不稳定性，而很少达到。事实上，成人动静脉血管的血液流速每分钟会有 500 ~ 1 000ml，因此血液流速增加到 300ml/min 以上，应不至于产生心脏的负荷。高血液流速依赖良好血管通路，并依照不同流速采用较粗的针头，同时注意校正透析机血泵实际与显示流速的不同。血液流速加快，则会造成血泵之前的管路产生负压，如果有管路连接不紧密，或管路裂缝，或连接静脉输液的管路因输液完毕而放空，都容易使空气进入管路中，造成空气栓塞，使治疗发生意外。对于治疗中感觉心脏确有不适的透析患者，应对其评估后再继续进行高效血液透析。

（3）再循环率（recirculation）：高血液流速的另一问题是透析治疗时的再循环率会随着升高，如此会抵消透析治疗的有效率。导致体外血流再循环率的最主要原因是透析器的血流速率大于动静脉血管的血流速率，包括动静脉血管狭窄、患者低血压或心搏出量不足、双针穿刺位置太接近（3 ~ 5cm）或反位穿针。据报道：股静脉双腔导管的再循环率（18% ~ 38%）较颈静脉（<10%）高，但如深插到髂内静脉（插至 19 ~ 24cm），则因血流量较大，再循环率（12.6%）会下降。尽管如此，加快血液流速增加的尿素氮清除率，仍远较增加的再循环率为高。

（4）透析液：采用碳酸氢盐透析液（35 ~ 38mmol/L）进行高通量血液透析时血压较为平稳。另外适度地保持透析液中的钠离子在 140 ~ 142mmol/L，电导度 14.0 ~ 14.2；或是加入糖分100 ~ 200mg/dl 也可以增加血液的渗透压，加速组织中水分回流血管中，避免血压下降。

（5）带容量控制的透析机：为保障透析治疗的安全应使用能精确估计超滤率的容量控制型的透析机。

（6）透析时间：大多数透析时间 2.5 ~ 3.0h，每周 3 次。由于透析时间的长短直接影响着透析患者存活率，采用短时高效透析时，透析时间一定要绝对保证，并注意补足因透析治疗期间血压下降、呕吐、抽筋等处理所耗费的时间，以保证充分的透析治疗剂量。

（二）高通量血液透析

凡使用透析膜 Kuf >20ml/（h·mmHg）的血液透析方式，称为高通量血液透析（high flux hemodialysis，HFD）。

HFD 与高效率透析的技术要求基本一样，主要有两点。首先，透析器的选择上，HFD 使用高通量的透析器，膜有较大的孔径，可清除中、大分子的毒素，并在短时间移除大量水分及小分子毒素，既有对流也有弥散清除作用。而高效透析指高效低通，即 KoA >600ml/min，而 Kuf 大多数 <15ml/（min·mmHg）的透析器，仍是以弥散清除小分子物质为主。其次是透析液的要求上，高效透析使用普通透析液，而 HFD 使用无菌、无致热源的超纯净透析液。因此，高通量透析可以是高效透析的一种，但高效透析不一定是高通量透析。如同传统的低通量透析器一样，高通量透析器目前市售也分为人工合成膜和纤维素膜两大类，包括聚砜（polysulfone），PMMA，AN－69，聚酰胺（polyamide），三醋酸纤维素（cellulose triacerate）等。

由于高通量膜结构的特点，容易发生透析液反渗（backfiltration）的现象，因此，高通量透析除对透析机相关配件要求较高外，还须使用超纯净透析液及水。以下几点需要注意。

1. 透析机的消毒程序　每班透析结束后，须严格执行不同类型透析的消毒程序。

2. 透析液的细菌污染与毒素　碳酸氢盐透析液的 B 液极易被细菌等污染。如自配 B 液，任何装 B 液的容器都需要严格的消毒，美国疾病控制中心（CDC）证实，如果容器不干净，倒入新透析液后的第二天，细菌即可长到 100 000 菌落，内毒素可高达 20 ~ 30 内毒素单位（endotoxin units，EU）/ml。

而以干粉罐（Bieart）连在透析机上，直接使用则纯净度较好。清洁碳酸氢盐透析液容器的方法：任何 B 液容器需要把残留的透析液倒干净，然后用反渗水反复冲洗，并将其倒立自然干燥，而且每周最少用 1% ~3% 伦拿灵消毒液消毒。

3. 水污染　纯净的反渗水也是高通量透析所必备的条件。高品质的纯水其细菌培养须小于 10cfu/ml，内毒素浓度须小于 0.48eu/ml。因此，双重反渗膜或是一个反渗膜加上去离子设备进一步除掉各种重金属常是需要的。定期消毒维护透析水处理系统是保证高品质纯水所必需的。

4. 透析液及水排放系统的污染　由于大量透析液、含氮废物、氨基酸等出现在排放管路中，容易引起细菌大量繁殖并产生生物膜，导致排放管路完全阻塞甚至倒流回到透析机中，引起严重污染。因此：①透析机及反渗水处理的排放管路要分开，以免透析排出液倒灌到透析机中。②每月至少一次用 0.5% 次氯酸钠消毒排放管路，以预防细菌过度增生，导致生物膜堵塞。

临床研究显示，采用高效率透析及高通量透析的患者生存率较采用传统血液透析者好，死亡的相对危险平均减少 10%。其最主要原因在于增加了透析治疗剂量 Kt/V 所致，如果 Kt/V 由 1.2 增加到 1.4，则死亡的相对危险减少 30% ~40%。

三、血液透析适应证与相对禁忌证

作为常规的肾脏替代治疗方法之一，血液透析应用于急慢性肾衰竭患者治疗的历史已久。相对于其他的血液净化治疗而言，其在非肾脏病领域的应用更加广泛。

（一）血液透析的适应证

1. 急性肾衰竭

（1）无尿或少尿 2d（48h）以上，伴有高血压、水中毒、肺水肿、脑水肿之一者。

（2）血尿素氮（BUN）21.4 ~28.6mmol/L（60 ~80mg/dl）或每日升高 10.7mmol/L（30mg/dl）。

（3）血肌酐（Scr）≥442μmol/L（5mg/dl）。

（4）高钾血症，K^+≥6.5mmol/L。

（5）代谢性酸中毒，CO_2 结合力（$CO_2 - CP$）≤13mmol/L，纠正无效。

2. 慢性肾衰竭　Scr≥707μmol/L（8mg/dl）；BUN≥35.7mmoL/L（100mg/dl）；Ccr（内生肌酐清除率）≤5ml/min。并伴有下列情况者：

（1）出现心力衰竭或尿毒症性心包炎。

（2）难以控制的高磷血症，临床及 X 线检查发现软组织钙化。

（3）严重的电解质紊乱或代谢性酸中毒，如 K^+≥6.5mmol/L，$CO_2 - CP$≤13mmol/L。

（4）明显的水钠潴留，如高度水肿和较高的血压。

（5）严重的尿毒症症状，如恶心、呕吐、乏力等。

3. 急性药物或毒物中毒　毒物能够通过透析膜析出且毒物剂量不大、与机体作用速度不太快的可进行透析。应争取在服毒后 8 ~16h 以内进行，以下情况应行紧急透析：

（1）经常规方法处理后，病情仍恶化，如出现昏迷，反射迟钝或消失，呼吸暂停，难治性低血压等。

（2）已知进入体内的毒物或测知血液中毒物浓度已达致死剂量。

（3）正常排泄毒物的脏器因有原发疾病或已受毒物损害而功能明显减退。

（4）合并肺部或其他感染。

4. 其他

（1）难治性充血性心力衰竭和急性肺水肿的急救。

（2）肝胆疾病如肝功能衰竭、肝硬化顽固性腹腔积液、完全性梗阻性黄疸患者的术前准备。

（3）水、电解质紊乱，如各种原因稀释性低钠血症与高钾血症。

（4）免疫相关性疾病。

（二）血液透析的相对禁忌证

（1）老年高危患者，不合作的婴幼儿或精神病患者。

（2）严重心肌病变或心律失常不能耐受体外循环。

（3）大手术后3d内，或严重活动性出血。

（4）恶性肿瘤晚期导致肾衰竭。

（5）低血压或休克。

（6）脑血管意外。

四、血液透析技术操作流程

血液透析（HD）治疗是指血液经过半透膜，利用弥散、对流等原理清除血液中的有害物质与过多水分的方法，是最常用的肾替代治疗方法之一。血液透析技术是其他血液净化技术的基础，目前为止的任何血液净化技术都是在此基础之上发展起来的（图6-1）。

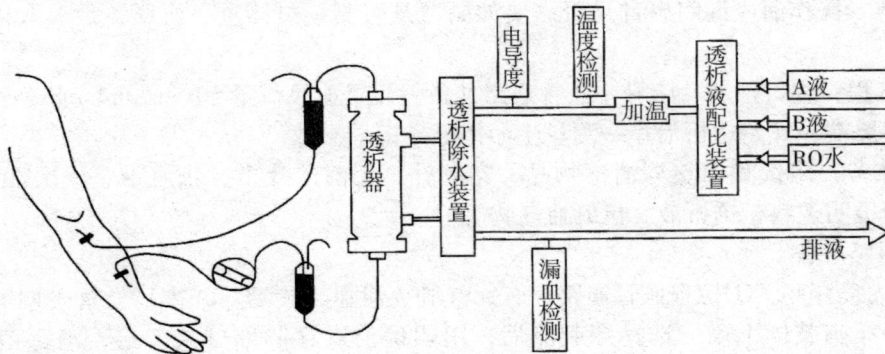

图6-1　血液透析模式

血液透析技术操作流程：物品准备→开机自检→安装管路及透析器→密闭式管路预冲→建立体外循环→血液透析→密闭式回血。

（一）透析器与管路安装、预冲

1. 目的及意义　正确安装透析管路及透析器，将生理盐水注入透析管路及透析器，排尽透析管路及透析器内的空气、消毒液，为透析治疗做好前期准备。

2. 操作步骤

（1）准备工作

1）物品：①血液透析器、血液透析管路。②生理盐水。

2）核对：①治疗前应核对A、B浓缩透析液的浓度、有效期。②检查A、B透析液连接。

（2）开机自检：打开机器电源总开关，不同透析机器按照要求进行机器自检。

（3）血液透析器和血液透析管路的安装原则：安装血液透析管路顺序按照体外循环的血流方向依次安装，连接透析器时按操作顺序逐一打开，一个小帽连接一个接头，以避免接头暴露时间过长，注意无菌操作。

1）检查血液透析器、血液透析管路、生理盐水袋有无破损、漏气，外包装是否完好，查看有效日期。

2）按照无菌技术操作，注意血液透析管路与透析器连接紧密，夹闭血液透析管路上应关闭的夹子。

3）将生理盐水、废液收集袋挂于输液架上。将生理盐水与动脉管路连接，废液收集袋与静脉管路连接。

（4）预冲原则：采用密闭式预冲。先预冲膜内，血流速100ml/min，排净透析器膜内气体后，调至血流速 200 ~ 300ml/min，膜内预冲完成后连接旁路再预冲膜外。

1）启动透析机血泵 80 ~ 100ml/min，生理盐水先排净透析管路和透析器血室（膜内）气体。生理盐水流向为动脉端→透析器→静脉端。

2）待生理盐水到达静脉端时，将泵速调至 200 ~ 300ml/min，连接透析液接头与透析器上的透析液接口，排净透析器的透析液室（膜外）气体。

3）生理盐水预冲量应严格按照透析器说明书中的要求，使用适量的生理盐水进行预冲。

4）当使用湿膜透析器时，应避免将透析器内液体排空。首先将透析回路动脉端管路排气，充满液体后，停止血泵，与透析器连接，再开血泵继续预冲，防止空气进入膜内。

5）预冲生理盐水应直接流入废液收集袋中，废液收集袋放于机器液体架上，不得低于操作者腰部以下。冲洗完毕后根据医嘱设置治疗参数。

（二）血液透析开始的操作程序

1. 目的及意义　血液透析可部分替代肾功能，清除代谢废物，调节水、电解质和酸碱平衡。

2. 操作步骤　操作前应询问患者是否需要如厕，是否测量过体重、血压，是否取得了医师的治疗方案。

（1）操作流程：查对姓名、床号→血管通路准备→设置血泵流量 50 ~ 100ml/min→连接动脉端→打开血泵→连接静脉端→开始透析治疗→测量生命体征→记录参数。

（2）物品准备：碘伏和棉签等消毒物品、穿刺针、无菌治疗巾、止血带、一次性手套、注射器、医用胶布、无菌透明敷料、透析液、抗凝血药物等。

（3）血管通路准备

1）动静脉内瘘穿刺：①检查血管通路：有无红肿、渗血、硬结，并摸清血管走向和搏动。②将治疗巾铺于患者预穿刺肢体下面，选择穿刺点后，用碘伏消毒穿刺部位共 2 遍，消毒范围应为直径 > 6cm。③根据血管的粗细和血流量要求等选择穿刺针。④采用阶梯式、纽扣式等方法，呈 30°左右穿刺，先穿刺静脉（顺血流方向），再穿刺动脉（逆血流方向或顺血流方向），妥善固定。⑤将透析动脉管路接口与动脉穿刺针连接，开启血泵 100ml/min。当血液沿透析动脉管路流至肝素注入管口时，根据医嘱推注首剂量肝素。在血液缓慢流动的过程中将管路及透析器中的生理盐水排出，待血液流入透析管路静脉空气捕捉室（静脉小壶）时，停止血泵，将透析静脉管路接口与静脉穿刺针连接。

2）中心静脉留置导管连接：①打开静脉导管外层敷料，患者头偏向对侧。②将无菌治疗巾垫于静脉导管下。③取下静脉导管内侧敷料，将导管放于无菌治疗巾上。④分别消毒导管和导管夹子，放于无菌治疗巾内。⑤先检查导管夹子处于夹闭状态，再取下导管肝素帽。⑥分别消毒导管接头。⑦用注射器回抽导管内封管肝素，推注在纱布上检查是否有凝血块，回抽量为动、静脉管各 2ml 左右。如果导管回抽血流不畅时，认真查找原因，妥善处理，严禁使用注射器向导管腔内用力推注生理盐水，防止血栓的注入。⑧以下步骤同动静脉内瘘穿刺的步骤⑤。

（4）血液透析中的监测

1）体外循环建立后，测量血压、脉搏，询问患者的自我感觉，记录在血液透析记录单上。

2）操作自查：①按照体外循环管路血液流向的顺序，依次查对体外循环管路系统各连接处和管路开口处，未使用的管路开口应处于加帽密封和管夹关闭的双重保险状态。②根据医嘱查对机器治疗参数。③观察穿刺部位有无渗血、血肿，询问患者有无疼痛，穿刺针及血液回路是否固定良好。

3）双人查对：自我查对后，与另 1 名护士同时再次查对上述内容，并在治疗记录单上签字。

4）血液透析治疗过程中，每小时询问 1 次患者自我感觉，测量血压、脉搏。观察穿刺部位有无渗血，穿刺针有无脱出移位，并及时准确记录。

5）如果患者血压、脉搏等生命体征出现明显变化，应及时通报医师，随时监测并及时记录，必要时给予心电监护。

（5）注意事项

1）连接患者前要确保透析管路内无气泡，管路无扭曲。

2）透析管路动脉、静脉小壶处夹好夹子，盖好保护帽。

（三）血液透析结束的操作程序

1. 目的及意义　将患者透析器及透析管路内血液回输患者体内，结束透析治疗。妥善处理血管通路，及时止血。

2. 操作步骤

（1）操作流程：机器提示治疗结束→按确认键→设置血泵流量50～100ml/min→回输动脉端血液→夹闭动脉端→打开血泵→回输静脉端血液→结束治疗→测量生命体征→妥善处理血管通路。

（2）物品准备：碘伏和棉签等消毒物品、压脉带、一次性手套、生理盐水、医用胶布等。

（3）基本回血方法：推荐密闭式回血。

1）确认治疗完成，透析机进入回血程序。调整血液流量至50～100ml/min。

2）打开动脉端生理盐水预冲侧管，关闭连接动脉穿刺针侧管路。用生理盐水将动脉侧管路内的血液回输到动脉壶。

3）关闭血泵，打开连接动脉穿刺针侧动脉管路，靠重力将残留在动脉侧管路的血液回输入患者体内。

4）夹闭动脉管路夹子和动脉穿刺针处夹子。

5）打开血泵，用生理盐水全程回血。回血过程中，使用双手轻搓转透析器，但不得用手挤压静脉端管路。当生理盐水回输至静脉壶，安全夹自动关闭后，停止回血。禁止将管路从安全夹中强制取出，防止发生凝血块入血或空气栓塞。

6）夹闭静脉管路夹子和静脉穿刺针处夹子。先拔出动脉内瘘穿刺针，再拔出静脉内瘘针，用压脉带或胶布加压包扎穿刺部位15～20min，检查动、静脉穿刺针部位无出血或渗血后放松包扎。

7）整理用物，清洁、消毒机器。

（4）人工血管内瘘或直接动脉穿刺的回血方法

1）消毒用于回血的生理盐水瓶口。

2）准备无菌大针头，放置在机器顶部。

3）调整血流流量至50～100ml/min。

4）关闭血泵。

5）夹闭动脉穿刺针夹子。

6）拧下穿刺针，将动脉管路与无菌大针头连接，插入生理盐水袋中。

7）同上"基本回血方法"的5）～7）。

（5）注意事项

1）全程生理盐水回血。

2）回血过程中，禁止将透析管路从安全夹中强制取出。

五、血液透析常规护理

（一）血液透析前的护理

1. 透析机的准备　开启血液透析机，检测血液透析机各部件工作状况，进入透析准备，连接透析浓缩A、B液。

2. 患者的评估

（1）患者病情的评估：了解患者一般情况，如神志、生命体征、透析时间、透析次数；询问并检查患者有无皮肤黏膜及胃肠道出血、便血，女患者要询问是否月经期；观察患者有无水肿及体重增长情况；患者原发病及有无其他并发症，如肿瘤、高钾血症、酸中毒等。

（2）患者血管通路的评估：检查患者是自体动静脉内瘘，还是移植血管，或是深静脉留置导管，或是未建立血管通路；检测内瘘通畅情况，穿刺肢或置管处皮肤有无红肿、溃烂、感染；如通路闭塞应通知医师进行通路修复处理；深静脉置管者检查缝线有无脱落，固定是否妥善，置管口有无出血、红肿或分泌物；未建立血管通路者评估外周血管条件。

（3）超滤量的评估：指导患者正确测量体重，掌握以患者体重变化为依据正确计算超滤量的方法。患者每次测量体重时须使用同一体重秤，并穿同样重量衣物，如患者衣物有增减应先将衣物称重后再与透析前、透析后体重相加减，计算当日超滤量。

（4）干体重的评估：干体重是患者目标体重或称理想体重，是指患者体内既无水钠潴留，也没有脱水时的体重，是在患者透析治疗结束时希望达到的体重。无尿肾衰竭患者均存在体液潴留，透析治疗要使患者达到干体重，往往需要经过几次透析后才能确定。干体重是动态变化的，与患者的精神状态、食欲改善、食量增加等因素也密切相关，故应注意根据患者具体情况给予修正。

3. 护理准备

（1）物品准备：准备透析用相关物品，所有无菌物品必须在有效期内。透析器的选择应根据患者的透析方案确定。

（2）透析器及管路的冲洗准备：正确安装透析器及管路并检查连接是否紧密、牢固。按血液净化标准操作规程进行预冲。复用透析器冲洗前做好有效消毒浓度及冲洗后残留消毒液浓度检测方可使用。

（3）透析参数设定：根据医嘱正确设定患者的透析参数，如超滤量、抗凝血药、透析方式、透析时间、透析液温度，是否需要选择透析治疗方式，如钠浓度、序贯透析、超滤程序等。

（4）上机连接的护理

1）按血液透析上机操作流程连接血管通路与透析管路，开启血泵 80～100ml/min。

2）连接好静脉回路后渐增血流量至该患者透析治疗医嘱规定的血流量 200～300ml/min。

3）查对已设定透析参数是否正确。

4）核查整个血液体外循环通路各连接处有无松动、扭曲；透析管路上各侧支上的夹子是否处于正常开、闭状态；静脉压力监测是否开启；机器是否进入正常透析治疗状态。

5）妥善固定好透析管路，保持通畅。

（二）血液透析中的护理

1. 严密观察巡视

（1）每 30～60min 巡视 1 次，根据病情每小时测量血压、脉搏并记录。

（2）观察患者穿刺部位或置管口有无出血、血肿。

（3）观察透析器、透析血管通路内血液的颜色变化，有无凝血。

（4）观察机器运转、超滤状况；观察跨膜压、静脉压变化，如有异常情况及早发现及早处理。

2. 观察血压变化，发现问题及时处理

（1）血液透析患者治疗中低血压的发生，在透析治疗之初往往与心功能差或以往合并心脏疾病有关；经过透析治疗 2h 后患者血压降低往往与超滤量多、电解质改变有关。患者在治疗中发生低血压后，应正确分析原因酌情及时处理。

（2）透析中高血压的处理一般发生在治疗 2h 后，即经过治疗清除体内潴留水分后，血压仍无下降趋势时应遵医嘱给予降压药物。对于水、钠大量潴留的患者，降压药不宜给予过早，避免因血压降至正常后，患者不能耐受大量除水，给必要的超滤治疗造成困难。

3. 随时观察患者心率、呼吸、神志及病情的变化

（1）观察患者心率与呼吸、神志的变化，每小时记录 1 次。心率的异常在每个透析时段均有发生，应注重它的突然变化或透析 2h 以后的改变及心电图改变。原有合并心脏疾病的心率异常，多发生在透析治疗开始；心功能代偿引起的心动过速，多在治疗第 2～5h 发生。

（2）呼吸与神志在透析治疗中一般无明显改变，只在危重患者治疗时或患者病情发生危重变化时（如脑出血、低血容量性休克等）才可见到。

（3）在血液透析治疗中，护士应严密观察患者的病情变化、过敏反应和并发症的发生。最常见的

并发症，按发生的频率排列为：低血压、恶心、呕吐、肌肉痉挛、头痛、胸痛、发热和寒战。

（4）在治疗开始及结束前测量体温。

（三）血液透析结束时的护理

1. 回血护理

（1）血液透析结束时测量患者血压心率，观察并询问患者有无头晕、心慌等不适。

（2）回血时护士必须精力集中，严格按照操作规程进行回血，防止误操作造成出血和空气进入的不良事件。

（3）如患者在透析中有出血，如牙龈出血，在回血时按医嘱用鱼精蛋白中和肝素。

（4）如回血前伴有低血压症状，通知医师，回血后应再测量，并观察患者的病情，注意排除其他原因导致的血压下降，嘱患者血压正常后才能起床离开。如生活不能自理、老年人、儿童患者离开时，护士应给予协助。

（5）记录并总结治疗状况。

2. 回血后患者止血处理

（1）内瘘患者穿刺点用无菌敷料覆盖。

（2）拔针时用1.5cm×2cm大小的纱布卷压迫穿刺部位。

（3）弹性绷带加压包扎止血，按压的力量以既能止血又能保持穿刺点上下两端有搏动或震颤。

（4）15～20min缓慢放松，防止压迫时间过长内瘘阻塞。

（5）止血贴继续覆盖在穿刺针眼处12h后再取下。

（6）同时指导患者注意观察有无出血发生，若有出血发生，应立即用手指按压止血，同时寻求帮助。

（7）指导患者穿刺处当天保持干燥，勿浸湿，预防感染。

3. 透析机的消毒保养　透析结束后每班护士根据要求对机器进行消毒、机器外表面清洁维护、更换床单位，避免交叉感染。

六、血液透析治疗的观察与处理

透析治疗中的护理观察和处理大体分为两类：对透析设备方面的观察与处理；透析患者的观察与护理。在实际操作中遇到问题，又存在着两者的交叉处理。前者为透析技术，操作不当会发生溶血、凝血、漏血、空气栓塞、血行污染等，其发生率低与技术操作的人为因素有关，在这方面主要是提倡护理人员工作责任心，遵守操作规程与熟练的操作技术相结合，防患于未然；后者为透析护理，如透析治疗中患者失衡综合征、血压异常、心律异常、发热、肌肉痉挛、免疫与过敏反应等的发生，与患者体质、机体对治疗耐受程度有关，其结果与护士工作经验，处理是否及时、正确、到位密切相关，两者均为透析治疗中护理工作重点和护理人员必须掌握的技能。

血液透析治疗过程中对患者的观察与血液透析治疗的原理密切相关。血液透析是利用特殊材料的半透膜制成中空纤维，血液运行在中空纤维管腔内，透析液运行在中空纤维管外，以透析膜将血液与透析液隔开，在血液与透析液逆向流动的过程中，通过透析、弥散、渗透、压力梯度等原理，清除患者体内滞留的中、小分子代谢产物及水、电解质，纠正酸中毒并补充患者体内缺乏的电解质，维持机体酸碱平衡及内环境的稳定。

应用半透膜及相关原理对患者血液进行净化的同时，在短时间内伴随患者体内大量代谢产物快速被清除，会引起患者血流动力学及机体内环境的改变。因此在透析治疗中应当注意观察透析治疗对患者的影响，观察患者生命体征、病情变化，及时处理突发事件是护士的主要责任。

血液透析中最常见的合并症为血压、心率的改变及失衡综合征的发生，对患者合并症的观察与护理措施如下。

（一）对患者血压的观察及处理

在血液透析治疗中最常见的合并症是高血压与低血压。

1. 透析治疗中的低血压

（1）发生原因：透析开始血液被引入体外的血液回路内循环，使患者体内血容量减少（循环血量据透析器的大小而不同，约为 200ml），再经过透析 4h 的超滤和清除毒素使体内循环血量减少，血液渗透压降低。在血液透析治疗中，由于除水使患者血压有不同程度下降，真正需要进行处理的低血压发生率占 7.24%。肾衰竭患者的水钠潴留是普遍存在的，透析治疗前要求患者体重不超过干体重的 3%～5% 或透析期间每天体重增加不应超过 1kg。治疗中超滤速度过快，超滤量 >1 000ml/h 以上；超滤量过多 > 干体重5% 以上，易导致血浆容量在短时间内急速下降，当下降程度超过机体耐受性，患者则会出现心率增快、血压降低、面色苍白、冷汗淋漓、四肢厥冷、恶心、呕吐等低血容量性休克的表现，严重者出现表情淡漠、嗜睡、抽搐、昏迷等。

引起低血压的原因还有血流动力学的改变对原有心脏疾病的影响。如老年、糖尿病透析患者多合并心脏疾病，尿毒症性心肌损害如心肌炎、心包炎等，在血容量降低心肌缺血时，均会发生心率的改变，甚至出现心力衰竭引起血压的降低。在观察中可见，由于心脏原因引起的血压变化最初是随心率的改变而升高和降低的。

引起低血压的原因还有低钠透析液使患者血浆渗透压降低，机温过高使外周血管扩张，使回心血量减少及患者体内电解质及酸碱平衡的改变，低氧血症、低蛋白血症、甲状旁腺功能减退、自主神经功能紊乱、动脉硬化等多种因素。归纳起来最常见的原因是：血容量降低、渗透压降低、超滤速度过快。

护理上观察极为重要，当患者血容量降低之初，表现为迷走神经兴奋如频繁打哈欠，由于心脏功能的代偿最早表现为心率增快。及早发现及时补充生理盐水，提高循环血量，及时停止超滤或减慢超滤速度，对防止病情恶化极为重要。

（2）处理措施：透析患者本身存在着水钠潴留高血压，随着透析超滤的进行，血压会逐渐下降。一般对逐渐血压降低只需注意观察，但对血压急剧下降，或血压下降伴随心率改变并有症状者，均应给予积极关注、适当处理。低血压的发生时间 70.37% 均发生在血液透析第 3h、第 4h，应引起特别注意。

1）严密观察血压变化，测量血压每 0.5～1h 一次，发现异常及时通知医生，必要时随时监测。

2）发现低血压后立即停止除水。

3）摇低床头使患者头低足高位。

4）补充血容量，遵医嘱给予生理盐水 100～200ml。

5）提高血浆晶体或胶体渗透压。10% 氯化钠注射液 10ml，静脉注射；50% 葡萄糖注射液 20ml 静脉注射；人血白蛋白 5～10g 静脉注射。

6）使用升压药物：生脉注射液 20～40ml 静脉注射或口服盐酸米多君片等。

7）症状缓解后重新设定除水量、减慢除水速度或停止除水。

8）安慰患者，待病情好转后针对患者进行健康教育，积极采取预防措施。

9）对回血前、后发生的低血压应教会患者如何保护和观察内瘘是否通畅。

（3）预防措施

1）改变治疗方法：对长期低血压患者可使用高钠透析液（氯化钠 140～145mol/L）或采用在线 HF、HDF 等方法，对大量水潴留的患者使用程序除水、单超或序贯透析。

2）劝告患者限制盐的摄入量，减少透析间期饮水量，防止饮水过多致使体重增长。

3）对患者干体重进行再探讨，根据心胸比值重新确定干体重的设定值，不要过度除水；去除患者特殊因素如有腹腔积液而实际外周水肿并不明显等情况。

4）指导患者在透析之后视血压实测值服用降压药物。

5）对易发生低血压的患者在透析过程中最好不要进食。

6）确定心功能状态，有无合并心肌炎、心包积液等。

7）纠正贫血，纠正低蛋白血症，加强饮食指导，增加蛋白质摄入量。

8）考虑使用血容量监测。

2. 透析治疗中的高血压

（1）发生原因：在血液透析治疗中高血压的患者占 80% 以上，与年龄无关。大体分为容量依赖型及肾素依赖型高血压，前者与水在体内大量滞留，血容量过多有关；后者与超滤后血容量降低刺激容量感受器，使肾素－血管紧张素系统功能亢进，末梢毛细血管收缩增强有关。还与升压物质相对清除过慢，浓度相对升高有关。

容量依赖型高血压多发生在透析治疗开始，随着体内潴留水分的大量被清除，血压逐渐下降，也有降至正常。肾素依赖型高血压则随着体内潴留水分的大量被清除，血容量降低刺激容量感受器，使交感神经兴奋肾素分泌增加，及血浆中儿茶酚胺浓度异常升高，引起外周血管收缩而使血压逐渐升高。这类患者多发生在治疗 2h 以后，患者会出现头痛、恶心、呕吐，严重者甚至在薄弱环节发生出血（如脑出血，患者还会出现意识障碍、昏迷等）。由于治疗中使用抗凝血药物，预后往往很严重。一般在收缩压达到 24kPa 时，应及时通报医师及时处理，防止脑血管意外等情况的发生。

（2）处理措施

1）患者发生高血压后应及时告知医生。

2）容量依赖型高血压的治疗方法为适当除水，将患者体重维持在干体重水平。过早的给予降压药物会造成血压降低后对大量除水的不耐受。

3）肾素依赖型高血压的处理一般是在 HD 治疗后 2h 给予降压药物，如硝苯地平 10mg 口服或卡托普利 12.5mg 口服等。

4）在回血前血压 >26.7/13.3kPa 时应慎重处理（延迟回血），应先使用降压药物，待血压下降至 24.0/13.3kPa 后再进行回血操作，血流量降低为 80ml/min 进行回血治疗。对老年患者，应注意防止脑血管意外的发生。

（3）预防措施

1）合理应用降压药物，观察患者降压药物的服用及疗效。

2）观察总结患者干体重控制情况。

3）指导患者低钠饮食，控制水的摄入量。

在血液透析治疗中对高血压与低血压的管理非常重要，是防止心脑血管合并症的重要方面并关系到患者的长期存活率与生活质量，应针对患者个体制订护理方案，观察患者服用降压药物的疗效，督促医生对患者降压药物进行调节。

血液透析患者的血压应维持在 18.7/12.0kPa 以下，但由于患者的情况不同，应根据患者不同的降压效果区别对待。如高龄及糖尿病肾病患者，合并血管病变、动脉硬化及缺血性心脏疾病等比较多，循环系统的调节功能低下，透析中易发生低血压或直立性低血压。

（二）对患者心律改变的观察与处理

（1）发生原因：在透析治疗中，部分患者主诉心慌、胸闷、气短，出现恶心、呕吐、心律失常、血压不稳定等情况。检查心电图可见心房纤颤，室性/室上性期前收缩，窦性心动过速、过缓，右束支传导阻滞等多种表现。

在血液透析治疗中各种电解质及 pH 的改变，特别是钾离子、钙离子的浓度变化直接影响心肌收缩力。钙离子参与心肌兴奋－收缩耦联过程，心肌细胞膜上钙离子通透性增强时，钾离子通透性减弱，心肌兴奋增高，心肌收缩力加强心率加快，反之心率减缓。

血液透析开始时血液的引出及大量超滤后，循环血量的减少所产生的血流动力学的改变增加了心脏的负担，更加重了原有心脏疾病的心肌缺血症状，血容量的降低刺激交感神经兴奋，释放肾上腺素、去甲肾上腺素，产生儿茶酚胺的增加，刺激心肌细胞膜上的 β 受体使心肌兴奋性增强，收缩力增加，心搏加快，多种关联因素均可诱发心律异常。

透析患者由于高龄、糖尿病肾病及脂肪代谢的紊乱，使心血管合并症发病率高。在透析患者死因中，心血管疾病占第一位，应引起高度重视。在血液透析治疗中患者出现心律异常时应及时通报医师，及时按医嘱处理。

（2）处理措施

1）观察患者心率/心律变化情况，对病情严重者协助医生做心电图，必要时进行心电监测。

2）严格执行医嘱设定血液流量及除水量，并根据病情随时调整。

3）遵医嘱给予患者吸氧，及时准确使用药物，如硝酸甘油、丹参制剂、毛花苷 C、普萘洛尔等。

（3）预防措施

1）充分透析清除毒素，避免由于代谢产物的积蓄造成心肌的损害。

2）避免除水过多、过快造成的冠状动脉血流减少致使心肌缺血。

3）尽量减少血流动力学对患者心脏的影响，如减慢血液流量 150～180ml/min，使用小面积透析器，延长透析时间或改为腹膜透析。

4）合理控制血压。

5）改善贫血，应维持红细胞压积在 35～54。

6）防止透析治疗中低氧血症的发生，使用生物相容性好的透析器与适当吸氧。

7）加强饮食指导防止钾过多的摄入。

（三）对患者失衡综合征的观察与处理

（1）发生原因：肾衰竭患者代谢产物及电解质在体内大量积蓄，如钾、钠、氯、尿素氮、肌酐、肌酸等在血液中浓度很高，使血浆渗透压增高。由于血液透析治疗，短时间内代谢产物急被清除，导致浓度的迅速降低，血浆渗透压也随之降低。由于血-脑屏障，脑脊液中毒素的清除速度较血液慢，形成了渗透压差，使血液中的水分进入颅内而发生脑水肿。患者出现头痛、恶心、呕吐、烦躁不安、痉挛，严重者可出现意识障碍，称为失衡综合征。

（2）护理措施与预防

1）失衡综合征多见于尚未适应透析治疗的患者。为了避免失衡综合征的发生，对初次接受血液透析治疗的患者一般采用低效透析方法，包括减慢血流速度，应用面积小的透析器，短时间及每日连续透析的方法进行诱导。

2）提高透析液中的钠浓度，可在治疗结束前 1h 给予 50% 葡萄糖注射液 20～40ml 静脉注射，提高患者血浆晶体渗透压，使患者能够适应透析治疗后再逐渐纳入常规透析。

3）发生失衡综合征时遵医嘱给予降颅压等对症处理。

（四）对患者免疫反应与过敏反应的观察与处理

（1）发生原因：当血液与透析膜接触时，某些膜表面上的游离羟基激活补体，产生补体片段 C_{3a} C_{5a} 这些致敏毒素在迅速返回体内时引发过敏反应。组胺的释放刺激皮肤瘙痒，细胞激肽的产生刺激体温升高，前列腺素使末梢血管扩张血压降低，同时对白细胞有异化作用，使白细胞沉积在肺静脉毛细血管床，不仅使肺血管内血液淤滞，而且血小板释放的血栓素使肺血管收缩形成肺动脉高压，影响肺泡扩张造成低氧血症。

在透析液被细菌污染情况下，内毒素可透过透析膜进入血液与蛋白结合，刺激单核细胞释放白介素、肿瘤坏死因子、细胞激肽等炎症物质，引起患者瘙痒、发热、哮喘、休克等。

过敏反应的发生与透析器及血液回路的生物相容性（如原材料、质量、消毒方式）及操作方法密切相关，亦与治疗中用药、输血、输蛋白等诸多因素有关，并且还与患者本身是否是过敏体质及个体耐受性有关（如透析器首次使用综合征）。血液透析中过敏反应常常发生在治疗开始和用药、输血后，发现患者出现瘙痒、皮疹，应引起注意，特别是在治疗之初患者出现胸闷、呼吸困难应立即报告医师并做好抢救准备。

（2）护理措施

1）吸氧。

2）抗过敏药物的应用如地塞米松 5mg 静脉注射。

3）对症治疗的配合。

4）回血。

（五）对患者肌肉痉挛的观察与处理

（1）发生原因：血液透析治疗中超滤过多，使血容量降低血压下降。毛细血管收缩以补充血容量，使末梢微循环灌注量不足，组织缺氧。透析中钠的清除及使用低钠、低钙透析液，使电解质发生改变。酸碱平衡失调、长期透析患者卡尼汀（肉毒碱）丢失，均可使患者在治疗中出现肌肉痉挛。一般多以下肢发生的频率高，也有发生在腹部及上肢。

（2）护理措施

1）通常处理方法以血压变化决定，血压低以补液（如生理盐水 100 ~ 200ml 静脉注射），提高血浆晶体渗透压（如静脉给予高渗糖、高渗盐等）为主；血压无变化时以补充钙制剂（如静脉给予 10% 葡萄糖酸钙）为主。

2）长期透析患者应补充卡尼汀（如静脉给予雷卡）。

3）给予局部热敷或按摩。

（3）预防措施

1）确认干体重的设定值是否正确，透析超滤量是否适当。

2）透析液中的钠浓度与钙浓度设置是否合理。

3）透析患者均存在不同程度的钙磷代谢异常，日常观察患者纠正钙、磷代谢异常的疗效，及时与医师通报非常必要。

（六）对患者体温异常的观察与处理

（1）发生原因：通常在透析治疗时患者体温无明显变化。但是血液透析患者本身存在中性粒细胞功能低下，淋巴细胞不仅功能低且数量少，使得透析患者细胞免疫与体液免疫均功能低下；常有患者自身存在感染，在透析治疗中发生体温升高的情况，多表现为寒战、高热。

体温升高还与透析相关因素有关：①直接因素：如透析器与血液回路在连接操作中被污染。②间接因素：如透析液有污染使内毒素过膜等引起血行的污染；在治疗中输血或血浆制剂等。另外，透析治疗中患者体温降低，往往由超滤量过多、循环末梢血管收缩及机温过低引起。

（2）护理措施

1）严格执行无菌操作原则，阻断感染途径，特别是连接透析器及回路、皮肤消毒等各个环节。

2）严格执行操作规范，如机器消毒和酸洗，防止污染与交叉感染。

3）患者自身合并感染者要遵医嘱应用抗生素。

4）物理降温或药物降温等对症处理。

5）对于体温降低在处理上可适当提高机器温度，纠正血容量不足，给予适当的热水袋及保暖处理。

（叶如燕）

第三节　泌尿系常见症状的护理

一、尿路刺激征（urinary irritation symptoms）

尿频、尿急、尿痛合称为尿路刺激征。三者常合并存在，亦可单独存在。正常人白天排尿 3 ~ 5 次，夜间 0 ~ 1 次，每次尿量 200 ~ 400ml。若排尿次数增多，而每次尿量不多，且每日尿量正常，称为尿频。若一有尿意即要排尿，并常伴有尿失禁则称为尿急。若排尿时膀胱区和尿道有疼痛或灼热感称为尿痛。

（一）评估

1. 病因评估

（1）泌尿及生殖系统病变：如尿路感染、结石、肿瘤、前列腺增生等疾病。

（2）神经功能障碍：如神经性膀胱。

（3）精神心理因素：心理因素或情绪障碍时，可引起大脑皮质对排尿条件反射的调节发生紊乱，从而影响排尿功能，出现排尿异常。

2. 症状评估

（1）排尿次数增多是在白天还是在夜间；发病时间；尿频时是否伴有血尿或排尿困难。

（2）肾区有无压痛、叩击痛，输尿管行程有无压痛点，尿道口有无红肿。

（3）患者精神、心理状态、家庭及社会支持等。因尿路刺激征反复发作带来的不适，加之部分患者可能出现肾损害，因此，部分患者可出现紧张、焦虑等心理反应。

（二）护理措施

1. 鼓励患者多饮水，勤排尿　无水肿等禁忌证时，每天饮水 2 000 ~ 3 000ml，勿憋尿，以达到冲洗尿路，减少细菌在尿路停留时间。

2. 皮肤黏膜的清洁　教会患者正确清洁外阴部的方法，每天用流动水从前向后冲洗外阴，保持外阴清洁，穿全棉内裤。

3. 正确采集尿标本　尿液培养标本应在药物治疗前采集，留取中段尿，采集清晨第 1 次尿液以保证尿液在膀胱内停留 6 ~ 8h。

4. 疼痛护理　指导患者进行膀胱区热敷或按摩，以缓解疼痛。

5. 用药护理　遵医嘱使用抗生素，注意观察药物的治疗反应、有无不良反应，嘱患者按时、按量、按疗程用药，不可随意停药以达彻底治愈目的。

6. 心理护理　嘱患者于急性发作期间注意休息，心情尽量放松，因过分紧张会加重尿频。指导患者从事一些感兴趣的活动如听轻音乐、欣赏小说、看电视、上网和室友聊天等，以分散其注意力，减轻患者焦虑，缓解尿路刺激症状。另外，各项护理、治疗及时实施，尽可能集中进行，减少对患者的干扰。

7. 健康教育

（1）多饮水、勤排尿是最实用和有效的方法。

（2）注意会阴部清洁。

（3）尽量避免使用尿路器械，确有必要，必须严格无菌操作。

（4）与性生活有关的反复发作的尿路感染，于性交后即排尿，并按常用量服用 1 次抗生素预防感染。

（5）膀胱输尿管反流患者，要养成"2 次排尿"的习惯，即每次排尿后几分钟，再排尿 1 次。

（6）按时服药，彻底治疗，不应随意停药。个别症状严重者，可予阿托品、普鲁苯辛等抗胆碱能药物对症治疗。

二、血尿 （hematuria）

指新鲜清洁尿离心后尿沉渣镜检每高倍视野的红细胞超过 3 个。或尿红细胞计数超过 1 万个/ml，或 1h 尿红细胞计数超过 10 万个，或 12h 尿红细胞计数超过 50 万，称为镜下血尿。外观呈洗肉水样、血样、酱油色或有凝块时，称为肉眼血尿。1 000ml 尿中含 1ml 血液，即呈现肉眼血尿。

（一）评估

1. 病因评估

（1）泌尿系统本身疾病：如各型肾炎、肾基底膜病、肾盂肾炎、肾结石、畸形、结核、肿瘤及血管病变等。

（2）全身性疾病：包括血液病（如白血病）、感染性疾病（如败血症、流行性出血热）、心血管疾病（如充血性心力衰竭）、结缔组织病（如系统性红斑狼疮）。

（3）泌尿系统邻近器官疾患：如盆腔炎、阑尾炎波及泌尿系统血管发生充血及炎症而出现镜下血尿。

（4）物理或化学因素：如食物过敏、放射线照射、药物（如磺胺类、吲哚美辛、汞剂、环磷酰胺等）、毒物、运动后等。

2. 症状评估

（1）多形性血尿、均一性血尿：无痛性的多形性血尿为肾小球源性，均一性血尿为非肾小球源性如结石、肿瘤、感染、外伤等，无痛性均一性血尿多见于肿瘤。肾小球源性血尿红细胞分布曲线呈非对称曲线，而非肾小球源性血尿呈对称曲线，混合性血尿同时具备以上两种曲线特征，呈双峰。

（2）伴随症状：伴尿路刺激征为尿路感染所致，伴肾绞痛多为泌尿系结石所致，伴较大量蛋白尿和（或）管型尿（特别是红细胞管型），多提示肾小球来源。

（3）血尿色泽：因含血量、尿 pH 值及出血部位而不同。来自膀胱的血尿或尿呈碱性时，色较鲜艳。来自肾、输尿管的血尿或尿呈酸性时，色泽较暗。来自膀胱的血尿如出血较多时，可伴有大小不等的不规则状血块，肾、输尿管排出的血块呈长条状。

（二）护理措施

1. 休息　血尿严重时应卧床休息，尽量减少剧烈的活动。

2. 心理护理　血尿时患者可极度恐惧，应向患者解释、安慰。说明 1 000ml 尿中有 1～3ml 血就为肉眼血尿，失血是不严重的。必要时可服用苯巴比妥、西地泮等镇静安眠药。

3. 密切观察病情　每日测量脉搏、血压等生命体征。观察尿色变化，观察出血性质并记录尿量。肉眼血尿严重时，应按每次排尿的先后依次留取标本，以便比色，并判断出血的发展。

4. 健康教育

（1）帮助患者及家属掌握有关疾病的知识，如病因、诱因、预防、治疗等，以取得合作、协助治疗，避免诱因，减少再度出血的危险。

（2）发病期严禁性生活，以防止发生和加重感染。

（3）合理安排生活起居：养成规律的生活习惯，避免长期精神紧张、过度劳累，应劳逸结合，保持乐观情绪，保证身心休息。在平时工作、生活中，养成多饮水、勿憋尿的习惯。

（4）饮食指导：以清淡蔬菜为主，如青菜、卷心菜、萝卜、冬瓜、番茄等。戒烟酒，少食刺激性食物，忌服辛辣、水产品（虾、蟹）、生葱、香菜、狗肉、马肉等。长期血尿者可致贫血，应多吃含铁丰富的食物，如牛肉、肝、蛋黄、海带等。多饮水，每天饮水量应不少于 2 000ml，大量饮水可减少尿中盐类结晶，加快药物和结石排泄。肾炎明显水肿者应少饮水。

（5）积极治疗相关疾病如痔疮、糖尿病及感冒等疾病，以免诱发本病。积极治疗泌尿系统炎症、结石等疾病。病情严重者，应尽早去医院检查确诊，进行彻底治疗。

（6）慎用可致血尿的药物，尤其是已患有肾脏病者。

三、蛋白尿（albuminuria）

每日尿蛋白量持续超过 150mg 或尿蛋白定性试验持续阳性称为蛋白尿。若每天持续超过 3.5g/1.75m^2（体表面积）或每千克体重 50mg，称为大量蛋白尿。

（一）评估

1. 病因评估

（1）肾小球性蛋白尿：肾小球滤过屏障破坏导致肾小球滤出蛋白过多而肾小管又不能完全重吸收所致。特点为蛋白多，分子量大，见于肾小球疾病。

（2）肾小管性蛋白尿：肾小球滤过正常，肾小管重吸收功能下降所致。特点为蛋白较多，分子量小。

（3）溢出性蛋白尿：小管、小球功能正常，血液中出现异常蛋白经肾小球滤过、肾小管不能完全重吸收。见于异常免疫球蛋白血症、血红蛋白尿、肌红蛋白尿、溶菌酶血症等。

（4）混合性蛋白尿：常见于大、中、小分子量的蛋白质。较重的肾小球疾病或肾小管疾病。

（5）组织性蛋白尿：组织、细胞分解代谢和破坏所致。

（6）生理性蛋白尿：发热、剧烈运动等所致蛋白尿。

2. 症状评估

（1）尿液评估：排尿频率，每次量，尿中泡沫是否增多，以及尿液性状、气味、比重等。

（2）伴随症状：若高热，则提示病毒感染性疾病存在，如腮腺炎、水痘、腺病毒感染等；伴有尿频、尿急、尿痛、排尿困难为尿路感染；伴明显水肿、低蛋白血症、血尿则为肾脏疾病。

（3）心理状态：引起蛋白尿的疾病，多为慢性病，病程长，不易根治，预后较差，患者及家属对治疗信心不足，易产生焦虑、悲观及绝望等不良心理。

3. 辅助检查结果评估　尿常规、尿本周蛋白测定、24h 尿蛋白定量、血常规、血生化、肾功能、电解质、血免疫球蛋白、血清白蛋白、血清白蛋白与球蛋白比值。

（二）护理措施

（1）保持病室空气新鲜：每天通风换气 2～3 次，每次 30min，保持安静，减少探视人员。

（2）口腔护理：除早晚口腔清洁外，应每次进食后漱口，以清除口腔内食物残渣，保持清洁，预防继发感染。

（3）注意尿液量、性状、颜色、排尿频率。尿中泡沫增多且不易消散，提示蛋白尿加重。

（4）皮肤护理：保持皮肤清洁。合并水肿的患者宜穿着宽大柔软的衣服，防止擦碰；床单位应干燥无皱褶；定时翻身，必要时对受压部位皮肤进行按摩、热敷，促进血液循环，预防压疮发生。

（5）饮食护理：根据患者肾功能及血清白蛋白结果，给予低盐低蛋白膳食，注意适量补充维生素和优质蛋白（如动物蛋白和豆类），维持营养平衡。

（6）心理护理：认真倾听患者诉说，给予心理支持，缓解焦虑状态。及时了解患者心理变化，鼓励患者说出自己的感受，使其不良情绪排泄，并给予情感支持，必要时教授一些缓解焦虑的方法；讲解疾病治疗最新进展，恢复患者对治疗疾病的信心和对医护人员的信任感，积极配合治疗。

（7）健康教育

1）教会患者预防感染的方法，如居住环境清洁与消毒，如何保持空气新鲜等。

2）养成良好的个人卫生习惯，如口腔、外阴清洁。

3）饮食指导：指导患者及家属制定合理及个体化的饮食计划，保持营养供给。

4）注意休息与活动，适度锻炼，可提高机体抗病能力，但活动量过大，能量消耗多，不利于疾病恢复。

四、肾性水肿（renal edema）

水肿是指人体组织间隙内有过量液体积聚使组织肿胀。由肾脏疾病造成的水肿称为肾性水肿。

（一）评估

1. 病因评估　水肿的诱因、原因，水肿的治疗经过尤其是患者用药情况。

（1）肾炎性水肿：由肾小球滤过率下降，而肾小管重吸收功能正常，从而导致"管－球失衡"，引起水、钠潴留，毛细血管静水压增高而出现水肿。常见于各型肾小球肾炎、急及慢性肾功能衰竭。

（2）肾病性水肿：由于大量蛋白尿造成血浆蛋白过低，血浆胶体渗透压降低，导致液体从血管内进入组织间隙而产生水肿。此外，部分患者因有效血容量减少，激活了肾素－血管紧张素－醛固酮系统，抗利尿激素分泌增多，从而进一步加重水肿。

（3）肾疾病时贫血、高血压、酸碱平衡和电解质平衡失调可导致心功能不全，加重水肿发展和持续存在。

2. 症状评估　水肿特点、程度、时间、部位、伴随症状等。

（1）水肿特点：肾炎性水肿常为全身性，以眼睑、头皮等组织疏松处为著；肾病性水肿一般较严重，多从下肢开始，由于增加的细胞外液量主要潴留在组织间隙，血容量常减少，故可无高血压及循环淤血的表现。

（2）水肿程度

1）轻度水肿：水肿局限于足踝、小腿。

2）中度水肿：水肿涉及全下肢。

3）重度水肿：水肿涉及下肢、腹壁及外阴。

4）极重度水肿：全身水肿，即有胸、腹腔积液或心包积液。

（3）伴随症状：患者精神状况、心理状态、生命体征、尿量、体重、腹围的变化。有无头晕、乏力、呼吸困难、心跳加快、腹胀，心肺检查有无啰音、胸腔积液征、心包摩擦音，腹部有无膨隆、叩诊有无移动性浊音。

（4）实验室及其他检查：尿常规检查，尿蛋白定性和定量；血电解质有无异常，肾功能指标如Ccr、血 BUN、血肌酐、浓缩与稀释试验结果有无异常。此外，患者有无做过静脉肾盂造影、B 超、尿路平片等检查，其结果如何。

（二）护理措施

（1）休息：严重水肿需卧床休息，平卧可增加肾血流量，减少水钠潴留。轻度水肿应根据病情适当活动。

（2）饮食护理：与患者共同制定饮食计划，一般应进含钠盐少，优质蛋白饮食。具体入量根据病情、病程、临床水肿程度、化验报告血 Na^+、K^+ 结果制定和调整。每日摄入水量 = 前一天尿量 + 500ml，保持出入量平衡。

（3）病情观察：准确记录 24h 出入量，定时测量体重，必要时测量腹围，观察并记录患者生命体征，尤其是血压的变化。注意有无剧烈头痛、恶心、呕吐、视物模糊，甚至神志不清、抽搐等高血压脑病的表现。发现异常及时报告医生处理。

（4）遵医嘱给予利尿药，注意尿量及血钾变化。

（5）皮肤护理：水肿较严重患者应避免穿紧身衣服，卧床休息时宜抬高下肢，增加静脉回流，以减轻水肿。嘱患者经常变换体位，对年老体弱者可协助翻身，用软垫支撑受压部位，并适当予以按摩。对阴囊水肿者，可用吊带托起。协助患者进行全身皮肤清洁，嘱患者注意保护好皮肤，如清洗时勿过分用力，避免损伤皮肤、碰撞、跌伤等。严重水肿者应避免肌内注射，可采用静脉途径保证药物正确及时输入。注意无菌操作，防止感染。

（6）疾病知识指导：向患者介绍肾脏病引起水肿的原因、疾病相关知识、饮食及日常生活起居的注意事项。

五、肾区疼痛（renal region pain）

是指脊肋角处（肾区）单侧或双侧持续性或间歇性隐痛、钝痛、剧痛或绞痛。

（一）评估

1. 病因评估　肾区痛多见于肾脏或附近组织炎症或肿瘤、积液等引起肾体积增大，牵拉包膜而致；肾绞痛是一种特殊的肾区痛，主要是由输尿管内结石、血块等移行所致。

2. 症状评估　钝痛或隐痛为肾包膜牵拉所致，见于间质性肾炎、肾盂肾炎、肾积水等；肾区剧痛见于肾动脉栓塞、深静脉血栓形成、肾周脓肿或肾周围炎等。肾结石等可发生绞痛，并向下腹部、会阴部发射。肾区胀痛多见于肾盂积水。肾区坠痛多见于肾下垂。

（二）护理措施

（1）准确评估疼痛的部位、程度、性质及伴随症状，并做好记录。

（2）肾绞痛时注意观察血压、脉搏、面色及皮肤湿冷情况，必要时用止痛剂。

（3）疾病急性期应卧床休息。

（4）肾盂肾炎者应多饮水冲洗尿道，按时给予抗生素控制炎症后疼痛会自然消失。

六、高钾血症（hyperpotassemia）

血清钾高于 5.5mmol/L（22mg/dl）时，称为高血钾。

（一）评估

1. 病因评估

（1）摄入过多：在正常人，如口服钾盐较多，肾很快将其排出，只能引起暂时性血钾上升，不会造成什么损害。但如快速静注高钾液体或大量输入库血，可发生高血钾，甚至造成死亡。

（2）钾的排出减少：多见于休克，因肾血流量减少及灌注压力不足，急性肾功能衰竭，肾上腺皮质功能不全。

（3）细胞内钾释出：如急性溶血、挤压综合征、大面积烧伤、急性呼吸性酸中毒时，由于 CO_2 潴留，H_2CO_3 增加，H^+ 进入细胞内，而 K^+ 自细胞内出来，则出现急性血 K^+ 升高。

2. 症状评估

（1）循环系统：高血钾对心脏有抑制作用，停跳在舒张期，心扩大、心音弱。还可能影响心脏电生理改变。因而出现心律紊乱，如房室阻滞、窦房阻滞、室性心动过速、心室颤动及室内阻滞等。心电图可发生变化：T 波高尖、QRS 波增宽、P - R 间期延长、P 波消失。

（2）对肌肉的影响：可发生肌无力、酸痛，亦可有肌肉麻痹。

（3）神经系统：迟钝，嗜睡，神志模糊，四肢异常感觉。

（4）对酸碱平衡的影响：在高血钾时，则每 3 个 K^+ 进入细胞内，而有 2 个 Na^+ 及 1 个 H^+ 自细胞内转移到细胞外液中来，因此可引起细胞外液酸中毒，而细胞内液碱中毒。同时肾小管 $Na^+ - K^+$ 交换大于 $Na^+ - H^+$，故 H^+ 在血液中浓度增加而发生酸中毒。

（二）护理措施

（1）停止一切含钾食物、药物，包括保钾利尿剂（如螺内酯），禁止输入库存血。

（2）对抗：立即给予 10% 葡萄糖酸钙稀释后缓慢静脉注射。

（3）转移：给予高浓度葡萄糖（50%）加入适量的胰岛素静脉滴注，其作用为当糖进入细胞内转化为糖原时，K^+ 亦进入细胞内，从而血 K^+ 降低。

（4）排泄：给予呋塞米 20~40mg 静脉注射以利尿，促进钾从尿液中排泄。

（5）纠酸伴酸中毒时应补充碳酸氢钠，纠正酸中毒，减少细胞内 K^+ 释出及 H^+ 对心脏抑制作用。

（6）密切观察患者有无四肢麻木、头晕、胸闷等表现，准确记录尿量。

（7）注意心电变化，严防心跳骤停。

（8）给药后遵医嘱复查血清钾，必要时重复给药或采取透析疗法。

（9）做好患者饮食指导及心理护理。

（10）健康教育

1）长期服用钾盐者，尤其有慢性肾功能不全时，应定期检查血钾。

2）若无尿或少尿，尽可能不轻易补钾，即使补，量也不宜太大。

3）高钾时避免进食香蕉、橙、蘑菇、红枣、紫菜、海带等含钾高的食物。

七、低钾血症（hypopotassemia）

血清钾低于 3.5mmoL/L（14mg/dl）时，称为低血钾。

（一）评估

1. 病因评估

（1）摄入减少：如厌食、吞咽困难等情况下，机体对钾的摄入减少，但由于机体对钾的保留机能不够完善，因而有持续排出，故出现低血钾。

（2）排出增加：因胃肠道内含有钾，故当有呕吐、腹泻、引流时，钾的排出增加。另外，应用排钾利尿药物或渗透性利尿药物、肾上腺皮质激素药物或某些肾上腺皮质疾病、呼吸性碱中毒或代谢性碱中毒及某些肾脏疾病均可使尿中钾排出量增加。

（3）钾在体内分布异常：此时体内并不缺钾，而是由于血 K^+ 进入细胞内而发生血钾的降低，如低钾性周期性麻痹，大量注射葡萄糖加胰岛素。

2. 症状评估

（1）循环系统症状：缺钾可引起心肌病变或心力衰竭加重，特别是严重缺钾的患者。

缺钾时容易发生洋地黄中毒。原因是过量的洋地黄可以抑制钠泵，使心肌细胞缺钾，结果心肌细胞内外钾浓度差变小，静息电位降低，心肌兴奋性增高，心肌易自动兴奋而出现异位心律。临床常见的心律紊乱有期前收缩、阵发性心动过速，甚至心室颤动。

（2）骨骼肌及平滑肌症状：缺钾可使骨骼肌肌细胞坏死及功能紊乱，因而在临床可发生肌无力以至于肌肉麻痹常以四肢肌肉的表现较为突出，走路费力，站不起来，眼睑下垂等，亦可有肌痛。

肌无力发生程度与缺钾的严重程度有关，当血清钾 $<3mmol/L$ 时即出现无力，血清钾 $<2.5mmol/L$ 时可发生软瘫。

缺钾使平滑肌无力或麻痹，临床可发生腹胀、便秘、排尿困难，严重者可出现膀胱潴留、肠麻痹。

（3）中枢神经系统症状：患者常有烦躁不安，情绪波动、无力，严重者有精神不振、嗜睡、神志不清。

（4）泌尿系统症状：可发生多尿、口渴，如有心力衰竭或低血压则尿少，尿闭。

（5）对酸碱平衡的影响：严重缺钾患者常伴有代谢性碱中毒，尿偏酸，而血液呈碱性。

（6）消化系统症状：食欲不振，食量减少，严重时可发生恶心、呕吐。

（二）护理措施

1. 防止低血钾发生　当有大量消化液丢失、应用利尿剂和激素时，应注意补钾。

（1）补钾：轻者可口服橙汁、牛奶，亦可口服含钾药物。严重缺钾，尤其是不能口服者需静脉补钾，腹膜透析者可经腹腔补钾。

（2）静脉补钾速度不宜过快，绝对不能直接推注；补钾浓度不宜过高，一般不超过0.3%；补钾总量不可过大，以每天6g为宜。见尿补钾，尿量在 $30\sim40ml/h$ 或每天大于 $500ml$ 时才补。

（3）腹膜透析患者可在腹透液中补钾，每 $2\,000ml$ 腹透液中加 $10\%\ KCl\ 6ml$，严格无菌操作。

2. 饮食指导　嘱患者进食含钾高的食物如香蕉、橙、菇类等食物。

3. 健康教育

（1）呕吐、腹泻等体液丢失多，不能进食者，注意补充水、电解质。

（2）向患者介绍含钾丰富的食物种类，发现低钾者，可进食含钾高的食物如香蕉、橙、菇类等食物。

（3）食少、多尿，伴乏力、腹胀等低血钾表现，应注意检测血钾。

八、肾性高血压 （renal hypertension）

高血压是指体循环动脉压的升高，即收缩压≥140mmHg和（或）舒张压≥90mmHg。可分为原发性高血压和继发性高血压。由肾脏病所致高血压称为肾性高血压。肾性高血压是继发性高血压的常见原因之一。

（一）评估

1. 病因评估

（1）按解剖因素评估

1）肾血管性高血压：主要由肾动脉狭窄或堵塞引起，高血压程度较重，易进展为急进性高血压。

2）肾实质性高血压：主要由急性或慢性肾小球肾炎、慢性肾盂肾炎、慢性肾衰竭等肾实质性疾病引起。

（2）按发生机制评估

1）容量依赖型：因水钠潴留引起，用排钠利尿剂或限制水盐摄入可明显降低血压。

2）肾素依赖型：由肾素－血管紧张素－醛固酮系统被激活引起，过度利尿常使血压更加升高，而应用血管紧张素转换酶抑制剂、钙通道阻滞剂可使血压下降。

2. 症状评估

（1）伴随症状：血压升高常有头晕、头痛、疲劳、心悸、失眠、记忆力下降、贫血、水肿等症状，是否呈持续性，在紧张或劳累后是否加重，可否自行缓解。是否出现视力模糊，鼻出血等较重症状。

（2）体格检查的结果：血压、脉搏、呼吸、神志情况，体重及其指数。

3. 相关因素评估

（1）患者的生活及饮食习惯：如摄入钠盐过多、大量饮酒、喝咖啡、摄入过多的脂肪酸；肥胖、剧烈运动、便秘、吸烟等。

（2）透析情况：透析不充分或透析间期体重增长过多致体内容量负荷过多。

（3）职业：是否从事高压力职业，经常有精神紧张等感觉。

（4）心理状况：情绪经常不稳定，个性脆弱，工作生活受到影响时情绪焦虑。

（二）护理措施

1. 减少压力，保持心理平衡　针对患者性格特征及有关社会心理因素进行心理疏导。对易激动的患者，要调节紧张的情绪，避免过度兴奋，教会其训练自我控制能力，消除紧张压抑的心理。

2. 促进身心休息，提高机体活动能力

（1）注意休息：生活需规律，保证足够的睡眠，防止便秘。

（2）注意劳逸结合：但必须避免重体力活动，可安排适量的运动，1级高血压则不限制一般的体力活动，血压较高，症状过多或有并发症时需要卧床休息，嘱患者起床不宜太快，动作不可过猛。

（3）饮食要控制总热量：避免胆固醇含量高的食物，适当控制钠的摄入，戒烟，尽量少饮酒。

（4）沐浴时水温不宜过高。

3. 充分透析，控制透析间期体重　透析患者正确评估干体重，经充分透析达到干体重后，血压易于控制；2次透析间期体重增长＜原体重的3％。

4. 病情观察

（1）观察血压：每日测量血压1~2次，测量前静息半小时，每次测量须在固定条件下进行。

（2）观察症状：如发现血压急剧增高，并伴有头痛、头晕、恶心、呕吐、气促、面色潮红、视力模糊和肺水肿、急性脑血管病等表现，应立即通知医生并同时备好降压药物及采取相应的护理措施。

（3）观察肾功能：定时检测血肌酐、尿素氮、内生肌酐清除率。肾功能障碍可影响降压药代谢，需及时调整患者用药，以防药物蓄积中毒导致血压骤降，危及生命。

5. 潜在并发症及高血压急症的护理

（1）潜在并发症的护理：指导患者摄取治疗饮食，避免情绪紧张，按医嘱服药；户外活动要有人陪伴；协助沐浴，水温不宜过热或过冷，时间不宜过长；注意对并发症征象的观察，有无夜间呼吸困难，咳嗽，咳泡沫痰，心悸，突然胸骨后疼痛等心脏受损的表现；头痛的性质，精神状况，眼花，失明，暂时性失语，肢体麻木，偏瘫等急性血管症的表现；尿量变化，昼夜尿量比例，有无水肿以及肾功能检查异常。

（2）高血压急症的护理：①绝对卧床休息，半卧床，少搬动患者，改变体位时要缓慢；②避免一切不良刺激和不必要的活动，并安定情绪；③吸氧，根据病情调节吸氧流量，保持呼吸道通畅，分泌物较多且患者自净能力降低时，应用吸引器吸出；④立即建立静脉通路，应用硝普钠静脉滴注时要避光，注意滴速，严密观察血压变化，如有血管过度扩张现象，应立即停止滴注；使用甘露醇时应快速静滴，静脉使用降压药过程中每5~10min测血压1次；⑤提供保护性护理，如患者意识不清时应加床栏等；⑥避免屏气，用力呼气或用力排便；⑦观察血压、脉搏、神志、瞳孔、尿量等变化，发现异常及时报告医师处理。

6. 用药护理

（1）掌握常用降压药物种类、剂量、给药途径、不良反应及适应证。

（2）指导患者按医嘱服用，不可自行增减或突然撤换药物。

（3）观察药物疗效，降压不宜过快过低，尤其对老年人。

7. 活动指导　嘱患者改变体位时动作宜缓慢，如出现头昏、眩晕、眼花、恶心时，应立即平卧，抬高下肢以增加回心血量。

8. 健康指导

（1）指导坚持非药物治疗：合理安排饮食，超重者应调节饮食、控制体重、参加适度体育运动。

（2）坚持服药：学会观察药物不良反应及护理。

（3）避免各种诱因，懂得自我控制情绪和妥善安排工作和生活。

（4）教会患者家属测量血压的方法，出现病情变化时立即就医。

（5）透析患者控制水盐摄入，避免透析间期体重增加大于原体重的 4% ~ 5%。

（龚翠红）

第四节　泌尿系尿石症

一、概述

泌尿系统结石，是泌尿系统常见的疾病之一，又称之为尿石症、尿路结石（urolithiasis），包括肾结石（renal calculi）、输尿管结石（ureteral calculi）、膀胱结石（vesical calculi）和尿道结石（urethral calculi）。根据解剖位置泌尿系统结石分为上尿路结石（肾和输尿管结石）和下尿路结石（膀胱和尿道结石）。

（一）病因

泌尿系统结石的病因比较复杂，形成机制尚不完全清楚，有各种学说。大量研究表明结石的形成是多种因素影响的结果。具体包括：

1. 流行病学因素

（1）性别和年龄：男女发病比例为 3∶1，上尿路结石男女发病比例相近，下尿路结石男性多于女性。结石的好发年龄为 25 ~ 40 岁。女性患者易患感染性结石，老年男性患者发生的膀胱结石与前列腺增生导致的尿路梗阻有关。

（2）种族：有色人种比白种人患病率低。我国肾结石的新发病例随着生活水平的提高、饮食的不合理搭配、蛋白质和糖分摄入过多也呈增加的趋势。

（3）职业：高温作业、飞行员、海员、外科医生、办公室人员等发病率高。

（4）地理环境和气候：泌尿系统结石的发病有明显的地区性差异，山区、沙漠和热带、亚热带等地区气候湿热、干旱，结石的发病率较高。

（5）饮食和营养：饮食的成分和结构对尿路结石的形成有着重要的影响，大量摄入动物蛋白、精制糖可增加上尿路结石形成的危险性。其他成分如脂肪、尿酸、草酸、钙、维生素等对结石的形成也有一定的影响。

（6）水分的摄入：水分摄入量与损失量失衡有利于结石的形成。

（7）疾病：胱氨酸尿症和原发性高尿酸尿症、家族性黄嘌呤尿等属常染色体隐性遗传性疾病，先天性畸形（如马蹄肾、肾盂输尿管连接部狭窄等）、代谢性疾病（如甲状腺功能亢进症等）等也与结石的形成有关。

2. 尿液因素

（1）形成结石的物质排出增加：如钙、草酸、尿酸等。见于长期卧床、甲状腺功能亢进症、痛风等疾病；或服用维生素 D、维生素 C、皮质激素等药物。

（2）尿 pH 改变：尿液呈碱性时易形成磷酸镁铵及磷酸盐结石，尿液呈酸性时易形成尿酸和胱氨酸结石。

（3）尿量减少。

（4）尿中抑制晶体形成和聚集的物质如枸橼酸、酸性黏多糖等减少。

（5）尿路感染：易形成磷酸镁铵结石。

3. 泌尿系统解剖结构异常　泌尿系统任何部位的梗阻、狭窄和憩室等都易形成结石。此外，各种异物滞留于尿路内也可形成结石，如长期留置的导尿管、进入尿路的各种异物等。

（二）病理生理

尿路结石的基本病理改变是直接损伤、梗阻、感染、恶性变，这些病理改变与结石的部位、大小、数目、继发炎症和梗阻程度等有关。结石常停留或嵌顿的部位是输尿管的 3 个生理狭窄处（图 6－2），以输尿管下 1/3 处最多见。感染可加速结石的增长和肾实质的损害，因此结石与感染互为因果关系。

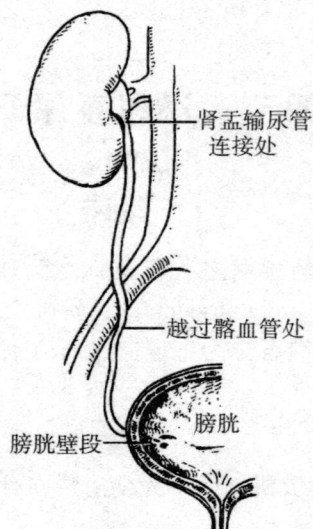

图 6－2　输尿管生理性狭窄

二、上尿路结石

肾和输尿管结石称为上尿路结石，男性比女性多见。

（一）临床表现

1. 症状　尿路结石主要症状是与活动有关的疼痛和血尿，较大的鹿角型结石一般无明显症状。

（1）疼痛：肾结石可引起肾区的疼痛，部分患者平时无明显症状，在活动后出现腰部钝痛；较小的肾结石活动范围较大，症状明显，刺激输尿管的剧烈蠕动诱发肾绞痛（renal colic），患者表现为活动后突然出现腰部或上腹部阵发性疼痛，剧烈难忍、大汗，还可伴有恶心和呕吐。此外输尿管结石也可引起肾绞痛，并沿输尿管走行放射至同侧腹股沟、大腿内侧，乃至同侧睾丸或阴唇。若结石位于输尿管膀胱壁段或输尿管口，可伴有膀胱刺激症状以及尿道和阴茎头部放射痛。

（2）血尿：表现为肉眼或镜下血尿，一般于活动后出现，与结石对尿路黏膜的损伤有关。若结石固定不动时也可无血尿。

（3）恶心、呕吐：肾绞痛时，输尿管管腔压力升高，管壁局部扩张、痉挛和缺血，由于输尿管与肠有共同的神经支配因而可引起恶心与呕吐的症状。

（4）膀胱刺激征：当结石伴有感染，或结石位于输尿管膀胱壁段时，可出现尿频、尿急和尿痛的膀胱刺激征。

（5）并发症表现：结石继发感染时可有急性肾盂肾炎或肾积脓，患者表现为发热、寒战等全身症状。结石引起一侧或双侧尿路梗阻时，可导致一侧肾脏功能受损、无尿或尿毒症。

2. 体征　肾结石患者肾区可有明显的叩击痛。

（二）辅助检查

1. 实验室检查　可见到肉眼或镜下血尿，伴有尿路感染时可为脓尿、细菌培养阳性。

2. 影像学检查　泌尿系统平片能发现95%以上的结石，纯尿酸结石不显影；B超可以显示结石的大小、位置，以及肾积水、囊性病等病变；排泄性尿路造影还可了解肾盂、肾盏的形态及肾脏功能的改变，有助于判定有无尿路异常结构改变。纯尿酸结石和胱氨酸结石在X线下不显影，可以使用CT。放射性核素肾成像，可以了解肾脏功能受损害的程度及评价治疗后肾功能恢复情况。

3. 内镜检查　对于不能确定的结石进行肾镜、输尿管镜和膀胱镜检查以确定有无结石存在，同时还可进行治疗。

（三）治疗要点

上尿路结石治疗根据结石的性质、形态、大小、部位、患者个体差异等因素的不同而选择不同的治疗方案。有基础疾病形成的结石应针对病因治疗。直径<0.6cm，光滑，无尿路梗阻、感染的纯尿酸结石和胱氨酸结石可行保守治疗。直径≤2cm的肾、输尿管上段结石，肾功能好，结石下段无狭窄，无感染可以选择体外冲击波碎石（extracorporeal shock wave lithotripsy，ESWL），直径>2cm的所有需开放手术的肾结石均可采取经皮肾镜取石或碎石术（percutaneous nephro - lithotomy，PCNL）。对于中下段输尿管结石可选择输尿管肾镜取石或碎石术（ureteropyeloscopic lithotripsy，URL）；输尿管软镜可用于<2cm的肾结石。开放性手术对患者的损伤较大，由于内镜技术及ESWL技术的广泛普及，开放性手术已越来越少地采用。

（四）护理措施

1. 保守治疗的护理

（1）饮食：根据结石的成分有针对性地指导患者调整饮食，注意向患者讲明饮食疗法的重要性，以增强其依从性。高钙饮食的患者需减少钙的摄入；草酸钙结石患者宜低钙、低草酸、低脂肪饮食，多食含纤维素丰富的食物，避免大量服用维生素C，增加维生素B_6的摄取量；尿酸结石的患者宜低嘌呤饮食，限制肝、脑、肾等动物内脏的摄入。

（2）饮水：指导患者每日保证足够的饮水量，每天液体摄入最好在3 000~4 000ml，维持每日尿量在2 000ml以上最佳。需将全日饮水量平均分配，分别于晨起、餐间和睡前给予。大量饮水可促使小的结石排出，稀释尿液，防止尿石结晶形成，减少晶体沉积，延缓结石增长速度。若合并感染，大量的尿液可促进引流，利于含有细菌的尿液及时排出体外，促进感染的控制。

（3）活动：活动可以促进结石的排出，如患者没有尿路梗阻，在指导患者大量饮水的同时，可让患者在身体允许的情况下进行一些跳跃活动或其他体育运动，以促进结石的排出。

（4）肾绞痛的护理：遵医嘱联合应用解痉与镇痛剂。肾区局部热敷以减轻疼痛。患者若伴有严重的恶心、呕吐时，需禁食水、遵医嘱从静脉补充液体和电解质。

（5）血尿的护理：有血尿的患者，护士应指导患者放松，不必紧张，多饮水，一般可减轻。

2. 体外冲击波碎石患者的护理　术前不需特殊准备，应做好结石定位。术后护理包括：

（1）饮食：术后即可进食水，应指导患者多饮水以促进结石的排出。若患者出现头晕、恶心、呕吐等症状，可指导患者卧床休息，适当禁食，从静脉补充营养和水分。

（2）观察碎石排出情况：每次排尿后用滤过网或纱布滤过，以观察碎石的排出情况。

（3）活动：碎石后应经常变换体位，适当活动以促进碎石排出。

（4）并发症的观察及护理：ESWL术并发症包括肾绞痛、尿路梗阻、血尿、发热、皮肤损伤等。

1）过多细碎的结石迅速大量涌入输尿管，积聚形成"石街"引起尿路梗阻，也可并发继发感染等，严重者可引起肾功能改变，常见于巨大肾结石碎石后，患者可出现腰部的疼痛或不适，因此碎石后48小时指导患者卧床休息，多饮水，使结石随尿液缓慢、逐渐地排出。

2）血尿的患者指导其不必紧张，主要是由于结石在移动过程中对黏膜损伤所致，一般多饮水即可缓解，不需特殊处理。

3）部分患者术后会出现发热，主要是由于感染性结石内的细菌播散、术后出现梗阻合并感染所致，因此术后注意监测患者体温变化，超过 38.5℃ 可采用物理降温，若患者出现寒战、高热应急查血常规和血培养，并遵医嘱给予药物降温。

4）碎石术后患者局部皮肤会出现发红、发热等皮肤损伤，指导患者不要用手抓挠，1~2 天即可恢复。

3. 输尿管镜取石或碎石术患者的护理　术前准备同外科一般手术，进入手术室需要携带患者影像学资料，以利于术中结石的定位。术后护理内容包括：

（1）饮食护理：术后 4~6 小时可进食水，指导患者多饮水"自然冲洗"尿路，防止泌尿系统感染，促进结石的排出。

（2）尿管护理：术后留置导尿管，1~2 天即可拔除。留置导尿管期间保持会阴部清洁，遵医嘱应用抗生素，预防感染。

（3）双 J 形输尿管支架引流管（图 6-3）护理

1）留置导尿管的护理：为防止膀胱压力增加后使尿液通过双 J 形输尿管支架引流管逆流引起感染而留置导尿管，按尿管的常规进行护理，需注意观察引出尿液的颜色、性状与尿量情况。一般术后 3 天血尿应逐渐减轻，活动后可稍加重，不需特殊处理。指导患者多饮水，保证每天尿量在 1 500ml 以上，可减轻血尿的颜色，同时还可防止结石的形成。出血严重者可遵医嘱应用止血药。出院前拔除尿管。

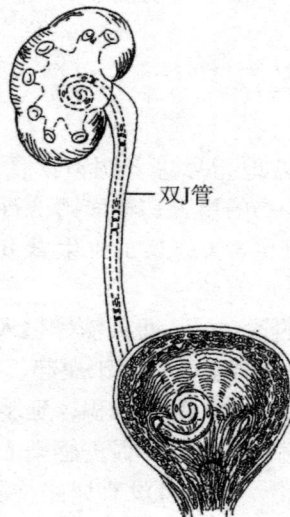

图 6-3　双 J 形输尿管支架引流管的位置

2）并发症护理

A. 膀胱输尿管反流：双 J 形输尿管支架引流管放置后，肾盂输尿管圆锥失去充盈刺激，致使输尿管蠕动明显减弱或消失，膀胱输尿管抗反流机制被解除，长期留置可致输尿管末端被动扩张。在排尿状态下，膀胱内压力升高，膀胱内尿液除大部分通过尿道排出体外，另有少量尿液通过双 J 形输尿管支架引流管腔反流至肾盂，引起逆行感染，导致腰腹部疼痛不适、肾盂肾炎，远期可致肾功能受损。因此术后要减少增加腹压的任何因素，预防大便干燥，避免用力咳嗽和排便以及腹压排尿等造成膀胱压突然升高的动作，增加排尿次数并及时排空膀胱，缓慢地增加膀胱压，不可憋尿，避免尿液反流。

B. 尿路刺激征：由于双 J 形输尿管支架引流管放置位置不当或移动致使膀胱内导管过长刺激膀胱三角区或后尿道。若症状明显者应给予解痉治疗，严重者需通过膀胱镜调整双 J 形输尿管支架引流管的位置。

C. 疼痛：由于双 J 形输尿管支架引流管刺激引起输尿管平滑肌痉挛可导致肾绞痛，应嘱患者注意休息，运用放松技巧，分散注意力，适当应用解痉镇痛药物治疗。

D. 感染：是常见的并发症，可引起膀胱刺激症状，严重者可出现发热、菌尿、脓尿等。应用抗生素、缩短置管时间、及时拔除，是防止感染的有效措施。

E. 输尿管穿孔：患者可出现尿液外渗，表现为腰部不适或疼痛，伴有感染时体温升高。应及时发现给予对症处理。

4. 经皮肾镜取石或碎石术患者的护理

（1）术前护理重点内容是帮助患者建立战胜疾病的信心，使其恢复正常心态，以提高对手术的耐受力。

1）心理准备：向患者详细讲解 PCNL 的优越性，介绍成功病例，鼓励患者积极配合，以利于术后康复。对于存在心理顾虑的患者应多做解释与疏导工作，以增强自信心。

2）手术体位的训练：患者在手术过程中分别需要采取截石位和俯卧位，患侧抬高20°～25°。术前护士应指导患者进行手术体位的训练，尤其是俯卧位，一般患者难以耐受，且复杂的结石手术时间长，体位的改变对患者呼吸及循环系统的影响较大，因此应指导患者从俯卧位 30 分钟开始练习，逐渐延长至 45 分钟、1 小时、2 小时等。通过训练使患者能耐受体位的改变，同时使呼吸及循环系统得到一定的适应，减少术中、术后心血管意外的发生。

3）控制疼痛与感染：患者存在肾绞痛时应及时采取镇痛、对症处理。术前感染的控制是手术及术后患者安全的保证，术前需应用广谱抗生素药物治疗。对于伴有感染的患者，如高热达39℃以上应及时进行血培养及药敏试验，选择敏感的抗生素，同时配合物理及药物降温，直至体温平稳、血常规白细胞数量正常 3 天以上方可手术。

4）术前准备同一般手术常规。

（2）术后护理：术后重点是做好病情观察，协助患者顺利康复，及时发现并治疗并发症。

1）监测患者生命体征：术后给予患者去枕平卧位 6 小时，根据患者手术时间与胃肠功能适当禁食水，心电监护 24 小时。如果患者出现血压下降、心率增快、呼吸加快，应高度怀疑有出血的可能，注意观察肾造瘘管及尿管引出尿液的性质与量，及时通知医生采取措施。注意观察患者体温变化，术中冲洗易导致尿路细菌或致热源通过肾血管吸收入血引起菌血症，患者术后出现体温升高，甚至可达39.5℃以上，及时使用敏感抗生素治疗并配合物理或药物降温。尽管术前使用抗生素，尿培养无细菌生长，仍有部分患者经 PCNL 取出感染性结石后，出现菌尿、脓毒败血症，甚至休克，因此应注意观察患者有无感染性休克的表现，如体温超过 40℃，出现血压下降、心率加快、神志恍惚等休克症状。若有出血倾向不及时处理，会迅速导致病情恶化，甚至出现 DIC，危及患者生命。

2）肾造瘘管及留置导尿管的管理

A. 严密观察肾造瘘管及尿管引流尿液的颜色、性状和量，准确做好记录：出血是经皮肾镜术最常见、最严重的并发症之一，若不及时处理，患者很快会出现休克。大部分患者术后出血量不多，逐渐减少，术后第 1 天转清，不需要特殊处理。若引流尿液颜色鲜红，量较大，则可能有肾血管出血，应立即通知医生夹闭肾造瘘管，使血液在肾、输尿管内压力升高，形成压力性止血，5～10 分钟后再次观察有无进行性出血情况，6 小时和 8 小时后打开，引流液的颜色逐渐减轻，24 小时后一般可转为淡红色。

B. 保持尿管的通畅，保证有效的引流：如出现造瘘管周围有渗血或渗尿应考虑管道是否堵塞，可用手指向远端挤压造瘘管，或用注射器抽吸，或以无菌生理盐水少量、多次、低压反复冲洗。固定好肾造瘘管，严防脱落。

C. 注意观察腹部症状和体征：定期询问患者有无腹胀、腹痛等症状，腹部查体有无腹部压痛、反跳痛等体征，警惕尿漏引起的腹膜炎发生。

D. 执行留置导尿管的护理常规。

3）留置双 J 形输尿管支架引流管的护理：详见本书相关内容。

4）活动指导：根据患者肾造瘘管及尿管引流尿液的情况指导患者活动，术后需绝对卧床，给予患者肢体按摩，指导其双下肢被动和主动的活动，也可穿腿长型的弹力袜，防止下肢深静脉血栓形成，交接班时注意评估并记录患者双下肢有无肿胀、麻木与疼痛，皮肤温度有无升高，足背动脉搏动是否明显，一旦出现上述任何情况都应及时通知医生。如术后 5~7 天患者引流的尿液逐渐转清为淡粉色，甚至为黄色时可以指导患者床上活动，注意观察引流尿液的情况，如颜色未加深，可指导患者增加活动量，从床边到离床活动。重点在于指导患者活动量从小到大逐渐过渡，防止突然增加活动后出现虚脱或直立性低血压，严重者会由于血液循环加速导致栓子脱落诱发肺梗死、脑梗死以及诱发心梗发作。认真做好患者指导，使患者正确认知，增加依从性，顺利渡过康复期。若患者活动后尿液颜色加深，应通知医生，遵医嘱再卧床休息至尿液颜色转为正常。

5. 开放手术患者的护理　开放手术治疗包括肾盂切开取石、肾实质切开取石、肾部分切除术、肾切除术和输尿管切开取石术等。

（1）尿管护理：术后患者需留置导尿管，除肾切除术外，肾盂切开取石术、输尿管切开取石术需要留置双 J 形输尿管支架引流管。尿管留置时间较长，一般 7~10 天，目的是充分引流膀胱尿液，减轻膀胱张力，防止尿液反流。按护理常规进行尿管护理，排气后指导患者多饮水冲洗尿路，尿管的拔除时间遵医嘱执行。

（2）休息与活动：肾实质切开取石术后患者需要绝对卧床休息 2~4 周，以减少出血。护士应向患者讲明绝对卧床的重要性，使患者配合治疗。防止增加患者活动的因素，如剧烈咳嗽会经常震动胸壁，可给患者进行雾化吸入，以稀释痰液利于咳出。

（3）引流管护理：开放性手术一般均留置引流管一枚，应保持引流管的通畅，充分引流渗出的液体。准确记录 24 小时引流量，若引流量较多，颜色较淡，则可能有尿液的漏出，保持尿管的通畅，通知医生，同时指导患者不必紧张，减少活动、多休息，可逐渐恢复。

6. 健康指导

（1）饮水指导：指导患者大量饮水，若每日尿量少于 1.2L 时，发生尿石症的危险性显著增加，稀释的尿液可延缓结石增长的速度并防止手术后结石的复发。因此成人每日饮水量最好保证尿量在 2 000ml 以上，夜间增加 1 次饮水，以保证尿液呈稀释状态，减少结晶形成。

（2）饮食指导：平衡饮食最为重要，防止某一营养成分摄入过多。根据结石成分、患者体质、代谢状态等情况相应调节饮食构成。高钙尿症患者应低钙饮食；草酸盐结石的患者应限制菠菜等深绿色蔬菜的摄入，禁浓茶；尿酸结石患者应限制动物内脏等高嘌呤食物的摄入。结石患者的预防重于治疗，合理的饮食可以有效降低结石患者的复发率，因此护士应向患者讲明饮食的重要性与详细内容，提高患者的认识。

（3）留置双 J 形输尿管支架引流管的指导：指导患者出院后不宜做四肢及腰部同时伸展动作，不做突然的下蹲动作及重体力劳动，预防便秘，减少引起腹压升高的任何因素，防止双 J 形输尿管支架引流管滑脱或上下移动。定时排空膀胱，不要憋尿，避免卧位排尿，防止尿液反流。指导患者注意观察尿色、尿量，有异常或排尿后腰痛不能缓解者及时就诊。提醒患者按医嘱规定的时间拔除双 J 形输尿管支架引流管，留置时间过长会因双 J 形输尿管支架引流管上附着结石而造成拔管困难。

（4）用药指导：需要应用药物治疗的患者根据医嘱做好用药的指导。有基础疾病的患者应指导其出院后到相应门诊进行诊治。

（5）复查：碎石后半个月复查腹平片，观察碎石排出情况。必要时，重复碎石，间隔不得少于 7 天。

三、下尿路结石

下尿路结石包括膀胱结石（vesical calculi）和尿道结石（urethral calculi）。

（一）膀胱结石患者的护理

膀胱结石，以继发性膀胱结石多见，常见于膀胱出口梗阻、膀胱憩室、异物、神经源性膀胱或肾结石排入膀胱，男性多见。原发性膀胱结石多见于男孩，与营养不良和低蛋白饮食有关，随着我国经济的发展和生活水平的提高，已很少见。

1. 病因

（1）营养：在经济水平较低的国家，新生儿营养不良，蛋白质摄入较少，患儿尿量减少且浓缩，长期低蛋白饮食导致婴儿营养不良性酸中毒，尿呈强酸性，导致膀胱内尿酸盐结石形成。母乳或牛乳喂养可以预防膀胱结石的发生。

（2）下尿路梗阻：见于尿道狭窄、前列腺增生、膀胱颈部梗阻、肿瘤等情况，膀胱内尿盐沉积而形成结石，老年人多见。

（3）膀胱异物：膀胱内异物，如线头、导管、金属物等均可使尿盐沉积在其周围而形成结石。

（4）感染：继发于下尿路梗阻或膀胱异物的感染，尿中 pH 升高，尿中磷酸钙、铵和镁盐沉积，形成膀胱结石。

（5）其他：见于代谢性疾病、寄生虫等。

2. 临床表现

（1）症状：膀胱结石的典型症状为排尿突然中断，伴有排尿困难和膀胱刺激症状，改变体位后可缓解疼痛并继续排尿。排尿中断时可伴有疼痛并放射至远端尿道及阴茎头部，常伴有终末血尿。并发感染可有脓尿。

（2）体征：患者排尿中断后须改变体位或摇晃身体才能继续排尿。

3. 辅助检查

（1）B 超检查：可发现结石的大小及位置，同时还可发现膀胱憩室、前列腺增生等情况。

（2）X 线检查：大多数结石能被显影。

（3）膀胱镜检查：能直接看到膀胱内结石，并同时可发现膀胱内其他病变。

（4）直肠指检：较大膀胱结石可被扣及。

4. 治疗要点　需手术治疗，采用经尿道膀胱镜取石或碎石术、耻骨上膀胱切开取石术。如存在前列腺增生、膀胱异物、尿道狭窄等形成结石的因素应在取石的同时一并处理。

5. 护理措施

（1）经尿道膀胱镜取石或碎石术：术后除按术后常规护理外，应注意保持尿管引流的通畅、观察尿管引流尿液的颜色，部分患者会出现尿液颜色较深，呈深红色，或伴有血块，应及时通知医生，必要时进行膀胱高压冲洗冲出血块或给予持续膀胱冲洗，待患者尿液颜色转为淡黄色即可停止冲洗。一般 3～4 天拔除尿管。

（2）耻骨上膀胱切开取石术：术后患者留置导尿管、膀胱侧间隙引流管和（或）膀胱造瘘管。保持尿管与膀胱造瘘管的引流通畅，否则会由于尿液潴留膀胱压力升高导致尿液经造瘘管渗出至膀胱侧间隙，引流管内液体引流增多，且颜色为淡红色，影响切口的愈合。做好引流管与尿管的护理。根据患者病情的恢复及医嘱拔除引流管与尿管。最后拔除膀胱造瘘管，拔管前应先行闭管，如患者能自行经尿道排尿后方可拔除。

（3）健康指导：①指导患者遵医嘱定期到门诊复查。②多喝水，勤排尿，不要憋尿，每天保持尿量最好在 1 500ml 左右。③及时治疗泌尿系统感染。④根据结石形成的原因给予相应的指导。

（二）尿道结石患者的护理

尿道结石绝大多数来自肾和膀胱，有尿道狭窄、憩室及异物时也可致尿道结石。主要见于男性，常位于前尿道。

1. 临床表现

（1）症状：典型症状为排尿困难，呈点滴状，同时伴有尿痛和会阴部疼痛，严重者可发生尿潴留。

（2）体征：前尿道结石可沿尿道扣及，后尿道结石经直肠指检可触及。

2. 辅助检查　B 超和 X 线检查可明确病变部位。

3. 治疗要点　尿道结石应根据结石的大小、形状、所在部位及尿道情况决定治疗方式。小的结石可直接取出或轻轻向尿道远端推挤、钩出或钳出，注意操作温柔，避免损伤尿道。后尿道结石可用尿道探条将结石轻推入膀胱，再按膀胱结石进行处理。

4. 护理措施

（1）执行一般手术前、后护理常规。

（2）健康指导：指导患者出院后多饮水、勤排尿，尤其不要憋尿，尿道结石取出后可发生尿道狭窄，因此出院后应注意观察排尿情况，需要时定期到医院进行尿道扩张。

（龚翠红）

第五节 泌尿系统损伤

泌尿系统损伤以男性尿道损伤最多见，其次为肾和膀胱，输尿管损伤最少见。由于泌尿系统受到周围组织和器官的较好保护，一般情况下不容易受到损伤，因此泌尿系统损伤多见于复合伤，如胸、腹、腰部或骨盆的严重损伤。

一、肾损伤

肾深藏于肾窝，上被膈肌所覆盖，前有腹壁和腹腔内脏器，后有肋骨、脊椎和背部的肌肉，受到较好的保护。正常肾脏有 1~2cm 的活动度，通常不易受到损伤。但肾脏是一个实质性器官，质地较脆，包膜薄，加之周围的骨质结构，一旦受到暴力打击也可引起肾损伤（renal injuries）。肾损伤多发生于成年男性，常是复合性损伤的一部分。

（一）病因

1. 开放性损伤　因刀、枪弹等锐器致伤，常伴有胸、腹等其他脏器的损伤，损伤严重且复杂。

2. 闭合性损伤　因直接暴力（如撞击、跌打、挤压等）、间接暴力（如对冲伤、突然暴力扭转等）所致损伤。临床上闭合性肾损伤较多见。

3. 自发性肾破裂（Wunderlich 综合征）　是指肾本身有病变后更容易发生损伤，如肾积水、肾肿瘤、肾结核或囊性肾疾病等，有时轻微的创伤也可造成严重的"自发性"肾破裂。

4. 医源性损伤　肾穿刺、腔内泌尿外科检查或治疗、开放性手术等情况下可发生肾损伤。

（二）病理

根据肾损伤的程度可分为 4 种病理类型（图 6-4）。

1. 肾挫伤　是肾损伤中较轻的病理改变，损伤仅局限于部分肾实质，形成肾包膜下血肿或肾瘀斑，肾包膜及肾盂黏膜完整。一般症状轻微，多可自愈，若损伤累及集合系统可见轻微血尿。大多数患者属此类损伤。

2. 肾部分裂伤　肾实质部分裂伤并伴有肾包膜破裂，可有肾周血肿或明显血尿。通常不需手术，给予绝对卧床休息，止血、抗感染治疗，在密切观察患者生命体征的情况下多可自行愈合。

3. 肾全层裂伤　肾实质深度裂伤，外及肾包膜，内达肾盂肾盏黏膜，有广泛的肾周血肿、尿外渗和明显血尿，肾横断或碎裂时可导致部分肾组织缺血，需要紧急手术治疗，否则后果严重。

4. 肾蒂损伤　较少见，常容易被忽略，可因失血性休克而失去救治的机会导致死亡。多见于突然减速或加速运动时，如车祸、高处坠落伤等。肾的急剧移位，肾蒂部位血管受到突然的牵拉，内膜断裂，形成血栓，导致肾功能丧失，或直接导致血管断裂，造成大量失血。此类损伤多发生于右侧肾，需紧急施行手术治疗。

晚期病理改变包括长期尿外渗而形成的尿囊肿；血肿和尿外渗引起组织纤维化，压迫肾盂输尿管连接处可致肾积水；形成动静脉瘘或假性动脉瘤；部分肾实质缺血或肾蒂周围纤维化压迫肾动脉引起肾性高血压。

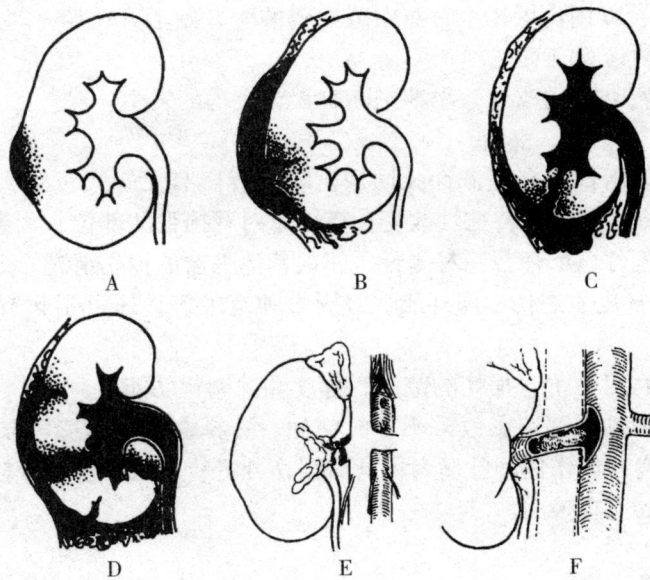

图 6 - 4　肾损伤类型

A. 肾瘀斑及包膜下血肿；B. 表浅肾皮质裂伤及肾周围血肿；C. 肾实质全层裂伤、血肿及尿外渗；D. 肾横断；E. 肾蒂血管断裂；F. 肾动脉内膜断裂及血栓形成

（三）临床表现

1. 症状　由于肾损伤程度的不同可表现不同的症状，轻者仅有血尿和疼痛，严重者可合并其他脏器损伤。

（1）血尿：为肾损伤最常见、最重要的症状，90%以上的患者可出现肉眼血尿。肾挫裂伤可出现少量血尿，严重肾裂伤则呈大量肉眼血尿，并有血块阻塞尿路。但血尿与损伤程度不成比例，肾挫伤或轻微肾裂伤会导致肉眼血尿，而严重的肾裂伤，如肾蒂损伤、肾动脉血栓形成等，也可仅有轻微血尿或无血尿。

（2）疼痛：患者患侧腰部、上腹部疼痛，可放射到同侧肩部、背部及下腹部。若腹膜破裂，大量尿液、血液流入腹腔，合并有腹腔脏器损伤时，可出现全腹压痛、肌紧张等腹膜刺激症状。当血块通过输尿管时可有剧烈的肾绞痛。

（3）并发症

1）休克：休克是严重肾损伤后很重要的表现，常伴有其他脏器的损伤，可为创伤性和（或）失血性休克。若短时间内迅速发生休克或快速输血 400ml 后仍不能及时纠正休克时，常提示有严重的内出血，会危及生命，需要立即手术治疗。一般多见于开放性肾损伤。

2）发热：出血、尿外渗容易继发感染，甚至形成肾周脓肿或化脓性腹膜炎，患者出现发热、寒战等全身中毒症状。

2. 体征　肾破裂时，血液、尿液渗入肾周围组织使局部肿胀，形成肿块，有明显的触痛和肌紧张。从肿块增长的大小可以推测肾损伤的严重程度。

（四）辅助检查

1. 实验室检查

（1）尿常规：可为镜下血尿或肉眼血尿。若尿液颜色由浓变浅提示出血在减轻或趋于停止，反之若血尿颜色逐渐加深则提示有活动性出血，需要采取进一步治疗措施。

（2）血常规：肾损伤 24 小时内需动态监测红细胞、血红蛋白与血细胞比容，若持续降低提示有活动性出血。白细胞升高提示有感染。

（3）血清碱性磷酸酶：肾创伤后 8 小时血中碱性磷酸酶开始上升，16～24 小时上升最明显，24 小时后下降，对早期肾损伤的诊断有意义。

（4）肾功能：需监测肾功能的改变，早期判断有无肾衰竭的发生。

2. 影像学检查

（1）B 超：通过超声显示肾周有无液性无回声区域、肾影有无扩大、肾实质有无回声不均匀、集合系统有无移位、肾被膜有无中断等特征性改变，有助于对肾损伤的部位、程度、有无包膜下和肾周血肿及尿外渗情况的判断，还可显示肾蒂、对侧肾、邻近其他脏器的损伤情况。

（2）CT：可清晰显示肾皮质裂伤、尿外渗、肾周血肿范围等，还可了解肾周围脏器情况，作为首选检查。

（3）排泄性尿路造影：可评价肾损伤的范围、程度和健侧肾功能。

（4）动脉造影：在排泄性尿路造影效果不佳时使用。选择性肾动脉造影显示肾动脉及肾实质损伤情况，针对存在肾动静脉瘘和创伤性动脉瘤者可针对损伤处进行超选择性血管栓塞，起到止血作用。因逆行肾盂造影易致感染，故不宜采用。

（五）治疗要点

轻微的肾挫伤经绝对卧床休息即可康复。病情稳定的肾挫裂伤也可采用保守治疗。若有大出血、伴有休克的患者应立即实施抢救措施，同时作好手术的准备。

当闭合性肾损伤在以下情况时需手术治疗：①经积极抗休克治疗后生命体征仍未改善，提示有活动性出血。②血尿逐渐加重，血红蛋白与血细胞比容继续降低。③腰部肿块明显增大。④合并有腹腔其他脏器的损伤。手术方法根据肾脏损伤的程度行肾修补术或部分肾切除术、肾切除术、肾动脉栓塞术等。开放性肾损伤均需要手术，手术术式包括肾修补术、肾部分切除术、肾切除术等。

（六）护理措施

1. 非手术治疗患者的护理

（1）维持组织灌注：肾创伤大出血并发休克，应迅速配合医生开展抢救工作。建立静脉通路，按照医嘱给予输血、补液、止血、镇静、镇痛等措施。保持足够尿量，观察并记录每小时尿量及尿的性状，监测患者生命体征，同时做好急诊手术的术前准备。即使患者生命体征平稳，也应加以注意，保证输血和输液通畅，必要时可加压输血以维持患者的有效循环血容量。

（2）休息与活动：指导患者绝对卧床 2～4 周，待患者病情稳定、血尿消失后方可离床活动。由于肾组织比较脆弱，若过早、过多离床活动可诱发再出血。肾挫伤需 4～6 周才趋于愈合，即使几天内尿色转清、局部症状减轻、尿液检查恢复正常，仍需继续卧床休息到规定时间。若到规定的时间后患者血尿仍未消失，则需延长绝对卧床的时间。做好健康指导，增强患者的依从性。

（3）尿液的观察：定时留取尿标本，按顺序比色动态观察尿液颜色变化的趋势，以判断病情进展情况。记录 24 小时尿量。尿色逐渐加深或尿量减少时应立即通知医生。

（4）腰部肿块的观察：观察患者腰部肿块肿胀的程度，可画出肿块的界线以便观察，若呈进行性增大的趋势，应及时通知医生采取措施。

（5）疼痛的观察与护理：观察患者疼痛的部位与性质，必要时可遵医嘱给予镇痛和镇静药。单纯肾损伤如有腹膜刺激症状需高度警惕腹腔脏器损伤，应及时通知医生。

（6）感染的观察与预防：遵医嘱应用广谱抗生素预防或控制感染，监测体温变化，超过 38.5℃ 应采取降温措施。留置导尿管的患者严格无菌操作，并按照护理常规进行尿管护理。

2. 手术患者的护理

（1）术前护理

1）心理护理：患者受伤后情绪较焦虑，希望更多了解自己的病情，当医生通知其手术时更容易产生恐惧心理，因此护士应向患者耐心讲解手术方式与必要性，做好手术前的指导。

2）术前准备：按照外科常规手术进行准备，同时注意密切观察生命体征，及时发现病情变化，根据医嘱及时给予输血、补液的抗休克治疗，减少搬动危重患者，以免加重损伤。

（2）术后护理

1）监测生命体征：闭合性肾损伤约40%并发休克，开放性肾损伤85%并发休克，加之手术创伤失血，患者更容易发生休克，因此手术后应严密监测患者血压、脉搏、呼吸、神志的变化，如患者出现血压下降、脉搏增快、呼吸浅快、神志模糊，应立即通知医生采取有效措施维持患者生命体征的平稳，遵医嘱给予输血、补液、维持水电解质平衡治疗。

2）活动：肾修补术患者术后需绝对卧床2～4周，病情稳定，血尿消失后才可离床活动。肾切除术后生命体征平稳可给予半卧位，术后第1天开始逐渐增加活动，引流管拔除后可指导患者离床活动，活动以循序渐进、患者能耐受为宜，切忌突然增加活动量或不活动。

3）监测尿量：尿量是观察患者有无休克及判断肾功能是否受损的重要指标，应准确记录24小时尿量，必要时监测每小时尿量，若患者尿量减少应及时通知医生采取措施。

4）引流管的护理：观察引流的量、颜色及性状，并详细记录。有效固定，指导患者在翻身活动时加以注意，防止引流管脱落。保持引流通畅，每2小时挤压引流管1次。防止引流管打折、受压和堵塞，禁止将引流管提到超过引流平面的位置，防止逆行感染。

5）有效镇痛：创伤及手术使患者感觉疼痛明显，遵医嘱应用镇痛药或使用患者自控镇痛泵（PCA），注意评估镇痛的效果，同时增加与患者的交流以转移其注意力、让患者听轻音乐等缓解疼痛的辅助方法，对加强镇痛效果有一定的帮助。应用镇痛药与PCA两种方法不可同时使用，除非有麻醉师医嘱，否则会造成麻醉性镇痛药的不良反应（呼吸抑制）增强，危及患者生命安全。

6）观察患者术后有无感染的发生：注意监测患者体温的变化及引流液和尿液的情况，每日测4次体温；保持伤口敷料的清洁与干燥，有渗出及时更换。留置导尿管期间每日2次会阴护理。保持引流管及尿管不可高于引流平面，否则会造成逆行感染。

（3）健康指导：指导患者注意休息，2～3个月内不宜参加体力劳动或竞技运动，防止发生肾脏创伤面再度撕裂出血。多饮水，保持尿路通畅。注意观察尿液的颜色变化、伤侧腰部有无肿胀感觉，出现异常情况及时到医院诊治。肾切除患者注意保护健侧肾脏功能，减少应用对肾功能有损伤的药物。每年复查肾功能，及时发现并发症。

二、输尿管损伤

输尿管连接肾盂和膀胱，是管状向下方输送尿液的器官，位于腹膜后间隙内，较细，直径为0.4mm，有周围组织的保护，且有一定的活动度，外伤中输尿管损伤（ureteral injuries）很少见，多数为医源性损伤。

（一）病因

1. 医源性损伤

（1）开放性手术损伤：常见于骨盆、后腹膜手术，术中较难发现，一般在术后出现漏尿或无尿时才被发现。

（2）腔内器械损伤：经膀胱镜逆行输尿管插管、输尿管镜检查、取石或碎石时，当输尿管存在狭窄、扭曲、粘连、炎症时易发生输尿管撕裂、穿孔或拉断。

（3）放射性损伤：见于宫颈癌、前列腺癌进行放射治疗后，输尿管出现水肿、出血、狭窄、坏死等。

2. 外伤性损伤　较为少见，可见于枪击伤、锐器刺伤等情况，另外交通事故、高处坠落伤等也可引起输尿管的撕裂。一般都伴有大血管和腹腔脏器的损伤。

（二）病理

根据损伤的类型和处理时间的不同，可分为挫伤、穿孔、结扎、钳夹、切断或切开、撕裂、扭曲、缺血、坏死等。

轻微输尿管挫伤可自愈，不会引起输尿管狭窄。一侧输尿管被结扎或切断，会引起该侧肾积水，长期会使肾功能损伤，最终造成肾萎缩。双侧均被结扎，则会出现无尿。

（三）临床表现

1. 症状

（1）血尿：常见于器械损伤输尿管黏膜，随着损伤的修复，血尿逐渐减轻和消失。当输尿管被结扎或完全切断时可无血尿出现，因此血尿的有无和轻重与损伤程度不一致。

（2）尿外渗：可发生于输尿管损伤时或几天以后，尿量减少，腰痛、腹痛、腹胀，继发感染时，患者可出现高热、寒战等全身症状。

（3）尿瘘：指尿液经瘘道从腹壁创口、阴道、肠道创口流出体外，长久不愈。

（4）梗阻症状：输尿管被缝扎或结扎后引起同侧输尿管的梗阻，造成肾积水，可伴有发热。输尿管损伤也可引起不全梗阻，出现上述症状。

2. 体征　局部可扪及包块。若尿液渗入腹腔，则会产生腹膜刺激症状。肾区可有叩击痛。

（四）辅助检查

（1）手术时怀疑输尿管损伤时，可静脉注射靛胭脂，由裂口可见蓝色的尿液从损伤处流出。术中或术后可选择膀胱镜检查，如输尿管被结扎或裂口较大甚至断裂，则伤侧输尿管口无蓝色尿液喷出。

（2）B超可见尿外渗、肾积水改变。

（五）治疗要点

输尿管穿孔或黏膜损伤，留置输尿管支架管（即双J形输尿管支架引流管），待损伤愈合后于膀胱镜下拔除。若输尿管被结扎或缝扎，术中发现应立即解除结扎线，切除结扎端作对端吻合，同时留置双J形输尿管支架引流管即可。若损伤时间较长，引起输尿管完全梗阻，则需作肾造瘘，缓解对肾功能的继续损害，3个月后再进行输尿管修复。手术患者按照护理常规进行，输尿管检查或手术患者都需要留置双J形输尿管支架引流管，一般2~4周后在膀胱镜下拔除。

（六）护理措施

手术患者的护理同一般护理常规，留置双J形输尿管支架引流管患者的护理见本书相关内容。

三、膀胱损伤

膀胱为囊性器官，位于腹膜外，当膀胱空虚时位于骨盆深处、耻骨联合后方，四周有骨盆的保护，很少发生膀胱损伤（bladder injuries）；当膀胱充盈时高出耻骨联合至下腹部，且膀胱壁较薄，在外力作用下容易受到损伤，或当骨盆骨折时，骨折的断端可能刺破膀胱，发生膀胱破裂（bladder rupture）。

（一）病因

1. 开放性损伤　由子弹、锐器贯通所致，常合并其他脏器损伤。

2. 闭合性损伤　膀胱充盈时遭到撞击、挤压等造成膀胱损伤。

3. 医源性损伤　在膀胱镜检查或治疗时损伤到膀胱。

4. 自发性损伤　有病变的膀胱（如膀胱结核）过度膨胀后发生的破裂称为"自发性膀胱破裂"。

（二）病理

1. 挫伤　膀胱黏膜或肌层损伤，可有血尿，无尿外渗。

2. 膀胱破裂

（1）腹膜外型：较腹膜内型常见。多见于骨盆骨折时，常并发尿道损伤。腹膜完整未破裂，尿液外渗到膀胱周围组织及耻骨后间隙，并达骨盆底部，向上沿输尿管周围组织可蔓延至肾区。

（2）腹膜内型：较为少见，但后果较严重。膀胱壁破裂伴腹膜破裂，尿液进入腹腔引起腹膜炎。常并发其他器官的损伤（图6-5）。

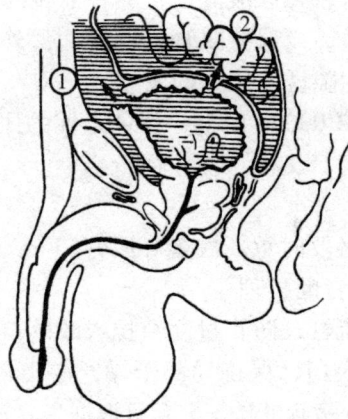

图 6 - 5 膀胱损伤类型
①腹膜外型；②腹膜内型

（三）临床表现

1. 症状

（1）休克：骨盆骨折并发膀胱破裂时患者会出现休克，一般因骨盆骨折所致的剧烈疼痛、大出血、尿外渗引起的腹膜炎导致患者发生休克。

（2）腹痛：膀胱破裂时尿外渗引发腹痛及血肿。

（3）血尿与排尿困难：膀胱损伤时血尿呈终末加重，患者有尿意但不能排出或仅排出少量血尿，膀胱内有血块堵塞时或有尿外渗时则无尿液排出。

2. 体征 腹膜外膀胱破裂时可引起下腹部疼痛、压痛及肌紧张，腹膜内破裂时尿液流入腹腔引起急性腹膜炎症状，并有移动性浊音。开放性损伤与体表伤口漏尿则形成尿瘘，如与直肠、阴道相通，经肛门、阴道漏尿。闭合性损伤长期感染后破溃亦可形成尿瘘。

（四）辅助检查

1. 导尿试验 在严格无菌操作下插入导尿管，膀胱损伤时，注入无菌生理盐水 200ml，片刻后吸出，液体外渗时吸出量会减少，若液体进出量差异很大时提示膀胱破裂，也称之为测漏试验。

2. X 线检查 腹部平片可以发现骨盆或其他部位的骨折。膀胱损伤时行膀胱造影，可发现造影剂漏至膀胱外；腹膜内膀胱破裂时显示造影剂衬托的肠袢；注入空气造影见膈下游离气体提示腹膜内膀胱破裂。

3. B 超 可显示损伤处的尿外渗、尿漏情况。

（五）治疗要点

损伤较小的膀胱破裂可留置导尿管引流尿液 10 天左右，同时应用抗生素预防感染，待伤口愈合后拔除导尿管。较大的膀胱破裂病情严重者需立即施行手术修补。尿潴留不能进行导尿和手术治疗的患者应协助医生行膀胱造瘘术以引流尿液。若患者病情危重，先进行输血、补液等抗休克治疗。

（六）护理措施

1. 心理护理 主动关心、安慰患者，向患者详细解释护理措施的目的及效果，消除患者和家属的焦虑与恐惧，多使用激励的语言，及时反馈患者积极的病情变化，增强患者战胜疾病的信心。

2. 病情观察 监测患者生命体征，判断有无休克或感染表现；观察血尿有无逐渐加深、排尿困难的程度、腹部疼痛有无缓解等情况，了解病情变化。有骨盆骨折的患者需按照医嘱卧硬板床及输血、补液治疗，注意观察患者有无休克的发生。

3. 留置导尿管的护理

（1）妥善固定导尿管，保持留置导尿管通畅，避免导尿管扭曲折叠，血尿较重的患者需定时挤压尿管以防止血块堵塞。如血尿较重，尿管无尿液流出，患者下腹部胀满时说明有血块堵塞，应及时通知医生进行高压膀胱冲洗，及时冲出血块，以保持尿管的通畅。另外膀胱内尿液潴留会延长损伤的愈合，且潴留的尿液也会经创面流至膀胱侧间隙诱发感染的发生。

（2）嘱患者多饮水，24 小时饮水 2 000ml 以上，保证足够的尿量，记录尿液的色、量及性状。

（3）定时清洁、消毒尿道外口，每日 2 次，防止逆行感染。

（4）遵医嘱 10 天左右拔管。

（5）拔管后继续观察排尿情况，必要时重新放置导尿管。

4. 耻骨上膀胱造瘘（图 6 - 6）患者的护理

（1）保持引流通畅：正确固定引流管，防止过度牵拉或脱落；定时观察，保持引流通畅。

（2）预防感染：造瘘口周围定期换药，保持局部干燥，渗出较多时应及时更换；每周行尿常规化验及尿培养 1 次，造瘘 5 天内避免进行膀胱冲洗，5 天后根据患者病情酌情进行。

（3）拔管护理：造瘘管过早拔除易造成耻骨后间隙感染，留置 10 ~ 12 天拔管，防止造瘘管从膀胱内脱出。拔管前先夹管，观察患者排尿是否通畅后方可拔管，拔管后造瘘口可有少量渗出，可用油纱填塞。

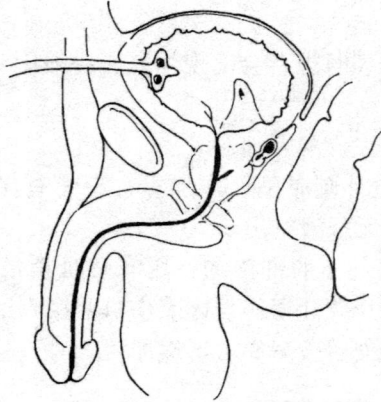

图 6 - 6　耻骨上膀胱造瘘

5. 开放手术患者的护理　膀胱破裂修补术后护理内容包括一般手术患者的护理、留置导尿管的护理、引流管及膀胱造瘘的护理。注意观察引流管引流出液体的量、色及性状，引流管引出液体量较多，颜色较淡，有可能发生尿瘘，及时通知医生。

6. 健康指导

（1）留置导尿管和膀胱造瘘时应向患者及家属做好相关指导，使其了解留置管道的意义和注意事项，患者及家属能掌握自我护理的方法。

（2）指导患者多饮水，勤排尿，不要憋尿，防止影响刀口愈合。

（3）部分骨盆骨折并发膀胱破裂患者可能发生阴茎勃起功能障碍，指导患者进行心理训练及采取辅助性治疗。

四、尿道损伤

尿道损伤多见于男性。在解剖上男性尿道以尿生殖膈为界，分为前、后两段。前尿道包括球部和阴茎部，后尿道包括前列腺部和膜部。前尿道损伤多发生在球部，后尿道损伤多发生在膜部，若早期处理不当，常产生尿道狭窄、尿瘘等并发症。

（一）病因

1. 开放性损伤　多因弹片、锐器伤所致，一般伴有阴囊、阴茎和会阴部的贯通伤。

2. 闭合性损伤　多因外来暴力所致。会阴部骑跨伤即当伤者从高处跌落或摔倒时会阴部骑跨于硬物上面,致使尿道被挤压在硬物与耻骨联合后下缘,引起尿道球部损伤。骨盆骨折最常见于车祸或高处坠落时发生,引起后尿道损伤,即尿道膜部损伤。

腔内器械直接损伤多为医源性,可引起球膜部交界处尿道损伤。

(二)病理

1. 尿道挫伤　尿道黏膜或尿道海绵体部分损伤,而阴茎海绵体完整。仅有出血和水肿,可以自愈。

2. 尿道裂伤　尿道部分全层断裂,仍有部分尿道壁完整,尿道的连续性未被完全破坏,尿道周围血肿和尿外渗,愈合后可引起瘢痕性尿道狭窄。

3. 尿道断裂　尿道完全离断,断端退缩、分离,血肿较大,发生尿潴留,用力排尿时会发生尿外渗。

4. 尿外渗　前尿道损伤多发生在球部,血液及尿液渗入会阴浅筋膜包绕的会阴浅袋,使会阴、阴囊、阴茎肿胀,向上可扩展至腹壁,但不会外渗到两侧股部。若不及时处理可发生广泛的皮肤、皮下组织坏死、感染和脓毒症。尿道膜部断裂时,骨折及盆腔血管丛的损伤可引起大出血,尿液沿前列腺尖处外渗至耻骨后间隙和膀胱周围,若同时有耻骨前列腺韧带撕裂,前列腺向后上方移位(图6-7)。

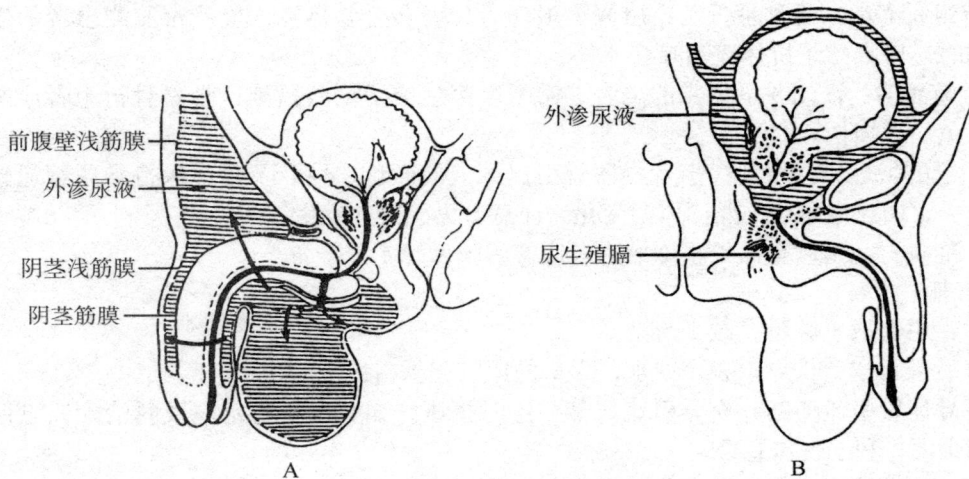

图6-7　尿道损伤尿外渗的范围
A. 尿道球部损伤尿外渗的范围;B. 尿道膜部损伤尿外渗的范围

(三)临床表现

1. 症状

(1)休克:后尿道损伤是下尿路最严重的损伤,患者病情严重,常伴有复合伤,同时常发生休克,90%由于骨盆骨折引起。患者病情较危重,出血多,引起创伤性休克和失血性休克。对骨盆骨折的患者可通过肛门指检来判定后尿道损伤的程度及是否并发有直肠、肛门的损伤等情况。

(2)尿道出血:前尿道受伤后可见尿道外口滴血,尿液可为血尿。后尿道损伤时可无尿道出血或仅少量滴血。

(3)尿外渗:尿道断裂后,用力排尿时尿液可从裂口处渗入周围组织形成尿外渗,继发感染可出现脓毒症。

(4)疼痛:前尿道损伤患者会感到受伤部位疼痛,放射到尿道外口,排尿时更加剧烈。后尿道损伤时患者表现为下腹部疼痛、局部肌紧张和压痛。

(5)排尿困难:尿道损伤后疼痛可引起括约肌痉挛而发生排尿困难,在尿道完全断裂或后尿道损伤时会发生尿潴留。

2. 体征　骑跨伤前尿道损伤时常发生在会阴部,患者局部出现血肿,表现为阴囊处肿胀,出现瘀斑和蝶形血肿。

（四）辅助检查

1. 导尿　可检查尿道是否连续、完整。如能顺利插入则说明尿道连续而完整，但不可轻易拔出，导尿管至少放置 7~14 天。如导尿管插入困难则不要勉强反复试插，以免加重创伤和导致感染，应立即做耻骨上膀胱造瘘。

2. X 线检查　尿道造影可显示尿道损伤部位及程度，尿道断裂可有造影剂外渗，尿道挫伤则无外渗征象。

（五）治疗要点

病情严重的患者立即实施抢救措施，保证患者的生命体征平稳，应用抗生素预防感染。对于尿道挫伤及轻度裂伤的患者留置导尿即可，对于导尿失败的患者可行耻骨上膀胱造瘘术。尿道断裂需行尿道修补术或断端吻合术。后尿道损伤早期行尿道会师术，休克严重者只可先行膀胱造瘘术，二期再行尿道修复手术治疗。术后最常见的并发症是尿道狭窄。

（六）护理措施

1. 术前护理

（1）维持组织灌注：骨盆骨折所致后尿道损伤时患者会合并休克，应严密监测患者的生命体征及意识状态，同时遵医嘱给予抗休克治疗。

（2）体位与活动：损伤并发休克的患者，需配合医生给予抢救措施，骨盆骨折患者应平卧位，勿随意搬动，以免加重损伤。

（3）导尿管的护理：注意观察患者导尿管引出尿液的颜色、性状及量，保持导尿管通畅，每日行会阴护理 2 次，定期更换尿袋。监测体温变化，注意有无感染的发生。

（4）术前准备：病情严重需要手术的患者应遵医嘱做好术前准备。

2. 术后护理

（1）体位：患者取平卧位，减少活动。

（2）排气后进食水：指导患者多饮水，大量的尿液起到内冲洗的作用。

（3）保持导尿管引流通畅：充分引流尿液、定时挤压，如有血块阻塞应及时清除，以保持尿路通畅，减轻膀胱张力，利于伤口愈合。

（4）预防感染：监测患者体温变化，观察伤口敷料渗出情况与引流液体情况，有渗出及时通知医生更换。

（5）并发症的观察与护理

1）尿瘘：开放性损伤或长期尿外渗感染可形成尿瘘。应保持引流通畅和局部清洁，加强换药，应用促进组织修复的药物，避免交叉感染。保护局部皮肤，防止由于尿液局部刺激引起皮炎。

2）尿道狭窄：尿道损伤拔除导尿管后因瘢痕形成导致尿道狭窄，需定期扩张尿道，以防止尿道狭窄。注意询问患者排尿改善的情况，给予鼓励，增强患者的自信心。

（6）健康指导：注意休息，尿道损伤患者需定期扩张尿道，护士应向患者讲明尿道扩张的必要性与重要性，让患者坚持并积极配合。有些患者需二期手术治疗，告知患者二次手术的具体时间。

（司玉珍）

第六节　良性前列腺增生

良性前列腺增生（benign prostatic hyperplasia，BPH）简称前列腺增生，也有称前列腺肥大，因病理学改变为细胞增生，而不是肥大，因此正确的命名应为前列腺增生，是老年男性排尿困难原因中最为常见的一种良性疾病。

一、病因

目前对前列腺增生的病因仍不完全清楚，但一致公认的病因包括两个非常重要的因素：老龄和有功能的睾丸，这两个因素缺一不可。前列腺的正常发育有赖于雄激素，若在青春期切除睾丸则前列腺不会再发育。

二、病理

前列腺的组成分为外周带（占70%）、中央带（占25%）和移行带（占5%）。移行带是前列腺增生的开始部位，外周带是前列腺癌最常发生的部位（图6-8）。

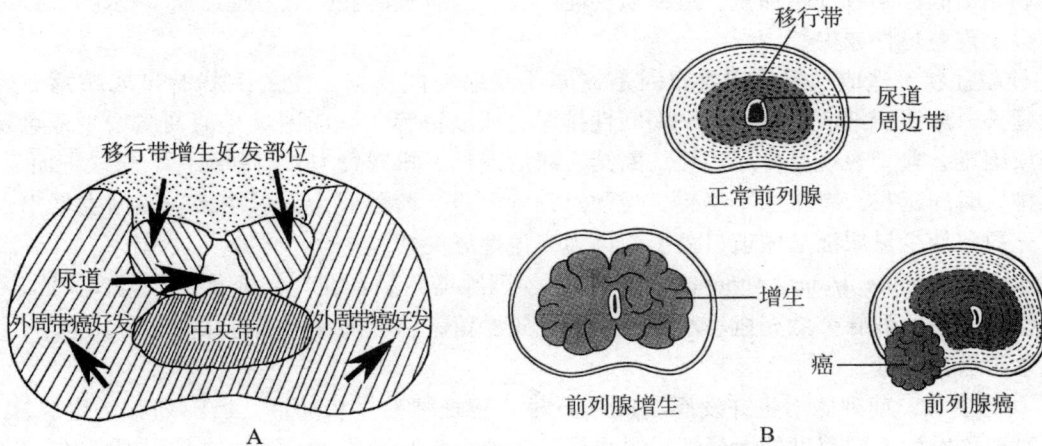

图6-8　前列腺增生与前列腺癌的好发部位

前列腺移行带的腺体、结缔组织和平滑肌增生，呈结节状，将外周腺体挤压萎缩形成前列腺"外科包膜"，与增生的腺体分界清楚、易于分离。增生的腺体突向后尿道，使前列腺尿道部伸长、弯曲、受压、变窄，造成膀胱出口梗阻，引起排尿困难。另外，围绕膀胱颈部的前列腺内的平滑肌富含α受体，这些受体的激活使尿道的阻力增加，因此更加重了排尿困难的症状。梗阻程度与增生的腺体大小不成比例，而与增生腺体的位置和形态有直接关系。膀胱出口梗阻后，为克服阻力，逼尿肌增强收缩能力而逐渐代偿性肥大，膀胱壁逐渐出现小梁小室改变或出现假性憩室（图6-9）。逼尿肌退行性变，顺应性差，出现不稳定收缩，患者会出现明显尿频、尿急和急迫性尿失禁。长期逼尿肌萎缩，收缩能力减退，失去代偿能力，膀胱收缩后不能完全排空尿液，出现残余尿。输尿管尿液排出阻力增大，引起上尿路扩张、积水。长期梗阻，残余尿量增加、膀胱壁变薄、张力下降，出现充盈性尿失禁或无症状的慢性尿潴留，尿液逆流引起上尿路积水及肾功能损害。此外尿潴留还可继发感染和结石。

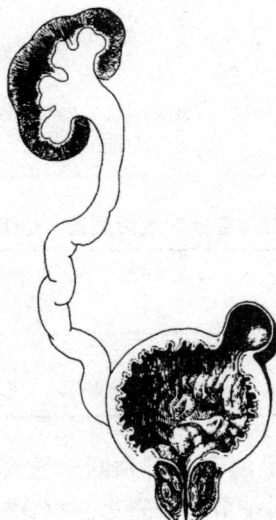

图6-9　前列腺增生引起的病理改变

三、临床表现

1. 症状　症状多在 50 岁以后出现，与前列腺增生的体积不成正比，而与梗阻程度、病变发展速度及是否出现并发症有关。临床上主要表现为膀胱刺激症状和梗阻症状。

（1）膀胱刺激症状：造成膀胱刺激症状的主要原因是逼尿肌不稳定。主要症状有尿频、尿急、夜尿及急迫性尿失禁。尿频是前列腺增生患者最常见、最早出现的症状，以夜间明显。早期由于增生的前列腺充血刺激引起，随着梗阻加重，逼尿肌功能改变，膀胱顺应性降低或逼尿肌不稳定，尿频则更加明显，此时会出现急迫性尿失禁。

（2）梗阻症状：造成梗阻的主要原因是逼尿肌收缩功能受损。主要症状有排尿踌躇、排尿费力、排尿时间延长、尿线变细、尿流无力、间断性排尿、尿潴留等。排尿困难是前列腺增生最重要的症状。进行性排尿困难，典型表现是排尿迟缓、断续、尿后滴沥、排尿费力、射程缩短、尿线细而无力，终呈滴沥状，排尿时间延长，有排尿不尽感。当梗阻程度严重，膀胱残余尿量增多，逐渐发展出现尿失禁。膀胱过度充盈致使少量尿液从尿道口溢出，称为充盈性尿失禁。

急性尿潴留（acute urinary retention，AUR）：前列腺增生患者在气候变化、劳累、饮酒、便秘、久坐等因素下，会使前列腺突然充血、水肿导致急性尿潴留，患者出现不能排尿、膀胱胀满、下腹痛，需要到医院急诊进行处理。

（3）其他症状：前列腺增生并发感染或结石时，膀胱刺激症状加重。当前列腺增生腺体表面黏膜血管破裂时也可发生不同程度的无痛性肉眼血尿。当梗阻引起肾积水、肾功能受到损害时，患者可逐渐出现慢性肾功能不全的表现，如食欲缺乏、恶心、呕吐、贫血、乏力等症状。长期排尿困难导致腹压升高还可引起腹股沟疝、内痔与脱肛等。

为综合评价前列腺增生患者的临床症状及其对生活质量的影响，国际上使用国际前列腺症状评分表（international prostate symptom score，IPSS）（表 6-1）作为评价工具。该工具由 7 个关于前列腺增生症状的问题和 2 个关于生活质量的问题（表 6-2）组成。目前，主要用以划分 BPH 患者症状严重程度，评估疾病治疗效果等。

IPSS 问卷一般由患者自己填写，症状总积分 0~7 分为轻度，8~19 分为中度，20~35 分为重度。

表 6-1　国际前列腺症状评分表（IPSS）

在过去 1 个月，您有否以下症状	无	少于1/5 次	少于半数	大约半数	多于半数	几乎总是
1. 排尿不尽感	0	1	2	3	4	5
2. 排尿后 2 小时内又排尿	0	1	2	3	4	5
3. 排尿过程中有中断后又开始	0	1	2	3	4	5
4. 排尿不能等待	0	1	2	3	4	5
5. 有尿线变细现象	0	1	2	3	4	5
6. 感觉排尿费力	0（无）	1（1 次）	2（2 次）	3（3 次）	4（4 次）	5（≥5 次）
7. 夜间睡后排尿次数？	0	1	2	3	4	5

表 6-2　排尿症状对生活质量（QOL）的影响

	非常好	好	多数满意	满意和不满意各半	多数不满意	不愉快	很痛苦
假如按照现在排尿情况你觉得今后生活质量如何	0	1	2	3	4	5	6

2. 体征　膀胱充盈时耻骨上区叩诊呈浊音并可判断膀胱充盈情况。肛门指诊可触及前列腺增生的大小、质地、韧度，表面是否光滑，有无结节。检查患者有无疝、内痔或脱肛现象。

四、辅助检查

1. 直肠指检（directeral rectun examLnatlon，DRE）　是前列腺疾病的重要检查，指检时多数患者可触到增大的前列腺，表面光滑、质韧、有弹性、边缘清楚、中央沟变浅或消失，同时还要注意肛门括约肌张力是否正常。Ⅰ度增生腺体为正常的 2 倍，估计重为 20～25g；Ⅱ度为 2～3 倍，估计重为 25～50g；Ⅲ度为 3～4 倍，中间沟消失，指诊可勉强触及前列腺底部，估计重为 50～75g；Ⅳ度腺体超过正常的 4 倍以上，指诊不能触及腺体的上缘，估计重在 75g 以上。

2. B 超　经腹壁或直肠进行。经腹壁检查时膀胱需要充盈，可显示前列腺体积的大小，增生腺体是否突入膀胱，还可以测定膀胱残余尿量。经直肠 B 超扫描更加清楚地显示前列腺的内部结构。另外，B 超还可发现膀胱内有无结石形成以及上尿路有无积水改变。

3. 尿流率检查　可确定前列腺增生患者梗阻程度，是真实反映尿道阻力的一项指标。50 岁以上男性，排尿量应在 150～200ml，最大尿流率 Qmax≥15ml/s 属正常，15～10ml/s 可能有梗阻，<10ml/s 表明梗阻较为严重，是手术指征之一。此外，尿动力检查可以发现排尿困难是由于膀胱出口梗阻还是由于逼尿肌功能异常引起。

4. 血清前列腺特异抗原（prostate specific antigen，PSA）　目的在于排除前列腺癌。正常血清 PSA 值为 4ng/ml。但 PSA 会受到直肠指诊、前列腺手术等因素的影响，肛诊后需7～10 天后才可测定。

5. 膀胱镜检查　在膀胱镜下看到尿道延长，前列腺增大或突入膀胱，膀胱壁有小梁、小房或憩室形成。如患者有血尿，还可以在膀胱镜下与膀胱肿瘤相鉴别。

五、治疗要点

前列腺增生患者的治疗要点包括观察、药物治疗与手术治疗。

手术治疗的目的在于改善症状、减轻梗阻、防止远期并发症的发生。非开放性外科治疗以经尿道前列腺电切（transurethral resection of prostate，TUR－P）为主，是成熟的治疗方法。开放性手术多采用耻骨上前列腺摘除手术或耻骨后前列腺摘除手术。其他还包括经尿道外科治疗方法如激光，微波消融，汽化电切，前列腺尿道支架等。

六、护理措施

（一）一般治疗与护理

一部分前列腺增生患者症状轻微，不再进行性发展下去，不影响睡眠与生活，可以密切观察，无需治疗。指导患者保持情绪平稳，注意天气变化，防止受凉，多食水果与蔬菜，少吃辛辣刺激的食物，防止便秘，以预防急性尿潴留的发生。

（二）药物治疗与护理

常用的有以下 2 类药物：

1. α_1 受体阻滞剂　其作用可使尿道平滑肌松弛而明显改善排尿症状。对于需要迅速减轻症状的前列腺增生患者是首选药物，但其不良反应有头晕、直立性低血压等，因此适合指导患者晚上临睡前服药，以防止晕倒等意外发生。监测患者血压变化，防止出现低血压。

2. 5α－还原酶抑制剂　为激素类药物，它降低了体内雄激素双氢睾酮从而抑制了前列腺增生，使前列腺体积缩小，改善排尿梗阻症状，减少急性尿潴留的发生率及需要手术率。非那雄胺是有效的雄激素抑制剂，一般不会引起性欲降低及影响性功能，但需坚持服用 4 个月以上才能见效。护士对服药的患者应做好健康指导，减少患者的顾虑，增强治疗的依从性。此外，非那雄胺可减少 TUR－P 围术期出血。临床上 α_1 受体阻滞剂和非那雄胺联合用药比单一用药的效果好。

（三）手术患者的护理

1. 术前护理

（1）尿潴留患者的护理

1）指导患者记录排尿日记：让患者自己记录排尿次数（频率）、实际排尿时间、每次尿量、排尿伴随症状、饮水量等，一般连续记录 5~7 天。排尿日记有助于确定患者排尿频率与饮水量的关系，为医生提供信息。

2）排尿困难护理：详细询问患者每日排尿情况，了解患者尿频及排尿困难的程度，安排离厕所近的病室，告诉患者气候变化、饮酒、劳累等可引起急性尿潴留，应注意避免。当出现尿潴留时，及时通知医生，采取留置导尿或膀胱穿刺造瘘等措施。

3）留置导尿或耻骨上膀胱造瘘管的护理：前列腺增生患者出现急性尿潴留时，应立即引流尿液、解除梗阻。导尿术是解除急性尿潴留最简便常用的方法。若不能插入导尿管，可行耻骨上膀胱穿刺造瘘。①导尿或耻骨上膀胱造瘘引流尿液时应间歇、缓慢地将尿液放出，切忌快速排空膀胱，否则导致膀胱内压骤然降低而引起膀胱内大量出血；②留置导尿期间应做好导尿管的护理；③耻骨上膀胱造瘘后应经常更换敷料，保持局部干燥，防止感染。术后 5 天内不必冲洗，时间长者采用低压冲洗，冲洗原则为无菌、微温、低压、少量、多次。拔出之前应先行闭管，尿道通畅后方可拔出。拔管时间不得少于术后 10 天。过早拔除可引起耻骨后间隙感染。长期带管患者应间断闭管，以训练膀胱功能，避免发生膀胱肌无力。定期更换造瘘管及尿袋。

（2）血尿的护理：前列腺局部充血及膀胱结石引起的血尿一般比较轻，前列腺表面血管破裂引起的血尿一般比较重，常混有大量血块，有时引起尿潴留，甚至出现生命体征的变化。一般肉眼血尿，无需给予特殊处置，指导患者多饮水，卧床休息，较严重的血尿，遵医嘱给予止血药，留置导尿管行持续膀胱冲洗。密切观察患者生命体征的变化。若有血块堵塞尿管引流不畅时，可给予高压冲洗，及时冲出血块以保持尿路通畅、减轻患者的不适症状。

（3）PSA 检验的护理：患者血 PSA 受多种因素影响，如前列腺炎症、前列腺指诊、导尿、服用治疗前列腺增生的药物等，因此在检验该项指标时护士一定要详细询问患者，若有上述因素之一应予以避免，在 7~10 天后重新测定。

（4）术前准备：术前需备血 200~400ml，有尿路感染者需术前应用抗生素治疗。其他准备同一般手术。

2. 术后护理

（1）TUR－P 术后患者的护理

1）体位：患者术后应取平卧位，导尿管牵拉固定在一侧大腿内侧，保持该肢体伸直，减少活动。根据患者冲洗的时间与出血情况决定肢体解除固定、进行活动的时间。在肢体限制活动期间应指导患者双下肢主动与被动活动，防止下肢深静脉血栓的形成。

2）膀胱持续冲洗：患者术后回病房应立即用无菌生理盐水持续膀胱冲洗，通过三腔尿管的一腔进行，目的是防止前列腺窝出血形成凝血块阻塞尿管。根据冲出液体的颜色来调整冲洗的速度，重点是保持冲洗的通畅。膀胱冲洗时间一般为 3~5 天。排出液转为淡红色时，可改为间断冲洗或停止冲洗。注意：①准确记录灌注液量和排出液量，严防液体潴留在膀胱内，使膀胱内压升高。②尿量＝排出液量－灌注液量。③根据血尿的程度调整灌注的速度。④排液停止，说明尿管有血块堵塞，应立即停止灌注，冲出凝血块，尿管通畅后再接上生理盐水继续冲洗。

3）术后并发症的护理

A. 出血

a. 原因有：①前列腺窝创缘止血不确实。②气囊导尿管安放位置不当，气囊滑脱或破裂引起出血。③膀胱痉挛可加重前列腺窝出血，而出血、血块堵塞导尿管又可加重膀胱痉挛。

b. 护理措施：①固定气囊导尿管于一侧大腿内侧，保持伸直、制动，使气囊压迫于尿道内口。②保持膀胱持续冲洗通畅，并根据血尿的程度调整灌注的速度。③密切观察血尿的颜色及有无生命体征的变化；遵医嘱给予输血、补液、止血等治疗。

B. 膀胱痉挛：表现为术后尿意频发，尿道及耻骨上区疼痛难忍，伴盆底及下肢肌阵挛。膀胱痉挛发作时可致冲洗管一过性受阻，有时因膀胱内压升高，导致膀胱内液体反流至冲洗管或从尿管周围流出。反复膀胱痉挛及其继发冲洗管引流不畅可加重出血，并可引起血压升高。

a. 原因有：①术前存在膀胱逼尿肌不稳定，即不稳定膀胱。②导尿管位置不当及其气囊充盈过大，刺激膀胱三角区。出血与膀胱痉挛两者互为因果。③膀胱冲洗液刺激。

b. 护理措施：①有效镇痛是非常必要的，术后遵医嘱给予镇痛药或解痉挛药物，安置硬膜外患者自控镇痛泵（PCA）可以减少膀胱痉挛的发生。②调整气囊导尿管的位置及牵拉的强度和气囊内的液体量，争取在无活动性出血的情况下，早日解除牵拉和拔除尿管。③有血块堵塞时及时反复行高压冲洗，将血块清除，保持尿路的通畅。

C. 尿路感染：

a. 原因有：①术前尿路有感染未控制。②术前尿培养无细菌生长，但尿路可能有细菌污染，最常见于有尿潴留曾经导过尿的患者。一般尿道内放导尿管 12 小时后其表面就会有一层生物膜附着，主要是腐生葡萄球菌或其他一些无害的微生物，手术时就难免会有菌血症；还有 20% ~ 30% 的患者尿中无细菌，前列腺液中可培养出细菌。③留置导尿管给细菌进入泌尿系统打开了一条通道，高压冲洗、更换引流袋等各种处置没有严格无菌操作造成交叉感染。

b. 护理措施：①遵医嘱应用抗生素治疗。②严格无菌操作。③保持会阴部清洁，每日会阴护理 2 次。④可进食的患者指导每日饮水 2 000ml 以上，保证足够的尿量起到内冲洗的作用。⑤严防逆流或使用抗反流式引流袋。⑥注意观察体温的变化及有无睾丸和附睾肿胀、疼痛的临床表现，一经发现，及时通知医生。

D. TUR 综合征

a. 原因有：术中低渗性灌洗液大量吸收入血，使血容量急剧增加所致的稀释性低钠血症和水中毒，患者可在术后几小时内出现烦躁不安、恶心、呕吐、抽搐、痉挛、昏睡，严重者可出现肺水肿、脑水肿和心力衰竭等症状。

b. 护理措施：术后及时补充含钠液体可以预防患者术后出现 TUR 综合征；一旦患者出现上述症状则应立即遵医嘱减慢输液速度，给予脱水剂和利尿剂，并对症护理。

E. 尿失禁：一般为一过性尿失禁，原因是气囊牵引后使尿道括约肌麻痹、水肿所致。在做好心理护理的同时，指导患者进行盆底肌群功能锻炼即缩肛练习，告诉患者不要成为负担，一般可恢复。如因膀胱功能障碍引起的尿失禁，需药物或手术治疗；如因手术损伤远端尿道括约肌时可引起完全性尿失禁，术后难以恢复。

（2）开放性手术患者的护理：耻骨上前列腺摘除术、耻骨后前列腺摘除术，术后留有一枚尿管、膀胱造瘘管及引流管。除执行一般术后护理常规外，其他护理内容包括：

1）术后体位同 TUR - P 术。

2）耻骨后引流管的护理：保持引流管通畅，防止打折受压，注意观察引流液的颜色与性状。正常为血性，24 小时引流量应在 200ml 以内，如引出淡红色液体，量较大时，则需注意检查导尿管及造瘘管是否通畅，有可能尿液经膀胱切口漏入耻骨后间隙，需及时与医生沟通查找原因采取措施。

3）导尿管及膀胱造瘘管的护理：导尿管牵拉固定在一侧大腿的内侧，经膀胱造瘘管持续冲入生理盐水，经尿管排出，以稀释前列腺窝的出血，防止血块堵塞尿管，因此注意保持固定肢体伸直，保证牵拉确实。如冲出液体的速度小于冲入液体的速度，或尿管无液体引出，需及时通知医生给予处理，冲出血块，也可经尿道管冲入经膀胱造瘘管冲出。观察冲洗液流出的情况，若处理不及时则膀胱压力升高，冲洗液会经膀胱切口流入耻骨后间隔，经引流管引出，造成耻骨后间隔感染及膀胱切口愈合延迟。保持会阴部与造口周围皮肤清洁与干燥，每日 2 次会阴护理，敷料有渗出时及时更换。尿道口会不时有血液流出，因此需及时清理干净，防止感染。

4）并发症的护理：术后患者可出现出血、膀胱痉挛、感染和拔除尿管后患者出现暂时尿失禁，护理内容同 TUR－P 术。

3. 健康指导

（1）指导患者继续按照医嘱口服抗生素防止感染。

（2）饮食以清淡、易消化食物为主，告诉患者多吃蔬菜、水果等含纤维丰富的食物，少食辛辣刺激性食物，戒烟、酒，保持大便通畅，避免不必要的灌肠。便秘、咳嗽或其他增加腹压的因素都可诱发再出血。多饮水、勤排尿以冲洗尿路，每天保证尿量维持在 1 500ml 以上。

（3）活动方面应告诫患者 3 个月内切忌长时间坐着或憋尿，避免骑脚踏车和摩托车，避免温水坐浴或久坐潮湿的地方，防止长期会阴部充血诱发前列腺被膜水肿或膀胱过度充盈影响逼尿肌功能，再度造成尿潴留。术后 2 个月内避免上下楼梯及跑步等较剧烈活动，嘱患者尽可能进行轻柔的体育活动，以利增强机体抵抗力，改善前列腺局部的血液循环。练习提肛运动，增强盆底会阴部肌肉的张力，以尽快恢复尿道括约肌的功能，每天 10 次、每次 10 分钟、每个动作持续 10 秒钟。

（4）行 TUR－P 术后 1 个月之内在前列腺窝创面未完全愈合前，仍有可能继发出血，患者可出现轻微的血尿。告诉患者不必紧张，多饮水，每日饮水量最好不少于 3L，以保证足够的尿量可起到内冲洗作用。若出血较多、有大量血块、排尿困难时应到医院及时处理。

（5）最初排尿通畅，1 个月后又逐渐出现排尿困难是典型的尿道狭窄的表现，应及时到医院就诊，定期进行扩张。

（6）TUR－P 术后 1 个月、开放手术术后 2 个月可逐渐恢复性生活。术后患者会出现逆行射精，需告知患者。

（李卫月）

第七节　泌尿系统常见肿瘤

一、肾癌

肾癌（renal carcinoma）是泌尿系统较常见的肿瘤之一，仅次于膀胱癌。又称肾细胞癌、肾腺癌等，是肾脏最常见的实质性恶性肿瘤。

肾癌高发年龄为 50～70 岁，男女发病比例为 2：1。随着体检的普及，越来越多没有临床表现的肾癌在体检和检查其他疾病时被发现，称之为"偶发肾癌"。

（一）病因

肾癌的病因不明确，可能与以下因素有关：

1. 吸烟　增加发生肾癌的危险，与吸烟量、吸烟时间有关。

2. 肥胖　流行病学调查发现肥胖与肾癌的发病有相关性。

3. 职业　有些化学物质，如二甲胺、铅、镉等，动物实验可诱发肾癌，但在人体尚未证实。石油精炼厂和石油化工产品行业、报纸印刷工人、干洗等行业因接触有害化学物质增加肾癌危险性。

4. 激素和药物等化学物质　特别是激素对动物和人类可能引起肾癌；利尿药可能是促进肾癌发生的因素，高血压患者因服用利尿药易发生肾癌。

5. 其他　长期患有肾结石及感染可诱发上皮化生及不典型增生而发展成癌；此外，透析者容易发生肾癌，因此透析超过 3 年者应每年进行 B 超检查。家族性肾癌为染色体遗传病，多数发病年龄比较早，趋于多病灶和双侧性。

（二）病理

肾癌常累及肾脏的一侧，多为单发，肿瘤为类圆形、实性。肾癌没有真正的组织学包膜，但常有被压迫的肾实质和纤维组织组成假包膜。肾癌细胞含有 3 种基本细胞类型，即透明细胞、颗粒细胞、梭形细胞。以透明细胞为其主要成分占 60%～85%，由肾小管上皮细胞发生而来。约半数肾癌同时有两种细胞。以梭形细胞为主的肾癌恶性度最高，预后最差，较少见。局限在包膜内的肾癌恶性度较小。肾癌的转移途径有3种：直接蔓延、血行转移和淋巴转移。

（三）临床分期

肾癌 TNM 分期详见表6-3，Robson 分期详见表6-4。

表6-3 肾癌 TNM 分期（2010AJCC 第7版）

原发肿瘤（T）

T_x：原发肿瘤无法估计

T_0：无原发肿瘤的证据

T_1：肿瘤局限于肾脏，最大径≤7cm

　　T_{1a}：肿瘤最大径≤4cm

　　T_{1b}：4cm＜肿瘤最大径≤7cm

T_2：肿瘤局限于肾脏，最大径＞7cm

　　T_{2a}：7cm＜肿瘤最大径≤10cm

　　T_{2b}：肿瘤局限于肾脏，最大径＞10cm

T_3：肿瘤侵及大静脉或肾周围组织，但未累及同侧肾上腺，也未超过肾周围筋膜

　　T_{3a}：肿瘤侵及肾静脉内或肾静脉分支的肾段静脉（含肌层的静脉）或侵犯肾周围脂肪和（或）肾窦脂肪（肾盂旁脂肪），但是未超过肾周围筋膜

　　T_{3b}：肿瘤侵及横膈膜下的下腔静脉

　　T_{3c}：肿瘤侵及横膈膜上的下腔静脉或侵及下腔静脉壁

T_4：肿瘤侵透肾周筋膜，包括侵及邻近肿瘤的同侧肾上腺

区域淋巴结（N）

N_x：区域淋巴结无法评估

N_0：没有区域淋巴结转移

N_1：区域淋巴结转移

远处转移（M）

M_0：无远处转移

M_1：有远处转移

表6-4 肾癌 Robson 分期

分期		内容
I		肿瘤局限在肾实质内，未侵及肾周脂肪及肾静脉和局部淋巴结
II		肿瘤侵犯肾周脂肪但局限在肾周筋膜以内，包括肾上腺
III	A	肿瘤侵犯肾静脉或下腔静脉
	B	肿瘤累及区域淋巴结
	C	肿瘤同时累及肾静脉、下腔静脉、淋巴结
IV	A	肿瘤侵犯肾上腺以外的邻近器官
	B	有远处转移

（四）临床表现

肾位置深在，一般出现症状多为晚期，且肾癌的临床表现多变。

1. 症状

（1）血尿、腰痛、肿块：是肾癌典型的临床表现，然而只有10%的患者同时具备三种症状，一般患者只有其中的一项或两项，但均为晚期表现。血尿的特点为间歇性、无痛、全程肉眼血尿，血尿的程度与肾癌体积大小和分期并不一致，邻近肾盂、肾盏的肿瘤随着肿瘤的生长容易穿破肾盂、肾盏出现血尿，而肿瘤向外生长可以无血尿发生。多数患者表现为腰部钝痛或隐痛，多由于肿瘤生长牵拉肾包膜而

引起。肿瘤内部出血或尿中血块通过输尿管时则可引起剧烈腰痛或腹痛，当肿瘤侵犯周围脏器和腰肌时疼痛较重且为持续性。

（2）副瘤综合征：也称为肾外表现，易与全身其他疾病相混淆，而忽略肾本身病变。包括发热、高血压、血沉增快、红细胞增多症、肝肾功能异常等。肾癌患者发热是由于肿瘤本身产生的内生致热源，男性精索静脉曲张，平卧后不能消失，提示有肾静脉或下腔静脉内癌栓形成。

（3）转移症状：如病理骨折、咯血、神经麻痹及转移部位疼痛。

2. 体征　当肿瘤长大到一定程度时可在腰、腹部触及肿大的肾脏。

（五）辅助检查

1. B 超检查　B 超可以发现肾内直径 1cm 以上的占位病变。因其检查简便、无创、经济，在体检时常使用。若体积较小的肾占位病变可结合 CT 或肾动脉造影来确定。

2. 放射线检查

（1）尿路平片（KUB）：可见肾的外形增大，肿瘤内有时可见钙化影。

（2）静脉尿路造影（IVU）：可见肾盂肾盏受压变形，出现不规则形、狭窄、拉长、移位或充盈缺损。肿瘤较大、破坏严重时患肾不显影。IVU 还可了解双肾功能尤其是健侧肾功能情况。

（3）CT：可以发现肾内直径 0.5cm 以上的病变，能明确显示肾脏肿瘤的大小、部位、与邻近器官的关系。

（4）MRI：对肾癌的分期很准确，尤其对肾静脉和下腔静脉内有无癌栓的辨别优于 CT，但发现肿瘤不如 CT。

3. 血管造影　能显示新生血管、动静脉瘘、肾静脉和腔静脉病变。当肿瘤坏死、囊性变、动脉栓塞时血管造影可不显影。目前肾动脉造影常用于较大的或手术困难的肾癌，术前进行造影和动脉栓塞，可以减少手术出血量。对于晚期肾癌，动脉栓塞加入化疗药物可以作为姑息疗法。因血管造影剂有肾毒性，不适用于肾功能不全者。

4. 核素检查　用于检查肾癌骨转移病灶。

（六）治疗要点

肾癌一经发现应及早手术治疗，最主要的治疗方法是根治性肾切除术（nephrectomy），亦可在腹腔镜下行肾癌根治术。若肾癌较大，术前可先行肾动脉栓塞治疗，以减少术中出血。小于 3cm 的肾癌如位置表浅、在肾上极或下极可考虑做保留肾组织的肾癌切除术（部分肾切除术）。肾癌对放射治疗及化学治疗均不敏感，可行生物治疗、生物化疗、细胞因子治疗。

（七）护理措施

1. 术前护理

（1）血尿护理：血尿较轻的患者，无需特殊处理，但会造成患者心理上的不安，护士应安慰并告诉患者术后血尿症状会消失，不要过分担心；血尿较重的患者，指导卧床休息、多饮水，同时注意观察血尿的颜色及量，遵医嘱应用止血药和输血治疗，必要时进行膀胱持续冲洗。

（2）疼痛护理：肾癌患者的疼痛多为胀痛，一般无需处理；若疼痛较重、难以忍受时，可遵医嘱给予镇痛药，同时指导患者卧床休息，注意询问患者疼痛的性质。

（3）发热护理：肾癌患者的发热多为中度，是肿瘤产生内生致热原所致。可嘱患者多饮温水，防止感冒受凉。若体温超过 38℃采取物理降温或药物降温，但由于肿瘤的存在，体温下降只是暂时的，之后还会升高。

（4）常规术前准备。

2. 术后护理

（1）体位：肾癌根治术术后 6 小时患者生命体征平稳后可给予半卧位，以利于患者的呼吸，并促进充分引流。部分肾切除术术后则需平卧位 1～2 周。

（2）饮食：术后患者留置胃肠减压期间给予禁食，注意询问患者是否排气，观察有无腹膜刺激症状。听诊肠鸣音以了解患者肠蠕动恢复情况，如患者已排气则可拔除胃肠减压管，先让患者试饮水，如无腹胀等不适情况，则可逐渐进流食、软食，最后过渡到普食。给予患者蛋白质、维生素及纤维素丰富的食物，促进患者早期康复。

（3）疼痛的护理：遵医嘱给予镇痛治疗。术后使用患者自控镇痛泵可起到更好的镇痛效果。

（4）监测尿量：观察并记录24小时尿量，若尿量较少时应及时通知医生采取措施。

（5）活动：肾癌根治术术后第2天可指导患者在床上活动，术后第3天以后可以协助患者离床活动。早期活动可以促进患者的血液循环与胃肠蠕动，增进患者食欲，对患者康复有非常重要的意义。活动量以不引起患者不适为标准，若患者体质较虚弱应适当减少活动。保肾手术术后则需绝对卧床1~2周。

（6）并发症的观察及护理

1）术后出血的观察：①监测患者的生命体征。由于根治性肾切除术创面大，术后可能渗血较多，因此要严密监测术后患者脉搏、血压等生命体征的变化情况，根据病情，每15~30分钟测量1次，直至平稳后每日测量2次。②注意观察有无休克的症状和体征，早期发现，及时报告。保持静脉通路通畅，保证液体在单位时间内输入。③注意观察患者局部伤口敷料渗出情况，有渗出应及时通知医生予以更换，同时评估渗出量并做好记录。④观察并记录引流液的颜色和量，做好记录，并重点交接班。保持引流通畅，每2小时挤压引流管1次，并检查引流管有无打折、受压等情况，若引流量每小时超过100ml、连续3小时，说明有活动性出血，应及时通知医生，准备给予输血、止血、补液等措施。必要时需做好再次手术止血的准备。

2）预防感染：①术后患者抵抗力较低，加之留置的各种管道都会增加患者感染的机会，因此应保持患者清洁、床单位整洁，每日做好口腔、会阴等基础护理。②监测患者体温变化。③保证各种引流管通畅，尤其要保证引流管在引流平面以下，防止逆流引起感染。④定时翻身、叩背排痰：术后患者由于手术切口疼痛，限制患者活动及咳痰，加之全麻使患者呼吸道分泌物增加，痰液黏稠不易咳出，容易造成肺内感染。因此术后第1天开始每2小时协助患者翻身，并给予雾化吸入稀释痰液，配合叩背促进痰液的排出。

3. 健康指导 注意休息，术后3个月内不要做剧烈运动。可以做一些轻微活动，以增强体质，促进术后早日康复。健康饮食，禁忌高脂饮食。禁止吸烟。加强职业防护，避免直接接触化工产品、染料等致癌物质。每3~6个月复查1次，如出现血尿、乏力、消瘦、疼痛、腰腹部肿块应立即到医院就诊。指导患者遵医嘱可进行生物免疫治疗。

二、膀胱癌

膀胱肿瘤（tumor of bladder）是泌尿系统中最常见的肿瘤，占我国全部恶性肿瘤的3.2%，90%发生于上皮组织的移行上皮肿瘤。膀胱癌有55%~60%为表浅的分化较好的乳头状癌，治疗后可以复发，复发往往不在原来治疗的部位，肿瘤的恶性程度也不增加，如果复发在原来部位则可能是治疗不彻底，预计有10%以后发展为浸润性癌或转移。

（一）病因

引起膀胱肿瘤的病因很多，与膀胱肿瘤发生有关的危险因素包括：

1. 长期接触某些致癌物质 如染料、纺织、皮革、橡胶、塑料、油漆、印刷等，这些物质里含有联苯胺、β-萘胺、4-氨基双联苯等致癌物质。

2. 吸烟 吸烟是最常见的致癌因素，并且也是很重要的危险因素。可能与香烟里含有多种芳香胺的衍生物致癌有关。发病率与吸烟者的吸烟量、吸烟史有关，吸烟量越大、吸烟史越长膀胱癌发生的危险性就越大。

3. 膀胱慢性炎症 膀胱结石、膀胱憩室、埃及血吸虫病、膀胱炎等膀胱的慢性炎症与长期异物刺激可诱发膀胱癌。

4. 其他 长期大量服用镇痛药非那西丁、内源性色氨酸代谢异常等都可能为膀胱癌的病因或诱因。

（二）病理

膀胱癌的病理类型与肿瘤的组织类型、细胞分化程度、生长方式和浸润深度有关，其中细胞分化程度和浸润深度对患者预后的影响最大。

1. 组织类型　上皮性肿瘤占95%，多数为移行细胞乳头状癌。

2. 分化程度　按照肿瘤细胞大小、形态、排列、染色、核改变及分裂可分为3级：Ⅰ级为高分化乳头状癌，属低度恶性；Ⅱ级为中分化乳头状癌，属中度恶性；Ⅲ级为低分化乳头状癌，细胞分化不良，属高度恶性。

3. 生长方式　分为原位癌、乳头状癌及浸润性癌。原位癌局限在黏膜内，无乳头亦无浸润基底膜现象。移行细胞癌多为乳头状，鳞癌和腺癌为浸润性癌。

4. 浸润深度　肿瘤临床分期采用TNM分期，即根据原发肿瘤（T）、局部淋巴结（N）、远处转移（M）进行分期。临床上习惯将Tis、Ta和Ti期肿瘤称为表浅膀胱癌。病理分期（P）同临床分期（图6-10）。

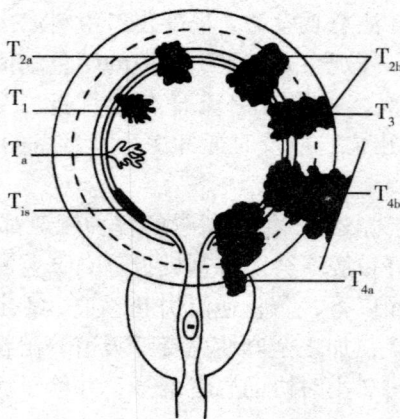

图6-10　膀胱肿瘤分期

膀胱癌的扩散方式有直接蔓延、淋巴转移、血行转移。

（三）临床表现

膀胱肿瘤男性发病率显著高于女性，男女发病率比例约为4∶1。

1. 症状

（1）血尿：是膀胱癌最常见和最早出现的症状，是患者就诊的主要原因。血尿的特点为间歇性无痛性全程肉眼血尿，终末加重。血尿可自行减轻或停止，给患者造成"好转"或"治愈"的错觉，贻误患者的治疗。出血量的多少与肿瘤大小、数目和恶性程度不成比例。分化较好的乳头状肿瘤可有严重的血尿，而分化不良的浸润性癌血尿程度可不严重。非上皮性肿瘤血尿一般较轻。

（2）膀胱刺激症状：尿频、尿急、尿痛是膀胱肿瘤的晚期表现，与肿瘤坏死、破溃或继发感染有关，可能为广泛的原位癌或浸润性癌，当病变集中在三角区症状尤为明显。

（3）排尿困难：当肿瘤位于三角区或膀胱颈部位时会出现排尿困难，甚至出现尿潴留。当出血量较大混有大量血块时可出现膀胱填塞。

（4）晚期表现：膀胱癌晚期可出现腰骶部疼痛、肾积水、肾功能不全、下肢水肿、贫血、体重下降等症状。鳞癌和腺癌为浸润性癌，恶性度高，病程短，预后不良。

2. 体征　膀胱癌初期患者没有典型的体征，当出现血块堵塞、排尿困难时可在下腹部触及胀满的膀胱，伴有压痛。若肿瘤长大到一定程度，则在下腹部可触及肿块。

（四）辅助检查

1. 实验室检查　尿细胞学检查能发现脱落的肿瘤细胞，可作为以血尿为主要表现的患者的初步筛选检查，需要连续留取 3 天尿标本。

2. 影像学检查　B 超可发现直径在 0.5cm 以上的肿瘤，可作为患者的初步筛选。静脉尿路造影（IVU）可了解肾盂、输尿管内有无肿瘤并可了解肾脏的功能。CT、MRI 可进一步确定膀胱肿瘤浸润深度以及有无淋巴结转移等情况。

3. 膀胱镜检查　可直接观察到肿瘤的大小、形态、数目、有无蒂等情况，是膀胱肿瘤患者非常重要的一项检查，对膀胱肿瘤的诊断具有非常重要的意义。表浅的乳头状肿瘤呈浅红色、有蒂；有浸润的乳头状肿瘤颜色较深，呈暗红色，乳头融合，蒂周围黏膜水肿，肿物活动度较差；浸润性癌则呈褐色团块，表面坏死及溃疡，边缘隆起水肿。而原位癌一般不易发现，可有膀胱局部黏膜发红。在膀胱镜直视下可活检送病理。

（五）治疗要点

膀胱肿瘤的治疗以手术为主，根据肿瘤的病理情况和患者的全身状态选择手术方式。原则上 T_a、T_1 和局限的 T_2 期肿瘤可采用保留膀胱的手术，较大、多发、反复发作及分化不良的 T_2 期肿瘤和 T_3 期肿瘤以及浸润性鳞癌和腺癌应行膀胱全切除术。肿瘤浸润在黏膜固有层以上的乳头状肿瘤（T_a、T_1）以经尿道膀胱肿瘤电切术（transurethral resection of bladder tumor，TUR - B）为主要治疗方法，也可行膀胱部分切除术，术后为预防复发可采用膀胱灌注化疗和免疫治疗。根治性膀胱全切除术是浸润性癌的基本治疗方法，切除的范围包括膀胱、前列腺、转移的淋巴结、部分尿道、女性的子宫。最常用的术式是膀胱全切回肠代膀胱术。可控性肠代膀胱术对患者生理、心理影响较小，但手术难度大、术后并发症多。对于年龄大不能耐受较大手术者可采用膀胱全切双输尿管皮肤造口术，但该术式患者术后护理较困难。

（六）护理措施

1. 术前护理

（1）观察尿液的颜色及性状：膀胱肿瘤患者多数伴有血尿，术前应注意观察，如出血量较大，应通知医生决定是否需要止血、输血、补液治疗。

（2）保持尿路通畅：嘱患者多喝水、勤排尿，注意观察患者排尿情况。如出血较多，易形成血块堵塞尿道，患者出现排尿困难，应留置导尿管并行膀胱持续冲洗，确保尿管通畅。

（3）术前准备：包括：①皮肤与肠道准备：行膀胱全切除术的患者术前除应备会阴部的皮肤外，还应彻底清洁腹壁皮肤，以利于皮肤乳头的成活。行膀胱全切回肠代膀胱术的患者需要进行完全肠道准备；②膀胱全切回肠代膀胱术的患者术日晨留置胃管。其他术前准备同一般手术。

2. 术后护理

（1）TUR - B 患者术后护理

1）体位：术后给予平卧位，避免激烈活动和坐起，以免气囊导尿管破裂、脱出。卧床期间指导患者双下肢被动或主动地肢体活动，防止下肢深静脉血栓形成，导尿管引出尿液的颜色正常时可指导患者离床活动，注意循序渐进地进行，防止意外的发生。

2）导尿管护理：术后导尿管牵拉固定在大腿的内侧，保持肢体伸直。准确记录 24 小时尿量，观察尿液颜色变化。若导尿管引流不畅或伴有血块时，可使用高压注射器冲出血块，保持尿管引流的通畅。若尿液颜色鲜红，需及时通知医生，遵医嘱经导尿管进行膀胱持续冲洗，冲洗的速度根据引出尿液的颜色决定，同时遵医嘱给予止血、输血和补液治疗。若给予上述措施后患者血尿颜色仍未见减轻，出现心率增快和血压下降时，必要时需入手术室进行二次止血。

3）饮食指导：术后 6 小时可进软食，第 2 天即可正常饮食。指导患者多饮水，每天 2 000 ～ 3 000ml，以起到内冲洗的作用。多吃蔬菜和水果，防止便秘。

（2）膀胱部分切除患者术后护理

1）体位：同 TUR - B 术。

2）膀胱侧间隙引流管护理：①保持引流通畅，准确记录引流量。指导患者翻身活动时不要牵拉引流管，亦不要使引流管打折、受压，每 2 小时挤压引流管 1 次，观察引流液的性状及颜色，准确记录 24 小时引流量。一般术后 2～3 天引流量逐渐减少，为保证引流充分，少于 10ml 可将引流管提出一半，注意观察引流量，如 2～3 天后引流量仍少于 5ml，可试验闭管，患者无发热、局部无红肿、渗出则可将引流管拔除。②防止逆行感染，保持引流袋低于引流部位，注意监测患者体温变化。

3）导尿管护理：确保膀胱尿液充分引流、减少膀胱张力，必须保持尿管通畅、无血块阻塞。若尿管不通畅，尿液会经膀胱切口流入膀胱侧间隙，造成切口感染，此时引流液颜色变浅，量增加较多，应引起高度重视，及时查找原因予以处理。每日会阴护理 2 次，防止感染发生。

4）饮食指导：指导患者排气后进食，防止过早进食引起腹胀。进食后指导患者多饮水、多食水果与蔬菜防止便秘。

（3）膀胱全切患者术后护理

1）体位：术后生命体征平稳可采取半卧位，使引流充分。

2）引流管护理：膀胱全切双输尿管皮肤造口留置引流管左右各 1 枚，膀胱全切回肠代膀胱术留置腹膜后及盆腔引流管 2 枚。引流管的护理同护理常规。膀胱全切回肠代膀胱术后腹膜后引流管注意观察引出液体的量、色及性状，若引出液体较多，呈淡红色，患者尿量减少，可能出现尿瘘，应及时通知医生，保持导尿管的通畅；若引出液体呈粪样，并伴有臭味，可能发生粪瘘，及时通知医生给予相应处理。

膀胱全切双输尿管皮肤造口留置左、右输尿管支架管（或单 J 管）共 2 枚，膀胱全切回肠代膀胱术留置左、右输尿管支架管（或单 J 管）及回肠代膀胱引流管共 3 枚，各引流管要分别记录引流尿液的情况。左右输尿管支架管固定确实并做好标记，指导患者在翻身活动时不要牵拉，注意观察有无滑脱。左右输尿管支架管引流不畅时，需通知医生，用 5～8ml 无菌生理盐水低压、缓慢冲洗。

3）饮食指导：膀胱全切的患者需排气后方可进食水，禁食期间要在规定的时间内输入足够的液体，以保证尿量。膀胱全切双输尿管皮肤造口患者排气后，可指导患者从流食逐渐过渡到普食。患者排气后需再观察胃肠蠕动情况 1～2 天，若无特殊情况，可遵医嘱指导患者进全流半量－全流全量－半流半量－半流全量－软食－普食，逐渐过渡、增加饮食量，并观察进食后患者有无腹痛等腹膜刺激症状。禁食期间可给予肠外营养，患者进普食后应给予高热量、高蛋白、高纤维素、高维生素饮食，同时注意观察排便情况。

4）胃肠减压管的护理：膀胱全切回肠代膀胱术患者术后留置胃肠减压管 1 枚，记录 24 小时胃液引出量，同时观察引出胃液的颜色及性状。一般引出胃液为无色或绿色，若为咖啡色应考虑有应激性溃疡发生，及时通知医生采取相应措施。胃肠减压期间防止口腔感染，指导其用漱口水漱口，每日 2 次口腔护理，并注意观察口腔黏膜有无溃疡发生，患者排气后方可拔除，一般需留置 3～5 天。

5）造瘘口的护理：①观察造瘘口的血运情况：膀胱全切除术后注意观察患者输尿管皮肤造口或回肠代膀胱腹壁造口黏膜的血运情况，如出现苍白、青紫或发黑，应立即通知医生。皮肤乳头用氯己定棉球清洁，动作要轻柔，使用离被架以减少对皮肤乳头的压迫，促进乳头的成活。②保护造瘘口周围皮肤：由于造瘘口会不断有尿液流出，对造瘘口周围皮肤有腐蚀性，因此应保持造瘘口周围皮肤的清洁与干燥，及时清理流出的尿液；指导患者用柔软的手纸或棉球擦拭，使对皮肤的刺激减少到最低程度；如皮肤出现发红，或有湿疹，可采用皮肤保护剂保护局部皮肤（图 6－11，图 6－12）。

6）心理护理：膀胱全切的患者由于正常生理结构的改变，多数患者不能接受自己身体形象，因此护士需要耐心疏导患者，告诉其造口处佩戴集尿器后不会影响正常的生活，经常鼓励患者，使其逐渐适应身体的改变。

3. 化疗患者的护理　化疗可以预防术后复发，延迟肿瘤进展，消灭残余肿瘤和原位癌，因此保留膀胱的手术需进行膀胱灌注化疗，具体方法如下。

（1）灌注时间：行 TUR－B 术的患者从术后 1 周、行膀胱部分切除术后的患者从术后 1 个月开始行膀胱灌注化疗。

（2）灌注药物：丝裂霉素、塞替派、卡介苗（BCG）等化疗药物。

（3）灌注方法：通过导尿管将灌注药物注入膀胱，然后拔除导尿管，指导患者每半小时改变体位1次，左侧卧位、右侧卧位、仰卧位、俯卧位，以使化疗药物能接触到膀胱壁的各个面。保留2小时以上，2小时后可正常排尿。指导患者灌注前尽量少饮水，以减少尿对灌注药物的稀释。

（4）化疗并发症：化疗药行膀胱灌注的不良反应除化疗药物的不良反应外还会使患者产生膀胱刺激症状、尿道狭窄，如出现上述症状通知医生是否需要使用抗生素等药物配合治疗或行尿道扩张术。膀胱刺激症状如不十分严重护士可告诉患者应坚持治疗，膀胱刺激症状重者可暂停灌注化疗，待症状减轻或消失后再进行。用噻替哌灌注膀胱可有30%被吸收，每次灌注膀胱前必须作血、尿常规检查，若白细胞总数低于$4 \times 10^9/L$或血小板低于$50 \times 10^9/L$暂停灌注，待血常规恢复正常后继续进行。

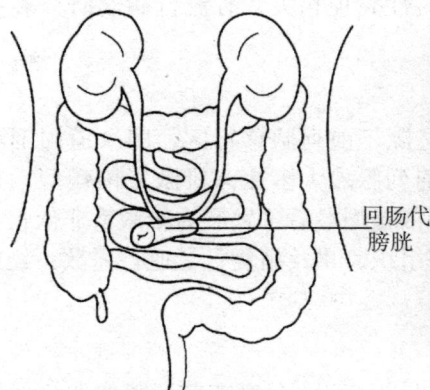

图6-11　膀胱全切回肠代膀胱皮肤造口　　　　图6-12　膀胱全切双侧输尿管皮肤造口

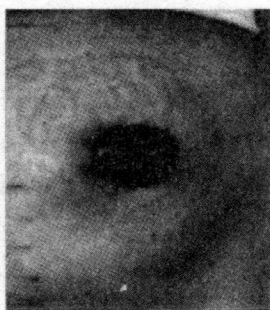

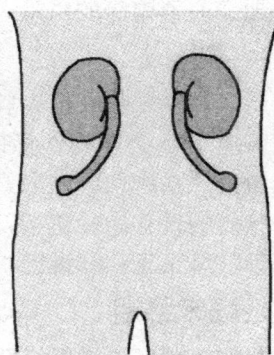

4. 健康指导

（1）定期复查：护士应告诉患者坚持定期复查的重要性。膀胱癌术后患者一般第1年内应每3个月复查1次，如无复发则可半年复查1次，1年后可每年复查1次。高危患者推荐2年内每3个月1次膀胱镜检查，然后6个月1次检查2年，之后可每年检查1次。膀胱镜检查是保留膀胱手术患者复查非常重要的内容。但由于该项检查较痛苦，许多患者难以接受，导致耽误病情。因此护士应做好健康指导，使患者认识到膀胱镜检查的重要性，按照复查时间按时就诊。

（2）生活指导：告诉患者多喝水、勤排尿，不要憋尿。不要接触染料等化学致癌物质。适当锻炼身体以增强身体的抵抗力。

（3）造口的护理：对于造瘘患者护士应指导其佩戴合适的集尿器。每天清晨暴露造瘘口及周围皮肤0.5~1小时，如皮肤出现湿疹可用白炽灯照射15~20分钟，注意灯泡与患者皮肤的距离，防止烫伤。尿袋可每天煮沸消毒，每周更换1次。为防止造瘘口狭窄，需定期进行扩张。

三、前列腺癌

前列腺癌（prostate cancer）是老年男性常见的恶性肿瘤，在发达国家发病率较高，在美国和欧洲，是男性除肺癌之外第2个死亡病因，而在非洲和亚洲较少见。近年来随着我国生活水平的提高，饮食结构的改变，人均寿命的延长以及医疗水平的提高，前列腺癌发病率迅速增加。

（一）病因

1. 已确定的危险因素

（1）年龄：前列腺癌的发病率在50岁以后随年龄的增长而增加。

（2）遗传：有家族史的前列腺癌患者发病率较普通人群高。

（3）种族：美国和欧洲发病率高，而亚洲发病率相对较低。

2. 可能的危险因素

（1）脂肪：是前列腺癌的重要致癌因子，大量研究表明前列腺癌死亡率与脂肪摄入量高度相关。

（2）激素：前列腺是一个雄激素依赖性器官，早期前列腺癌为内分泌激素依赖性，但激素对前列腺癌变的作用目前还不完全清楚。

3. 潜在的危险因素

（1）输精管结扎术：可增加前列腺癌危险性的 1.2~2 倍。

（2）镉：是烟草和碱性电池中的微量元素，与前列腺癌的发生有弱相关性。

（3）维生素 A：维生素 A 摄入是否有增加前列腺癌的危险尚有争议。在日本和其他前列腺癌低发地区，维生素 A 的主要来源是蔬菜，而在高发国家美国则为动物脂肪来源，因此维生素 A 摄入与前列腺癌的危险性实际上是与高动物脂肪摄入有关。

（4）维生素 D：维生素 D 缺乏与前列腺癌死亡率相关。

（5）男性秃顶：雄激素与前列腺癌的发生有关，也与男性秃顶相关，有流行病学研究表明男性秃顶可以增加患前列腺癌的风险。

（二）病理

前列腺癌易发部位在前列腺外周带，只有小部分病例是源于前列腺移行区，即尿道周围和前叶部分。前列腺癌 98% 为腺癌，移行细胞癌、鳞癌等极少见。前列腺癌大多数为雄激素依赖型，其发生和发展与雄激素关系密切，雄激素非依赖型只占少数，雄激素依赖型最后可发展为雄激素非依赖型。

前列腺癌的转移途径包括：①直接蔓延：侵入腺体周围组织，累及精囊；②血行播散：经血行传播至脊柱、骨盆最常见；③淋巴扩散：盆腔淋巴结转移较常见。

（三）临床分期

前列腺癌按肿瘤、淋巴结转移、远处转移进行 TNM 分期。Gleason 分级在前列腺癌发病率较高的国家应用较多。采用五级 10 分制法将肿瘤分成不同类型，Gleason2~4 分属于分化良好癌，5~7 分属于中等分化癌，8~10 分属于分化不良癌。

（四）临床表现

前列腺癌早期多数患者没有任何症状，随着癌肿的发展出现以下症状。

1. 下尿路梗阻症状　尿频、尿急、尿流缓慢、尿流中断、排尿不尽，严重者可出现尿潴留或尿失禁。较少患者可出现血尿。

2. 局部浸润性症状　膀胱直肠间隙常是局部浸润性前列腺癌最先侵犯区域，包括前列腺、精囊、输精管以及输尿管下端等结构。患者表现为腰骶部疼痛，向髋部及下肢放射。

3. 转移部位症状　骨转移会表现为骨痛、骨髓压迫神经症状及病理性骨折。

4. 晚期症状　贫血、消瘦、下肢水肿、少尿、无尿，最终呈恶病质。

（五）辅助检查

1. 直肠指诊（DRE）　可以检测到早期的前列腺癌，但是一种非特异性的检查，发现可触及结节时需要与前列腺增生结节、前列腺炎以及前列腺感染性病灶等相鉴别，一般前列腺癌的结节较硬。有时发现为前列腺癌时病变的病理分级已达恶性程度较高的级别。

2. 直肠超声检查（TRUS）与前列腺穿刺活检　TRUS 可检查患者的前列腺以及周围组织结构寻找可疑病灶，并能初步判断肿瘤的体积大小，还能帮助进行前列腺可触及或不可触及病变的穿刺活检。

3. CT 和 MRI　可帮助了解肿瘤与周围组织和器官的关系，有无浸润，为诊断与肿瘤分期的依据。

4. 核素检查（ECT）　怀疑有远处转移的前列腺癌患者可发现转移病灶。

5. 前列腺特异性抗原（PSA）　PSA 是一种蛋白酶，通常只在前列腺液和精液测得，如在血液中测得 PSA 升高，往往可作为患者发生良性或恶性前列腺病变的标志。正常范围0~4ng/ml。将 PSA 测定与 DRE 结合使用会明显提高前列腺癌的检出率，是前列腺癌早期诊断最有效的方法。但进行直肠指诊、导尿等操作会使 PSA 值升高，服用治疗前列腺的有些药物可使 PSA 值降低，因此在检验时应避免上述因素。

（六）治疗要点

前列腺癌的治疗根据患者的年龄、全身状况、临床分期及病理分级等综合因素考虑。方法包括：随访观察、根治性前列腺切除术、内分泌治疗、放射治疗、冷冻治疗、综合治疗等。Ⅰ期可观察不作处理，局限于前列腺内的Ⅱ期可行根治性前列腺切除术，Ⅲ、Ⅵ期以内分泌治疗为主。

（七）护理措施

1. 内分泌治疗（又称去势治疗）患者的护理

（1）手术去势治疗：即睾丸切除术，术后指导患者使用提睾带或指导患者穿紧身短裤，起到压迫止血的作用。如术前有排尿困难、尿潴留者需留置导尿或行膀胱造瘘术，保持尿液引流通畅，保持造瘘口周围局部敷料清洁与干燥。长期带管的患者注意定期夹闭、定期放尿，训练膀胱功能。

（2）药物去势治疗：采用雌激素类药物、促黄体释放激素类似物（LHRH－A）及类固醇类或非类固醇类抗雄激素药物等。注意观察患者用药后的反应，有的患者会出现潮热、性欲下降、身体不适等症状，轻者能自行调节，重者需通知医生采取支持疗法。

2. 根治性前列腺切除术患者的护理

（1）监测生命体征：患者多为老年人，术后注意观察生命体征，防止出现心、脑血管意外。

（2）留置导尿管及造瘘管的护理：保持导尿管通畅，注意观察引流尿液的颜色、性状与量，若引出尿液颜色较深应及时通知医生处理。

（3）引流管的护理：监测引流管引出液体的量、色及性状，若引出量较多、颜色较浅，有可能发生尿道膀胱吻合口瘘，注意保持引流管及导尿管的通畅，延长留置的时间，防止翻身活动时牵拉或拽出。

（4）防止感染：保持伤口及造瘘口局部敷料清洁与干燥，指导患者在排尿、排便时不要污染敷料，如有污染应及时予以更换；监测患者体温变化，若体温超过38℃采取物理或药物降温措施。

3. 健康指导

（1）指导患者避免危险因素：尽可能避免潜在的危险因子如高脂饮食、镉、除草剂等。

（2）坚持低脂饮食、多食富含植物蛋白的大豆类食物、长期饮用绿茶、适当提高饮食中微量元素硒和维生素E的含量等措施可以预防前列腺癌的发生。

（3）并发症的观察与预防：根治性前列腺切除术的患者术后可能会有尿失禁和勃起功能障碍，指导患者正确面对，坚持进行盆底肌肉锻炼，对改善症状能够起到一定作用。

（4）复查：遵医嘱每3个月到半年复查1次，尤其注意监测PSA水平。药物去势的患者应注意复查肝功能情况。若患者出现骨痛症状应指导其立即就诊。手术的患者第2年可每6个月复查1次，5年后每年复查1次。

（司玉珍）

第八节　肾病综合征

肾病综合征是指各种肾脏疾病引起的具有以下共同临床表现的一组综合征：包括大量蛋白尿（24h尿蛋白定量超过3.5g）；低白蛋白血症（血清白蛋白＜30g/L）；水肿；高脂血症。其中大量蛋白尿及低白蛋白血症两项为诊断所必需。

一、护理评估

1. 健康史　患者有无发病诱因，病程长短，有无肾炎病史、感染、药物中毒或过敏史，有无系统性疾病、代谢性疾病、遗传性疾病、妊娠高血压综合征史，上呼吸道或其他部位的感染史及家族史等。

2. 身体状况　如下所述。

（1）大量蛋白尿：长期持续大量蛋白尿可导致营养不良，患者毛发稀疏、干脆及枯黄，皮肤苍白，消瘦或指甲上有白色横行的宽带条纹。

（2）低蛋白血症：长期低蛋白血症易引起感染、高凝、微量元素缺乏、内分泌紊乱和免疫功能低下等并发症。

（3）水肿：是最常见的症状，水肿部位随着重力作用而移动，久卧或清晨以眼睑、头枕部或骶部水肿为著，起床活动后则以下肢明显，呈可凹陷性，水肿程度轻重不一，严重者常伴浆膜腔积液和（或）器官水肿，表现为胸腔、腹腔、心包或阴囊积液和（或）肺水肿、脑水肿以及胃肠黏膜水肿。高度水肿时局部皮肤发亮、变薄。皮肤破损时可有组织液渗漏不止。胸膜腔积液可致胸闷、气短或呼吸困难等；胃肠黏膜水肿和腹腔积液可致食欲减退和上腹部饱胀、恶心、呕吐或腹泻等。

（4）高血压或低血压：血压一般为中度增高，常在 140～160/95～110mmHg。水肿明显者多见，部分患者随水肿消退可降至正常，部分患者存在血容量不足（由于低蛋白血症、利尿等）而产生低血压。

（5）高脂血症：血中胆固醇、三酰甘油含量升高，低及极低密度脂蛋白浓度也增高。

（6）并发症

1）继发感染：常见感染部位顺序为呼吸道、泌尿道、皮肤。感染是导致 NS 复发和疗效不佳的主要原因之一，甚至导致患者死亡，应予以高度重视。

2）血栓和栓塞：以深静脉血栓最常见；此外，肺血管血栓、栓塞，下肢静脉、冠状血管血栓和脑血管血栓也不少见。血栓、栓塞并发症是直接影响 NS 治疗效果和预后的重要因素。

3）急性肾衰竭：低蛋白血症使血浆胶体渗透压下降，水分从血管内进入组织间隙，引起有效循环血容量减少，肾血流量不足，易致肾前性氮质血症，经扩容、利尿可恢复；少数 50 岁以上的患者（尤以微小病变型肾病者居多）出现肾实质性肾衰竭。

4）蛋白质及脂质代谢紊乱：长期低蛋白血症可导致营养不良、小儿生长发育迟缓；免疫球蛋白减少造成机体免疫力低下，易致感染；诱发内分泌紊乱（如低 T_3 综合征等）；高脂血症增加血液黏稠度，促进血栓、栓塞并发症发生，还将增加心血管系统并发症，并可促进肾小球硬化和肾小管，间质病变的发生，促进肾病变的慢性进展。

3. 实验室及其他检查　如下所述。

（1）尿液检查：24h 尿蛋白定量超过 3.5g。尿中可查到免疫球蛋白、补体 C3 红细胞管型等。

（2）血液检查：血清白蛋白＜30g/L，血脂增高，以胆固醇增高为主，血 IgG 可降低。

（3）肾功能检查：可正常，也可异常。

（4）B 超检查：双肾大小正常或缩小。

（5）肾活检组织病理检查：不但可以明确肾小球病变类型，而且对指导治疗具有重要意义。

4. 心理状况　本病病程长，易反复发作，因而患者可能出现各种不良情绪如焦虑、悲观、失望等，应了解患者及家属的心理反应，评估患者及家属的应对能力及患者的社会支持情况。

二、治疗原则

根据病情使用免疫抑制剂、利尿剂及中医药治疗，利尿、降尿蛋白、升血清白蛋白，预防并发症。

三、护理措施

1. 休息与活动　全身严重水肿，合并胸腔积液、腹腔积液、严重呼吸困难者应绝对卧床休息，取半坐卧位，必要时予吸氧。因卧床可增加肾血流量，使尿量增加。为防止肢体血栓形成，应保持肢体适度活动。水肿消退、一般情况好转后，可起床活动，逐步增加活动量，以利于减少并发症的发生。对高血压患者，应限制活动量。老年患者改变体位时不可过快，防止体位性低血压。

2. 饮食护理　合理饮食构成能改善患者的营养状况和减轻肾脏负担，应特别注意蛋白质的合理摄入。长期高蛋白饮食会加重肾小球高灌注、高滤过、高压力，从而加重蛋白尿、加速肾脏病变进展，应予正常量 1.0g/（kg·d）的优质蛋白（富含必需氨基酸的动物蛋白）饮食。热量要保证充足，摄入能量应不少于 126～147kJ（30～35kcal）/（kg·d）。水肿时应低盐（3g/d）饮食。为减轻高脂血症，应少进富含饱和脂肪酸（动物油脂）的饮食，多吃富含不饱和脂肪酸（如植物油、鱼油）及富含可溶性纤维（如燕麦、米糠、豆类）的饮食。注意补充各种维生素和微量元素。

3. 用药护理 如下所述。

（1）激素、免疫抑制剂和细胞毒药物：使用免疫抑制剂必须按医生所嘱时间及剂量用药，不可任意增减或停服。激素采取全日量顿服。

1）糖皮质激素：可有水、钠潴留、血压升高、动脉粥样硬化、血糖升高、神经兴奋性增高、消化道出血、骨质疏松、继发感染、伤口不愈合，以及类肾上腺皮质功能亢进症的表现如满月脸、水牛背、多毛、向心性肥胖等，应密切观察患者的情况。大剂量冲击治疗时，患者免疫力及机体防御能力受到很大抑制，应对患者实行保护性隔离，防止继发感染。

2）环孢素：注意服药期间检测血药浓度，观察有无不良反应如肝肾毒性、高血压、高尿酸血症、高钾血症、多毛及牙龈增生等。

3）环磷酰胺：容易引起出血性膀胱炎、骨髓抑制、消化道症状、肝损害、脱发等，注意是否出现血尿，这类药物对血管和局部组织刺激性较大，使用时要充分溶解，静脉注射要确定针头在静脉内才可推注，防止药液漏出血管外，引起局部组织坏死。

（2）利尿剂：观察治疗效果及有无低血钾、低钠、低氯性碱中毒等不良反应。使用大剂量呋塞米时注意有无恶心、直立性眩晕、口干、心悸等。

（3）中药：如雷公藤制剂，注意其对血液系统、胃肠道、生殖系统等的不良反应。

（4）抗凝剂：观察有无皮肤黏膜、口腔、胃肠道等出血倾向，发现问题及时减药并给予对症处理，必要时停药。抗凝治疗中有明显的出血症状，应停止抗凝、溶栓治疗，并注射特效对抗剂，如肝素用同剂量的鱼精蛋白对抗，用药期间应定期监测凝血时间。低分子肝素钠皮下注射部位宜在腹壁，肝素静脉滴注时，速度宜慢。

4. 病情观察 观察并记录患者生命体征尤其是血压的变化。准确记录24h出入量，监测患者体重变化及水肿消长情况。监测尿量变化，如经治疗尿量没有恢复正常，反而减少甚至无尿，提示严重的肾实质损害。定期测量血浆白蛋白、血红蛋白、D-二聚体、尿常规、肾小球滤过率、BUN、血电解质等指标的变化。

5. 积极预防和治疗感染 如下所述。

（1）指导患者预防感染：告知患者及家属预防感染的重要性，指导其加强营养，注意休息，保持个人卫生，指导或协助患者保持皮肤、口腔黏膜清洁，避免搔抓等导致损伤。尽量减少病区探访人次，限制上呼吸道感染者来访。寒冷季节外出注意保暖，少去公共场所等人多聚集的地方，防止外界环境中病原微生物入侵。定期做好病室的空气消毒，室内保持合适的温湿度，定时开窗通风换气。

（2）观察感染征象：注意有无体温升高、皮肤感染、咳嗽、咳痰、尿路刺激征等。出现感染征象后，遵医嘱采集血、尿、痰等标本及时送检。根据药敏实验结果使用有效抗生素并观察疗效。

6. 皮肤护理 因患者体内蛋白质长期丢失、浮肿及血循环障碍，致皮肤抵抗力降低弹性差容易受损，若病重者卧床休息更应加强皮肤护理。使用便器应抬高臀部，不可拖拉，以防损伤皮肤。高度水肿患者可用气垫床，床单要保持平整、干燥，督促或帮助患者经常更换体位，每日用温水擦洗皮肤，教育患者及其家属擦洗时不要用力太大，衣着宽大柔软，勤换内衣裤，每天会阴冲洗一次。注意皮肤干燥、清洁。有阴囊水肿时可用提睾带将阴囊提起，以免摩擦破溃。注射拔针后应压迫一段时间，以避免注射部位长期向外溢液，搬动患者时注意防止皮肤擦损。

四、健康教育

1. 休息活动指导 应注意休息，避免受凉、感冒，避免劳累和剧烈体育运动。适度活动，避免肢体血栓形成等并发症发生。

2. 心理指导 乐观开朗，对疾病治疗和康复充满信心。

3. 检查指导 密切监测肾功能变化，教会患者自测尿蛋白，了解其动态，此为疾病活动可靠指标。

4. 饮食指导 告诉患者优质蛋白、高热量、低脂、高膳食纤维和低盐饮食的重要性，并合理安排每天饮食。水肿时注意限制水盐，避免进食腌制食品。

5. 用药指导　避免使用肾毒性药物，遵医嘱用药，介绍各类药物的使用方法、使用时注意事项及可能的不良反应。服用激素不可擅自增减剂量或停药。在医生指导下调整用药剂量。

6. 自我病情监测与随访指导　监测水肿、尿蛋白、肾功能等的变化，注意随访，不适时门诊随诊。

（李卫月）

第九节　IgA 肾病

一、概述

IgA 肾病（IgA nephropathy，IgAN）指肾小球系膜区以 IgA 为主的免疫复合物沉积，是最常见的原发性肾小球疾病。临床以单纯性血尿最常见，也可表现为血尿，伴不同程度的蛋白尿、水肿、高血压和肾功能损害，发生于任何年龄，但以青少年多见。

二、治疗原则

控制感染、控制高血压、抗凝、抗血小板聚集、保护肾，必要时应用糖皮质素和免疫抑制药、中医药等治疗。

三、护理要点

1. 心理护理　病程长，患者心理负担重，可影响到疾病的转归和生存质量，应根据不同的心理表现进行个体化心理疏导，树立战胜疾病的信心，对于疾病的恢复和延缓进展起着重要作用。

2. 高血压的护理　伴有高血压者，注意戒烟戒酒，少盐饮食，养成良好的生活习惯。按医嘱服用降压药物，并监测血压变化，把血压尽量控制在目标值 130/80mmHg 以下，以延缓肾功能受损。

3. 水肿的护理　部分患者有不同程度的水肿，应注意观察水肿的部位、分布特点等，给予相应的护理，特别应控制水和盐的摄入，多卧床休息。准确记录 24h 尿量。如有胸腹腔积液时，应抬高床头，以免加重呼吸困难。水肿不明显，无明显高血压及肾功能损害时，尿蛋白 <1g/24h 可适当运动，以增强体质。

4. 并发症观察及护理　如下所述。

（1）急性肾衰竭：由于肉眼血尿期间大量红细胞管型阻塞肾小管，致肾功能急剧下降，并发急性肾衰竭。表现为血压升高，少尿或无尿，应密切观察血压及尿量变化，准确记录出入水量，做到早发现、早处置。

（2）血栓及栓塞：部分患者呈肾病综合征表现，表现为低蛋白血症、高脂血症，血液浓缩呈高凝状态，易发生血栓及栓塞。注意观察有无腰痛，肢体肿胀、疼痛、皮温高，咯血，呼吸困难等栓塞表现，及早报告医生处置。水肿卧床时，应轻按双下肢或床上肢体运动，以促进血液循环，待水肿减退，应尽早下床活动，并循序渐进，如散步、打太极拳等，防止血栓形成。

四、健康指导

（1）告知患者避免情绪波动，保持乐观心态，提高生活质量，有助于病情的改善。

（2）本病为进展性疾病，受凉、感冒、劳累、剧烈运动、肾毒性药物、不良饮食习惯、吸烟饮酒和血压不稳定都有可能诱发和加重疾病，应养成良好的生活习惯，避免诱发因素。

（3）遵医嘱服药，做好血压的自我监测，定期复查血尿常规，肝肾功能等。

（4）告知患者出院后就诊指标：水肿或水肿加重、发热、血压持续不降、尿量减少，应及时就诊。

（叶如燕）

第七章

血液系统疾病护理

第一节　多发性骨髓瘤

多发性骨髓瘤（multiple myeloma，MM）是骨髓内浆细胞克隆性增生的恶性肿瘤。近年来发病率有逐渐增高趋势，常见中老年人，发病年龄以 40 ~ 70 岁为主，发病率随年龄增长而增高。MM 约占全部恶性肿瘤的 1%，约占造血系统恶性肿瘤的 10%。

一、常见病因

目前病因尚不明确，可能与以下因素有关：遗传因素、物理因素、化学因素、病毒、细胞因子。

二、临床表现

1. 躯体表现　自发性骨折、骨痛，肝、脾，淋巴结及肾脏等受累器官肿大，肺炎和尿路感染，甚至败血症、头晕、眼花，可突然发生意识障碍、手指麻木、冠状动脉供血不足及慢性心力衰竭，鼻出血、牙龈出血、皮肤紫癜，蛋白尿、管型尿，甚至肾衰竭，致死率仅次于感染。
2. 骨髓瘤细胞浸润与破坏所引起的临床表现　骨骼破坏、髓外浸润。
3. 血浆蛋白异常引起的临床表现　感染、高黏滞综合征、出血倾向、淀粉样变性和雷诺现象。
4. 肾功能损害　临床表现有蛋白尿、管型尿，甚至急性肾衰竭，是仅次于感染的致死病因。

三、辅助检查

1. 体格检查、实验室检查　红细胞有钱串形成、血沉显著增快、血清球蛋白增加。90% 的患者有不易解释的蛋白尿，尿中凝溶蛋白阳性以及血清或尿蛋白电泳显示 M 成分。
2. 骨髓象　骨髓穿刺发现浆细胞异常增生 >15% 为主要诊断依据。

四、治疗原则

1. 化学疗法　是主要治疗手段。迄今为止 MM 还不能被根治，适当的化疗可延长生存期。近年来常用的药物有：美法仑（马法兰）、环磷酰胺、卡莫司汀、长春新碱、甲基苄肼、多柔比星，其中应用最多的药物是美法仑加泼尼松，其有效率为 50%，一般生命期 24 ~ 30 个月，80% 患者在 5 年内死亡。
2. 联合化学疗法　自 20 世纪 80 年代起应用多药联合化疗治疗本病，应用较多的联合化疗方案有 M_2 方案（卡莫司汀、环磷酰胺、美法仑、泼尼松、长春新碱）等。
3. 干扰素　大剂量 α - 干扰素能抑制骨髓瘤的增殖。
4. 放射治疗　适用于不宜手术切除的孤立性骨浆细胞和髓外浆细胞瘤，可减轻局部剧烈骨痛，使肿块消失。
5. 手术治疗　当椎体发生溶骨性病变，轻微承重或活动就可能发生压缩性骨折导致截瘫，可以预防性进行病椎切除、人工椎体置换固定术。

6. 对症治疗　镇痛，控制感染；高钙血症及高尿酸血症者应增加补液量，多饮水，保持每日尿量 >2 000ml，促进钙与尿酸的排出。

7. 造血干细胞移植　化疗虽在本病取得了显著疗效，但不能达到治愈，故自 20 世纪 80 年代开始应用骨髓移植配合超剂量化疗和放疗以希望达到根治疾病的目的。

五、护理

1. 护理评估

（1）病因：可能与遗传因素、化学因素、电离辐射、某些病毒、慢性抗原刺激、免疫功能较差有关。

（2）临床表现：骨骼症状、免疫力下降、贫血、高钙血症、肾功能损害、高黏滞综合征、淀粉样变性。

2. 护理要点及措施

（1）预见性护理

1）评估病史资料：①病因：评估是否有遗传倾向、病毒感染、炎症和慢性抗原的刺激等；②临床表现：有无骨痛、病理性骨折、感染、出血倾向等，有无肝大、脾大、淋巴结肿大等；③评估全身情况和精神情感认知状况。

2）判断危险因素：①有骨折的危险；②有感染的危险；③有意外事件发生的危险。

3）提出预见性护理措施：①对有潜在性骨折者加强健康知识教育，避免诱因：嘱患者卧床休息，限制活动，睡硬板床，忌用弹性床。②严密观察生命体征、病情，预防出血、感染等并发症。化疗过程中注意观察呕吐物的颜色及量。③加强心理护理：体贴关心患者，使患者配合治疗，对抑郁患者严防意外事件发生。

（2）专科护理

1）围化疗期护理

A. 化疗前护理：用药前向患者说明所用药物的不良反应，使其对化疗不良反应有一定的思想准备。

B. 化疗中护理：①用药过程中密切观察有无恶心、呕吐、食欲减退等胃肠道反应，并积极采取措施，力争减轻或消除症状。可遵医嘱给予镇吐药，提供清淡、易消化饮食，避免过甜、油腻及刺激性食物。指导患者细嚼慢咽、少食多餐，治疗前后 2h 内避免进餐，进餐前指导患者做深呼吸及吞咽动作，进食后取坐位或平卧位。②静脉滴注多柔比星等药物时，注意心率、心律，患者主诉胸闷、心悸时，应做心电图并及时通知医生。静脉滴注 CTX 时，注意观察尿色、尿量。此药易引起出血性膀胱炎，应口服碳酸氢钠或按时滴入美司钠注射液，如发现尿量少、尿色较重时，应及时通知医生。③化疗期间应鼓励患者多饮水，保证每日尿量 1 500ml 以上，并服碳酸氢钠碱化尿液，加快尿酸排泄。④保护静脉，有计划地由四肢远端向近端依次选择合适的小静脉进行穿刺，左右手交替使用，防止药液外渗；静脉穿刺后先注射生理盐水，确定针头在血管内后再给予化疗药物，根据药物输注要求调整静脉滴注速度，以减轻对血管壁的刺激。化疗药静脉滴注完毕再用生理盐水或葡萄糖注射液冲洗，然后再拔针，并压迫针眼数分钟，以避免药物外渗损伤皮下组织。一旦发生药物外渗，立即回抽血液或药液，然后拔针更换穿刺部位，外渗局部用 0.5% 普鲁卡因 2ml 和玻璃脂酸酶 3 000U 封闭或立即冷敷，并用如意金黄散加茶水或香油调匀外敷。

C. 化疗后护理：①严密观察血象变化，监测有无骨髓抑制发生，及时与医生联系协助处理；②消除患者对脱发反应的顾虑，告知患者脱发是由化疗药物引起，停药后头发可再生，在脱发期间佩戴假发、头巾或修饰帽，以保持自身形象完整。

2）骨折急救护理：MM 的 X 线检查典型的表现为弥散性骨质疏松，骨质破坏部位可发生病理性骨折。突发的剧烈疼痛常提示有病理性骨折，多见下胸椎及上腰椎压缩性骨折或肋骨的自发性骨折，按骨折的一般原则处理。

以石膏行外固定的患者，应密切观察其伤肢的血液循环情况，如肢端皮肤发青发紫，局部发冷、肿胀、麻木或疼痛，表明血循环障碍，应及时就医做必要的处理；经石膏固定后的肢体宜抬高，下肢可用枕头、被子等垫起，上肢用三角巾悬吊，可促进血液回流，减轻肿胀；避免石膏被水、尿液污染而软化。

行小夹板固定者，注意不可自行随意移动小夹板位置，上肢可用三角巾托起，悬吊于胸前；下肢在搬运时应充分支托，保护局部固定不动。骨折后肢体肿胀 3~7d 达高峰，此后渐消，宜将伤肢适当垫高，最好高于心脏水平，以利于血液回流。因夹板捆扎，肿胀可加重，应密切观察伤肢血循环状况，如患肢手指或足趾出现皮肤青紫、温度变低、感觉异常时应立即解开带子，放松夹板并速到医院就诊，在医生指导下调整布带的松紧度。

尽早开始功能锻炼：防止肢体肌肉萎缩、关节强直、粘连、骨质疏松等。锻炼时动作宜慢，活动范围由小到大，不可急于求成。进行功能锻炼的方法和步骤应在康复科医生指导下进行。患者进行功能锻炼时常因疼痛而不配合，应鼓励患者克服恐惧心理，坚持锻炼，方能早日恢复。

预防并发症：下肢骨折患者常需长期卧床易引起各种并发症，应经常协助其坐起、叩背、以防坠积性肺炎；鼓励患者多饮水以预防泌尿系感染；温水擦背、加强皮肤护理，以防压疮发生。

3）放疗护理：在放疗中，放射线对人体正常组织也产生一定影响，造成局部或全身的放射反应与损伤。放疗期间和放疗后应给患者流食、半流食，饮食中宜增加一些滋阴生津的甘凉之品，如藕汁、梨汁、甘蔗汁、荸荠、枇杷、猕猴桃等。对于身体状况较差的患者给予静脉高营养，以补充体内消耗。另注意观察照射后皮肤情况。

（3）专科特色护理

1）化疗前心理护理：加强与患者沟通，耐心细致地解释病情及预后情况，向患者提供病情好转的信息及其他所关心的问题，以消除其不良情绪；指导患者进行自我调节、放松心情、转移注意力等；了解患者爱好，尽可能给予满足，如向患者提供书报、杂志、听音乐、看电视等。观察其情绪反应，出现情绪波动时，及时协助调整，赞扬患者曾做出的努力，鼓励患者树立信心，提供安静、舒适的休养环境，尽量减轻对患者的不良刺激。

2）化疗后感染的预防：①向患者介绍感染的危险因素及防护措施，以减轻感染带来的身心损害。根据室内外温度变化及时调整衣着，预防呼吸道感染。②鼓励患者进食高蛋白质、高热量、丰富维生素的食物，以全面补充营养，增强机体抵抗力。食物要清洁、新鲜、易消化。③保持病室清洁，空气新鲜，温度适宜；定期进行空气消毒，用消毒液擦拭床头柜、地面，限制探视，以防交叉感染，若白细胞少于 $1 \times 10^9/L$、中性粒细胞少于 $0.5 \times 10^9/L$ 时，应实行保护性隔离。④餐前、餐后、睡前、晨起用 1：5 000 呋南西林液、苯扎氯铵溶液（优适可）漱口。防真菌感染可用碳酸氢钠液和 1：10 000 制霉菌素液漱口；防病毒感染可用丽可欣溶液漱口；排便后用 1：2 000 氯己定液坐浴。女患者每日清洗会阴部 2 次。定期洗澡换衣，以保持个人卫生，预防感染。

3）化疗后出血的预防：①让患者保持安静，消除其紧张、恐惧情绪。②嘱其少活动、多休息，活动时防止受伤，严重出血时卧床休息。③给予高蛋白质、高热量、富含维生素的少渣软食，保证营养供给，防止口腔黏膜擦伤。④剪短指甲，避免搔抓，用温水擦洗皮肤，保持皮肤完整；用软毛牙刷刷牙，不用牙签剔牙，以防牙龈损伤；忌挖鼻孔，用鱼肝油滴鼻液滴鼻每日 3~4 次，以防鼻出血。当发生牙龈出血时用肾上腺素棉球或明胶海绵贴敷牙龈或局部涂抹云南白药；发生鼻腔出血时用于棉球或 1：1 000 肾上腺素棉球填塞鼻腔压迫止血或前额部冷敷；若出血不止用油纱条进行后鼻孔填塞。⑤药物一般口服，必须注射时操作应轻柔，不扎止血带，不拍打静脉，不挤压皮肤，拔针后立即用于棉球按压局部防止皮下出血。⑥血小板计数在 $20 \times 10^9/L$ 以下者，应高度警惕颅内出血。一旦发生颅内出血征兆应立即将患者置平卧位，头偏向一侧；头部置冰袋或戴冰帽，给予高流量吸氧；迅速建立静脉通路，按医嘱给脱水药、止血药或浓缩血小板；密切观察意识状态、瞳孔大小等，做好记录，并随时与医生联系。

4）化疗时并发高钙血症护理：广泛溶骨性病变导致血钙和尿钙增高，可表现为精神症状，烦躁、易怒，多尿、便秘。出现高钙血症应保持每日摄水量 3L 以上，避免脱水，肾功能正常而血磷不增高者可给予磷酸盐口服或灌肠。

3. 健康教育

（1）向患者及家属讲解疾病的基本知识、预后与 M 蛋白总量、临床分期、免疫分型，溶骨程度、贫血水平及肾功能损害程度有关。鼓励患者正视疾病，坚持治疗。

（2）告知缓解期应保持心情舒畅，适当活动，避免外伤。

（3）嘱其睡硬板床，避免长时间站立、久坐或固定一个姿势，防止负重、发生变形。

（4）告知饮食注意事项进食高热量、高营养、低蛋白质、易消化食物，多饮水。

（5）强调定期复诊、按时服药；若出现发热、骨痛等症状，及时就诊。

（6）指导患者采用精神放松法、疼痛转移法、局部热敷等方法，以缓解疼痛及精神紧张，增加舒适感。

（7）保持良好的个人卫生习惯，制订合理的活动计划。

（罗佩佩）

第二节　再生障碍性贫血

再生障碍性贫血是由多种原因引起骨髓造血功能衰竭的一类贫血。临床表现为骨髓造血功能低下，全血细胞减少和贫血、出血、感染综合征。

一、护理措施

（一）一般护理

（1）病室保持清洁，定期空气消毒，限制探视，进行保护性隔离。卧床休息，待病情好转后可逐渐增加活动量，以不感到疲劳、不加重症状为度，注意防止跌倒、摔伤。

（2）卧床期间协助做好生活护理，保持口腔、皮肤清洁，做好肛周、眼部护理。

（3）多与患者沟通，了解其思想动态。对于有悲观消极情绪的患者，应经常巡视病房，给予关心照顾，鼓励其配合治疗。

（4）指导患者正确服药：长期应用雄性激素可出现水潴留、痤疮、毛发增多，女性停经等症状，应做好病情观察和解释工作。

（5）高热患者不宜用乙醇擦浴，防止出现皮下出血。

（6）白细胞低于 $0.5 \times 10^9/L$ 时住单人房间或无菌层流室，进行保护性隔离。谢绝探视。

（7）观察并记录生命体征、意识状态，及时发现感染、出血等并发症。重症患者床旁备齐抢救用品。

（二）症状护理

1. 贫血的护理

（1）伴有心悸、气促时给予氧气吸入。

（2）给予高热量、高蛋白、富含维生素易消化饮食，注意色、香、味的烹调，促进食欲。必要时给予静脉补充能量。

（3）观察贫血症状，如面色、睑结膜、口唇、甲床苍白程度，注意有无头晕、眼花、耳鸣、困倦等中枢缺氧症状，注意有无气促、心前区疼痛等贫血性心脏病的症状。

（4）输入血制品时应严格执行查对制度：根据患者年龄及病情调节输血速度，防止心脏负荷过重诱发心衰。严重贫血者速度宜慢。观察有无输血反应发生，如过敏反应、溶血等。

2. 出血的预防和护理

（1）血小板计数低于 $50 \times 10^9/L$ 时减少活动；出血严重者绝对卧床休息，待出血停止后逐渐增加活动量。

（2）观察出血部位、时间和出血量，注意有无皮肤、黏膜、内脏及颅内出血的症状或体征，如皮肤瘀斑、牙龈出血、鼻出血、呕血、便血、血尿、女性患者月经过多、头痛、呕吐、视力模糊、意识障碍等。

（3）遵医嘱给予止血药物或输注血小板治疗。注意用药的途径及剂量。

（4）各种操作要动作轻柔，尽量缩短使用压脉带的时间，穿刺后压迫局部或加压包扎，避免医源性损伤导致皮肤出血。

（5）使用软毛牙刷刷牙，及时清除口腔内的血迹，加强口腔护理。避免进食刺激性食物及粗硬食物。保持大便通畅，避免用力时导致颅内出血。

（6）出现关节腔或深部组织血肿时立即停止活动，抬高患肢并固定于功能位。早期可冷敷，出血停止后应改为热敷。

3. 感染的预防及护理

（1）观察患者有无发热、感染伴随症状及体征，注意监测体温变化及热型。出现发热后应仔细寻找感染灶。

（2）严格执行消毒隔离制度和无菌技术操作。

（3）做好口腔、皮肤、会阴及肛周护理，防止出现皮肤黏膜破损或肛裂。

（4）鼓励患者多饮水，警惕感染中毒性休克的发生。

（5）按医嘱给予降温、抗感染治疗。

（6）实施保护性隔离，限制探视人数，对患者及家属做好预防感染的卫生宣教工作。

二、健康教育

（1）避免接触有毒、有害的化学物质及放射性物质，因职业因素长期接触毒物时应做好职业防护，定期查体。

（2）避免应用引起骨髓抑制的药物，如氯霉素、保泰松、阿司匹林等。

（3）适当参加体育锻炼，避免外伤。

（4）注意居住环境卫生、个人卫生和饮食卫生，预防各种感染。

（5）对患者加强疾病知识教育，预防出血并学会简单的防治措施。

（6）进食高营养、富含维生素、高蛋白饮食。

（7）坚持治疗，不擅自停药，定期复查。

（罗佩佩）

第三节　急性白血病

急性白血病是造血干细胞的恶性克隆性疾病，骨髓中异常的原始细胞（白血病细胞）大量繁殖并浸润各器官、组织，使正常造血受抑制。起病缓慢不一，急性者可以是突然高热或明显出血或全身衰竭，患者常为面色苍白、疲乏或轻度出血。主要表现为贫血、出血、发热和感染以及器官、组织浸润等症状和体征。

一、护理措施

（一）一般护理

（1）充分休息，给予心理支持，稳定情绪，帮助患者保持良好的精神状态。缓解期的患者以活动不感到疲劳为度。

（2）给予优质蛋白、高维生素、富含铁的易消化饮食，多饮水，少量多餐，以补充机体消耗，提高对化疗的耐受性。注意饮食卫生。

（3）化疗时注意保护静脉，严格遵守用药的次序、时间、剂量，观察药物疗效及不良反应。

（二）症状护理

1. **贫血的护理** 参见"再生障碍性贫血"护理措施。

2. **出血的护理**

（1）鼻出血：鼻部冷敷，用 1 ： 1 000 肾上腺素棉球填塞压迫止血，严重时用油纱条行后鼻道填塞止血。

（2）牙龈出血：保持口腔卫生，饭后漱口或口腔护理，避免刷牙损伤黏膜，可用凝血酶棉球填塞止血。

（3）消化道出血：出现头晕、心悸、脉搏细数、出冷汗、血压下降时应及时抢救，给予止血和补充血容量。必要时禁饮食，出血停止后给予温凉流质，逐步过渡至正常饮食。

（4）头面部出血：卧床休息，减少活动，按医嘱及时治疗。

（5）颅内出血：平卧位，高流量吸氧，保持呼吸道通畅，按医嘱应用止血药物及降低颅内压的药物，头部可给予冰袋或冰帽，严密观察病情并记录。

3. **营养失调的护理**

（1）观察患者呕吐的程度，遵医嘱应用止吐药物，制定合理饮食。

（2）提供安全、舒适、清洁的进食环境。避免食用坚硬、对口腔黏膜有刺激性的食物。

（3）进食后漱口，必要时做口腔护理。

4. **化疗的护理**

（1）针对化疗的主要不良反应进行护理。

（2）鞘内注射化疗药物时推注速度宜慢，注射完毕后去枕平卧 4 ~ 6h，观察有无头痛、发热等症状发生。

二、健康教育

（1）指导患者学会自我观察、自我防护的知识，避免接触放射性核素或苯类化学物质。

（2）遵医嘱坚持用药，不使用对骨髓造血系统有损害的药物和含苯的染发剂。

（3）缓解期保证足够的睡眠与休息，适当进行户外运动，进食营养丰富的清淡软食，以增强机体抵抗力。

（4）注意个人及饮食卫生，自测体温，学会观察感染和出血表现。

（5）定期强化治疗，巩固和维持疗效，定期复查，病情变化时及时就诊。

（陈　静）

第四节　恶性组织细胞病

一、概述

恶性组织细胞病是单核 - 巨噬细胞系统中组织细胞的恶性增生性疾病。临床表现以发热，肝、脾、淋巴结肿大，全血细胞减少和进行性衰竭为特征。

（一）病因和发病机制

目前病因不明。恶性组织细胞浸润是本病病理学的基本特点，脾及淋巴结等造血组织受累常见，但全身大多数器官组织也可累及，如皮肤、浆膜、肺、心、肾、胰腺、胃肠、内分泌、乳房、睾丸及神经系统等。这些器官及组织不一定每个都被累及，而受累的器官或组织，病变分布亦极不均一。恶性细胞可以是分散或集结的，但极少形成瘤样的肿块。被累及的组织中有许多畸形的、形态多样的异常组织细胞，间有多核巨细胞和吞噬性组织细胞，吞噬大量多种血细胞。其异常组织细胞是诊断本病的主要依据。

（二）临床表现

多见于青壮年，以 20～40 岁者居多，男女发病为（2～3）∶1。本病按病程可分为急性型和慢性型。国内以急性型为多见。起病急骤，病势凶险。

（1）发热：最为突出的表现。90% 以上患者以发热为首发症状。体温可高达 40℃ 以上。热型以不规则热多见，也有间歇热、弛张热和稽留热。少数病例用抗生素能暂时使体温下降，但更多病例发热与疾病本身有关，对抗生素治疗无反应。皮质激素虽有降温作用，但不持久，只有化疗有效时体温才能恢复正常。

（2）贫血：也是较常见症状之一。急性型早期即出现贫血，呈进行性加重。晚期病例，面色苍白和全身衰竭非常显著。少数起病缓慢的病例，其最早出现的突出症状可为贫血和乏力。

（3）出血：以皮肤瘀点或瘀斑为多见，其次为鼻衄、齿龈出血，黏膜血疱、尿血、呕血或便血也可发生。

（4）乏力、食欲减退、消瘦、衰弱也随病情进展而显著。

（5）肝、脾、淋巴结肿大：不一定同时发生，脾肿大比肝肿大更为常见。晚期病例，脾肿大可超过脐水平而达下腹。肝肿大一般为轻度到中度，可有压痛，有时被误诊为肝脓肿。淋巴结肿大不如肝、脾肿大常见，出现也较晚，以颈、腋下和腹股沟外淋巴结肿大为多见。也可有肠系膜、腹膜后和纵隔等处深部淋巴结受累。

（6）不典型病例（特殊类型恶性组织细胞病）：可因身体某一组织或器官的病变特别突出，某些特殊的症状或体征成为主要的临床表现，而贫血、出血、脾肿大等典型表现则不明显。例如，有些病例早期主要表现为皮肤结节或肿块；有的出现胸腔积液、腹腔积液、腹痛、腹泻、便血、黄疸、肠梗阻或肠穿孔；有的出现各种神经系统症状，如肢体麻木、瘫痪、癫痫等。这些病例可分别称为皮肤型、多浆膜型、胃肠型、神经型恶性组织细胞病等。

（三）实验室检查

1. 血象　全血细胞减少为本病突出表现之一。贫血出现更早，呈进行性。严重者血红蛋白可降至 20～30g/L。白细胞早期可正常或增高。晚期常显著减少，有时可出现少数中、晚幼粒细胞。血小板计数大多减少，晚期更甚。部分患者血涂片可找到恶性组织细胞。用浓缩血液涂片法可提高阳性率，对诊断有一定帮助。

2. 骨髓象　骨髓增生高低不一，晚期多数增生减低，三系细胞均减少。骨髓中出现异常组织细胞是诊断本病的重要依据，异常组织细胞形态特点可归纳为下列 5 种。

（1）异常组织细胞（恶性组织细胞）：胞体较大，为规则的圆形。胞质较丰富，呈深蓝或浅蓝色，可有细小颗粒和多少不等的空泡。核形状不一，有时呈分枝状，偶有双核。核染色质细致或呈网状，核仁显隐不一，有时较大。这种细胞在涂片的末端或边缘处最为多见。

（2）多核巨组织细胞：胞体大，直径可达 50μm 以上，外形不规则。胞质浅蓝，无颗粒或有少数细小颗粒，通常有 3～6 个胞核，核仁或隐或显。

（3）淋巴样组织细胞：胞体大小及外形似淋巴细胞，可呈圆形，椭圆形，不规则或狭长弯曲尾状。胞质浅蓝或灰蓝色，可含细小颗粒，核常偏于一侧或一端，核染色质较细致，偶可见核仁。

（4）单核样组织细胞：形态颇似单核细胞，但核染色质较深而粗，颗粒较明显。

（5）吞噬性组织细胞：胞体常很大，单核或双核，偏位，核染色质疏松，可有核仁。胞质中含有被吞噬的红细胞、血小板、中性粒细胞或血细胞碎片等。

以上 5 种细胞中，目前认为以异常组织细胞和多核巨组织细胞诊断意义较大。但后者在标本中出现概率较低。单核样和淋巴样组织细胞在其他疾病中也可出现，在诊断上缺乏特异性。

3. 细胞化学与免疫细胞化学　恶性组织细胞过氧化酶及碱性磷酸酶均属阴性；酸性磷酸酶阳性；苏丹黑及糖原反应阴性或弱阳性；α-萘酚醋酸酯酶阳性；氯醋酸 AS-D 萘酚酯酶阴性；萘酚-S-醋酸酯酶阳性而不被氟化钠抑制。中性粒细胞碱性磷酸酶阴性或积分低，对恶性组织细胞病的鉴别诊断有一定价值。S－100蛋白在恶性组织细胞中为阳性，而反应性细胞为阴性。

（四）治疗方法

1. 支持治疗　支持治疗包括降温治疗，即采用物理措施降温，必要时适当应用皮质激素；注意预防和治疗继发感染；患者往往有高热、大汗，注意维持水、电解质平衡；纠正贫血，可输新鲜全血或充氧血；预防出血，血小板过低可输注血小板悬液。

2. 化疗　不管应用单药化疗或联合化疗，效果均不满意，难以得到持久、完全的缓解。一般可采用治疗恶性淋巴瘤或治疗急性白血病的化疗方案治疗，少数缓解期可达6~12个月。

环磷酰胺：100~400mg/d，注射或口服。症状改善后每天减为50~150mg。联合化疗：COPP方案，有效率为63%。重症病例病程进展快，未经治疗的自然病程为3个月。轻型病例起病缓，进展慢，未经治疗可存活1年以上。对治疗有反应者，获得缓解的患者，生存期可延长。

二、护理

（一）护理要点

1. 心理护理　关心、体贴、同情、安慰患者，承认患者的感受，提供合适的环境使患者表达悲哀，对患者表示理解。分散患者注意力，用直接提问和互相交谈的沟通技巧，了解患者悲哀程度，经常给患者提供相关疾病诊断、进展、预后和护理计划方面的信息。尽量减少外界压力和刺激。帮助患者和家属找到支持力量。经常巡视病房，了解患者的需要，帮助患者解决问题。鼓励患者进行自我护理，经常与患者一起回顾已取得的进步，增强患者的信心。

2. 预防感染　①开窗通风：保持室内空气新鲜和适宜的温度及湿度。②卧床休息：限制活动，减少机体消耗。③加强皮肤护理：保持皮肤清洁、干燥。降温处理退热出汗后，需及时擦干汗水、更换衣裤和汗湿的被服，注意保暖。④给予适宜的易消化、营养丰富、高维生素流质或半流质饮食。鼓励患者多饮水或饮料，并遵医嘱静脉输液，尤应补充电解质。输液时应注意合理调节输液的速度。⑤口腔护理：鼓励患者多漱口，用盐开水、朵贝氏液交替含漱。⑥监测体温、脉搏、呼吸，每4h 1次，体温骤升骤降时，要随时测量并记录，并观察有无伴随症状发生。体温超过38.5℃时给予降温，并应根据病情选择不同的降温方法，如冰敷、冷水擦浴、温水擦浴、冰盐水灌肠、药物降温等。其中温水擦浴适用于高热伴有四肢厥冷等循环不良者或高热伴烦躁不安者；对于物理降温效果不佳且伴有顽固性头痛或长期高热者适宜用药物降温，但应注意药物用量不能过大，否则出汗过多，体温骤然下降，血压也将随之下降而引起虚脱。降温处理后0.5h测量体温并记录，以便观察降温效果。高热惊厥、嗜睡甚至昏迷者给予氧气吸入，并保持输氧管道通畅，观察效果。

3. 合理饮食，增强抵抗力　创造一个良好的进食环境，保证食物的色、香、味，以增进患者的食欲。对患者和家属讲解保持充足摄入量的重要性，鼓励患者多进食。给予高蛋白、高热量、高维生素、清淡、易消化的饮食，如鱼类、肉类及动物内脏、牛奶、蛋类、新鲜水果和蔬菜等。记录患者的进食量，制定饮食计划，每周称体重1次。评估患者的营养状态。

（二）健康指导

（1）向患者及家属介绍本病的病因、临床表现、治疗方法及不良反应，并说明患者的抵抗力非常低下，容易发生严重感染，指导患者及家属与医护人员合作，克服治疗中的不良反应。

（2）指导患者按时服药，定期监测血常规、肝肾功能、血糖、电解质变化，有异常及时就诊。

（3）加强营养，保证充足休息，保持心情愉快，提高抵抗力，保持个人卫生，少去公共场所，防止交叉感染。

（陈　静）

参考文献

［1］何永生．新编神经外科学．北京：人民卫生出版社，2014.

［2］赵欣．半椎板入路显微手术切除椎管内肿瘤的护理．现代临床护理，2012，11（5）：41－42.

［3］黄素梅，张燕京．外科护理学．北京：中国医药科技出版社，2013.

［4］李淑迦，应岚．临床护理常规．北京：中国医药科技出版社，2013.

［5］李建民，孙玉倩．外科护理学．北京：清华大学出版社，2014.

［6］尹安春，史铁英．内科疾病临床护理路径．北京：人民卫生出版社，2014.

［7］史淑杰．神经系统疾病护理指南．北京：人民卫生出版社，2013.

［8］蔡金辉．肾内科临床护理思维与实践．北京：人民卫生出版社，2013.

［9］王琼莲，龙海碧．妇产科护理学．镇江：江苏大学出版社，2015.

［10］黎梅．妇产科护理．第3版．北京：科学出版社，2015.

［11］申文江，朱广迎．临床医疗护理常规．北京：中国医药科技出版社，2013.

［12］屈红，秦爱玲，杜明娟．专科护理常规．北京：科学出版社，2016.

［13］潘瑞红．专科护理技术操作规范．湖北：华中科技大学出版社，2016.

［14］唐英姿，左右清．外科护理．上海：上海第二军医大学出版社，2016.

［15］沈翠珍．内科护理．北京：中国中医药出版社，2016.

［16］孟共林，李兵，金立军．内科护理学．北京：北京大学医学出版社，2016.

［17］陆一春，刘海燕．内科护理学．北京：科学出版社，2016.

［18］王骏，万晓燕，许燕玲．内科护理学．大连：大连理工大学出版社，2016.

［19］游桂英，方进博．心血管内科护理手册．北京：科学出版社，2015.

［20］赵爱萍，吴冬洁，张凤芹．心内科临床护理．北京：军事医学科学出版社，2015.

［21］李娟．临床内科护理学．西安：西安交通大学出版社，2014.

［22］翁素贞，叶志霞，皮红英．外科护理．上海：复旦大学出版社，2016.

［23］刘梦清，余尚昆．外科护理学．北京：科学出版社，2016.

［24］徐燕，周兰姝．现代护理学．北京：人民军医出版社，2015.

［25］姜安丽．新编护理学基础．第2版．北京：人民卫生出版社，2013.

［26］李小寒．基础护理学．第5版．北京：人民卫生出版社，2012.

［27］谢幸，苟文丽．妇产科学．第8版．北京：人民卫生出版社，2013.

［28］黄人健，李秀华．现代护理学高级教程．北京：人民军医出版社，2014.

［29］王爱平．现代临床护理学．北京：人民卫生出版社，2015.

［30］唐少兰，杨建芬．外科护理．北京：科学出版社，2015.